卫生职业教育"十四五"规划教材

高等院校数字化融媒体特色教材

Pathology and Pathophysiology（2nd Edition）

病理学与病理生理学
（第二版）

徐云生　飞志红　/主编

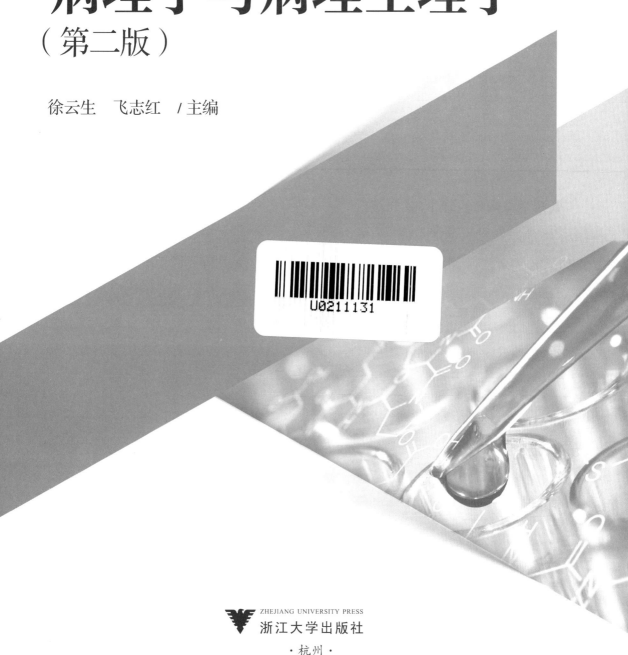

U0211131

ZHEJIANG UNIVERSITY PRESS
浙江大学出版社
·杭州·

图书在版编目（CIP）数据

病理学与病理生理学 / 徐云生，飞志红主编.

2 版. -- 杭州 ：浙江大学出版社，2024．7. -- ISBN 978-7-308-25314-7

Ⅰ．R36

中国国家版本馆 CIP 数据核字第 2024BF6403 号

病理学与病理生理学(第二版)

徐云生　飞志红　主编

策划编辑	阮海潮(1020497465@qq.com)
责任编辑	阮海潮
责任校对	王元新
封面设计	春天书装
出版发行	浙江大学出版社
	（杭州市天目山路 148 号　邮政编码 310007）
	（网址：http://www.zjupress.com）
排　　版	杭州青翊图文设计有限公司
印　　刷	杭州宏雅印刷有限公司
开　　本	787mm×1092mm　1/16
印　　张	21.25
插　　页	6
字　　数	555 千
版 印 次	2024 年 7 月第 2 版　2024 年 7 月第 1 次印刷
书　　号	ISBN 978-7-308-25314-7
定　　价	75.00 元

卫生职业教育"十四五"规划教材

高等院校数字化融媒体特色教材

《病理学与病理生理学》
（第二版）

编委会

主　编　徐云生　飞志红

副主编　陈绍军　鲁　静　朱莉静　李忠阳

编　者（按姓氏笔画排序）

　　　　飞志红（楚雄医药高等专科学校）

　　　　马举问（昭通卫生职业学院）

　　　　朱莉静（曲靖医学高等专科学校）

　　　　李忠阳（楚雄医药高等专科学校）

　　　　张也频（楚雄彝族自治州人民医院）

　　　　陈绍军（昭通卫生职业学院）

　　　　徐云生（楚雄医药高等专科学校）

　　　　鲁　静（保山中医药高等专科学校）

前　言

　　根据高职高专医药教育发展的特点,以立德树人为根本任务,以专业培养目标为导向,浙江大学出版社组织编写了《病理学与病理生理学》一书,以满足广大医院、科研院所对高职高专医药类专业人才的需求。

　　本书由病理学与病理生理学两大部分组成,除绪论外分为24章。第一部分为病理学,包括第一章至第十二章,其中总论4章,主要阐述细胞和组织的适应、损伤与修复,局部血液循环障碍,炎症,肿瘤等,这是各种疾病的共同病变基础,属疾病发生的共同规律。各章都属需掌握的内容。各论8章(第五章至第十二章),属于系统病理学,是在总论基础上阐述各器官系统疾病的特殊规律。第二部分为病理生理学,包括第十三章至第二十四章,主要阐述常见病理过程的基本规律。在编写过程中,考虑到成人教育的特点,每章后都设有思考与练习题(且题型多样),并附有参考答案,以帮助学生在复习时更好地掌握重点、难点,同时也为学生参加执业资格考试等奠定基础。

　　本书由多名长期从事病理学和病理生理学教学工作的教师编写,主要作为高职高专医药护理类专业教材,也可作为医药护理类相关专业的成人教育、在职培训等用书。在编写中,坚持突出"三基"(基本理论、基本知识、基本技能)、"三特定"(特定对象、特定要求、特定限制)、"五性"(思想性、科学性、先进性、启发性、适应性)的原则。以此为基础,体现以实用为目的,以必需、够用为度,以讲清概念、强化应用为重点,力求精简。本书融传授知识、培养能力、提高素质于一体,为学生进一步学习其他相关专业课程打下良好的基础。

　　在编写过程中,尽管编委们进行了反复讨论和认真修改,但由于理论水平和编写经验有限,加之时间紧迫,书中缺点和错误在所难免,恳请广大师生给予批评指正,以便修正。

徐云生

2024 年 7 月

目 录 🔍

CONTENTS

第二部分　病理生理学

绪　论

【知识要点】
　　1.病理学与病理生理学的概念、任务和地位。
　　2.病理学与病理生理学的主要研究方法。

教学 PPT

一、病理学与病理生理学的概念、任务和内容

　　病理学（pathology）与病理生理学（pathophysiology）是研究人体疾病发生、发展及其转归规律的科学。它们的任务是以辩证唯物主义观点，运用科学方法探讨疾病的本质，研究疾病的病因、发病机制、患病机体的形态结构和功能代谢的变化，以及这些变化与临床的联系，为疾病防治提供科学的理论依据。

　　病理学与病理生理学是两门密切相关的学科，但两者研究的内容侧重点和方法不同，前者主要从形态学角度、后者主要从功能和代谢角度阐明疾病发生、发展的规律。本教材分为两部分。第一部分为病理学，内容包括：①细胞和组织的适应、损伤与修复，局部血液循环障碍、炎症、肿瘤等基本病理过程及其发生发展的基本规律。②各系统常见疾病发生发展的规律及其临床病理联系。第二部分为病理生理学，内容包括：①疾病概论。②水与电解质代谢紊乱、水肿、酸碱平衡紊乱、休克、弥散性血管内凝血、发热、缺氧、常见器官功能衰竭等基本病理过程及其发生发展的基本规律。③常见器官功能衰竭。

　　所谓基本病理过程，主要是指多种疾病发生发展过程中可能出现的共同的、成套的形态结构、功能和代谢的变化。例如，肺炎、肝炎、肾炎、结核病等不同器官的炎症性疾病，虽然各有其病因和病变特点，但都属于炎症这个基本病理过程，都具有不同程度的变质、渗出、增生等基本病变，同时还具有细胞和组织的损伤、局部血液循环障碍等基本改变；在多种疾病过程中，还可出现水、电解质和酸碱平衡紊乱、发热、缺氧、休克等基本病理生理过程。掌握这些基本病理过程，认识疾病的共同规律，才能更深刻地发现和认识各种疾病的特殊规律和本质。

　　需要提及的是，任何疾病都有形态、功能和代谢的改变，三者互相联系、互相影响。因此，病理学和病理生理学之间存在着有机联系，不能截然分开。随着医学的发展，病理学与病理生理学的研究范围不断扩大，层次不断加深，不仅从器官、组织、细胞水平研究疾病，而且深入亚细胞和分子水平，更有利于深入地阐明疾病的本质。

二、病理学与病理生理学在医学中的地位

　　病理学与病理生理学和其他医学学科有着密切的内在联系。学习病理学与病理生理学必须以生物学、解剖学、组织胚胎学、生理学、生物化学、微生物学、免疫学和寄生虫学等为基

础,同时病理学与病理生理学又是学习临床医学的基础,为临床正确认识疾病提供理论依据,它们是基础医学和临床医学之间的桥梁课程,起着承前启后的作用。

要运用病理学的研究方法,如活体组织检查、细胞学检查、尸体解剖等对疾病作出病理诊断以提高临床诊治水平。同时,临床上还存在大量的病理生理学问题需要解决,例如寻找致病的原因和条件,研究疾病发生发展的规律与机制,防治水、电解质及酸碱平衡紊乱,纠正缺氧、休克、器官功能衰竭等。因此,病理学与病理生理学不仅是理论性很强的学科,也是实践性很强的学科,是医学生的必修课程。

三、病理学与病理生理学的研究方法

(一)病理学主要研究方法

1.活体组织检查　活体组织检查(biopsy)简称活检,是指从活体上用手术切取、钳取、搔刮或穿刺针吸等方法取出病变部位的组织并制成切片进行病理组织检查的方法。活检的意义在于:①能及时准确地对疾病作出诊断。由于组织取材新鲜,能基本保持病变原状,因此可以及时准确地作出病理诊断。在手术过程中冷冻切片进行快速诊断,可在 30min 内确定病变性质,为临床选择手术治疗方案提供依据。②在疾病过程中,定期活检可了解病变发展情况和判断疗效。③采用一些新的研究方法,如免疫组织化学、电镜观察、组织和细胞培养等有利于对疾病进行更深入的研究。因此,活检是临床上诊断和研究疾病常用的方法,特别是对肿瘤的确诊具有重要意义。

2.尸体解剖　尸体解剖(autopsy)简称尸检,即对死亡者的遗体进行病理剖检,是病理学的基本研究方法之一。尸检的意义在于:①查明死因,确定诊断。主要通过肉眼观察组织器官的大体形态改变和镜下观察组织细胞学改变,查明死亡原因,对疾病作出诊断。它不仅可协助总结在临床诊断和治疗过程中的经验和教训,提高诊治水平,而且能及时发现和确诊某些传染病、流行病、地方病和新发生的疾病,为防疫部门采取防治措施提供依据。②积累资料,开展科研。通过尸检,积累疾病的病理材料,有利于对这些疾病开展科学研究工作,为进一步探讨疾病本质、制定防治方案提供依据。③收集标本,用于教学。通过尸检,广泛收集、制作病理教学标本,有利于学生掌握病理学知识。因此,尸检在临床、科研及教学工作中具有重要意义。

3.细胞学检查　细胞学(cytology)检查是取病变部位表面脱落的细胞、穿刺抽取或混悬于各种液体中(胸腔积液、腹腔积液、尿、痰等)的细胞制成涂片并染色后,在显微镜下检查,作出细胞学诊断,主要用于检查恶性肿瘤。恶性肿瘤细胞之间黏着力降低,易于脱落而容易被采集,如子宫颈刮取物涂片或胃冲洗液的离心沉淀物涂片等。对于实性肿瘤细胞,如乳腺、甲状腺、淋巴结、肝、肾等处的肿瘤细胞,可通过针吸细胞检查。此法简便易行,广泛应用于临床病理诊断及肿瘤普查,但要确定是否为恶性细胞,须进一步复查,并做活检加以证实。

除人体研究方法外,病理学还需要开展实验病理学研究。①动物实验:即用人工方法在适宜的动物体内复制各种疾病模型和病理过程。例如,在疾病的不同时期对这些动物进行活检,可以了解疾病不同阶段的病理变化及其发生发展过程;了解药物或其他因素对疾病的疗效或影响;还可开展一些不能用于人体的研究,如致癌剂的致癌作用及某些生物因子的致病作用等。②组织培养和细胞培养:将某种组织或单细胞用适宜的培养基在体外培养,研究在各种病因作用下组织、细胞病变的发生和发展。近年来,通过体外培养建立了不少人体和

动物肿瘤细胞系或细胞株,这对研究肿瘤细胞的生物学特征和进行分子水平的研究起到重要作用。

(二)病理生理学主要研究方法

1.动物实验 通过在动物体内复制类似人类疾病的模型,可以对疾病给人体的功能、代谢所带来的变化进行深入的动态观察,并在必要时对其进行实验性治疗,探索疗效和作用机制。由于动物实验可以人工控制条件和多次重复,并能进行动态观察和实验性治疗,能获得临床试验无法取得的研究材料,因此动物实验已成为病理学,尤其是病理生理学的主要研究方法。但动物与人不仅在形态结构、功能、代谢上存在差异,而且人类具有高度发达的神经系统及第二信号系统,人与动物既有共同点,又有本质的区别。因此,不能将动物实验结果盲目应用于人类,只有把动物实验结果与临床资料相比较,进行综合分析,才能被临床医学借鉴和参考。

2.临床观察 在不损害患者健康的前提下,对患者进行周密细致的临床观察以及必要的临床试验,借以研究患病机体功能、代谢的动态变化,探讨其变化的机制,为揭示疾病本质提供最直观的结果。

3.分子生物学实验 近年来,病理生理学研究方法正在发生重大变革,人们已经采用分子生物学技术来研究细胞受体、离子通道、细胞信号转导变化,以及细胞增殖、分化和凋亡调控等在疾病发生发展中的作用。现代医学研究证明,很多人类疾病与基因改变有关,采用分子生物学技术识别与克隆疾病相关基因、检测基因结构及其表达、调控异常等将成为21世纪医学研究的主题。

总之,病理学与病理生理学的研究既包括对整体水平、器官系统水平、组织细胞水平和分子水平的研究,也包括对形态结构、功能、代谢的研究。尽管病理学与病理生理学研究的侧重点有所不同,但两者相辅相成,不能截然分开。

四、病理学与病理生理学发展简史

病理学和其他自然科学的发展与人类认识能力的提升有密切关系。古希腊名医希波克拉底(Hippocrates,约公元前460—约公元前370年)提出的液体病理学说,历经两千多年,直到18世纪中叶,意大利临床医学家莫尔加尼(Morgagni,1682—1771年)根据尸检积累的材料,发现了疾病和器官的关系,创立了器官病理学,奠定了科学的近代病理学基础。然而由于其研究手段仅限于肉眼水平,对器官病变性质的认识仍是肤浅的。到了19世纪中叶,随着光学显微镜的问世,德国病理学家魏尔啸(Virchow,1821—1902年)借助光学显微镜观察疾病状态时细胞和组织学的变化,认为细胞的形态和功能改变是一切疾病的基础,创立了细胞病理学,对病理学乃至整个医学科学的发展作出了划时代的贡献。至今虽然有更精密的光学显微镜甚至电子显微镜,但是观察疾病状态时机体细胞和组织的变化仍是我们当前研究和诊断疾病的基本方法。

在我国,秦汉时期的医学名著《黄帝内经》中就有关于疾病的发生和死后解剖的记载;隋唐时代巢元方所著的《诸病源候论》对疾病的原因和表现作了深入的探讨;南宋时期著名法医学家宋慈的《洗冤集录》详细记述了尸体剖检、伤痕病变和中毒鉴定,这是世界上最早的一部法医学著作。这些文献反映了祖国医学在病理学发展中的贡献。

近半个多世纪以来,由于电子显微镜与生物组织超薄切片技术的应用,使病理形态学研究能深入亚细胞水平来了解组织和细胞的超微结构病变,并与功能和代谢变化联系起来,不仅加深了对疾病的认识,而且还可用于临床病理诊断。特别是近 20 余年来,现代免疫学等学科的飞速发展,以及免疫组织化学、流式细胞术、图像分析技术和分子生物学等新技术的发展和应用,极大地推动了病理学的发展。目前,病理学不仅在细胞、亚细胞水平上研究疾病,而且已深入分子水平研究疾病,大大加深了对疾病本质的认识。毋庸置疑,21 世纪将是由细胞病理学跨入分子病理学的时代。

相对而言,病理生理学是一门比较年轻的学科。19 世纪中叶,法国生理学家克劳·伯纳德(Claude Bernard,1813—1878 年)首先倡导以研究活体的疾病为主要对象的实验病理学,开始在动物身上复制人类疾病模型,用实验方法来研究疾病发生的原因和条件以及疾病过程中功能、代谢的动态变化。随着自然科学和医学的飞速发展,对疾病状态时机体的形态与功能研究也在不断向纵深发展。

知 识 链 接

1879 年,俄国喀山大学最早成立病理生理学教研室,后来在法国和东欧一些国家都先后设立病理生理学教研室或讲授病理生理学课程。我国自 1954 年起,在全国各高等医学院校陆续设立病理生理学教研室,并开设了病理生理学课程。从此,我国病理生理学不断发展,不少病理生理学实验室应用分子生物学技术,在教学和科研方面取得了可喜的成就。21 世纪是生命科学主导的时代,病理生理学将加强与生命科学、分子生物学等新兴学科的结合与渗透,随着人类基因组计划(Human Genome Project,HGP)的完成,从分子和基因水平阐明疾病的本质将为期不远。

思考与练习

一、名词解释

1.病理学　2.尸体解剖　3.活体组织检查

二、选择题

1.下列关于病理学的叙述中,错误的是　　　　　　　　　　　　　　　　　（　　）

  A.病理学是阐明疾病原因和发生机制的科学

  B.病理学是一门重要的医学基础学科

  C.学好病理学是学好临床各科的前提

  D.活检的价值优于细胞学检查

  E.细胞学检查多用于肿瘤的普查

2.下列哪项不是病理学的研究范围　　　　　　　　　　　　　　　　　　　（　　）

  A.疾病原因　　　　　　　B.发病机制　　　　　　　C.疾病的治疗

  D.病理变化　　　　　　　E.疾病的转归和结局

3.被临床广泛采用的病理学检查方法是 （ ）

 A.活体组织检查   B.尸体剖检   C.动物实验

 D.组织细胞培养   E.电镜技术

4.病理生理学的研究重点是疾病过程中的 （ ）

 A.形态结构改变   B.功能代谢改变   C.症状与体征改变

 D.生命体征改变   E.神经、内分泌改变

5.送检的病理标本宜用多少浓度的福尔马林液固定 （ ）

 A.10%   B.20%   C.50%

 D.75%   E.95%

6.多种疾病过程中共同的、成套形态结构和功能代谢的变化称为 （ ）

 A.病理状态   B.病理过程   C.病理反应

 D.病理变化   E.病理联系

三、问答题

1.病理学与病理生理学的任务是什么？

2.病理学与病理生理学的研究方法有哪些？

参考答案

第一部分　病理学

第一章　细胞和组织的适应、损伤与修复

教学PPT

【知识要点】

1. 萎缩、肥大、增生和化生的概念及类型。

2. 变性的概念,细胞水肿、脂肪变性、玻璃样变性的概念及病理特点。

3. 坏死、凋亡的概念,坏死的基本病变、类型及病变特点、结局。

4. 再生的概念及类型,不同组织的再生能力;肉芽组织的概念、结构特点、作用和结局。

5. 一期愈合和二期愈合的特点;骨折愈合的基本过程。

正常细胞和组织可以对机体内、外环境变化等刺激作出不同的形态、功能和代谢的反应性调整,当生理性负荷过多或过少,或有轻度持续的病理性刺激时,可表现为适应性变化。如果上述刺激超过了细胞和组织的耐受与适应能力,则会出现损伤性变化。轻度的损伤是可逆的,即刺激因素消除后,受损的细胞能够恢复正常;当损伤严重或持续存在时,则会导致不可逆的损伤,最终引起细胞死亡。正常细胞、适应细胞、可逆性损伤细胞和不可逆性损伤细胞之间的变化是相互关联的,在一定条件下可以相互转化。适应性变化和损伤性变化是大多数疾病发生发展过程中的最基本病理变化。不同疾病有不同的损伤,但各种损伤又有某些共同的规律。正确认识和掌握这些规律,对研究疾病的发生和发展,促进机体的健康有重要意义。

第一节　细胞和组织的适应

当机体内、外环境发生变化时,细胞、组织和器官通过调整自身的代谢、功能和形态结构而产生的非损伤性应答反应称为适应(adaptation)。适应在形态学上表现为萎缩、肥大、增生和化生,通过细胞大小、数量、类型的改变以达到新的平衡,从而耐受各种有害因子的作用并得以存活,避免损伤。但适应是有限度的,当有害因子的作用超过了一定时间和强度,细胞将失去适应能力而导致损伤。一般而言,病因去除后,大多数适应细胞可逐步恢复正常。

一、萎缩

萎缩(atrophy)是指已发育正常的细胞、组织或器官的体积缩小,通常是实质细胞的体积缩小和(或)数量减少所致。萎缩细胞的代谢率降低、功能减退,细胞器减少甚至消失。但

组织器官的未发育或发育不全不属于萎缩范畴。

(一)病因和分类

萎缩可分为生理性萎缩和病理性萎缩两类。

1.生理性萎缩　指生命过程中随着年龄的增长自然发生的萎缩。生理性萎缩见于胸腺青春期萎缩,生殖系统中卵巢、乳房、睾丸的更年期后萎缩和老年人各器官的萎缩等。大部分生理性萎缩发生时,细胞数量的减少是通过细胞凋亡实现的。

2.病理性萎缩　按其发生原因可分为以下几类:

(1)营养不良性萎缩:可分为全身性和局部性两种。前者见于长期营养不良,如糖尿病、结核病和恶性肿瘤晚期等慢性消耗性疾病患者,首先是非致命的组织如脂肪组织发生萎缩,最后是心、脑、肾等重要器官发生萎缩;后者见于局部缺血,如患者有冠状动脉和脑动脉粥样硬化可引起心肌萎缩、脑萎缩等。

(2)压迫性萎缩:由于局部组织或器官长期受压而导致的萎缩。如尿路梗阻时,肾盂积水长期压迫肾实质而发生压迫性萎缩(图1-1)。

(3)失用性萎缩:见于肢体长期不活动,功能减退而引起的萎缩。如肢体骨折后长期用石膏固定,使肢体长期不能活动,可引起患肢肌肉萎缩和肢体变细。

(4)去神经性萎缩:因脑、脊髓、神经损伤,运动神经元失去调节作用,其所支配区域的肌肉逐渐发生萎缩。如脊髓灰质炎患者下肢肌肉萎缩。

(5)内分泌性萎缩:内分泌腺功能下降,引起相应靶器官的萎缩。如垂体功能低下,引起肾上腺、性腺、甲状腺等器官的萎缩。

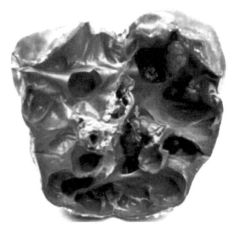

图1-1　肾压迫性萎缩
肾盂积水、扩张,肾实质受压萎缩

(二)病理变化

肉眼观,萎缩的器官体积缩小,重量减轻,颜色变深,质地硬韧,包膜增厚。镜下观,实质细胞体积变小或数量减少,间质有纤维组织增生或脂肪组织增生,心肌细胞和肝细胞等萎缩细胞的胞质内可见脂褐素颗粒,使器官呈棕褐色。

萎缩是可逆性改变,去除病因后,轻度病理性萎缩的细胞可恢复原状,但持续性萎缩的细胞通过凋亡最终死亡。

二、肥大

细胞、组织和器官的体积增大,称为肥大(hypertrophy)。肥大通常由实质细胞体积的增大所致,其基础主要是细胞器增多,但也可伴有实质细胞数量的增多。肥大可分为生理性肥大和病理性肥大两类。

(一)生理性肥大

生理性肥大是指生理状态下出现的肥大,如运动员的骨骼肌增粗肥大、妊娠期子宫的肥大、哺乳期乳腺的肥大。

(二)病理性肥大

病理性肥大是指由疾病引起的组织器官的肥大。如高血压患者由于长时间外周循环阻力增大，左心负荷加重引起左心室的心肌肥大(图1-2)；一侧肾摘除后，另一侧肾脏的肥大；甲状腺功能亢进时，甲状腺素分泌增多，引起甲状腺滤泡上皮细胞增生肥大。

器官和组织功能负荷增加引起的肥大，称为代偿性肥大或功能性肥大；内分泌激素作用引起的肥大，称为内分泌性肥大或激素性肥大。如妊娠时子宫平滑肌的肥大、雄激素增多引起的前列腺肥大等。肥大的细胞合成代谢增加，功能也常增强。但细胞肥大产生的功能代偿作用

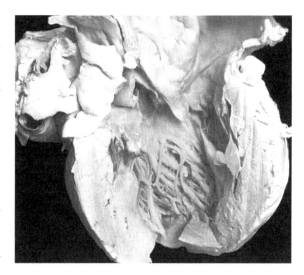

图 1-2　左心室向心性肥大

左心室壁增厚，乳头肌明显增粗

也是有限的，如果超过一定限度，就会发生失代偿；及时去除病因，肥大可以恢复正常。

三、增生

细胞有丝分裂活跃而致组织或器官内实质细胞数量增多的现象，称为增生(hyperplasia)，增生常导致组织或器官体积增大和功能活跃。增生根据其性质，可分为生理性增生和病理性增生两类。根据其原因，可分为代偿性增生和内分泌性增生两类。

(一)生理性增生

如肝部分切除后，剩余的肝细胞即可增生，肝脏恢复正常的体积，此为代偿性增生；正常女性青春期乳腺小叶腺上皮和月经周期中子宫内膜腺体的增生则为内分泌性增生。

(二)病理性增生

如创伤愈合或炎症过程中，成纤维细胞、毛细血管内皮细胞和实质细胞的增生，为代偿性增生，是炎症愈合、创伤修复的重要环节；病理性增生最常见的原因是激素过多或生长因子过多，如雌激素绝对或相对增加，可引起子宫内膜腺体增生过度，导致功能性子宫出血，此为内分泌性增生。

增生与肥大是两个不同的病理过程，但由于发生机制互有交叉，因此常合并发生，如雌激素导致的子宫增大，既有子宫平滑肌细胞增大，又有细胞数量的增加。在去除刺激因素后，增生均可停止，这与肿瘤性增生有本质的区别，但某些病理性增生若持续存在则可发展为肿瘤。

四、化生

化生(metaplasia)是指一种分化成熟的细胞类型被另一种分化成熟的细胞类型所取代的过程，通常只出现在分裂增殖能力活跃的细胞类型中。化生的细胞并不是由原来的成熟细胞直接转变而来，而是由具有分裂增殖和多向分化能力的幼稚未分化细胞、储备细胞等干细胞分化的结果。化生通常只发生在同源性细胞之间，即上皮细胞之间或间叶细胞之间，一般是由特异性较低的细胞类型来取代特异性较高的细胞类型。上皮组织的化生在原因消除

后或可恢复,但间叶组织的化生则大多不可逆。

（一）上皮组织的化生

1.鳞状上皮化生　　最常见,常见于慢性支气管炎、支气管扩张症或长期吸烟者,气管和支气管假复层纤毛柱状上皮易发生鳞状上皮化生(图 1-3)。慢性胆囊炎的胆囊黏膜、慢性宫颈炎的宫颈腺体也会发生鳞状上皮化生。鳞状上皮化生可增强局部抵御外界刺激的能力,但也会失去原有上皮的功能。如果鳞状上皮化生持续存在,就可能在此基础上发展为鳞状细胞癌。

2.柱状上皮化生　　腺上皮组织的化生也较常见。发生慢性萎缩性胃炎时,胃黏膜上皮转变为

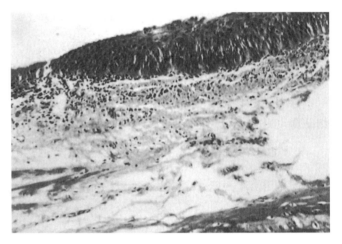

图 1-3　柱状上皮的鳞状上皮化生
慢性支气管炎时,支气管假复层纤毛柱状上皮化生
为复层鳞状上皮

含潘氏细胞或杯状细胞的小肠或大肠型黏膜上皮组织,称为肠上皮化生;若胃窦、胃体部腺体由幽门腺所取代,则称为假幽门腺化生。发生慢性反流性食管炎时,食管下段鳞状上皮也可化生为胃型或肠型柱状上皮。发生慢性宫颈炎时,宫颈鳞状上皮被宫颈管黏膜柱状上皮取代。

（二）间叶组织化生

间叶组织中幼稚的成纤维细胞在损伤后可化生为成骨细胞或成软骨细胞,称为骨或软骨化生。骨或软骨化生多见于骨化性肌炎,也见于某些肿瘤的间质。

第二节　细胞和组织的损伤

当内外因素的刺激作用超过了组织细胞的适应能力时,可引起细胞和细胞间质发生代谢、功能、结构和形态等方面的异常变化,称为损伤(injury)。损伤的方式和结果不仅取决于损伤因素的性质、种类、持续的时间和强度,也取决于受损细胞的种类、适应性、所处状态及遗传性因素等。

一、引起损伤的因素与机制

凡能引起疾病发生的因素,大致也是引起细胞和组织损伤的因素,包括缺氧、物理因素、生物因素、化学物质和药物、遗传因素、免疫反应、营养失调、社会心理精神因素及医源性因素等。

各种因素引起细胞、组织损伤的机制相当复杂,主要包括:①缺氧等因素使 ATP 产生减少,导致细胞的生命活动出现障碍;②氧自由基的产生;③细胞内游离钙增多,激活大量的酶而造成细胞的损伤;④细胞膜结构的完整性遭到破坏;⑤不可逆的线粒体损伤。这些机制互相作用或互为因果,引起细胞或组织损伤的发生和发展。

二、损伤的形态学变化

细胞和组织损伤后,会出现一系列功能代谢变化和形态学变化。根据损伤的轻重程度,分为可逆性损伤和不可逆损伤。可逆性损伤去除原因后仍可能恢复正常,而不可逆损伤往往引起细胞和组织的死亡。

(一)可逆性损伤

可逆性损伤包括变性和物质沉积。变性(degeneration)是指由于物质代谢障碍,细胞内或细胞间质内出现异常物质或正常物质含量增多,并伴有不同程度的功能障碍。

1.细胞水肿　细胞内水分增多导致的细胞肿胀,称为细胞水肿,又称水样变性。细胞水肿是损伤中最常见的早期变化,好发于肝、肾、心等器官的实质细胞。缺血、缺氧、感染、中毒等因素引起的线粒体损伤,致 ATP 生成减少,细胞膜钠钾泵功能障碍,导致细胞内钠离子、钙离子过多积聚,钾离子外流,细胞内大量水分积聚而发生细胞水肿。

肉眼观,受累器官体积增大,重量增加,包膜紧张,切面外翻,颜色苍白而无光泽,似沸水烫过。镜下观,水肿的细胞体积增大,胞质内出现许多细小红染颗粒,进一步发展,细胞肿大明显,胞质疏松、淡染,称为胞质疏松化;严重者胞质透明呈空泡状,似气球,称为气球样变,多见于病毒性肝炎(图 1-4)。几乎所有细胞损伤早期都可表现为细胞水肿,去除病因后可恢复正常,但病因持续存在可发展为细胞死亡。

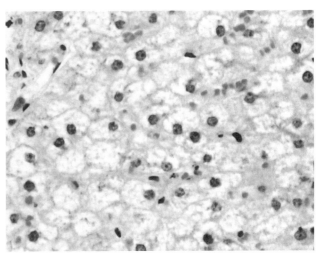

图 1-4　肝细胞水肿

肝细胞明显肿胀,胞质淡染,部分肿胀呈气球样变

2.脂肪变(性)或脂肪沉积　在正常情况下,除脂肪细胞外的实质细胞内一般不见或仅有少量脂滴,当甘油三酯蓄积于非脂肪细胞的细胞质中时,称为脂肪变(性)。脂肪变多发生于肝、心、肾等实质器官的实质细胞,与营养不良、缺氧、中毒(磷中毒、砷中毒等)、严重感染(白喉和痢疾等)、酗酒、糖尿病及肥胖等有关。

肉眼观,轻度脂肪变的器官可无明显变化。随着病变的加重,脂肪变的器官体积增大,淡黄色,边缘圆钝,切面触之有油腻感。镜下观,脂肪变的细胞胞质中可见大小不等的圆形脂滴,大的可充满整个细胞而将细胞核挤至细胞的一侧。在石蜡切片中,因脂滴被有机溶剂溶解,故脂滴呈空泡状。在冷冻切片中,用锇酸或苏丹Ⅲ等特殊染色剂可分别将脂滴染成黑色或橘红色,与其他物质相区别。

(1)肝脂肪变:肝细胞是脂肪代谢的重要场所,最常发生脂肪变。轻度的肝脂肪变通常不会影响肝功能;显著弥漫性的肝脂肪变称为脂肪肝,重度的肝脂肪变可进展为肝坏死和肝硬化。肝脂肪变的发生机制大致如下:①肝细胞胞质内脂肪酸增多。如高脂饮食或营养不良时,体内脂肪组织分解,过多的游离脂肪酸经由血液入肝;或缺氧导致肝细胞内乳酸大量转化为脂肪酸;或因氧化障碍使脂肪酸利用下降,脂肪酸相对增多。②甘油三酯合成过多。如大量饮酒可改变线粒体和滑面内质网的功能,促进 α-磷酸甘油合成新的甘油三酯。③脂蛋白、载脂蛋白减少。当缺血、缺氧、中毒或营养不良时,肝细胞中脂蛋白、载脂蛋白合成减少,细胞输出脂肪受阻而堆积于细胞内。

肉眼观,肝体积增大,颜色淡黄,质地柔软,边缘较钝,触之有油腻感。镜下观,可见肝细胞胞质内有多个小空泡,严重者可见大泡,细胞核被挤至细胞一侧(图 1-5)。慢性肝淤血时,脂肪变首先出现在肝小叶中央区;磷中毒时,常是小叶周边肝细胞先受累。

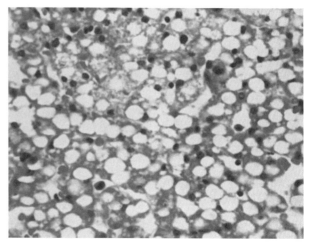

图 1-5　肝细胞脂肪变
细胞质中见大小不等的脂肪空泡,部分细胞核偏向细胞的一侧

(2)心肌脂肪变:常累及左心室内膜下心肌和乳头肌。病变心肌与正常心肌相间形成黄红色相间、形似虎皮的斑纹,称为"虎斑心"。严重的心肌脂肪变可呈弥漫性,心肌全部呈灰黄色。多见于缺氧、慢性中毒(磷中毒、砷中毒等)及严重感染(白喉和痢疾等)等。有时,心外膜脂肪组织增生,可沿间质长入心肌细胞间,称为心肌脂肪浸润,并非心肌脂肪变。

(3)肾小管上皮细胞脂肪变:肾小管上皮细胞也可发生脂肪变性,光镜下主要位于肾近曲小管细胞基底部,为过量重吸收的原尿中的脂蛋白。

3.玻璃样变　细胞内或间质中出现半透明状蛋白质蓄积,HE 染色呈均质性红染物质,称为玻璃样变,又称透明样变性。玻璃样变是一组形态学上物理性状相同,但其化学成分、发生机制各异的病变。病变常发生于血管壁、结缔组织和细胞内。

(1)细小动脉壁玻璃样变:常见于缓进型高血压和糖尿病患者的肾、脑、脾和视网膜等组织器官的细动脉壁。因血浆蛋白质渗入和基底膜代谢产物沉积,使细小动脉管壁增厚、变硬,管腔狭窄,甚至闭塞,血压升高,受累脏器局部缺血,又称为细动脉硬化(图 1-6)。细小动脉管壁弹性减退,脆性增加,易继发扩张、破裂和出血。

(2)结缔组织玻璃样变:见于生理性或病理性结缔组织增生,为纤维组织老化的表现,常见于瘢痕组织、动脉粥样硬化纤维斑块、各种坏死组织的机化、萎缩的子宫和乳腺的间质等。其特点是增生的胶原纤维增粗,胶原蛋白发生交联、融合、变性,其间少有

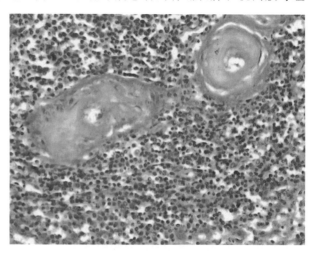

图 1-6　血管壁玻璃样变
脾中央小动脉管壁呈均匀红染的玻璃样变、增厚,管腔狭窄

血管和纤维细胞。肉眼观,呈灰白色、质韧、半透明、缺乏弹性。镜下观,胶原纤维粗大并相互融合成均匀、无结构、红染的玻璃样物质。

（3）细胞内玻璃样变:指细胞内过多的蛋白质沉积而引起细胞的形态学改变。镜下观,位于细胞质内的均质红染的圆形小体或团块。多见于肾小球肾炎时,肾小管上皮细胞形成玻璃样小滴,重吸收的原尿中的蛋白质与溶酶体融合形成;慢性炎症时,浆细胞胞质粗面内质网中免疫球蛋白蓄积,形成 Rusell 小体;病毒性肝炎或酒精性肝病时,肝细胞胞质中角蛋白变性,形成 Mallory 小体。

4.淀粉样变　细胞间质内有淀粉样蛋白质和黏多糖复合物的蓄积,因具有淀粉染色特征而称为淀粉样变。淀粉样物质主要沉积于细胞间质、小血管基底膜下或沿网状纤维支架。肉眼观,病变处为灰白色,质地较硬,富于弹性。镜下观,HE 染色呈淡红色、均质、无结构、云雾状物。刚果红染色为橘红色,在偏光显微镜下呈黄绿色。电镜下,淀粉样物质为纤细的无分支的丝状纤维构成。

淀粉样变可分为局部性和全身性。局部性淀粉样变发生于皮肤、结膜、舌、喉和肺等处,亦可见于阿尔茨海默病患者的脑组织及霍奇金病、多发性骨髓瘤等肿瘤的间质内。全身性淀粉样变可分为原发性和继发性两类,前者可累及肝、肾、脾和心等多个器官;后者可见于老年人和结核病等慢性炎症及某些肿瘤的间质中。

5.黏液样变　细胞间质内黏多糖(葡萄糖胺聚糖、透明质酸等)和蛋白质的蓄积,称为黏液样变。常见于纤维瘤、平滑肌瘤等间叶组织肿瘤、动脉粥样硬化斑块的血管壁、急性风湿病的血管壁和营养不良的骨髓及脂肪组织等。肉眼观,组织肿胀,切面灰白透明,似胶冻状。镜下观,在疏松的间质内有多突起的星芒状纤维细胞,散在于灰蓝色黏液基质中。甲状腺功能低下时,透明质酸酶活性受抑制,含有透明质酸的黏液样物质和水分在皮肤和皮下蓄积,形成特征性的黏液性水肿。

6.病理性色素沉着　在疾病状态下,细胞和组织内出现异常的色素蓄积,称为病理性色素沉着。沉着的色素可分为如炭末、文身的色素等外源性色素与含铁血黄素、脂褐素、黑色素和胆红素等内源性色素两类。常见的病理性色素沉着如下:

（1）含铁血黄素:是巨噬细胞吞噬红细胞,血红蛋白被分解,Fe^{3+} 与蛋白质结合而成的铁蛋白微粒聚集体,镜下呈金黄色或褐色颗粒,可被普鲁士蓝染成蓝色。在正常的肝、脾、淋巴结和骨髓组织内,可出现少量含铁血黄素。如局部陈旧性出血的组织和长期左心衰竭所致的慢性肺淤血的肺泡腔中,可出现含铁血黄素。

（2）脂褐素:是细胞自噬溶酶体内不能被溶酶体酶消化的细胞器碎片,成分是脂质和蛋白质的混合物,镜下呈黄褐色微细颗粒状。见于老年人和营养消耗性患者,萎缩的心肌细胞、肝细胞和神经元内可见大量脂褐素,故又有消耗性色素之称。

（3）黑色素:是由黑色素细胞胞质中的酪氨酸氧化、聚合而成的深褐色颗粒。发生色素痣、黑色素瘤时,黑色素可局部性增多。

（4）胆红素:是由血红蛋白衍生而来的,是正常胆汁的主要色素。血液中胆红素增高时,患者可出现皮肤黏膜黄染,此时称为黄疸。

7.病理性钙化　在骨和牙齿之外的组织内有固态钙盐沉积,称为病理性钙化。沉积的钙盐主要成分是磷酸钙和碳酸钙及少量铁、镁或其他矿物质。组织有少量钙盐沉积时,肉眼难以辨认;量多时,则表现为石灰样坚硬颗粒状或团块状,触之有沙砾感或硬石感。镜下呈蓝色颗粒状至片块状。

病理性钙化可分为营养不良性钙化和转移性钙化两种。营养不良性钙化较常见,是指钙盐沉积于变性、坏死的组织或异物中,但体内钙磷代谢正常,见于结核坏死灶、脂肪坏死灶、血栓、动脉粥样硬化斑块等;全身钙磷代谢失调而致钙盐沉积于正常组织内,则称为转移性钙化,主要见于甲状旁腺功能亢进、维生素 D 摄入过多及某些骨肿瘤,常发生在血管及肾、肺和胃的间质组织。

综上所述,不同的正常或异常物质在细胞内或细胞间质蓄积会引起不同类型的可逆性损伤。几种常见可逆性损伤的特征总结见表1-1。

表 1-1　常见可逆性损伤的特征

类型	蓄积物质	病变部位
细胞水肿	水和 Na^+	细胞内
脂肪变	甘油三酯	细胞内
玻璃样变	变性的血浆蛋白、胶原蛋白、免疫球蛋白	细胞内、细胞间质
淀粉样变	淀粉样蛋白质和黏多糖复合物	细胞内、细胞间质
黏液样变	黏多糖类物质和蛋白质	细胞间质
病理性色素沉着	含铁血黄素、脂褐素、黑色素及胆红素等	细胞内、细胞间质
病理性钙化	磷酸钙和碳酸钙	细胞间质、细胞内

(二)细胞死亡

当细胞受到严重损伤时,可出现不可逆性代谢、结构和功能障碍,便可引起细胞不可逆性损伤,即细胞死亡。细胞死亡主要有坏死和凋亡两种类型。凋亡主要见于细胞的生理性死亡,但也见于某些病理过程中;坏死则为细胞病理性死亡的主要形式。两者具有不同的发生机制、病理生理学意义、形态学和生化特点。

1.坏死　以酶溶性变化为特点的活体内局部组织中细胞的死亡称为坏死(necrosis)。大多数坏死是由可逆性损伤发展而来的,也可因致病因素较强直接导致。坏死的组织和细胞代谢停止、功能丧失,细胞内的物质漏出到细胞外,引起周围组织的炎症反应。其基本表现是细胞肿胀、细胞器崩解和蛋白质变性。

(1)坏死的基本病变:细胞核的变化是细胞坏死的主要形态学标志,主要有三种形式(图1-7)。①核固缩。细胞核染色质 DNA 浓聚、皱缩,核体积减小,嗜碱性增加。②核碎裂。由于核染色质崩解和核膜破裂,使细胞核发生碎裂,核物质分散于胞质中,也可由核固

 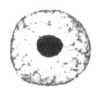

正常细胞　　　　核固缩　　　　核碎裂　　　　核溶解

图 1-7　细胞坏死模式图

缩裂解成碎片而来。③核溶解。染色质中的 DNA 在 DNA 酶的作用下分解,核染色变浅,最后核的轮廓完全消失。

坏死细胞核的上述变化过程,可因损伤因素作用的强弱和发展过程的快慢而出现不同改变。

除细胞核的改变外,细胞质和间质也有变化。胞质内核糖体逐渐减少、变性蛋白质增多、糖原颗粒减少等,致胞质嗜酸性增强。间质的变化主要为在各种溶解酶的作用下,基质崩解,胶原纤维肿胀、断裂、液化。最终,坏死的细胞与崩解的间质融合成一片模糊的颗粒状、无结构的红染物质。

由于坏死时细胞膜通透性增加,细胞内具有组织特异性的乳酸脱氢酶、肌酸激酶、谷草转氨酶、谷丙转氨酶、淀粉酶及其同工酶等被释放入血,造成细胞内相应酶活性降低,血清中相应酶含量增高。因此,酶的检测可作为临床诊断某些细胞(如肝、心肌、胰)坏死的参考指标。由于细胞内和血清中酶活性的变化在坏死初始时即可检出,所以有助于细胞损伤的早期诊断。

组织坏死后外观上可表现为:①色泽污秽,无光泽;②失去正常组织的弹性;③无正常的血液供应而致温度降低,摸不到血管搏动;④失去正常感觉(皮肤痛、触痛)和运动功能(肠管蠕动)。临床上将这种失去生活能力的组织称为失活组织。

(2)坏死的类型:坏死通常分为凝固性坏死、液化性坏死和纤维素样坏死三个基本类型。此外,还有干酪样坏死(caseous necrosis)、脂肪坏死和坏疽等一些特殊类型的坏死。

①凝固性坏死:坏死组织失水变干燥,蛋白质凝固而溶酶体酶水解作用较弱,坏死区呈灰黄或灰白色、干燥、质实的凝固体,称为凝固性坏死。凝固性坏死是最为常见的坏死类型,多见于心、肾、脾等实质器官的梗死,常由缺血、缺氧、细菌毒素、化学腐蚀剂作用引起。肉眼观,坏死区呈灰白或灰黄色,质地较硬,坏死区周围与正常组织间形成充血、出血和炎症反应带而分界清楚(图1-8)。镜下观,坏死组织内的细胞出现核固缩、核碎裂、核溶解,胞质红染,但组织结构的轮廓依然存在。

干酪样坏死是凝固性坏死的一种特殊类型,常见于结核病,也偶见于某些梗死、肿瘤和结核样麻风等。在结核病时,因病灶中含脂质较多,坏死区呈淡黄色,切面均匀、细腻,状似奶酪,故称为干酪样坏死。镜下为无结构红染颗粒状物质,不见坏死部位原有组织结构的残影。

②液化性坏死:组织细胞坏死后,经酶解作用转变为液体状态,并可形成坏死囊腔,称为液化性坏死。液化性坏死主要发生在含蛋白少、脂质多的组织(如脑)或产生蛋白酶多的组织(如胰腺)。发生在脑组织的液化性坏死又称脑软化(图1-9)。有化脓性炎症时,渗出的中性粒细胞可产生大量蛋白水解酶,蛋白水解酶溶解坏死组织从而发生液化性坏死。

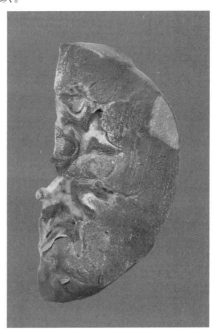

图 1-8 肾凝固性坏死

肾梗死灶呈灰白色,锥体形,周围有充血、出血带而边界清楚

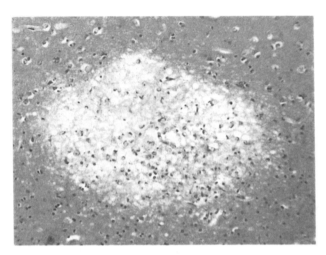

图 1-9　脑液化性坏死（脑软化）
脑组织的液化性坏死形成淡染的筛网状病灶

脂肪坏死属于液化性坏死范畴,分为酶解性和创伤性。前者见于急性胰腺炎时,胰酶外溢并被激活,引起胰腺及其周围的脂肪组织分解为脂肪酸,脂肪酸和钙离子结合形成钙皂,常呈灰白色斑点或斑块,镜下坏死的脂肪细胞仅留下模糊的轮廓。创伤性脂肪坏死则大多见于乳房,乳房受创伤时脂肪细胞破裂、脂滴外溢,并常在乳房内形成肿块,镜下可见大量脂滴的巨噬细胞(泡沫细胞)和多核异物巨细胞。

③纤维素样坏死:是结缔组织和小血管壁常见的一种坏死类型。镜下观,病变部位正常组织结构消失,形成边界不清的细丝状、颗粒状或小条块状、无结构的红染物质,由于呈强嗜酸性,似纤维素,有时纤维蛋白染色阳性而得名。纤维素样坏死常见于风湿病、结节性多动脉炎、新月体性肾小球肾炎等变态反应性疾病,也见于急进型高血压和胃溃疡底部小血管等。目前认为,其发生机制与抗原-抗体复合物引发的胶原纤维肿胀崩解、结缔组织免疫球蛋白沉积或血浆纤维蛋白渗出变性有关。

④坏疽(gangrene):是指局部组织大块坏死并继发腐败菌感染,病变处呈黑色、暗绿色等特殊形态改变。腐败菌分解坏死组织产生硫化氢,与血红蛋白中分解出来的铁离子结合形成硫化铁而使坏死组织呈黑色或暗绿色,并伴有臭味。坏疽分为干性、湿性和气性三种类型,前两者多继发于血管阻塞引起的缺血性坏死。

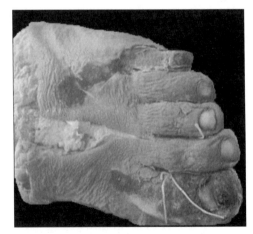

图 1-10　足干性坏疽
坏死组织呈黑色,干枯皱缩,与周围组织边界清楚

干性坏疽常见于动脉粥样硬化、血栓闭塞性脉管炎及冻伤等患者的四肢末端。此时,动脉阻塞但静脉回流尚通畅,坏死组织水分较少,同时体表水分易于蒸发,致使坏死区干燥皱缩,呈黑色,与正常组织界限清楚(图 1-10)。由于坏死组织比较干燥,故腐败菌感染一般

较轻。

湿性坏疽多发生于与外界相通的内脏器官,如肺、肠、阑尾、胆囊、子宫等,也可发生于动脉阻塞和静脉回流受阻的肢体。坏死区水分较多,腐败菌感染较重,故组织肿胀明显,呈暗绿色或污黑色,与正常组织界限不清。病变发展较快,炎症比较弥散。

气性坏疽也属湿性坏疽,为深达肌肉的开放性创伤,合并产气荚膜杆菌等厌氧菌感染所致。除坏死组织外还产生大量气体,使坏死组织内含有大量气泡,按之有"捻发"音。

湿性坏疽和气性坏疽常伴全身中毒症状,甚至发生中毒性休克而死亡。在坏死类型上,湿性坏疽多为凝固性坏死,气性坏疽则可为凝固性坏死和液化性坏死的混合物。

(3)坏死的结局

①溶解吸收:组织坏死后,坏死细胞及中性粒细胞释放水解酶使坏死组织溶解液化,由淋巴管或血管吸收。不能吸收的组织碎片则由巨噬细胞吞噬而清除。小的坏死灶溶解吸收后可由周围组织进行修复;若坏死液化范围较大则可形成囊腔。

②分离排出:坏死灶范围较大不易被完全溶解吸收时,皮肤或黏膜的坏死组织可被分离,形成组织缺损。皮肤、黏膜浅表的组织缺损称为糜烂;深达皮下或黏膜下的组织缺损称为溃疡。肺、肾等内脏坏死组织液化后,可经支气管、输尿管等自然管道排出,所残留的空腔称为空洞。深部组织坏死后形成的只开口于皮肤黏膜表面的深在性盲管,称为窦道。体表与空腔器官之间或空腔器官与空腔器官之间两端开口的病理性管道,称为瘘管。

③机化和包裹:新生肉芽组织长入并取代坏死组织、血栓、脓液、异物等的过程,称为机化。如坏死组织等较大,肉芽组织难以向中心部位完全长入或吸收,则由周围增生的肉芽组织将其包围,称为包裹。机化和包裹的肉芽组织最终都可形成瘢痕组织。

④钙化:若坏死细胞和细胞碎片未被及时清除,则日后易吸引钙盐和其他矿物质沉积,引起营养不良性钙化,如干酪样坏死的钙化。

(4)坏死对机体的影响:主要取决于坏死发生的部位及坏死的范围。

①小范围的非重要器官的坏死,主要引起疼痛和功能障碍。

②较大范围的坏死又伴有严重的感染时,由于病变进展快,分解产物和细菌毒素被吸收,可引起严重的全身中毒症状。

③重要器官的坏死可导致严重的功能障碍,甚至危及生命,如大面积心肌梗死时,可引起心力衰竭、心源性休克等。

知 识 链 接

压疮的护理

临床上常见的压疮属于湿性坏疽,是局部组织长期受压,发生持续缺血、缺氧、营养不良而致组织溃烂坏死,并继发细菌感染所致。皮肤压疮在康复治疗、护理中是一个普遍性问题,多见于肌肉层较薄、缺乏脂肪组织保护又经常受压的骨隆突处,如脊椎体隆突处、骶尾骨、坐骨结节、足跟等部位。压疮多在患者营养不良、长期卧床等情况下发生。护理人员要经常鼓励和帮助患者翻身,促进局部血液循环,保持患者皮肤干燥清洁,避免压疮的发生。

2.凋亡　凋亡(apoptosis)是指活体内局部组织中单个细胞程序性死亡,是由体内、体外因素触发细胞内预存的死亡程序而导致的细胞主动性死亡方式,不引起周围组织的炎症反应。

凋亡在生理状态和病理状态下均能见到,它对生物胚胎发生发育、成熟细胞新陈代谢、组织内正常细胞群的稳定、机体防御和免疫反应,以及各种因素引起的细胞损伤、肿瘤发生进展等都有重要作用。

凋亡早期改变为细胞变圆、变小,核糖体、线粒体等细胞器聚集,细细胞核、胞质浓缩,DNA 裂解成碎片,胞膜内陷或胞质生出芽突并脱落,形成含核碎片和(或)细胞器成分的膜包被一些囊状小泡,称为凋亡小体,这是细胞凋亡的重要形态学标志。光镜下,凋亡一般仅累及单个或几个细胞,凋亡细胞呈圆形,胞质红染,核染色质聚集成团块状。凋亡在形态特征和生化特征上与坏死有较大的区别(表 1-2)。

表 1-2　细胞坏死与凋亡的区别

项目	坏死	凋亡
发生原因	病理性	生理性和病理性
发生机制	细胞被动、意外死亡	细胞主动、程序性死亡
发生范围	多个细胞	单个细胞或小团细胞
炎症反应	常见	少见
细胞变化	核固缩、核碎裂、核溶解	细胞皱缩、DNA 断裂、胞膜内陷形成凋亡小体

知 识 链 接

细胞老化

细胞老化(cellular aging)是细胞随生物体年龄增长而发生的退行性变化,是生物个体老化的基础。细胞老化具有如下四个特征:①普遍性。所有的细胞、组织、器官和机体都会在不同程度上出现老化改变。②进行性或不可逆性。随着时间的推移,老化不断进行性地发展。③内因性。不是由于外伤、事故等外因的直接作用,而是细胞内在基因决定性的衰退。④有害性。老化时,细胞代谢、适应及代偿等多种功能低下,并缺乏恢复能力,进而导致老年病的发生,机体其他疾病患病率和死亡率也逐渐增高。

第三节　损伤的修复

损伤造成机体部分细胞和组织丧失后,由邻近正常细胞对所形成缺损进行修补恢复的过程,称为修复(repair)。修复后可完全恢复或部分恢复原有组织的结构和功能。修复通过再生和纤维性修复两种方式进行。①再生:由损伤周围的同种细胞来修复。如果完全恢复了原有组织的结构和功能,则称为完全再生。②纤维性修复:由纤维结缔组织来修复,以后形成瘢痕,也称瘢痕修复。在多数情况下,由于有多种组织发生损伤,故上述两种修复过程常同时存在。

一、再生

再生(regeneration)是指在生理状态下或组织受损后,通过同种细胞的增生实现自我更新或恢复组织原有结构和功能的过程。

(一)再生的类型

再生可分为生理性再生和病理性再生。

1.生理性再生　在生理状态下,一些细胞和组织不断老化、凋亡,由新生的同种细胞不断补充,以保持原有结构和功能,维持组织、器官的完整和稳定。如表皮的复层扁平细胞不断角化脱落,通过基底细胞不断增生、分化,加以补充;月经期子宫内膜脱落后,又有新生的子宫内膜再生;血细胞的更新等。

2.病理性再生　在病理状态下,细胞和组织坏死或缺损后的再生,称为病理性再生。根据是否恢复原有结构和功能,又可分为完全性再生和不完全性再生。若再生修复能完全恢复原有组织的结构和功能,则称为完全性再生;若由纤维结缔组织来修复,最后形成瘢痕组织,则称为纤维性修复,因不能完全恢复原有组织的结构和功能,又称为不完全性再生。

(二)细胞周期和不同类型细胞的再生能力

细胞周期由间期(G_0期)和分裂期(M 期)构成。间期又可分为 G_1 期(DNA 合成前期)、S 期(DNA 合成期)和 G_2 期(分裂前期)。不同种类的细胞,其细胞周期的时程长短及单位时间内进入细胞周期进行增殖的细胞数均不同,因此不同种类的细胞具有不同的再生能力。一般情况下,低等动物比高等动物的细胞或组织再生能力强;幼稚组织比高分化组织再生能力强;平时易受损伤的组织和生理状态下经常更新的组织有较强的再生能力。按再生能力的强弱,可将人体细胞分为三类。

1.不稳定细胞　又称持续分裂细胞,是一类再生能力很强的细胞。在生理状态下,这类细胞就像新陈代谢一样周期性更换。病理性损伤时,往往表现为再生性修复。属于此类细胞的有表皮细胞、呼吸道和消化道黏膜被覆细胞、男性和女性生殖器官管腔的被覆细胞、淋巴细胞、造血细胞、间皮细胞等。由这些细胞组成的组织中,通常有超过 1.5% 的细胞处于分裂期。干细胞的存在是这类组织不断更新的必要条件。

2.稳定细胞　又称静止细胞,是一类具有较强潜在再生能力的细胞。在生理状态下,这类细胞增殖现象不明显,在细胞增殖周期中处于静止期,但受到组织损伤的刺激时,则进入 G_1 期,表现出较强的再生能力。这类细胞包括各种腺体和腺样器官的实质细胞,如胰、肝、唾液腺、内分泌腺、汗腺、皮脂腺和肾小管的上皮细胞等。此外,还包括原始间叶细胞及其分化而来的各种细胞,如血管内皮细胞、成纤维细胞、平滑肌细胞、成骨细胞等。由其构成的组织处于分裂期的细胞低于 1.5%。这类组织中的内分泌腺和上皮无干细胞存在。

3.永久性细胞　又称非分裂细胞。其再生能力很弱或不具有再生能力,这类细胞有神经细胞、骨骼肌细胞及心肌细胞。这类细胞在出生后即脱离细胞周期,永久停止有丝分裂。因此一旦受损,只能依靠纤维性修复,而成为永久性损伤。

(三)各种组织的再生和纤维性修复

1.上皮组织的再生　被覆体表的鳞状上皮受损后,如损伤未破坏表皮基底膜和毛球,则可以由此处的干细胞再生,向缺损部位伸展,先形成单层上皮细胞覆盖创面,再增生分化为复层鳞状上皮细胞。被覆黏膜的柱状上皮受损后,由邻近的基底层细胞增生来修复。新生的细胞开始为立方形,随后分化为柱状上皮细胞。

腺上皮再生是否完全,主要取决于腺体基底膜是否受损。腺体的上皮损伤后,若损伤仅限于腺上皮而基底膜完整,则由残留的上皮细胞分化补充,完全恢复原有结构。若基底膜破坏,则难以完全再生,往往依靠纤维性修复。

2.血管的再生　毛细血管的再生过程又称为血管形成,是以生芽方式来完成的。首先,在蛋白分解酶作用下基底膜分解,该处内皮细胞分裂增生形成突起的幼芽。随着增生的内皮细胞向前移动,后续细胞的不断增生,形成一条实性细胞索,在血流的冲击下很快出现管腔,形成新的毛细血管,彼此吻合后形成毛细血管网(图 1-11)。增生的内皮细胞分化成熟时,分泌Ⅳ型胶原、层粘连蛋白和纤维连接蛋白,构成基底膜的基板。周边的成纤维细胞分泌Ⅲ型胶原和基质,组成基底膜的网板,成纤维细胞本身则成为血管外膜细胞,至此完成毛细血管的构筑。新生毛细血管基底膜不完整,内皮细胞间隙较大,通透性较高。为了适应功能的需要,这些毛细血管会不断改建,有些可转变为小动脉和小静脉,其平滑肌等成分可能由血管外未分化间叶细胞分化而来。大血管断裂后需手术进行吻合,吻合处两侧内皮细胞增生分裂覆盖断裂处,恢复原来的内膜结构。但离断的肌层不易完全再生,由结缔组织增生连接,形成纤维性修复。

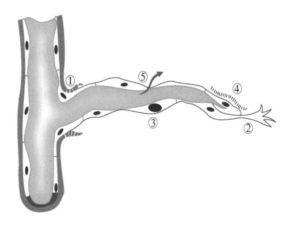

图 1-11　毛细血管再生模式图
①基底膜溶解;②细胞移动和趋化;③细胞增生;④细
胞管腔形成、成熟及生长抑制;⑤细胞间通透性增加

3.纤维组织的再生　损伤处的成纤维细胞可进行分裂、增生,形成纤维组织。成纤维细胞可由局部静止状态的纤维细胞活化而来,或由周围幼稚间叶细胞分化而来。成纤维细胞停止分裂后,开始合成并分泌前胶原蛋白。前胶原蛋白在间质中形成胶原纤维,成纤维细胞则成熟为纤维细胞。

4.神经组织的再生　脑和脊髓内的神经细胞缺乏再生能力,破坏后不能再生,由神经胶质细胞及其纤维修补,形成胶质瘢痕。外周神经损伤时,如与其相连的神经细胞仍然存活,则神经纤维可完全再生(图 1-12)。若离断两端相隔太远,或两端之间有瘢痕或其他组织等阻隔,或因截肢失去远端,则再生轴突不能到达远端,而与周围增生的结缔组织混杂成团,形成创伤性神经瘤,可出现顽固性疼痛。

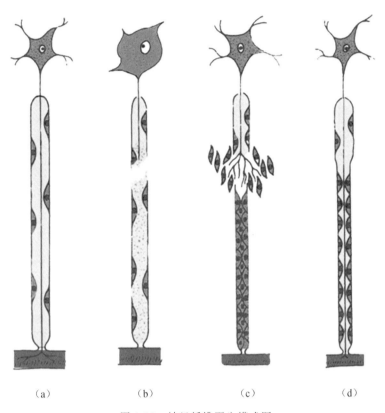

（a）　　　　　　（b）　　　　　　（c）　　　　　　（d）

图 1-12　神经纤维再生模式图

（a）正常神经纤维；（b）神经纤维离断,远端与近端的部分髓鞘和轴突崩解；
（c）神经膜细胞增生,轴突生长；（d）神经轴突达末端,多余部分消失

二、纤维性修复

当组织损伤范围大或受损实质细胞再生能力缺乏或较弱时,仅通过实质细胞再生也不能完成修复,需要通过损伤局部的肉芽组织增生,溶解、吸收局部的坏死组织和异物,并填补缺损,最后形成瘢痕组织而得以完成修复的过程,称为纤维性修复。

（一）肉芽组织

肉芽组织（granulation tissue）是由新生薄壁的毛细血管、增生的成纤维细胞及炎症细胞构成的幼稚阶段的纤维结缔组织。

1.肉芽组织的形态结构　肉芽组织实为新生的富含毛细血管的幼稚阶段的纤维结缔组织。肉眼观,呈鲜红色,颗粒状,质地柔软、湿润,形似鲜嫩的肉芽,触之易出血。早期的肉芽组织中不含神经纤维,故无痛觉。

镜下观,肉芽组织内可见由毛细血管、成纤维细胞和炎症细胞等构成（图 1-13）。其特点有：①新生的毛细血管平行排列,与创面垂直,近伤口表面处互相吻合成弓状突起。②在毛细血管网络之间可见有新增生的成纤维细胞,散在分布,产生基质和胶原纤维,早期基质较多,以后则胶原纤维越来越多。其中一些成纤维细胞的胞质内可见原纤维细丝。此种细胞不仅有成纤维细胞的功能,还有平滑肌细胞的收缩功能,称为肌成纤维细胞,有促进伤口收

缩的功能。③肉芽组织中有数量不等的炎症细胞,炎症细胞以巨噬细胞为主,伴有中性粒细胞及淋巴细胞等。此外,肉芽组织间质中还伴有大量渗出液和炎症细胞,起着协助修复的作用。

2.肉芽组织的功能　在组织损伤修复过程中,肉芽组织的主要功能包括:①抗感染,保护创面;②填补创口及其他组织缺损;③机化或包裹坏死组织、血栓、血凝块、炎性渗出物及其他异物。

3.肉芽组织的结局　在组织损伤后3~5d即开始出现肉芽组织,随着时间的推移(1~2周),肉芽组织按其生长的先后顺序逐渐成熟。其主要形态标志为:间质的水分逐渐吸收减少;炎症细胞逐渐减少并消失;毛细血管闭塞、数目减少,按正常功能的需要少数毛细血管改建为小动脉或小静脉;成纤维细胞产生越来越多

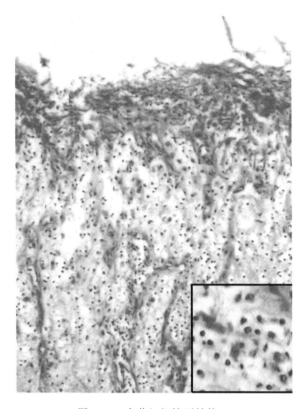

图1-13　肉芽组织镜下结构
表面有渗出坏死,下方可见毛细血管、成纤维细胞及炎症细胞

的胶原纤维,同时成纤维细胞数目逐渐减少,胞核变细长而深染,成熟为纤维细胞。时间再长,胶原纤维量更多,而且发生玻璃样变,细胞和毛细血管成分更少。至此,肉芽组织成熟为纤维结缔组织并转变为瘢痕组织。

知 识 链 接

肉芽组织与伤口愈合

肉芽组织是由成纤维细胞、毛细血管及一定数量的炎症细胞等有形成分组成的幼稚阶段的纤维结缔组织,在伤口愈合过程中起着非常重要的作用。临床上正确识别是否生长良好的肉芽组织非常重要,良好肉芽组织呈细颗粒状,鲜红色,柔软湿润,触之易出血;而不良肉芽组织呈暗红色或苍白,无颗粒,水肿样,松弛无弹性,触之不易出血,常附有脓苔。在护理工作中应仔细观察患者伤口,注意识别不良肉芽组织,及时给予相应处理,否则会导致伤口愈合延迟。

(二)瘢痕组织

瘢痕组织(scar tissue)是指肉芽组织经改建成熟形成的纤维结缔组织。

1.瘢痕组织的形态特点　肉眼观,局部呈收缩状态,颜色苍白或灰白色,半透明,质地硬

韧,缺乏弹性。镜下观,主要由大量平行或交错的胶原纤维构成,呈均质红染状态,并可见有玻璃样变。可见纤维细胞,但数量很少。

2.瘢痕组织的作用和影响 瘢痕组织对机体有利的方面包括:①填补及连接损伤的创口或其他缺损以保持组织和器官的完整性。②保持器官的坚固性。因瘢痕组织含有大量胶原纤维,其抗拉力较肉芽组织强。瘢痕组织对机体不利的方面包括:①发生在关节附近的瘢痕,其收缩常引起关节挛缩或活动受限;发生在重要脏器(如胃肠道)的瘢痕,可引起管腔狭窄,如胃溃疡修复时,幽门处的瘢痕收缩可致幽门狭窄。②瘢痕性粘连为发生在各器官之间或器官与体腔壁之间的纤维性粘连,可不同程度地影响其功能。③器官内广泛损伤导致广泛纤维化、玻璃样变,可发生器官硬化。④瘢痕组织增生过度,又可称肥大性瘢痕。如果这种肥大性瘢痕不仅突出于皮肤表面,还超过损伤范围向四周不规则地扩延,则称为瘢痕疙瘩。

知 识 链 接

肉芽组织与瘢痕组织

肉芽组织由新生薄壁的毛细血管以及增生的成纤维细胞构成,并伴有炎症细胞浸润;瘢痕组织是指肉芽组织经改建成熟形成的纤维结缔组织。肉芽组织是幼稚的纤维结缔组织,瘢痕组织是老化的纤维结缔组织,瘢痕组织是肉芽组织的结局。

问题与思考:

1.肉芽组织与瘢痕组织在形态学上有何不同?

2.肉芽组织与瘢痕组织各有何作用?

第四节 创伤愈合

创伤愈合(wound healing)是指机体遭受外力作用,引起皮肤等组织出现离断或缺损后的愈复过程,包括各种组织的再生和肉芽组织增生及瘢痕形成的复杂过程。

一、皮肤创伤愈合

(一)创伤愈合的基本过程

轻度的创伤仅限于皮肤表皮层,严重者则皮肤和皮下组织断裂,甚至可有肌肉、肌腱、神经的断裂及骨折,并出现伤口。以皮肤手术切口为例,其创伤愈合的基本过程如下:

1.伤口的早期变化 伤口局部出现不同程度的组织坏死和出血,数小时内出现充血、浆液渗出和白细胞游出等炎症反应,故出现局部红肿。早期的炎症细胞浸润以中性粒细胞为主,3d后则以巨噬细胞为主。伤口中的血液和渗出物中的纤维蛋白原可很快凝固成凝块,有的凝块表面干燥结成痂皮,凝块和痂皮起到保护伤口的作用。

2.伤口收缩 2~3d后,伤口边缘的全层皮肤和下组织向中心移动,使伤口迅速缩小,至14d左右停止。伤口缩小的程度因伤口部位、伤口大小和形状的不同而不同。伤口收缩主要是由伤口周围新生的肌成纤维细胞牵拉所致,与胶原形成无关。

3.**肉芽组织增生和瘢痕形成** 大约从第 3 天开始,从伤口底部和边缘长出肉芽组织填平伤口。第 5～6 天起,成纤维细胞产生胶原纤维,其后 1 周胶原纤维形成十分活跃。3 周后肉芽组织逐渐消失,代之以成熟、增粗的胶原纤维,伤后大约 1 个月瘢痕完全形成。可能由于局部张力的作用,瘢痕中的胶原纤维最终与皮肤表面平行。

4.**表皮及其他组织再生** 伤口边缘的基底细胞在创伤发生 24h 内即开始增生,并在凝块下面向伤口中心迁移,形成单层上皮,覆盖于肉芽组织表面,之后增生、分化成为鳞状上皮。正常的肉芽组织对表皮再生的意义十分重要,其能为表皮再生提供营养和生长因子。如肉芽组织长时间不能填平伤口并形成瘢痕,则上皮再生将延缓。另外,由于异物或感染等刺激,肉芽组织过度生长,高出皮肤表面,也会阻止表皮再生。若伤口过大(一般认为直径超过 20cm 时),则再生表皮难以完全覆盖伤口,往往需要植皮。

毛囊、汗腺及皮脂腺等皮肤附属器如遭完全破坏,则不能完全再生,而形成瘢痕修复。肌腱断裂后,开始时也是瘢痕修复,但随着功能锻炼不断改建,胶原纤维可按原来肌腱纤维方向排列,达到完全再生。

(二)创伤愈合的类型

根据组织损伤程度及有无感染,创伤愈合可分为一期愈合、二期愈合、痂下愈合三种类型。

1.**一期愈合** 见于组织缺损少,出血和渗出物少,创缘整齐,无感染,经黏合或缝合后创面对合严密的伤口的愈合,如外科无菌手术的切口。此类伤口中血凝块少,炎症反应轻微,在 1～2d 内表皮即可将伤口覆盖。在 2～3d 后肉芽组织开始长入,很快填满伤口。第 5～6d,胶原纤维形成,此时可以愈合拆线。愈合特点为愈合时间短,形成的瘢痕小,为线状瘢痕,对机体的影响小(图 1-14)。

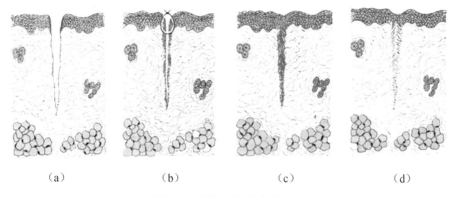

(a)   (b)   (c)   (d)

图 1-14 创伤一期愈合模式图

(a)创缘整齐,组织破坏少;(b)经缝合创缘对合,炎症反应轻;(c)表皮再生,少量肉芽组织;(d)愈合后形成的瘢痕小

2.**二期愈合** 见于组织缺损较大,创缘不整,无法整齐对合或伴有感染的伤口的愈合。二期愈合的特点:①因坏死组织多且伴有感染,能诱发局部组织变性、坏死。当感染被控制,坏死组织被清除后,再生才能开始。②由于伤口较大,需长出较多的肉芽组织填平伤口,伤口收缩明显。③愈合所需时间较长,形成的瘢痕也较大,常影响组织器官的外形和功能(图 1-15)。

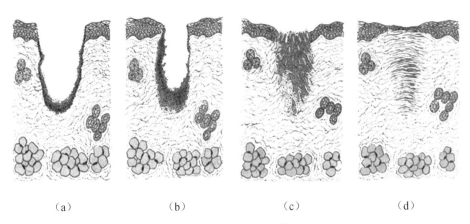

（a）　　　　　　　（b）　　　　　　　（c）　　　　　　　（d）

图 1-15　创伤二期愈合模式图

（a）伤口大，创缘不整齐，组织破坏多；（b）伤口收缩，炎症反应中等；（c）肉芽组织从伤口底部及边缘将伤口填平，然后表皮再生，少量；（d）愈合后形成的瘢痕大

3.痂下愈合　是指伤口表面的血液、渗出物及坏死组织干燥后形成硬痂，在痂下进行的上述愈合过程。上皮再生完成后，痂皮即可脱落。痂下愈合所需时间较长，是由于首先得进行痂皮溶解，之后表皮再生覆盖创面。痂皮因其干燥不利于细菌生长，对伤口有保护作用。当痂下渗出物较多或有感染时，痂皮会影响渗出物的排出，不利于伤口的愈合。

二、骨折愈合

骨折通常可分为外伤性骨折和病理性骨折两类。骨的再生能力很强，骨折愈合的好坏、所需时间与骨龄，骨折的部位、性质、错位的程度，以及引起骨折的原因等因素有关。复位良好的单纯性外伤性骨折在数月内可完全愈合，恢复骨的正常结构和功能。

（一）骨折愈合的基本过程

骨折愈合的过程可分为下列几个阶段（图 1-16）：

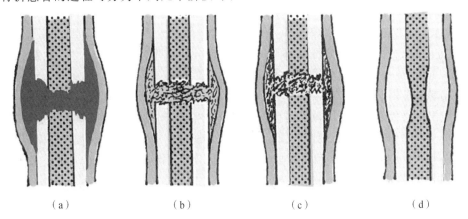

（a）　　　　　　　（b）　　　　　　　（c）　　　　　　　（d）

图 1-16　骨折愈合模式图

（a）血肿形成；（b）纤维性骨痂形成；（c）骨性骨痂形成；（d）骨痂改造

1.血肿形成　骨折后，断端及其周围伴有大量出血，形成血肿，数小时后血肿发生凝固，同时常出现轻度的炎症反应。骨折时骨折处会有血管断裂，因此骨皮质和骨髓都可发生坏

死。如坏死灶较小,可被破骨细胞吸收;若坏死灶较大,可形成游离的死骨片。

2.**纤维性骨痂形成** 骨折后2～3d,肉芽组织长入并机化血肿和血凝块,形成纤维性骨痂,肉眼和X线检查可见骨折局部呈梭形肿胀。大约1周左右,增生的肉芽组织及纤维组织可进一步分化,形成透明软骨。透明软骨的形成一般多见于骨外膜的骨痂区,骨髓内骨痂区则少见。

3.**骨性骨痂形成** 纤维性骨痂逐渐分化出骨母细胞,形成类骨组织,以后出现钙盐沉积,类骨组织转变为编织骨。纤维性骨痂中的软骨组织也可经软骨化骨过程演变为骨组织,至此形成骨性骨痂。

4.**骨痂改造或再塑** 编织骨由于结构不够致密,骨小梁排列紊乱,往往达不到正常功能需要。为适应骨活动时所受应力,编织骨经过进一步改建成为成熟的板层骨,皮质骨和髓腔的正常关系以及骨小梁正常的排列结构也恢复。改建是在破骨细胞的骨质吸收和骨母细胞的新骨质形成的协调作用下完成的。

(二)影响骨折愈合的因素

凡影响创伤愈合的全身及局部因素都会对骨折愈合产生影响。此外,还需注意以下几方面:①骨折断端要及时、正确复位。②骨折断端要及时、牢靠固定。③早日进行全身和局部功能锻炼,保持局部良好的血液供应。

三、影响创伤愈合的因素

损伤的程度和组织的再生能力决定了修复的方式、愈合的时间和瘢痕的大小,治疗原则应是缩小创面、避免再损伤或感染,以及促进组织再生。因此,影响创伤愈合的因素包括全身和局部因素。

(一)全身因素

1.**年龄** 青少年的组织再生能力强,愈合快。老年人的组织再生能力弱,愈合慢,这与老年人血管硬化,血液供应减少有很大关系。

2.**营养** 蛋白质严重缺乏,尤其是含硫氨基酸(如甲硫氨酸、胱氨酸)缺乏,可造成肉芽组织和胶原纤维形成不良,伤口愈合延缓。维生素C对愈合也非常重要,其具有催化羟化酶的作用,当其缺乏时,前胶原分子难以形成,因此影响胶原纤维的形成。微量元素锌缺乏的患者,伤口愈合缓慢,这可能与锌是体内一些氧化酶的成分有关。

(二)局部因素

1.**感染与异物** 感染可严重阻碍创伤的修复。当伤口感染后,渗出物增多,局部伤口内张力增大,常使正在愈合或已缝合的伤口裂开,或致感染扩散而加重损伤。坏死组织和异物的存在也将影响愈合,并易引起和加重感染。因此,伤口感染或有较多的坏死组织和异物时,往往会影响二期愈合。

2.**局部血液循环** 良好的局部血液循环是伤口愈合最基本的条件,一方面能保证组织再生所需的氧和营养,另一方面对坏死物质的吸收和控制局部感染也起着重要作用。因此,局部血液供应良好时,伤口愈合较好;局部血液循环不良时(如下肢血管有动脉粥样硬化或静脉曲张等病变),则会延缓伤口愈合。

3.**神经支配** 正常的神经支配对损伤的修复有一定的作用。如麻风病引起的溃疡不易愈合,是因为神经受累,使得局部神经性营养不良,对再生修复有不利影响。自主神经的损伤会导致局部血液循环紊乱,显著影响再生与修复。

4.电离辐射　电离辐射会直接破坏细胞,损伤小血管,抑制组织再生,从而影响创伤的愈合。

知 识 链 接

损伤修复与临床护理联系

在对创伤进行处置和护理时,应仔细评估患者全身状况,严格无菌操作,预防感染;减少或消除影响伤口愈合的局部和全身因素;鼓励患者摄入高蛋白、高热量、富含维生素、易消化的饮食,多饮水,注意保持液体平衡;稳定患者情绪,鼓励患者克服困难并战胜疾病。

思考与练习

一、名词解释

1.萎缩　2.化生　3.变性　4.坏死　5.坏疽　6.凋亡　7.再生　8.肉芽组织　9.机化

二、选择题

1.下列哪项不属于细胞和组织的适应性反应　　　　　　　　　　　　　　　(　　)

　A.肥大　　　　　　　　　B.增生　　　　　　　　　C.萎缩

　D.变性　　　　　　　　　E.化生

2.患慢性消耗性疾病时,最早发生萎缩的组织是　　　　　　　　　　　　　(　　)

　A.骨骼肌　　　　　　　　B.脂肪组织　　　　　　　C.心肌

　D.肝实质　　　　　　　　E.脑组织

3.萎缩是指　　　　　　　　　　　　　　　　　　　　　　　　　　　　(　　)

　A.器官组织的体积变小　　　　　　　B.组织细胞变小

　C.发育正常的器官组织的体积变小　　D.萎缩组织细胞不消失

　E.间质纤维细胞增多

4.老年性前列腺肥大属于　　　　　　　　　　　　　　　　　　　　　　(　　)

　A.功能性肥大　　　　　　B.内分泌性肥大　　　　　C.代谢性肥大

　D.代偿性肥大　　　　　　E.假性肥大

5.肾盂积水时肾实质萎缩属于　　　　　　　　　　　　　　　　　　　　(　　)

　A.营养不良性萎缩　　　　B.神经性萎缩　　　　　　C.压迫性萎缩

　D.失用性萎缩　　　　　　E.内分泌性萎缩

6.下列哪一项不能称为肥大　　　　　　　　　　　　　　　　　　　　　(　　)

　A.前列腺肥大所引起的梁状膀胱　　　B.运动员的粗壮肌肉

　C.一侧肾脏切除,对侧肾脏的增大　　D.内腔高度扩张致胃容积增大

E. 肠腔狭窄的上方肠段肠壁增厚

7. 有一长期吸烟的患者,经常咳嗽,现以肺部感染入院,行痰涂片检查,发现脱落的气管黏膜上皮中有鳞状上皮,但细胞无异型性,此病变为 （ ）
  A. 间变   B. 化生   C. 增生
  D. 再生   E. 瘤性增生

8. 下列关于细胞水肿的叙述中,哪项不正确 （ ）
  A. 细胞膜受损,钠泵功能障碍所致   B. 胞质疏松并透明
  C. 胞核淡染或稍大,有时不清   D. 属于可恢复性病变
  E. 继续发展可形成玻璃样变

9. 下列哪种器官最易发生脂肪变 （ ）
  A. 心   B. 肺   C. 肝
  D. 脾   E. 肾

10. 下列关于肝脂肪变的肉眼观病变中,错误的是 （ ）
  A. 体积增大,包膜紧张   B. 灰白色   C. 质稍软,边缘钝
  D. 触之有油腻感   E. 重量增加

11. 脂肪肝是指 （ ）
  A. 肝细胞水肿   B. 肝硬化   C. 肝脂肪变
  D. 肝慢性淤血   E. 肝细胞萎缩

12. 引起"虎斑心"的病变,属于下列哪一项 （ ）
  A. 水样变性   B. 脂肪变   C. 黏液样变
  D. 玻璃样变   E. 坏死

13. 患高血压病时,血管壁的玻璃样变主要发生在 （ ）
  A. 小动脉   B. 中等动脉   C. 大动脉
  D. 静脉   E. 细动脉

14. 细胞坏死的镜下主要形态表现是 （ ）
  A. 核浓缩,核膜破裂,胞质浓缩   B. 核溶解,胞质浓缩,核膜破裂
  C. 核破裂,胞质浓缩,胞核破裂   D. 核浓缩,核碎裂,核溶解
  E. 核碎裂,胞质浓缩,核膜破裂

15. 干酪样坏死属于 （ ）
  A. 凝固性坏死   B. 液化性坏死   C. 干性坏疽
  D. 湿性坏疽   E. 气性坏疽

16. 组织坏死后,组织细胞结构消失,原有轮廓依然隐约可见,属于 （ ）
  A. 干酪样坏死   B. 凝固性坏死   C. 液化性坏死
  D. 坏疽   E. 脑梗死

17. 脑梗死属于 （ ）
  A. 凝固性坏死   B. 液化性坏死   C. 干性坏疽
  D. 湿性坏疽   E. 气性坏疽

18. 下列关于细胞凋亡的叙述中,哪一项不正确 （ ）
  A. 生理性和病理性均可见   B. 发生单个细胞

C. 不引起炎症反应 　　　　　　　　　D. 形成凋亡小体

E. 无基因调控

19. 下列哪种细胞是永久性细胞 　　　　　　　　　　　　　　　　（　　）

A. 间皮细胞 　　　　　　B. 表皮细胞 　　　　　　C. 神经细胞

D. 呼吸及消化道黏膜上皮细胞 　　　　　　　　　　E. 淋巴造血细胞

20. 下列哪种组织细胞再生力最强 　　　　　　　　　　　　　　　（　　）

A. 骨组织 　　　　　　　B. 神经节细胞 　　　　　　C. 软骨组织

D. 心肌 　　　　　　　　E. 表皮细胞

21. 下列哪一项不属于肉芽组织成分 　　　　　　　　　　　　　　（　　）

A. 新生成纤维细胞 　　　B. 新生毛细血管 　　　　　C. 中性粒细胞

D. 胶原纤维 　　　　　　E. 巨噬细胞

22. 下列哪一项不属于肉芽组织的功能 　　　　　　　　　　　　　（　　）

A. 抗感染 　　　　　　　B. 保护创面 　　　　　　　C. 填补伤口

D. 机化凝血块 　　　　　E. 伤口收缩

23. 下列关于一期愈合的叙述中,正确的是 　　　　　　　　　　　（　　）

A. 创面大,边缘不齐 　　　　　　　　B. 需多量肉芽组织填平伤口

C. 创面不洁易感染,炎症反应明显 　　D. 无菌手术即时缝合的切口

E. 愈合时间长,形成较大瘢痕

24. 下列哪项不符合二期愈合的特点 　　　　　　　　　　　　　　（　　）

A. 组织缺损大 　　　　　B. 创缘不齐 　　　　　　　C. 愈合时间长

D. 愈合后形成的瘢痕小 　E. 伤口感染

三、问答题

1. 简述细胞水肿、脂肪变和玻璃样变的病变特点。

2. 坏死的类型有哪几种？各有哪些病变特点？

3. 叙述肉芽组织的病变特点及功能。

4. 细胞坏死的标志是什么？它的表现有哪些？

参考答案

第二章　局部血液循环障碍

教学 PPT

【知识要点】

1.充血的原因、病理变化和结局;淤血的概念、原因、病理变化及后果;肝淤血、肺淤血的病变特点。

2.出血的概念、原因、病理变化和结局;血栓形成的概念、条件、过程;血栓的结局及对机体的影响;栓塞的概念、类型及对机体的影响;栓子的运行途径。

3.梗死的概念、原因、类型和病理变化及对机体的影响。

正常的血液循环是保证机体各器官、组织、细胞的形态、功能和代谢活动正常进行的基本条件。如血液循环障碍,可导致各器官、组织、细胞的形态、功能和代谢发生不同程度的变化。血液循环障碍可分为全身性和局部性两大类,全身血液循环障碍表现为整个心血管功能失调,多见于休克、弥散性血管内凝血、心力衰竭等;局部血液循环障碍是由于局部的血量、血液性状、血管内容物及血管壁的异常而引起,两者之间既有联系又有区别。本章重点介绍局部血液循环障碍。

第一节　充血和淤血

充血和淤血都是指机体局部组织或器官的血管内血液含量增多的现象。

一、充血

动脉性充血(arterial hyperemia)简称充血(hyperemia),是指由于动脉血输入量增多,引起局部组织或器官的血管内血液含量增多。充血是一个主动的过程,发生快,消退也快。

(一)原因和类型

凡能引起细小动脉扩张的任何因素,都可引起充血。细小动脉扩张是由于神经、体液因素作用于血管,导致血管舒张神经兴奋性增高或血管收缩神经兴奋性降低、血管扩张活性物质增多的结果。

1.生理性充血　为适应器官和组织生理活动的需要和代谢增强而发生的充血,称为生理性充血。如进食后的胃肠黏膜充血、机体运动时的骨骼肌充血、妊娠时的子宫充血以及情绪激动时的面颈部充血等。

2.病理性充血　是指机体在各种病理状态下发生的充血。常见的类型如下:

（1）减压后充血：在组织、器官长期受到外力压迫时，如绷带包扎肢体、肿瘤压迫局部脏器或腹腔积液压迫腹腔内器官等，一旦压力突然解除，受压组织器官内的细小动脉就会发生反射性扩张而导致局部充血。

（2）炎症性充血：在炎症的早期，由于炎症因子的作用引起神经轴突反射和血管活性物质增多引起细小动脉扩张而导致局部充血。

（3）侧支性充血：是由于局部组织缺血、缺氧时周围吻合支动脉扩张引起的充血。这种充血常具有代偿意义，可不同程度地改善局部组织的血液供应。

（二）病理变化

肉眼观，充血的组织或器官体积轻度增大，因动脉血量增多，组织呈鲜红色，因代谢增强使局部温度升高，触之可有搏动感。镜下可见充血的组织或器官内细小动脉和毛细血管扩张，充满血液。

（三）影响和结局

充血是短暂的动脉血管反应，原因解除后，局部组织即恢复正常。因为在充血时局部血液循环加快，氧和营养物质增多，促进物质代谢，使组织器官的功能增强，所以在多数情况下充血对机体是有利的。透热疗法在临床上的治疗作用即在于此。但是，在患有高血压、动脉粥样硬化和脑血管畸形等疾病的基础上，如情绪过于激动等引起脑血管充血，则可以导致脑血管破裂、出血，甚至引起严重后果。

知 识 链 接

为什么不能快速大量抽放胸、腹腔积液？

临床上，当患者出现大量胸、腹腔积液时，会压迫胸、腹腔内局部组织、器官，影响局部组织、器官的血液循环，这时需要抽放胸、腹腔积液。如果快速大量抽放胸、腹腔积液，胸、腹腔内压力突然降低，受压的组织器官内细小动脉反射性扩张充血，严重时可以引起有效循环血量骤减，导致血压下降、脑血供不足等严重后果。

二、淤血

静脉性充血（venous hyperemia）简称淤血（congestion），是指局部组织或器官由于静脉血液回流受阻，血液淤积于小静脉和毛细血管内而导致血管内血液含量增多。淤血是一个被动的过程，较充血多见，具有重要的临床和病理意义。

（一）原因

1.静脉受压 使管腔发生狭窄或闭塞，导致局部组织或器官淤血。常见于妊娠子宫压迫髂静脉引起下肢淤血；肿瘤压迫局部静脉引起相应部位淤血；肠扭转、肠套叠时压迫肠系膜静脉而引起相应肠管淤血等。

2.静脉阻塞 血液不能充分地通过侧支回流时，才会出现淤血。主要见于静脉的血栓形成或栓塞等。

3.心力衰竭 是最常见、最有临床意义的原因。如高血压病引起左心衰竭时可导致肺淤血，肺源性心脏病引起右心衰竭而导致体循环淤血和肝淤血。

(二)病理变化

肉眼观,淤血的组织或器官体积增大肿胀,包膜紧张,边缘钝圆,质地坚韧。体表淤血时,因静脉血量增多,局部皮肤呈青紫色,称发绀(cyanosis);由于局部血液停滞,毛细血管扩张,使散热增加,体表温度下降,代谢降低。镜下观,淤血的组织内可见局部细小静脉和毛细血管的扩张,管腔内充满血液,有时伴有组织水肿和淤血性出血。持续淤血,组织细胞因缺氧而发生变性、坏死。

(三)影响和结局

淤血的后果取决于淤血的范围、部位、程度、发生速度及侧支循环建立的状况。如果淤血的原因及时解除,上述改变可恢复正常。若长期持续存在,由于缺氧、营养物质供应不足和代谢产物堆积,小静脉和毛细血管通透性增高,其内流体静压升高,可以引起以下病变:

1.组织水肿或浆膜腔积液　是由于淤血导致静脉压升高,使毛细血管内流体静压升高,组织液回流减少,以及组织慢性缺氧,小静脉和毛细血管通透性增高,使血浆成分过多漏出组织间隙而形成组织水肿或潴留于浆膜腔形成积液。这种液体蛋白含量低,细胞数目少,称为漏出液。

2.出血　由于淤血导致组织严重缺氧,使血管壁的通透性明显增高,血细胞从血管壁漏出,发生淤血性出血,在皮肤、黏膜可形成瘀点、瘀斑。

3.实质细胞的萎缩、变性及坏死　由于长期淤血引起组织缺氧,组织内代谢产物堆积,可使实质细胞发生萎缩、变性甚至坏死。

4.间质纤维组织增生　由于长期淤血,实质细胞萎缩、变性、坏死,间质纤维组织增生,使淤血的组织、器官质地变硬,称淤血性硬化。

(四)重要脏器的淤血

1.慢性肺淤血　多见于左心衰竭,尤其是风湿性心脏病引起的左心衰竭患者。肉眼观,淤血的肺脏体积增大,重量增加,呈暗红色、质地较实。切面可有暗红色血性或泡沫状液体流出。镜下观,可见肺泡壁毛细血管和小静脉高度扩张、淤血,肺泡腔内有水肿液,严重时红细胞漏出,形成肺水肿和漏出性出血。当肺泡内的红细胞被巨噬细胞吞噬后,红细胞内的血红蛋白转变成棕黄色、颗粒状的含铁血黄素,这种含有含铁血黄素的巨噬细胞称为心衰细胞(图 2-1)。心力衰竭细胞可见于肺泡腔、肺间质内,也可见于患者的痰内。患者有明显气促、缺氧、发绀,咳出大量粉红色泡沫样痰等症状。

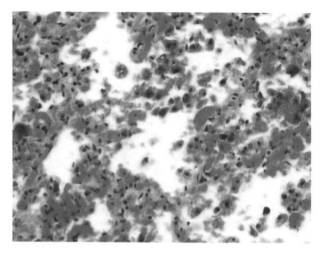

图 2-1　慢性肺淤血(镜下观)
肺泡壁增厚,可见毛细血管扩张淤血,
肺泡腔内可见较多水肿液和心衰细胞

由于长期、慢性肺淤血,肺组织缺氧,引起肺间质纤维组织增生,使肺质地变硬,加之大量含铁血黄素沉积,肺呈棕褐色,故称为肺褐色硬化。

2.慢性肝淤血　多见于右心衰竭，尤其是肺源性心脏病引起的右心衰竭患者。肉眼观，淤血的肝脏体积增大，包膜紧张，重量增加。切面上呈红（淤血区）黄（脂肪变性区）相间的花纹状外观，形似槟榔切面，故称槟榔肝（图2-2）。镜下观，肝小叶中央静脉和附近的肝窦高度扩张，充满红细胞，肝小叶中央区的肝细胞因受压缺氧而萎缩或消失，肝小叶周边的肝细胞可发生不同程度的脂肪变性。

由于长期肝淤血，肝小叶中央发生网状纤维胶原化，门管区结缔组织增生并向肝小叶内延伸，使肝变形、变硬，称淤血性肝硬化，因多在右心衰竭时发生，故又称心源性肝硬化。

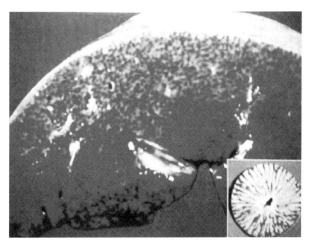

图2-2　槟榔肝
肝的表面和切面上出现红（淤血区）黄（脂肪变性区）相间的条纹，状似槟榔切面

第二节　出　血

血液（主要为红细胞）从心血管内流出，称为出血（hemorrhage）。流向体内（组织间隙或体腔）的出血称为内出血。直接（如体表外伤）或间接（呼吸道、消化道等）流出体外的出血称为外出血。

一、出血的原因和类型

出血有生理性出血和病理性出血。前者如正常月经的子宫内膜出血；后者可由血管自身病变或出血性疾病等引起，按血液流出的机制可将出血分为破裂性出血和漏出性出血两类。

（一）破裂性出血

破裂性出血是指由心脏或血管破裂引起的出血。主要原因有：

1.血管创伤　如割伤、刺伤、弹伤等。

2.血管壁或心脏病变　如心肌梗死后形成的室壁瘤、主动脉瘤或动脉粥样硬化破裂等。

3.血管壁周围病变侵蚀　如消化性溃疡侵蚀溃疡底部血管；结核性病变侵蚀肺空洞壁的血管；恶性肿瘤侵及其周围的血管等。

4.静脉破裂　如肝硬化时食管下段静脉曲张、破裂出血。

5.毛细血管破裂　如局部软组织损伤的出血等。

（二）漏出性出血

漏出性出血是由于毛细血管和小静脉通透性增加，血液漏出至血管外。主要原因有：

1.血管损害　较多见，常见于缺氧、毒素、败血症、药物、变态反应、维生素C缺乏以及静脉血压升高等因素对毛细血管的损害。

2. 血小板减少或功能障碍 血小板生成减少,如再生障碍性贫血、白血病等;血小板破坏和消耗过多,如脾功能亢进、弥散性血管内凝血(disseminated intravascular coagulation, DIC)等。

3. 凝血因子缺乏 如与血友病有关的Ⅷ、Ⅸ因子等先天性缺乏,因肝脏功能障碍合成的凝血酶原、纤维蛋白原、Ⅴ因子等减少,均可导致凝血障碍和出血倾向。

二、出血的病理变化

(一)内出血

血液积聚于体腔内者称体腔积血,如腹腔积血、心包积血。发生于局部组织内有局限性大量出血时,可形成血肿(hematoma),如脑硬膜下血肿、皮下血肿等。皮肤、黏膜、浆膜的少量出血,在局部形成较小(直径为1～2mm)的出血点,称为瘀点(petechia);而稍大(直径为3～5mm)的出血称为紫癜(purpura);直径超过1cm的皮下出血灶称为瘀斑(ecchymosis)。这些局部出血灶的红细胞被降解,由巨噬细胞吞噬,血红蛋白呈红蓝色,然后被酶解转变为胆红素呈蓝绿色,最后变成棕黄色的含铁血黄素,成为出血灶的特征性颜色改变。有广泛性出血的患者,由于大量的红细胞崩解,胆红素释出,有时发展为黄疸。

(二)外出血

鼻黏膜出血,经鼻排出体外称为鼻出血(鼻衄);呼吸道出血,经口腔咳出称为咯血(hemoptysis);消化道出血,经口腔排出称呕血(hematemesis),经肛门排出称便血;泌尿道出血,经尿道排出称血尿。

三、后果

出血的后果取决于出血量、出血速度和出血部位。漏出性出血过程比较缓慢,出血量较少,不会引起严重后果。但若漏出性出血广泛,如肝硬化时因门静脉高压发生的广泛性胃肠黏膜漏出性出血,可因一时的出血量多而导致出血性休克。破裂性出血的出血过程迅速,如在短时间内丧失循环血量的20%～25%,即可发生出血性休克。发生在重要器官的出血,即使出血量不多,亦可致命,如心脏破裂引起心包内积血,由于心包填塞,可导致急性心功能不全;脑出血,尤其是脑干出血,因重要神经中枢受压可致死亡。局部组织或器官的出血,可导致相应的功能障碍,如脑内囊出血引起对侧肢体偏瘫;视网膜出血引起视力减退或失明。慢性反复性出血还可引起缺铁性贫血。

第三节 血栓形成

在活体的心血管内,血液成分析出或凝固形成固体质块的过程,称为血栓形成(thrombosis)。所形成的固体质块称为血栓(thrombus)。

在正常情况下,血液中存在着凝血与抗凝血系统,通过复杂而精细的调节,既维持血液在血管内呈液体状态流动,又能在血管破裂的情况下迅速地在局部凝固形成止血栓,防止出血。在某些病理情况下,凝血系统占优势,血液成分便可在心血管内凝固而形成血栓。

一、血栓形成的条件和机制

血栓形成是血液在心血管内流动的状态下,受一定条件的作用而发生的凝固,包括血小板析出、凝集和血液凝固的基本过程。其形成条件主要有以下几方面:

(一)心血管内膜损伤

心血管内膜的损伤是血栓形成最重要和最常见的原因。心血管内膜的内皮细胞具有抗凝和促凝两种作用,在生理情况下,以抗凝作用为主,从而使心血管内血液保持液体状态。内膜损伤导致内皮细胞变性、坏死和脱落,内皮下胶原纤维暴露,血小板和凝血因子Ⅻ被激活,启动内源性凝血系统。损伤的内皮细胞释放组织因子,激活凝血因子Ⅶ,启动外源性凝血系统,其中血小板的活化是触发凝血过程的重要环节。血小板在血管性血友病因子(von Willebrand factor, vWF)的介导下黏附于胶原表面。同时,受损的内皮细胞不断释放出 ADP 和血栓素 A_2 等,加速血小板的活化,促进更多的血小板黏附和凝集,形成血小板凝集堆。临床上血栓常发生于有风湿性心内膜炎、细菌性心内膜炎、动脉粥样硬化斑块溃疡、心肌梗死区的心内膜和有创伤性或炎症性损伤的血管等。

(二)血流状态改变

血流状态的改变主要指血流缓慢和血流产生的涡涡等改变,有利于血栓形成。正常血流中,红细胞和白细胞在血管的中轴流动,构成轴流,血小板在其外围。周边为流得较慢的血浆,构成边流。这种分层的血流将血小板与血管内膜分开,防止血小板与内膜接触和激活。当血流缓慢时或产生涡流时,血小板则进入边流,黏附于内膜的可能性大为增加,同时凝血因子也容易在局部堆积和活化而启动凝血过程,涡流产生的离心力和血流缓慢,都会损伤内皮细胞,使抗血小板黏集、抗凝血和降解纤维蛋白能力降低。血流缓慢是静脉血栓形成的重要原因,下肢静脉血流比上肢缓慢,所以血栓形成远比上肢为多见。静脉血栓在血流异常缓慢的情况下发生,多见于久病和术后卧床或心力衰竭患者的下肢深静脉或盆腔静脉,亦可发生于大隐静脉曲张。在某些病理情况下,心脏和动脉也会出现血流缓慢和涡流而形成血栓,常见于风湿性二尖瓣狭窄时高度扩张的左心房内以及病变的动脉壁局部膨出所形成的动脉瘤内。

(三)血液凝固性增高

血液凝固性增高是指血小板数量增多或黏性增加、凝血因子合成增多或纤维蛋白溶解系统活性降低,导致血液的高凝状态。它可分为遗传性和获得性两种。

1.遗传性高凝状态　很少见。主要有Ⅴ因子基因突变,突变的Ⅴ因子基因编码蛋白能抵抗激活的蛋白 C 对它的降解,蛋白 C 失去抗凝血作用,使Ⅴ因子容易处在激活状态,因此造成血液高凝状态,患者常有反复深静脉血栓形成。其次为抗凝血因子,如抗凝血酶Ⅲ、蛋白 S 和蛋白 C 的先天性缺乏。

2.获得性高凝状态　见于多种情况:①手术、创伤、妊娠和分娩前后血液凝固性增高。此时形成血栓的倾向与血小板数量增多、黏性增加以及肝脏合成凝血因子增加和抗凝血酶Ⅲ合成减少有关。高脂血症、吸烟以及老年人的血栓形成倾向也可能与此有关。②某些恶性肿瘤(如胰腺癌、胃癌、乳腺癌、前列腺癌等)和胎盘早期剥离等患者,体内释放大量组织因子入血,从而增高血液的凝固性。③缺氧、休克、败血症和细菌内毒素等引起 DIC。由促凝因子大量进入血循环或广泛的内皮损伤造成的凝血过程激活,在微循环内形成血栓。在羊水栓塞、溶血、严重创伤或烧伤时,大量促凝物质进入血循环,引起急性 DIC。

必须指出,上述血栓形成的三个条件,常以某一条件为主,合并存在。

二、血栓形成过程和血栓类型

(一)血栓形成过程

在血栓形成过程中,首先是血小板黏附于内膜损伤后裸露的胶原表面,被胶原激活后发生肿胀变形,随后释放血小板颗粒,再从颗粒中释放出 ADP、血栓素 A_2、5-HT 和血小板第Ⅳ因子等物质,使血流中的血小板不断地在局部黏附,形成血小板小堆,此时血小板的黏附是可逆的,可被血流冲散消失。但随着内源性和外源性凝血系统的启动,凝血酶原转变为凝血酶,凝血酶将纤维蛋白原转变为纤维蛋白,纤维蛋白与受损内膜处基质的纤维连接蛋白结合,使黏附的血小板堆牢固地固定于受损的内膜表面,并作为血栓的起始点。

由于不断生成的凝血酶、ADP、血栓素 A_2 的协同作用,使血流中的血小板不断激活和黏附于血小板血栓上,致其不断增大。由于血小板血栓的阻碍,血流在其下游形成漩涡,进一步形成新的血小板小堆。如此反复进行,血小板小堆不断增大、增多,形成许多分支状血小板小梁,小梁周围有白细胞黏附,在血小板小梁间形成纤维素网,网眼中充满大量红细胞。当血栓进一步增大,使血管腔阻塞,局部血流停滞、凝固(图 2-3)。此后血栓的发生以及血栓的形态、大小就取决于血栓发生的部位和局部血流速度。

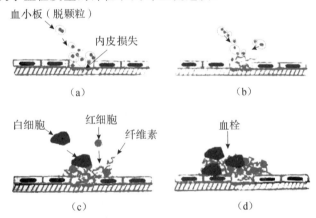

图 2-3　血栓形成过程示意

(a)内皮损伤,胶原暴露,血小板被激活;(b)血小板黏附于血管壁;(c)血小板聚堆,
大量纤维素形成,并网络大量白细胞和红细胞;(d)血栓继续增大,可阻塞血管腔

(二)血栓的类型和形态

心血管系统各部位均可形成血栓,血栓类型可分以下几种:

1. 白色血栓(pale thrombus)　多见于血流较快的心瓣膜、心腔内、动脉内或静脉血栓的起始部(即延续性血栓的头部)。肉眼观,呈灰白色小结节或赘生物状,表面粗糙,质实,与血管壁黏着紧密不易脱落。镜下观,主要由血小板和少量纤维素构成,又称血小板血栓或析出性血栓。

2. 混合血栓(mixed thrombus)　多见于血流缓慢的静脉,构成延续性血栓的体部。肉眼观,外观呈粗糙干燥圆柱状,黏附于受损的血管壁,有时可见呈灰白色与暗红色交替的层状结构,称为层状血栓(图 2-4)。发生于心腔内、动脉粥样硬化溃疡部位或动脉瘤内的混合血栓称为附壁血栓。镜下观,主要由淡红色分支状或不规则珊瑚状的血小板小梁和小梁之间充满大量凝固的纤维素和红细胞构成,边缘可见中性粒细胞附着(图2-5)。

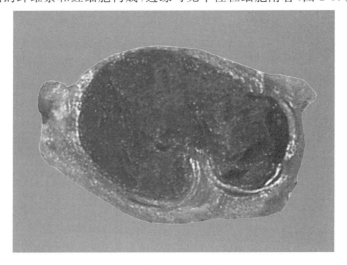

图 2-4 静脉内混合血栓(横断面)
静脉腔内可见暗红色血栓

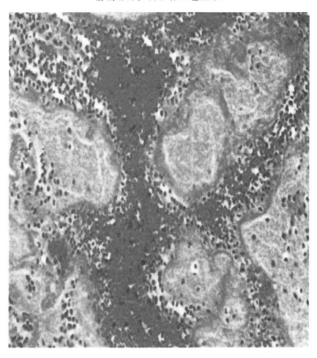

图 2-5 混合血栓
血小板凝集成淡红色的小梁状,小梁之间充满大量凝固的纤维素和红细胞

3.红色血栓(red thrombus) 主要见于静脉,混合血栓逐步增大最终阻塞管腔,局部血流停止,血液发生凝固,构成静脉血栓的尾部。肉眼观,呈暗红色、湿润、有弹性,与血凝块无异,故称红色血栓。一定时间后,由于血栓的水分被吸收而失去弹性,变得干燥易碎,并容易脱落而造成血栓栓塞。

4. 透明血栓(hyaline thrombus)　最常见于弥散性血管内凝血,发生于全身微循环内,只能在镜下见到,故又称微血栓。透明血栓主要由嗜酸性同质性纤维素构成,又称为纤维素性血栓。

三、血栓的结局

(一)溶解吸收或脱落

血栓形成后,由于激活了纤溶酶系统,开始降解纤维蛋白和溶解血栓。血栓内崩解的中性粒细胞释放的蛋白溶解酶也可溶解血栓。小的新鲜血栓可完全被溶解吸收;较大的血栓可部分发生溶解;未溶解的血栓受血流的冲击易脱落成为血栓栓子,随血流运行,可引起血栓栓塞,造成严重后果。

(二)机化与再通

血栓形成后,在血栓附着处,有新生的肉芽组织形成并逐渐取代血栓,此过程称为血栓机化。血栓机化在血栓形成后 1～2d 即开始,较大的血栓完全机化需 2～4 周。在机化过程中,因血栓逐渐干燥收缩,其内部或与血管壁间出现裂隙,或新生的内皮细胞长入并被覆其表面,形成互相沟通的管腔,使血栓上、下游的血流得以部分恢复,这种现象称为再通。

(三)钙化

若血栓未能被溶解吸收或完全机化,钙盐在血栓内沉积,使血栓部分或全部钙化成坚硬的质块,如发生在静脉内称为静脉石,动脉内称为动脉石。

四、血栓对机体的影响

血栓形成对机体的影响可以分为有利和不利两方面。

(一)有利方面

在一定条件下,血栓的形成对机体具有有利的一面。

1. 堵塞裂口、阻止出血　当血管受到损伤而破裂时,在血管损伤处血栓的形成起堵塞裂口和阻止出血的作用。

2. 预防出血　如胃、十二指肠溃疡和结核性空洞内的血管,有时在被病变侵袭破坏之前管腔内已有血栓形成,可以防止病变内的血管破裂出血,避免了大量出血。

3. 防止炎症扩散　炎症病灶周围的小血管内血栓形成,可以防止病原体蔓延扩散。

(二)不利方面

在多数情况下,血栓形成对机体造成不利影响,主要危害是引起局部甚至全身血液循环障碍。

1. 阻塞血管　发生在动脉的血栓,未完全阻塞血管,局部器官和组织缺血,引起组织细胞萎缩或变性。若完全阻塞动脉又不能建立有效的侧支循环,引起局部组织的缺血性坏死(梗死),如脑梗死、心肌梗死等;静脉内的血栓形成,阻塞静脉可引起淤血、出血等。

2. 栓塞　血栓部分脱落成为栓子,随血流运行可引起栓塞。

3. 形成心瓣膜病　发生在心瓣膜上的血栓,机化后可引起瓣膜增厚、皱缩、粘连、变硬,形成慢性心瓣膜病。

4. 出血　见于 DIC,微循环内广泛的血栓形成,消耗大量的凝血因子和血小板,从而造成血液的低凝状态,导致全身广泛出血。

第四节 栓 塞

在循环血液中出现不溶于血液的异常物质,随血流运行阻塞血管腔的现象,称为栓塞(embolism)。阻塞血管腔的异常物质,称为栓子(embolus)。栓子可以是固体、液体或气体。其中最常见的是血栓栓子,此外,脂肪滴、羊水、气体、肿瘤细胞团等亦可作为栓子引起栓塞。

一、栓子的运行途径

栓子的运行途径一般随血流方向运行。

1.左心和体循环动脉内的栓子 来自左心和体循环动脉内的栓子,最终栓塞于口径与其相当的动脉分支。

2.体循环静脉和右心内的栓子 来自体循环静脉和右心内的栓子,栓塞于肺动脉主干或其分支。

3.门静脉系统栓子 肠系膜静脉或脾静脉等门静脉系统的栓子引起肝内门静脉分支的栓塞。

4.交叉性栓塞 有房间隔或室间隔缺损者,心腔内栓子偶尔可由压力高的一侧通过缺损进入另一侧心腔,再随血流栓塞相应的血管或其分支,这种栓塞称为交叉性栓塞。

5.逆行性栓塞 在罕见的情况下,会发生逆行性栓塞,如下腔静脉内的栓子,在剧烈咳嗽、呕吐等胸、腹腔内压力增加时,可能逆血流方向运行,栓塞下腔静脉所属分支。

二、栓塞的类型及其对机体的影响

(一)血栓栓塞

由血栓脱落引起的栓塞称为血栓栓塞(thromboembolism),是栓塞中最常见的类型,占各种栓塞的99%以上。由于栓子的来源、大小和栓塞的部位不同,其对机体的影响也不相同。

1.肺动脉栓塞 血栓栓子95%以上来自下肢深静脉,特别是腘静脉、股静脉和髂静脉,少数来自盆腔静脉或右心附壁血栓。栓塞的后果取决于栓塞的速度,栓子的大小、数量和心肺功能的状况,一般有三种情况:①如果栓子较小,且肺功能状态良好,一般不会产生严重后果,因为肺具有双重血液循环,此时肺动脉分布区组织可从支气管动脉得到血液供应,这些栓子可被溶解吸收或机化变成纤维状条索。②栓子体积小,但在栓塞前,肺已有严重的淤血,致微循环内压升高,使支气管动脉供血受阻,侧支循环不能充分发挥作用,则可引起肺组织的出血性梗死。③体积较大的血栓栓子,常栓塞于肺动脉主干或大分支,或众多小的血栓栓子,广泛阻塞多数肺动脉分支时,可引起患者猝死。患者表现为突发性呼吸困难、胸痛、咳嗽、面色发绀、休克等,称为肺动脉栓塞症或肺卒中。

肺动脉栓塞引起猝死的机制尚未完全阐明,一般认为有以下原因:①肺动脉主干或大分支栓塞时,肺动脉内阻力急剧增加,致急性右心衰竭。②研究表明,数量多的小栓子刺激动脉内膜引起迷走神经兴奋和栓子中的血小板释放出大量 5-羟色胺、血栓素 A_2,通过神经反射引起肺动脉、冠状动脉、支气管动脉和支气管的痉挛,致发生急性肺动脉高压、右心衰竭和窒息,同时还与心冠状动脉灌流不足而发生的心肌缺血等有关。

2.体循环动脉栓塞 栓子80%来自左心,常见的有亚急性感染性心内膜炎时左心瓣膜上的赘生物,以及二尖瓣狭窄的左心房血栓和心肌梗死时合并的附壁血栓。动脉栓塞的主要部位为下肢和脑,亦可累及肠、肾和脾。栓塞的后果取决于栓塞的部位和局部的侧支循环情况以及组织对缺血的耐受性。当栓塞的动脉缺乏有效的侧支循环时,可引起局部组织的梗死。下肢大动脉以及肠系膜动脉主干栓塞亦会造成梗死。上肢动脉吻合支异常丰富,肝脏有肝动脉和门静脉双重供血,故很少发生梗死。

(二)脂肪栓塞

在循环的血流中出现脂肪滴阻塞于小血管,称为脂肪栓塞(fat embolism)。栓子来源常见于长骨骨折、脂肪组织挫伤和脂肪肝挤压伤时,脂肪细胞破裂释出脂滴,由破裂的小静脉进入血循环。

脂肪栓塞常发生于肺、脑等器官。创伤性脂肪栓塞时,脂滴栓子随静脉血入右心,并通过肺动脉进入肺,直径>20μm的脂滴栓子引起肺动脉分支、小动脉或毛细血管的栓塞;直径<20μm的脂滴栓子可通过肺泡壁毛细血管经肺静脉至左心,然后经体循环动脉分支可引起全身多器官(脑、肾、皮肤和眼结膜等)的栓塞,最常见的为脑血管的栓塞,引起脑水肿和血管周围点状出血。镜下观,在脂肪染色时小血管内可找到脂滴。临床上,患者可出现突然发作性的呼吸急促、呼吸困难和心动过速等。

脂肪栓塞的后果取决于栓塞的部位和脂滴数量的多少。少量脂滴入血,可被巨噬细胞吞噬吸收,或由血中脂酶分解清除,无不良后果。若大量脂滴短期内进入肺循环,使肺循环大面积受阻,可引起窒息和急性右心衰而死亡。

(三)气体栓塞

大量空气迅速进入血循环或原溶于血液内的气体迅速游离,形成气泡阻塞心血管,称为气体栓塞(air embolism)。前者为空气栓塞,后者为减压病。

1.空气栓塞 由于静脉损伤破裂,外界空气由静脉缺损处进入血流所致。如头颈手术、胸壁和肺创伤损伤静脉、使用正压静脉输液以及人工气胸或气腹误伤静脉时,空气可由损伤口进入静脉。分娩时,子宫的强烈收缩亦可将空气压入破裂的静脉窦内。

空气进入血循环的后果取决于进入的速度和气体量的多少。少量气体入血,可溶解于血液内,不会发生气体栓塞。若大量气体(>100ml)迅速进入静脉,随血流到右心后,因心脏搏动将空气与血液搅拌形成大量气泡,使血液变成可压缩的泡沫状充满心腔,阻碍了静脉血的回流和向肺动脉的输出,造成了严重的循环障碍。患者可出现呼吸困难、发绀和猝死。进入右心的部分气泡可进入肺动脉,阻塞小的肺动脉分支,引起肺小动脉气体栓塞。小气泡亦可经过肺动脉小分支和毛细血管到左心,引起体循环一些器官的栓塞。

2.氮气栓塞 主要见于潜水员从深海迅速浮出水面或飞行员在机舱未密闭的情况下从地面快速升空时。氮气栓塞又称为减压病(decompression sickness)和沉箱病(caisson disease)。当人体从高气压环境迅速进入常压或低气压的环境,原来溶于血液、组织液和脂肪组织的气体包括氧气、二氧化碳和氮气迅速游离形成气泡,但氧和二氧化碳可再溶于体液内被吸收,氮气在体液内溶解迟缓,导致在血液和组织内形成很多微气泡或融合成大气泡,继而引起栓塞。当影响心、脑、肺和肠时,氮气栓塞可造成上述器官缺血和梗死,引起相应的症状,甚至危及生命。

知 识 链 接

静脉输液时,为什么要防止空气进入血循环?

输液前管内空气未排尽,输液导管连接不紧密或有裂隙;连续输液过程中,未及时添加药液或添加后未及时排尽空气;加压输液、输血时,无专人在旁看守,均可导致空气进入静脉,发生空气栓塞。

空气进入静脉,可随血流先进入右心房,再进入右心室。如空气量少,则随着心脏的收缩被右心室压入肺动脉,并分散到肺小动脉内,最后经毛细血管吸收,因而损害较小;如空气量大,则空气在右心室内阻塞肺动脉入口,使血液不能进入肺内进行气体交换,引起机体严重缺氧,甚至导致患者死亡。在输液过程中,患者感觉胸部异常不适或胸骨后疼痛,随即出现呼吸困难、严重发绀,伴濒死感,心前区听诊可闻及响亮、持续的"水泡声",心电图可表现为心肌缺血和急性肺源性心脏病的改变。

(四)羊水栓塞

羊水栓塞(amniotic fluid embolism)是分娩过程中一种罕见严重合并症(1/50000),死亡率极高。在分娩过程中,若出现羊膜破裂、早破或胎盘早期剥离并胎儿阻塞产道,由于子宫强烈收缩,宫内压增高,可将羊水压入子宫壁破裂的静脉窦内,经血循环进入肺动脉分支、小动脉和毛细血管内引起羊水栓塞。少量羊水可通过肺的毛细血管经肺动脉达左心,引起体循环器官的小血管栓塞。镜下观察,在肺的小动脉和毛细血管内见到角化鳞状上皮、胎毛、皮脂、胎粪和黏液等羊水成分。本病发病急,患者常突然出现呼吸困难、发绀、休克,甚至死亡。

羊水栓塞引起猝死的机制,除肺循环的机械性阻塞外,还有羊水中胎儿代谢产物入血引起过敏性休克和反射性血管痉挛,羊水凝血活酶样的作用引起 DIC。

(五)其他栓塞

肿瘤细胞的转移过程中可引起癌栓栓塞,寄生虫虫卵、细菌或真菌团和其他异物(如子弹)偶可进入血循环引起栓塞。

第五节　梗　死

器官和局部组织由于动脉血供中断,侧支循环不能迅速建立而引起的缺血性坏死,称为梗死(infarction)。由动脉阻塞引起的梗死多而且严重,静脉回流中断或静脉和动脉先后受阻也可引起梗死。

一、梗死的原因和形成条件

任何引起血管阻塞,导致局部组织血液循环中断和缺血的因素都可引起梗死。

(一)梗死的原因

1.血栓形成　是梗死最常见的原因。主要发生在冠状动脉和脑动脉的粥样硬化合并血栓形成时,引起心肌梗死和脑梗死;也可见于血栓闭塞性脉管炎时,导致指骨、趾骨梗死。

一般静脉内血栓形成只引起淤血、水肿，DIC引起的微小血栓可造成微小梗死。

2.动脉栓塞　这也是梗死的常见原因，大多为血栓栓塞，亦见于气体、羊水、脂肪栓塞等。在肾、脾和肺的梗死中，由血栓栓塞引起者远比血栓形成者常见。

3.动脉痉挛　在冠状动脉粥样硬化的基础上，若发生强烈和持续的痉挛，可引起心肌梗死。

4.管腔受压闭塞　多发生于静脉，如嵌顿性疝、肠套叠、肠扭转时，先有肠系膜静脉受压，血液回流受阻，静脉压升高，进一步发展，肠系膜动脉亦会不同程度的受压使血流量减少和阻断，静脉和动脉先后受压造成梗死。此外，动脉受肿瘤或其他机械性压迫而致管腔闭塞时亦可引起相应器官组织的梗死。

(二)梗死形成的条件

血管的阻塞是否造成梗死，主要取决于以下因素：

1.组织血管的类型　肾和脾等实质器官由终末动脉供血，是梗死的常见部位；心脏和脑虽有一些侧支循环，但吻合支管腔狭小，一旦动脉血流被迅速阻断就很易造成梗死；有双重血液供应的器官（如肺、肠），其中一条动脉阻塞，另一条动脉可以维持血液供应，通常不发生梗死，但在严重静脉淤血时，若再有一条动脉血管被阻，也会发生梗死。

2.血流阻断速度　血流阻断的速度缓慢，吻合支血管会扩张变粗，形成侧支循环，可以防止梗死；但如病变发展较快或急速发生的血流阻断（如血栓栓塞），侧支循环不能及时建立或建立不充分则会发生梗死。

3.组织对缺血缺氧的耐受性　各种组织对缺血缺氧的耐受性不一致，后果就会不相同。如大脑神经元对缺血缺氧的耐受性最低，3～4min血流中断即可引起梗死；心肌纤维对缺氧也很敏感，缺血20～30min就会死亡；相反，骨骼肌、纤维组织耐受缺氧能力较强，不易发生梗死。

4.血液的含氧量　在严重贫血、失血、心力衰竭等情况下，血含氧量降低或休克血压明显降低的情况下，血管管腔部分阻塞造成动脉供血不足，对缺氧耐受性低的心、脑组织也会造成梗死。

二、梗死的病变形态和类型

梗死是局部性的组织坏死，梗死的部位、大小和形态，与受阻动脉的供血范围一致。肺、肾、脾等器官的动脉呈锥形分支，因此梗死灶也呈锥体形，其尖端位于血管阻塞处，底部为该器官的表面，在切面上呈三角形（图2-6）。冠状动脉分支不规则，故梗死灶呈地图状。肠系膜动脉呈辐射状供血，故肠梗死呈节段性。在梗死的最初数小时内，无明显的形态改变。以后由于细胞溶酶体水解酶的释放，梗死区组织自溶，引起形态改变。

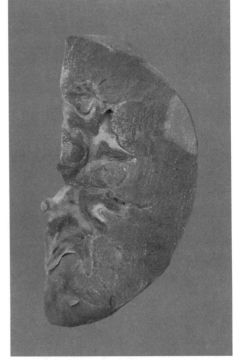

图 2-6　肾贫血性梗死

肾切面可见呈锥形梗死灶、灰白色、边界清楚，尖端指向肾门，底部朝向包膜

根据梗死灶内含血量的多少,梗死可分为贫血性梗死(anemic infarct)和出血性梗死(hemorrhagic infarct)两大类。

(一)贫血性梗死

贫血性梗死主要是动脉阻塞的结果,常发生于组织结构比较致密和侧支血管细而少的器官,如脾、肾、心、脑等脏器。肉眼观,梗死灶常呈灰白色,因而又称白色梗死。梗死灶的形状与血管分布有关,脾、肾的梗死灶呈锥形,尖端指向脾、肾门,心肌梗死灶呈不规则地图状。梗死早期梗死灶与正常组织交界处形成充血出血带而呈暗红色,数日后因红细胞被巨噬细胞吞噬转变为含铁血黄素而呈黄褐色。晚期由于坏死组织机化,形成瘢痕,病灶表面下陷,质地坚实,出血带消失。

镜下观,贫血性梗死呈凝固性坏死,早期梗死灶内可见核固缩、核碎裂和核溶解,细胞质红染等坏死特征;后期细胞崩解呈红染的均质性结构,边缘有肉芽组织和瘢痕组织形成。

脑梗死一般为贫血性梗死,梗死灶的脑组织坏死、变软、液化,以后形成囊状,或被增生的星形胶质细胞和胶质纤维所代替,最后形成胶质瘢痕。

(二)出血性梗死

出血性梗死主要见于肺、肠等有双重血液供应或吻合支丰富和组织结构疏松的器官,并往往在严重淤血的基础上发生。因梗死处有明显的出血而得名。梗死灶含血量较多呈红色,故又称红色梗死。

1.肺出血性梗死 常见于肺下叶,肋膈缘。肉眼观,常有多发病灶,病灶大小不等,呈锥形(楔形),尖端朝向肺门,底部紧靠肺膜,肺膜表面有纤维素性渗出物。梗死灶质实,因弥漫性出血呈暗红色,略向表面隆起(图2-7)。时间久后由于红细胞崩解颜色变浅,肉芽组织长入逐渐机化,梗死灶变成灰白色。由于瘢痕组织收缩使病灶表面局部下陷。

镜下观,呈凝固性坏死,可见肺泡轮廓,肺泡腔、小支气管腔及肺间质充满红细胞。临床上可出现胸痛、咳嗽、咯血、发热和白细胞总数增加等表现。

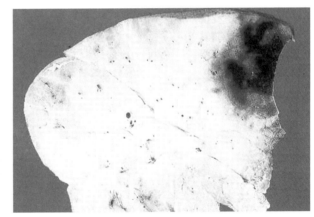

图2-7 肺出血性梗死

肺叶近胸膜处可见梗死灶,暗红色,胸膜增厚,有纤维蛋白渗出

2.肠出血性梗死 多见于肠套叠、肠扭转和嵌顿性疝,也可见于肠系膜动脉的血栓栓塞合并静脉血栓形成。肠梗死灶呈节段状暗红色,肠壁因淤血、水肿和出血呈明显增厚,随之肠壁坏死,质脆易破裂,肠浆膜面可有纤维素性脓性渗出物被覆。临床上可出现剧烈腹痛、呕吐等症状。

此外,由含有细菌的栓子阻塞血管引起的梗死,称为败血性梗死(septic infarct)。常见于急性感染性心内膜炎,含细菌的栓子从心内膜脱落,顺血流运行而引起相应组织器官动脉栓塞所致。梗死灶内可见有细菌团和大量炎症细胞浸润,若为化脓性细菌感染,则可出现多发性脓肿形成。

三、梗死对机体的影响和结局

梗死对机体的影响取决于梗死的器官以及梗死灶的大小和部位。肾、脾的梗死一般影响较小,肾梗死通常出现腰痛和血尿,不影响肾功能;肺梗死有胸痛和咯血;肠梗死常出现剧烈腹痛、血便和腹膜炎症状;心肌梗死影响心脏功能,严重者可导致心力衰竭,甚至猝死。四肢、肺和肠等梗死会继发腐败菌感染而造成坏疽。

梗死形成时,病灶周围血管扩张充血并有白细胞浸润,继而出现肉芽组织,并逐渐取代坏死组织,日后变为瘢痕。

知 识 链 接

血栓形成与溶栓治疗

血栓形成是许多疾病发病机制中涉及的一种重要病理过程。血栓栓塞性疾病是危害健康的常见疾病之一,是病死率最高的疾病之一,如心肌梗死、脑血栓形成、深静脉血栓形成、脑栓塞、肺栓塞等,其最有效的治疗手段就是溶栓治疗。血栓溶解药应用于已形成的血栓,利用纤溶激活物使纤溶酶原转变为纤溶酶,使血栓及时溶解,恢复局部血循环,改善被血栓波及的组织器官的功能。大量资料表明,血栓形成后,能够自溶的仅占30%,持续存在不再发展的约占50%。因而在血栓栓塞性疾病中,溶栓治疗越早,疗效越好,特别是对与生命有关的重要器官如脑、心、肾脏功能的及早恢复,具有重大的临床意义。

思考与练习

一、名词解释

1.淤血　2.血栓形成　3.栓塞　4.梗死

二、选择题

1.淤血器官的形态特征是 （　　）

    A.色暗红,体积增大,切面干燥,温度降低

    B.色暗红,体积缩小,切面干燥,温度降低

    C.色暗红,体积增大,切面湿润,温度降低

    D.色鲜红,体积增大,切面干燥,温度降低

    E.色鲜红,体积缩小,切面湿润,温度降低

2.慢性肺淤血最常见原因是 （　　）

    A.左心衰竭　　　　　　B.右心衰竭　　　　　　C.肺动脉高压

    D.肺动脉栓塞　　　　　E.肺源性心脏病

3.下列关于严重肺淤血的叙述,哪项是错误的 （　）
　　A.肺泡腔内有水肿液　　　　　　B.可见心力衰竭细胞
　　C.可发生漏出性出血　　　　　　D.肺泡壁毛细血管扩张充血
　　E.肺泡腔内见白细胞和纤维蛋白

4.心力衰竭细胞最常见于 （　）
　　A.冠心病　　　　　　B.肺源性心脏病　　　　　　C.右心衰竭
　　D.慢性肺淤血　　　　E.肺褐色硬化

5.槟榔肝的镜下观病变是 （　）
　　A.肝小叶中央结构破坏　　B.肝细胞脂肪变性　　　　C.肝细胞萎缩
　　D.中央静脉及肝血窦扩张充血和肝细胞萎缩及脂肪变性
　　E.肝小叶中央静脉扩张充血

6.一慢性肺源性心脏病伴右心衰患者,查体:颈静脉怒张,心尖区可闻及舒张期杂音,肝肋缘下3cm,轻度压痛。患者的肝脏可能出现下列哪一种病变 （　）
　　A.肝细胞癌　　　　　　B.慢性肝淤血　　　　　　C.肝脂肪变性
　　D.慢性肝炎　　　　　　E.以上都不是

7.动脉粥样硬化合并血栓形成的主要原因是 （　）
　　A.血液凝固性增高　　　B.血流漩涡形成　　　　　C.血流缓慢
　　D.动脉内膜损伤　　　　E.高脂血症

8.混合血栓通常见于 （　）
　　A.静脉血栓尾部　　　　B.心瓣膜闭锁缘　　　　　C.毛细血管内
　　D.静脉血栓体部　　　　E.静脉血栓头部

9.白色血栓形成的主要成分是 （　）
　　A.纤维素　　　　　　　B.中性粒细胞　　　　　　C.血小板
　　D.单核细胞　　　　　　E.红细胞

10.DIC时微血管内的血栓称为 （　）
　　A.白色血栓　　　　　　B.混合血栓　　　　　　　C.附壁血栓
　　D.透明血栓　　　　　　E.红色血栓

11.肺动脉及其分支栓塞的栓子来源于 （　）
　　A.二尖瓣的疣状血栓　　　　　　B.主动脉瓣的赘生物
　　C.体静脉和右心房的血栓　　　　D.动脉及左心房的血栓
　　E.左心室附壁血栓

12.肠系膜静脉内寄生虫可导致 （　）
　　A.脑动脉栓塞　　　　　B.脾动脉栓塞　　　　　　C.肺动脉栓塞
　　D.肝内门静脉分支栓塞　　E.肝动脉栓塞

13.某长骨骨折患者,治疗后,不多加注意,不久便有胸闷气短之感,后出现咯血,经体检发现肺水肿、肺出血及肺不张,则可能原因是 （　）
　　A.细菌入侵机体　　　　B.肺癌　　　　　　　　　C.脂肪栓塞所致
　　D.隐性遗传病　　　　　E.不明因子所致

14.肺动脉栓塞引起猝死的原因常见于下列哪一种情况　　　　　　（　　）

　　A.急性右心衰竭　　　　　B.急性左心衰竭　　　　　C.肾功能衰竭

　　D.脑出血　　　　　　　　E.心肌梗死

15.羊水栓塞时,病理诊断的主要依据是　　　　　　　　　　　　（　　）

　　A.肺小动脉和毛细血管内有羊水成分　　　B.微血管内透明血栓

　　C.肺泡腔内有角化上皮和胎粪小体等　　　D.肺水肿和出血

　　E.肺透明膜形成

16.有一年轻妇女,在分娩过程中突然呼吸困难,口唇及四肢末端发绀而亡。尸检见肺
　　血管内有角化上皮等物,此患者死因是　　　　　　　　　　　（　　）

　　A.血栓栓塞　　　　　　　B.气体栓塞　　　　　　　C.脂肪栓塞

　　D.羊水栓塞　　　　　　　E.瘤细胞栓塞

17.栓塞中最常见类型为　　　　　　　　　　　　　　　　　　　（　　）

　　A.血栓栓塞　　　　　　　B.脂肪栓塞　　　　　　　C.羊水栓塞

　　D.气体栓塞　　　　　　　E.瘤细胞栓塞

18.易发生贫血性梗死的器官是　　　　　　　　　　　　　　　　（　　）

　　A.心、脑、肠　　　　　　B.肾、肠、脑　　　　　　C.心、脾、肾

　　D.脾、心、肺　　　　　　E.肾、心、肺

19.梗死发生最常见的原因是　　　　　　　　　　　　　　　　　（　　）

　　A.血栓形成　　　　　　　B.动脉腔狭窄　　　　　　C.血管受压

　　D.动脉痉挛　　　　　　　E.静脉石

20.一患儿,腹部剧烈疼痛,伴恶心、呕吐,以急腹症入院。术中见肠套叠,肠管暗红,表
　　面无光泽,该处可见纤维素样物附着,该肠管可能发生下列哪种病变　　（　　）

　　A.静脉淤血　　　　　　　B.动脉充血　　　　　　　C.肠管梗死

　　D.急性肠炎　　　　　　　E.以上都不是

三、问答题

1.阐述血栓形成的条件及血栓的转归。

2.栓塞有哪些类型? 其后果如何?

3.临床上进行静脉注射或输液前为什么必须将注射器或输液器内的空气排尽?

4.比较贫血性梗死与出血性梗死的好发部位和主要病变特点。

参考答案

第三章 炎 症

教学 PPT

【知识要点】

1. 炎症的概念、基本病理变化、临床表现;炎症的类型及其特点。
2. 渗出的发生机制和意义;炎症的经过和结局。
3. 炎症的原因;炎症介质的概念、类型和作用。

第一节 炎症的概念和原因

一、概念

炎症(inflammation)是具有血管系统的活体组织对损伤因子的刺激作出的以防御为主的反应。当各种损伤因子导致机体损伤时,机体也会发生以血管反应为中心的一系列抗损伤变化,以稀释、局限、消灭损伤因子,清除和吸收坏死的组织细胞,以利于损伤的修复。这种机体的损伤和抗损伤反应一直贯穿在炎症全过程中。

炎症是一种最常见的病理过程,人类疾病中的大部分常见病和多发病如疖、痈、感冒、肺炎、肝炎、肾炎等,其基本病理过程都属于炎症。在通常情况下,炎症是有益的,它是机体最重要的保护性反应,没有炎症反应,感染将无从控制,器官和组织的损伤会持续发展,创伤不能愈合。但在某些情况下,炎症反应对机体也有不同程度的危害,如喉头急性水肿可引起窒息,药物所致的严重过敏反应可危及患者的生命等。

二、炎症原因

任何能够引起组织和细胞损伤的因素都可成为炎症的原因,即致炎因子。致炎因子种类繁多,大致可归纳为以下几类。

(一)生物性因素

细菌、病毒、立克次体、支原体、真菌、螺旋体和寄生虫等为引发炎症最常见的原因。生物因子引起的炎症又称感染。细菌及其产生的毒素可以直接损伤组织;病毒在被感染的细胞内复制导致细胞坏死;某些具有抗原性的病原体感染后通过诱发免疫反应而损伤组织,如寄生虫感染和结核。

(二)物理性因素

物理性因素包括高温、低温、机械损伤、电击、放射线和紫外线等。

（三）化学性因素

化学性因素包括内源性和外源性化学物质。外源性化学物质如强酸、强碱、强氧化剂、毒气等。内源性化学物质包括坏死组织分解产物及病理状态下堆积于体内的代谢产物，如尿素、尿酸等。

（四）变态反应

当机体免疫反应状态异常时，可引起不适当或过度的免疫反应，造成组织细胞损伤，形成炎症，如过敏性鼻炎、类风湿关节炎等。

第二节 炎症介质

参与和诱导炎症发生发展的化学物质称为炎症介质，亦称化学介质。炎症介质的主要作用是使血管扩张、血管壁通透性增加和对白细胞的趋化作用，有的炎症介质还可以引起发热、疼痛和组织损伤等（表3-1）。炎症介质分外源性（如细菌及其产物）和内源性（来源于体液和细胞）两大类，后者更为重要。

表3-1 主要炎症介质及其作用

作　用	主要炎症介质
扩张血管	组胺，缓激肽，前列腺素（PGE_2，PGD_2，PGF_2），NO
增加血管壁通透性	组胺，缓激肽，C3a和C5a，LTC_4，LTD_4，LTE_4，PAF
趋化作用	LTB_4，C5a，细菌产物，细胞因子
发热	IL-1，IL-2，TNF，PGE_2
疼痛	PGE_2，缓激肽
组织损伤	氧自由基，溶酶体酶，NO

一、细胞释放的炎症介质

1.血管活性胺 包括组胺和5-羟色胺（5-HT）。组胺主要由肥大细胞和嗜碱性粒细胞的颗粒释放，可使血管扩张，血管壁通透性升高，对嗜酸性粒细胞有趋化作用。5-HT由血小板释放，其作用与组胺相似。

2.花生四烯酸的代谢产物 代表物质主要有前列腺素（PG）和白细胞三烯（LT），人体多种细胞都可产生，两者均可导致血管扩张、通透性升高及白细胞趋化等炎反应，前列腺素还可引起发热、疼痛。

3.白细胞产物 中性粒细胞和单核细胞被激活后可释放氧自由基和溶酶体酶，促进炎症反应和破坏组织。

4.细胞因子 主要由激活的淋巴细胞和巨噬细胞产生，白细胞介素-1（IL-1）和肿瘤坏死因子（TNF）可促进内皮细胞表达黏附分子，增进白细胞与之黏着，也可以引起发热。TNF还能促进中性粒细胞的聚集和激活间质组织释放蛋白水解酶。

5.血小板激活因子 嗜碱性粒细胞、中性粒细胞、单核细胞和内皮细胞均能释放血小板激活因子(PAF)。除了能激活血小板外,PAF还可增加血管壁通透性、促进白细胞聚集和黏着。

二、体液中产生的炎症介质

1.激肽系统　激活后最终产生缓激肽,可引起血管扩张、血管壁通透性增加,并有明显的致痛作用。

2.补体系统　补体系统由一系列蛋白质组成,激活的C3a和C5a可介导肥大细胞释放组胺,引起血管扩张,增加血管壁通透性,C5a还对中性粒细胞有趋化作用。

3.凝血纤溶系统　凝血酶在使纤维蛋白原转化为纤维蛋白的过程中释放纤维蛋白多肽,后者可使血管壁通透性升高并对白细胞有趋化作用;纤维蛋白降解产物能使血管壁通透性增加。

第三节　炎症的基本病理变化

炎症的基本病理变化包括变质、渗出和增生。在炎症过程中,它们以一定的顺序先后发生,一般炎症早期以变质和渗出为主,后期以增生为主,三者是相互联系的,一般来说变质是损伤性过程,而渗出和增生是抗损伤和修复过程。

一、变质

炎症局部组织所发生的变性和坏死称为变质。变质主要由致炎因子直接损伤,也可以是炎症病灶中的局部血液循环障碍和炎症介质作用引起的。变质的轻重取决于致炎因子的性质、强度和机体的反应性两个方面。

(一)形态变化

变质既可发生在实质细胞,也可见于间质细胞。实质细胞发生的变质常表现为细胞水肿、脂肪变性、凝固性或液化性坏死等;间质结缔组织常发生黏液样变性、玻璃样变性及纤维素样坏死等。

(二)代谢变化

1.局部酸中毒　炎症局部组织分解代谢增强,耗氧量增加,但由于酶系统受损和局部血液循环障碍,导致各种氧化不全的代谢产物如乳酸、脂肪酸等在局部堆积,氢离子浓度增高,出现局部酸中毒。

2.组织内渗透压升高　由于炎症局部组织分解代谢增强,蛋白质等大分子分解为小分子,使分子浓度增高,胶体渗透压升高;同时氢离子浓度增高,盐类解离过程增强,离子浓度增高,晶体渗透压升高。因此,炎区组织内渗透压升高,成为炎性渗出的重要条件。

二、渗出

炎症局部组织血管内的液体和细胞成分通过血管壁进入组织间隙、体腔、黏膜表面和体表的过程称为渗出。渗出的液体和细胞称为渗出物,在局部发挥着重要的防御作用。渗出是炎症最具特征性的变化,主要出现在急性炎症或炎症早期。渗出过程以血管反应为主,包括血流动力学改变、血管壁通透性增加、液体渗出和白细胞渗出等。

(一)血流动力学改变

组织损伤后很快发生血管口径和血流状态的改变,一般按照下列顺序发生(图 3-1)。

1.细动脉短暂收缩 由神经调节和炎症介质引起,损伤发生后立即出现,持续几秒钟。

2.血管扩张和血流加速 首先细动脉扩张,然后毛细血管开放的数目增加,使局部血流加快,血流量增加,形成动脉性充血,是局部发红、肿胀和变热的原因。此过程持续时间,从数分钟到数小时不等。

3.血流速度减慢 毛细血管大量开放后,细静脉也扩张,血流逐渐变慢,出现淤血,局部血管流体静压升高。加上血管壁通透性增加,血中液体向血管外渗出,血液浓缩,黏稠度增加,血流进一步变慢,甚至停滞。血流停滞有利于白细胞黏附于血管内皮并渗出到血管外。

上述血管反应的发生机制与神经和体液因素有关,神经因素即轴突反射,体液因素如组胺、缓激肽和前列腺素等炎症介质的扩血管作用。体液因素的作用更重要,持续时间较长。

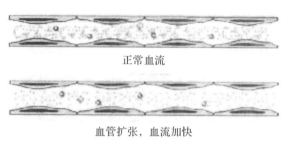

正常血流

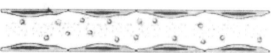

血管扩张,血流加快

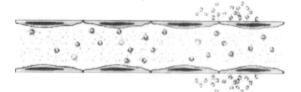

血管进一步扩张,血流变慢,血浆渗出

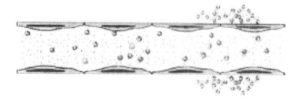

血流缓慢,白细胞游出血管

血流显著缓慢,白细胞游出增多,红细胞漏出

图 3-1 血流动力学变化模式图

(二)血管壁通透性增加

血管壁通透性增加主要与下列因素使血管内皮细胞的完整性遭受破坏有关:内皮细胞收缩、穿胞作用增强、内皮细胞损伤、新生毛细血管内皮细胞间连接不完整等。血管壁通透性增加是炎症局部液体和蛋白渗出的主要原因。此外,血液中大量蛋白质的渗出,造成血浆胶体渗透压降低,组织内胶体渗透压升高,以及血管扩张充血所引起的流体静压升高等,都是导致炎症时液体渗出的重要原因。

(三)液体渗出

在血管反应和血管壁通透性升高的基础上,血管内的液体通过血管壁到达血管外的过程称为液体渗出。这种富含蛋白质的液体称为渗出液,渗出液进入组织间隙称为炎性水肿,若积集于浆膜腔则称为炎性积液。

另外,在一些非炎症病理过程中,单纯由于血管内流体静压升高可形成漏出液。区别渗出液与漏出液对疾病的诊断、鉴别诊断及正确治疗有一定帮助(表 3-2)。

表 3-2 渗出液与漏出液的比较

项目	渗出液	漏出液
原因	炎症	非炎症
外观	混浊	清澈
蛋白量	25g/L 以上	25g/L 以下
比重	>1.018	<1.018
细胞计数	$>0.50 \times 10^9$/L	$<0.10 \times 10^9$/L
凝固性	能自凝	不能自凝

液体渗出对机体具有积极意义:渗出液能稀释毒素,带来氧和营养物,带走炎区的有害物质;渗出液中的抗体和补体有利于防御、消灭病原微生物;渗出的纤维蛋白原变成纤维蛋白,交织成网,能限制病原菌扩散,使病灶局限,并有利于吞噬细胞发挥吞噬作用。

渗出液过多可影响器官功能,压迫邻近的组织和器官,造成不良后果,如肺泡腔内渗出液可影响换气功能,心包积液可压迫心脏等;当渗出液中大量纤维蛋白不能完全被吸收时,最终发生机化粘连,影响器官功能。

(四)白细胞渗出

有炎症时白细胞通过血管壁游出到血管外的过程称为白细胞渗出,渗出的白细胞称为炎症细胞。炎症细胞进入组织间隙逐渐聚集的现象称为炎症细胞浸润,是炎症反应的重要形态特征。炎症反应的最重要功能是将白细胞输送到炎症局部,吞噬、消灭病原体,降解坏死组织,构成炎症防御反应的关键环节。

1.白细胞渗出过程 白细胞的渗出是一个主动、复杂的连续过程,主要包括边集、附壁、黏附和游出等阶段。

(1)白细胞边集和附壁:随着血管扩张、血管壁通透性增加和血流缓慢,白细胞进入边流,靠近血管壁,称为白细胞边集。边集的白细胞沿着血管内皮细胞滚动,最后附着于内皮细胞上,称为白细胞附壁。

(2)白细胞黏附:附壁的白细胞与内皮细胞的附着并不牢固,可重新被血流冲走。只有当白细胞通过其表面的黏附分子与内皮细胞牢固黏附后才有可能进一步游出。

(3)白细胞游出:白细胞通过血管壁进入周围组织的过程称为游出。黏附于内皮细胞表面的白细胞沿内皮表面缓慢移动,在内皮细胞连接处伸出伪足,整个白细胞逐渐以阿米巴样运动方式从内皮细胞缝隙游出,到达内皮细胞和基底膜之间停留片刻,分泌胶原酶降解血管基底膜,最终穿过基底膜到血管外(图 3-2)。各种白细胞都是以此种方式主动游出的,但中性粒细胞的运动能力最强,游出最快。血管壁受到严重损伤时,红细胞也可漏出,但这是个被动过程,是血管内流体静压把红细胞沿白细胞游出的途径或从内皮细胞坏死崩解的裂口推出血管外,红细胞本身没有运动能力。

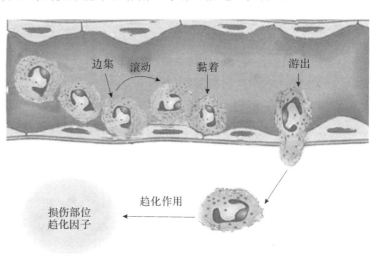

图 3-2 炎症灶中中性粒细胞的游出和聚集过程模式图

炎症不同阶段游出的白细胞的种类有所不同。在急性炎症早期(24h内)中性粒细胞首先游出,24~48h则以单核细胞浸润为主。其原因在于:①中性粒细胞寿命短,经过 24~48h后崩解消失,而单核细胞在组织中寿命长。②中性粒细胞停止游出后,单核细胞可继续游出。③中性粒细胞能释放出单核细胞趋化因子,因此中性粒细胞游出后必然引起单核细胞游出。此外,致炎因子不同,渗出的白细胞也不同:葡萄球菌和链球菌感染,以中性粒细胞浸润为主;病毒感染则以淋巴细胞浸润为主;一些过敏反应或寄生虫病,则以嗜酸性粒细胞浸润为主。

2.白细胞在损伤部位的聚集 白细胞在炎症灶中聚集是炎症反应的最重要特征。白细胞游出后向损伤部位聚集是受趋化作用的影响,趋化作用在炎症过程中具有特殊意义。趋化作用是指白细胞向着炎症区域的化学刺激物所在部位做定向移动(图 3-2),而这些化学刺激物称为趋化因子。趋化因子的作用是有特异性的,即不同的趋化因子只对某一种或几种炎症细胞有趋化作用。此外,不同细胞对趋化因子的反应能力也不同,粒细胞和单核细胞对趋化因子的反应较强,而淋巴细胞对趋化因子的反应则较弱。

3.白细胞在局部的作用 聚集于炎症灶的白细胞在防御反应中发挥吞噬作用和免疫作用,也可引起组织损伤。

(1)吞噬作用:白细胞吞入并杀伤、降解病原体或组织碎片的过程称为吞噬作用,是炎症防御反应中极为重要的环节。具有吞噬作用的白细胞称为吞噬细胞,主要有中性粒细胞和巨噬细胞。中性粒细胞又称小吞噬细胞,数量最多,能清除和杀灭病原体;巨噬细胞又称大吞噬细胞,大多来自血液中的单核细胞,能吞噬中性粒细胞不能吞噬的某些病原微生物及较大的组织碎片。

(2)免疫作用:发挥免疫作用的细胞主要有巨噬细胞、淋巴细胞和浆细胞。抗原进入机体后,巨噬细胞将其吞噬处理,再把抗原传递给 T 淋巴细胞和 B 淋巴细胞,致敏的 T 淋巴细胞释放淋巴因子发挥细胞免疫作用,B 淋巴细胞可转化为浆细胞产生抗体,发挥体液免疫作用。

(3)组织损伤:白细胞在消化降解病原微生物时能释放多种酶,坏死崩解的白细胞也释放出大量损伤性物质引起组织损伤。

4.常见炎症细胞的种类、功能及临床意义,见表 3-3。

表 3-3 常见炎症细胞的种类、功能及临床意义

类 别	功 能	临床意义
中性粒细胞	运动活跃,吞噬力强,能吞噬细菌、组织碎片、抗原抗体复合物,崩解后释放蛋白溶解酶,能溶解细胞碎片、纤维蛋白等	见于急性炎症,特别是化脓性炎症时
巨噬细胞	运动和吞噬力很强,能吞噬中性粒细胞不易吞噬的非化脓菌、较大组织碎片、异物,可演变为类上皮细胞、多核巨细胞等;能将抗原信息传递给免疫活性细胞,发挥免疫效应	见于急性炎症后期、慢性炎症、非化脓性炎以及病毒、寄生虫感染时
淋巴细胞和浆细胞	T 淋巴细胞参与细胞免疫,致敏后产生淋巴因子,杀伤靶细胞;B 淋巴细胞在抗原刺激下转变为浆细胞,产生抗体参与体液免疫过程	主要见于慢性炎症时,亦见于病毒、立克次体和某些细菌感染时,与机体免疫反应关系密切
嗜酸性粒细胞	吞噬抗原抗体复合物和组胺具有抗过敏作用	见于寄生虫感染、超敏反应性疾病和急性炎症后期
嗜碱性粒细胞	能产生组胺和白三烯引起机体过敏	主要见于超敏反应性疾病

三、增生

在致炎因子、组织崩解产物或某些理化因素的刺激下,炎症局部组织内实质细胞和间质细胞的数量增多,称为增生。实质细胞的增生,如慢性肝炎中的肝细胞增生,鼻息肉时鼻黏膜上皮细胞和腺体的增生等。间质细胞的增生包括巨噬细胞、淋巴细胞、血管内皮细胞和成纤维细胞的增生。炎症增生是一种重要的防御反应,具有限制炎症的扩散和蔓延,使受损组织得以再生修复的作用。例如在炎症初期,增生的巨噬细胞具有吞噬病原体和清除组织崩解产物的作用;在炎症后期,增生的成纤维细胞和血管内皮细胞共同构成肉芽组织,有助于炎症局限化和最后形成瘢痕组织而修复。但过度的组织增生又对机体不利,纤维组织过度增生,使原有的实质细胞遭受损害而影响器官功能,如肝硬化、心肌炎后的心肌硬化等。

第四节 炎症的类型

一、炎症的临床类型

临床上一般根据发病的缓急和持续时间的长短,将炎症大致分为四种类型。

1. 超急性炎症 呈爆发性经过,持续仅数小时至数天。炎症反应剧烈,组织和器官在短期内发生严重的损害,甚至导致机体死亡。此类炎症多属变态反应性损害,如青霉素过敏反应、器官移植超急性排斥反应等。

2. 急性炎症 起病较急,病程较短,往往持续数天,一般不超过一个月。局部病变常以变质、渗出为主,浸润的炎症细胞主要是中性粒细胞。

3. 慢性炎症 起病缓慢,病程可达数月至数年。慢性炎症可由急性炎症迁延而来,也可一开始即为慢性经过。慢性炎症组织损伤较轻,局部病变以增生为主,变质和渗出不明显,浸润的炎症细胞主要为淋巴细胞、浆细胞和单核细胞。

4. 亚急性炎症 介于急性和慢性之间,病程为一个月至数月,大多由急性炎症转化而来,也可一开始病变就较缓和,呈亚急性经过,如亚急性感染性心内膜炎。

二、炎症的病理类型

根据炎症局部病变的性质特点,从形态学角度将炎症分为变质性炎、渗出性炎、增生性炎三种类型。

(一)变质性炎

变质性炎以组织细胞的变性、坏死为主要病变,而渗出和增生性反应相对较轻。常见于肝、肾、心、脑等实质性器官,一般由重症感染、中毒或变态反应引起,由于器官的实质细胞变性、坏死明显,常引起相应器官的功能障碍,例如急性重型病毒性肝炎、流行性乙型脑炎和白喉外毒素引起的中毒性心肌炎等。

(二)渗出性炎

渗出性炎以渗出为主要病变,变质和增生性变化较轻,炎症灶内有大量渗出物形成是其主要特征。根据渗出物的主要成分和病变特点,一般将渗出性炎分为浆液性炎、纤维素性炎、化脓性炎、出血性炎等类型。

1. 浆液性炎　是以浆液渗出为主的炎症。渗出物为淡黄色略浑浊的液体,主要成分为血清,含有3%～5%的清蛋白,混有少量细胞和纤维素。浆液性炎好发于皮肤、黏膜、滑膜和疏松结缔组织等处。如皮肤Ⅱ度烫伤时,渗出的浆液积聚于表皮内形成水疱;黏膜的浆液性炎,如感冒初期,鼻黏膜排出大量浆液性分泌物;浆膜的浆液性炎,如渗出性结核性胸膜炎,可引起胸膜腔积液;发生在滑膜的浆液性炎,如风湿性关节炎可引起关节腔积液。浆液性炎一般较轻,病因消除后易于消退。但有时因浆液渗出过多可导致较严重的后果,如喉炎时,严重的炎性水肿可致呼吸困难;心包腔大量炎性积液时,可压迫心、肺而影响其功能。

2. 纤维素性炎　是以纤维蛋白原渗出为主的炎症。纤维蛋白原的大量渗出,提示血管壁损伤较重,通透性明显升高。大量纤维蛋白原渗出到血管外,转化为纤维蛋白(又称纤维素),故称纤维素性炎。纤维素性炎多是由某些细菌毒素(如白喉杆菌、痢疾杆菌和肺炎双球菌的毒素)或多种内源性毒素(如尿毒症时的尿素)所引起,常发生于黏膜、浆膜和肺。

(1)黏膜的纤维素性炎:渗出的纤维素、白细胞和坏死的黏膜组织及病原菌等在黏膜表面可形成一层灰白色膜状物,称为"假膜",这种炎症又称"假膜性炎",如细菌性痢疾、白喉。由于局部组织结构特点不同,有的假膜牢固附着于黏膜面不易脱落,如咽白喉,强行剥离则可发生出血和溃疡;有的假膜与深层组织结合疏松易于脱落,如气管白喉(图3-3),脱落后可阻塞支气管而引起窒息。

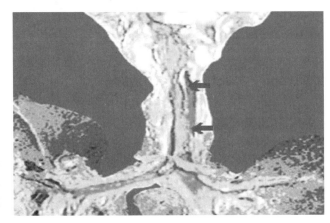

图 3-3　气管白喉
气管表面有假膜形成

(2)浆膜的纤维素性炎:常见于胸膜和浆膜心包。有纤维素性心包炎时,由于心脏不停地搏动,浆膜心包的脏、壁两层相互摩擦,使渗出在心包腔内的纤维素在心包膜表面呈绒毛状,称为"绒毛心"(图3-4)。少量纤维素渗出,可溶解吸收;大量纤维素渗出常因不能完全溶解吸收而机化,导致组织器官粘连。

(3)肺的纤维素性炎:主要见于大叶性肺炎,渗出的大量纤维素在肺泡腔内交织成网,可引起肺实变。

3. 化脓性炎　是以中性粒细胞大

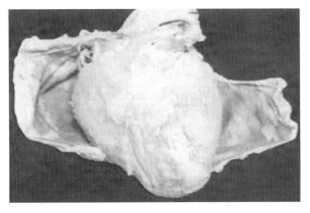

图 3-4　纤维素性心包炎
心外膜有纤维素渗出,呈绒毛状

量渗出并伴有不同程度的组织坏死和脓液形成为特征的炎症,多由化脓菌(如葡萄球菌、链球菌、脑膜炎双球菌)感染所致。炎症区内坏死组织被中性粒细胞释放的酶溶解液化的过程称为化脓,所形成的液状物称为脓液,主要由大量渗出的中性粒细胞和脓细胞(变性坏死的中性粒细胞),还有细菌、被溶解的坏死组织碎片和少量浆液组成。不同细菌引起的炎症,其脓液性状也不相同,由葡萄球菌引起的脓液较为浓稠,由链球菌引起的脓液较为稀薄。根据化脓性炎症发生的原因和部位的不同,可分为以下三类:

(1)表面化脓和积脓:表面化脓是指发生于黏膜或浆膜的化脓性炎,其特点是脓液主要向黏膜或浆膜表面渗出,深部组织的中性粒细胞浸润不明显,如化脓性支气管炎和化脓性尿道炎,渗出的脓液可沿支气管、尿道排出体外。当化脓性炎发生于胆囊和输卵管时,脓液可在其内积存,称为积脓,如胆囊积脓、输卵管积脓。

(2)蜂窝织炎:发生于疏松结缔组织的弥漫性化脓性炎称为蜂窝织炎,常见于皮肤、肌肉和阑尾。主要由溶血性链球菌引起,链球菌能产生透明质酸酶,分解结缔组织中的透明质酸,使之崩解;链球菌还能产生链激酶,溶解纤维蛋白,使细菌容易在组织内蔓延扩散,表现为组织内大量中性粒细胞弥漫性浸润,与周围组织无明显分界(图3-5)。但局部组织一般不发生明显的坏死和溶解,故单纯蜂窝织炎痊愈后多不留痕迹。

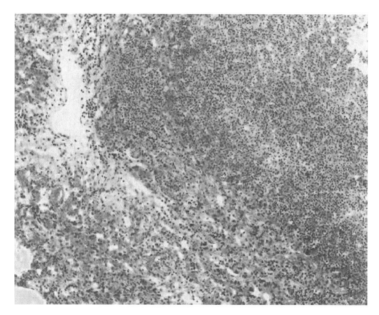

图 3-5　蜂窝织炎
大量中性粒细胞弥漫性浸润

病 例 分 析

李某,女,38 岁。因寒战、高热和转移性右下腹疼痛急症入院,诊断为急性阑尾炎,行阑尾切除术。病理学检查:阑尾肿胀,浆膜面充血,可见黄白色渗出物,阑尾腔内充满脓液。

问题与思考:阑尾发生了什么性质的炎症?其镜下的病理变化是什么?

(3)脓肿:是指器官或组织内的局限性化脓性炎症,其主要特征为组织发生坏死、溶解,形成充满脓液的腔,即脓腔。脓肿可发生于皮下和内脏,主要由金黄色葡萄球菌感染所致。

细菌产生毒素使组织坏死,之后大量中性粒细胞浸润,崩解的中性粒细胞释放出蛋白溶解酶将坏死组织液化形成脓腔。金黄色葡萄球菌可产生血浆凝固酶,使渗出的纤维蛋白原转变为纤维素,因而病变较局限。脓肿早期,在病原菌侵袭的局部组织发生坏死和大量的中性粒细胞浸润,随后发生化脓,并形成脓腔。经历一段时间后,脓肿周围可出现肉芽组织增生,包围脓肿形成脓肿膜,脓肿膜具有吸收脓液、限制炎症扩散的作用。小的脓肿可逐渐吸收、消散;大的脓肿由于脓液很多,吸收困难,需要切开排脓或穿刺抽脓,而后由肉芽组织修复,形成瘢痕。

病 例 分 析

患者,男,10岁,两天前面部生一疖疮,局部红、肿、痛,常去挤压,因出现寒战、高热、头痛、呕吐入院,体温40℃,心率140次/min,呼吸36次/min,神志不清,右面部有一2cm×2cm的红肿区,有波动感。白细胞总数$16×10^9$/L,中性粒细胞比例0.86,血培养见金黄色葡萄球菌,经医治无效,入院后2日死亡。

尸检发现:面部肿胀区切开有黄色黏稠脓液,大脑肿胀,右脑可见一3cm×4cm×4cm的脓肿。

问题与思考:请用所学病理知识解释其临床表现。

(1)疖和痈:毛囊、皮脂腺及其周围组织的脓肿称为疖。疖中心部分液化变软后,脓液即可自行穿破。痈是多个疖的融合,在皮下脂肪和筋膜组织中形成多个相互沟通的脓肿,必须及时切开排脓(图3-6)。

(2)糜烂和溃疡:皮肤或黏膜的化脓性炎症,由于皮肤或黏膜坏死、脱落,可形成局部缺损,浅的称糜烂,深的称溃疡。

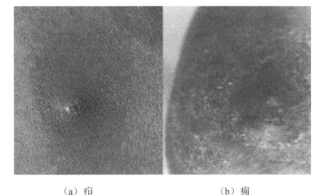

(a)疖　　　　　(b)痈

图3-6　疖和痈

(3)窦道和瘘管:深部脓肿如向体表或自然管道穿破,可形成病理性管道,只有一个开口的称窦道,有两个或两个以上开口的称瘘管。例如,肛门周围组织的脓肿,可向皮肤穿破,形成肛窦;也可既向皮肤穿破,又向肛管穿破,形成肛瘘(图3-7)。

4.出血性炎　指炎症组织内的小血管壁损伤严重,渗出物中含有大量红细胞。常见于流行性出血热、钩端螺旋体病和鼠疫等急性传染病。

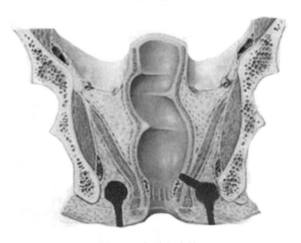

图3-7　窦道和瘘管

知 识 链 接

卡他性炎

卡他性炎指发生在黏膜的较轻的渗出性炎症,渗出物向黏膜表面排出。"卡他"来自希腊语,"向下流"的意思。依渗出物不同又分为浆液性、黏液性、脓性、血性等,如感冒初期的鼻黏膜浆液性卡他性炎、淋病时尿道黏膜脓性卡他性炎等。

上述各型炎症可单独发生,也可合并发生,如浆液纤维素性心包炎。此外,在炎症发展过程中,一种炎症可以转变成另一种炎症,如浆液性炎可以转变成化脓性炎或纤维素性炎。

(三)增生性炎

增生性炎以增生为主要病变,变质和渗出性变化较轻。一般呈慢性经过,少数呈急性,如急性链球菌感染后肾小球肾炎和伤寒等。增生性炎可分为一般增生性炎和肉芽肿性炎两大类。

1.一般增生性炎 主要表现是较明显的纤维结缔组织、血管及被覆上皮、腺实质细胞等增生,伴有淋巴细胞、浆细胞和巨噬细胞为主的炎症细胞浸润,多无特殊的形态改变,但在某些部位有时也会形成具有一定形态特征的病变。

(1)炎性息肉:是在致炎因子长期作用下,局部黏膜上皮和腺体及肉芽组织增生而形成的突出于黏膜表面的带蒂肿块,如鼻息肉、宫颈息肉、肠息肉等(图3-8)。

(2)炎性假瘤:是指炎性增生时

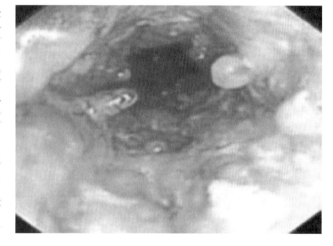

图 3-8 炎性息肉

形成境界清楚的瘤样肿块,常发生于眼眶和肺。X线检查时,其外形与肿瘤结节相似,因而被称为炎性假瘤,应注意与肿瘤相鉴别。

2.肉芽肿性炎 炎症局部巨噬细胞及其衍生细胞增生形成境界清楚的结节状病灶,称为肉芽肿。以肉芽肿形成为基本特征的炎症称肉芽肿性炎,是一种特殊类型的增生性炎。巨噬细胞衍生的细胞包括上皮样细胞和多核巨细胞等。根据致炎因子和发病机制不同,肉芽肿可分为以下两类:

(1)感染性肉芽肿:由病原微生物如结核杆菌、伤寒杆菌、麻风杆菌等引起,能形成具有特殊结构的细胞结节,在形态学上有一定诊断意义,如结核结节、伤寒结节等。

(2)异物性肉芽肿:由外科缝线、粉尘、滑石粉、木刺等异物引起,病变以异物为中心,围以数量不等的巨噬细胞、异物巨细胞、成纤维细胞和淋巴细胞等,形成结节状病灶。

第五节　炎症的局部表现和全身反应

一、炎症的局部表现

以体表的急性炎症最为显著,常表现为红、肿、热、痛和功能障碍。

1.红　由于炎症病灶内充血所致。炎症初期由于动脉性充血,局部氧合血红蛋白增多,故呈鲜红色。随着炎症的发展,血流缓慢,发生静脉性充血,还原血红蛋白增多,故呈暗红色。

2.肿　主要是由于渗出物,特别是炎性水肿所致。慢性炎症时,组织和细胞的增生也可引起局部肿胀。

3.热　有体表炎症时,炎症灶的温度较周围组织的温度高,这是由于动脉性充血,血流速度加快,代谢增强,产热增多所致。

4.痛　炎症局部疼痛与多种因素有关。病灶内钾离子、氢离子的积聚,一些炎症介质的刺激是引起疼痛的主要原因。另外,渗出物造成组织肿胀,张力增加,压迫和牵拉神经末梢也可引起疼痛。

5.功能障碍　有炎症时,实质细胞变性、坏死,功能代谢异常,炎性渗出物造成的机械性阻塞、压迫等,都可能引起发炎器官的功能障碍。另外,炎症导致的疼痛可影响肢体的运动功能。

二、炎症的全身反应

炎症病变主要在局部,但局部病变与整体又互为影响。在比较严重的炎症性疾病,特别是病原微生物在体内蔓延扩散时,常出现明显的全身性反应。

1.发热　病原微生物感染常常引起发热。一定程度的发热,可使机体代谢增强,促进抗体的形成,增强吞噬细胞的吞噬功能和肝脏的解毒功能,从而提高机体的防御能力。但体温过高或长期发热,可影响机体的代谢过程,引起多系统特别是中枢神经系统的功能紊乱。如果炎症病变十分严重,体温却不升高,说明机体反应性差,抵抗力低下,是预后不良的征兆。

2.外周血细胞变化　有炎症时,机体外周血白细胞的数量常常增多,这是机体防御反应的重要表现。例如细菌感染引起的炎症,外周血白细胞计数可明显升高,总数常为$(15\sim20)\times10^9/L$,严重者可达$(40\sim100)\times10^9/L$,同时由于白细胞的生成和释放加速,外周血中相对不成熟的杆状核中性粒细胞所占比例增加,称"核左移"现象。不同原因引起的炎症,增多的白细胞种类也不同。急性炎症早期和化脓性炎症,以中性粒细胞为主;慢性炎症或病毒感染,常以淋巴细胞增多为主;寄生虫感染和某些变态反应性炎症,则以嗜酸性粒细胞增多为主。但某些感染性疾病,如伤寒、流行性感冒、病毒性肝炎等,血中白细胞往往不增加,有时反而减少。及时了解外周血白细胞变化情况,对诊断疾病,判断病情及预后具有重要意义。

3.单核吞噬细胞系统细胞增生　在炎症尤其是病原微生物引起的炎症过程中,单核吞噬细胞系统的细胞常有不同程度的增生,这是机体防御反应的表现。患者常有局部淋巴结、肝、脾肿大。骨髓、肝、脾、淋巴结中的巨噬细胞增生,吞噬免疫能力增强。

4.实质器官的病变 炎症较严重时,由于病原微生物及其毒素的作用,以及局部血液循环障碍、发热等因素的影响,心、肝、肾等器官的实质细胞可发生不同程度的变性、坏死和器官功能障碍。

第六节 炎症的结局

大多数急性炎症能够痊愈,少数迁延为慢性炎症,极少数可蔓延扩散到全身。

一、痊愈

(一)完全痊愈

多数情况下,由于机体抵抗力较强,或经过适当治疗,病原微生物被消灭,炎症区坏死组织和渗出物被溶解、吸收,通过周围健康细胞的再生达到修复,最后完全恢复组织原来的结构和功能,称为完全痊愈。

(二)不完全痊愈

如炎症灶内坏死范围较广,或渗出的纤维素较多,不容易完全溶解、吸收,则由肉芽组织修复,留下瘢痕,不能完全恢复原有的结构和功能,称为不完全痊愈。如果瘢痕组织形成过多或发生在某些重要器官,可引起功能明显障碍。

二、迁延不愈

如果机体抵抗力低下或治疗不彻底,致炎因子在短期内不能清除,在机体内持续存在或反复作用,且不断损伤组织,造成炎症过程迁延不愈,使急性炎症转化为慢性炎症,病情可时轻时重,如慢性病毒性肝炎、慢性胆囊炎等。

三、蔓延扩散

在患者抵抗力低下,或病原微生物毒力强、数量多的情况下,病原微生物可不断繁殖并沿组织间隙或自然管道向周围组织器官蔓延,甚至全身扩散。

(一)局部蔓延

炎症局部的病原微生物可经组织间隙或自然管道向周围组织和器官蔓延,如肺结核病,当机体抵抗力低下时,结核杆菌可沿组织间隙蔓延,使病灶扩大;亦可沿支气管播散,在肺的其他部位形成新的结核病灶。

(二)淋巴道蔓延

病原微生物经组织间隙侵入淋巴管,引起淋巴管炎,进而随淋巴液进入局部淋巴结,引起局部淋巴结炎。如下肢感染时,腹股沟淋巴结可肿大,在感染灶和肿大的腹股沟淋巴结之间出现红线,即为淋巴管炎。感染严重时,病原体可通过淋巴入血,引起血道蔓延。

(三)血道蔓延

炎症灶内的病原微生物侵入血循环或其毒素被吸收入血,可引起菌血症、毒血症、败血症和脓毒败血症等。

1.菌血症 细菌由局部病灶入血,全身无中毒症状,但血液中可查到细菌称为菌血症。

一些炎症性疾病的早期都有菌血症,如大叶性肺炎等。

2.毒血症　细菌的毒素或毒性产物被吸收入血,引起全身中毒症状,称为毒血症。临床上出现高热、寒战等中毒症状,常同时伴有心、肝、肾等实质细胞的变性或坏死,但血培养阴性,即找不到细菌。严重者可出现中毒性休克。

3.败血症　侵入血液中的细菌大量生长繁殖,并产生毒素,引起全身中毒症状和病理变化,称为败血症。患者除有严重毒血症临床表现外,还常出现皮肤、黏膜的多发性出血点以及脾和淋巴结肿大等。此时血培养常可找到细菌。

4.脓毒败血症　由化脓菌引起的败血症进一步发展,细菌随血流到达全身,在肺、肾、肝、脑等处发生多发性脓肿,称为脓毒血症或脓毒败血症。

思考与练习

一、名词解释

1.炎症　2.炎症细胞浸润　3.假膜性炎　4.脓肿　5.蜂窝织炎　6.炎症介质　7.炎性息肉

二、选择题

1.炎症最常见的原因是　　　　　　　　　　　　　　　　　　　　　　　（　　）
　　A.生物性因素　　　　　　B.生理性因素　　　　　　C.化学性因素
　　D.免疫性因素　　　　　　E.遗传性因素

2.炎症的本质主要是　　　　　　　　　　　　　　　　　　　　　　　　（　　）
　　A.局部组织的血管反应　　B.炎症细胞对致炎因子的反应
　　C.机体以防御为主的反应　D.机体对损伤的修复
　　E.机体以损伤为主的反应

3.炎症局部的基本病理变化是　　　　　　　　　　　　　　　　　　　　（　　）
　　A.变性、坏死、渗出　　　B.变性、渗出、增生　　　C.变性、渗出、再生
　　D.变质、渗出、增生　　　E.变质、渗出、化生

4.以变质为主的炎症其实质细胞的主要变化是　　　　　　　　　　　　　（　　）
　　A.增生和再生　　　　　　B.萎缩和变性　　　　　　C.变性和坏死
　　D.增生和变性　　　　　　E.坏死和萎缩

5.病毒感染的病灶内最常见的炎症细胞是　　　　　　　　　　　　　　　（　　）
　　A.中性粒细胞　　　　　　B.嗜酸性粒细胞　　　　　C.淋巴细胞
　　D.浆细胞　　　　　　　　E.肥大细胞

6.炎症的局部表现不包括　　　　　　　　　　　　　　　　　　　　　　（　　）
　　A.发红　　　　　　　　　B.肿胀　　　　　　　　　C.疼痛
　　D.单核吞噬细胞系统增生　E.功能障碍

7.炎症的渗出主要由于　　　　　　　　　　　　　　　　　　　　　　　（　　）
　　A.血流动力学改变　　　　B.血管壁通透性增强　　　C.小静脉血栓形成

D. 循环血量增加　　　　　　E. 组织间液比重降低

8. 急性重型肝炎属于　　　　　　　　　　　　　　　　　　　　　（　　）

A. 变质性炎　　　　　　　B. 浆液性炎　　　　　　C. 化脓性炎

D. 假膜性炎　　　　　　　E. 出血性炎

9. 脓细胞是指　　　　　　　　　　　　　　　　　　　　　　　　（　　）

A. 脓液中所有细胞　　　　B. 炎症灶中的白细胞

C. 吞噬化脓菌的细胞　　　D. 变性、坏死的实质细胞

E. 变性、坏死的中性粒细胞

10. 脓肿主要病原菌是　　　　　　　　　　　　　　　　　　　　　（　　）

A. 金黄色葡萄球菌　　　　B. 草绿色链球菌　　　　C. 肺炎球菌

D. 大肠杆菌　　　　　　　E. 产气荚膜杆菌

11. 肉芽肿性炎以何种细胞成分增生为主　　　　　　　　　　　　　（　　）

A. 成纤维细胞　　　　　　B. 血管内皮细胞　　　　C. 上皮细胞

D. 巨噬细胞　　　　　　　E. 中性粒细胞

12. 细菌进入血液中大量繁殖，引起全身中毒症状称为　　　　　　　（　　）

A. 毒血症　　　　　　　　B. 菌血症　　　　　　　C. 败血症

D. 病毒血症　　　　　　　E. 脓毒血症

13. 患者，男，32 岁，左前臂不慎烫伤，局部出现水疱，属于哪种炎症　（　　）

A. 浆液性炎　　　　　　　B. 化脓性炎　　　　　　C. 纤维素性炎

D. 增生性炎　　　　　　　E. 出血性炎

14. 一患者尸检发现脑膜充血、水肿，在脑及蛛网膜下腔内见到黄白色脓性渗出物，此脑

病变属于　　　　　　　　　　　　　　　　　　　　　　　　　（　　）

A. 脑脓肿　　　　　　　　B. 化脓性脑膜炎　　　　C. 结核性脑膜炎

D. 浆液性脑膜炎　　　　　E. 乙型脑炎

三、问答题

1. 列表比较渗出液与漏出液的不同。

2. 简述炎症细胞的种类、功能及意义。

3. 脓肿与蜂窝织炎有何不同？

参考答案

第四章 肿 瘤

教学 PPT

肿瘤(tumor)是一类严重危害人类健康的常见多发病,几乎全身组织都可发生,按其生物学特性和危害性一般分为良性肿瘤和恶性肿瘤两大类。近年来的统计资料显示,我国城市居民恶性肿瘤死亡率居死因第一位,农村居民恶性肿瘤死亡率居死因第三位,常见的恶性肿瘤有肺癌、肝癌、胃癌、食管癌、大肠癌、乳腺癌、白血病、子宫颈癌和鼻咽癌等。因此,学习掌握肿瘤的基本知识,积极开展前沿性研究,对于肿瘤的早期诊断和有效防治具有十分重要的意义。

第一节 肿瘤的概念

肿瘤是机体在各种致瘤因素的作用下,局部组织的正常细胞在基因水平上失去对其生长的正常调控,导致克隆性异常增生而形成的新生物,常表现为局部肿块。

肿瘤性增生与非肿瘤性增生有着本质的区别。肿瘤性增生一般是单克隆性增生,即由单个亲代细胞经过反复分裂繁殖产生子代细胞。肿瘤细胞具有异常的形态结构、功能代谢,不同程度丧失分化成熟能力,持续性生长并有相对自主性,即使致瘤因素已不存在,仍能持续生长。这种增生与机体不协调,是有害而无益的。非肿瘤性增生可见于生理状态下的细胞更新,如黏膜、表皮等,也可见于损伤后的修复、适应性增生(如炎性增生)等。非肿瘤性增生一般是多克隆性增生,增生的细胞或组织具有正常的形态结构、功能代谢,分化成熟;这种增生受机体调控,生长有一定限度,病因消除后增生停止,与机体协调,适应机体的需要。

第二节　肿瘤的形态学特征

一、肿瘤的大体形态和结构

(一)肿瘤的大体形态

肿瘤的形态多种多样,大体观察时应注意肿瘤的形状、大小、数目、颜色、质地等。这些信息可在一定程度上反映肿瘤的来源和性质。

1.形状　肿瘤的形状多种多样,有息肉状、乳头状、绒毛状、结节状、分叶状、囊状、菜花状、蕈状、浸润性包块状、弥漫性肥厚状和溃疡状等(图 4-1)。肿瘤形状上的差异一般与其发生部位、组织起源、生长方式和良恶性密切相关。

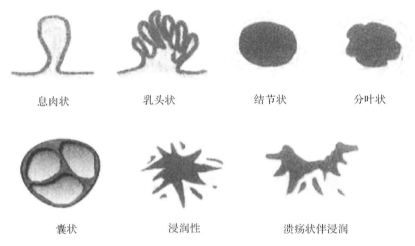

息肉状　　乳头状　　结节状　　分叶状

囊状　　浸润性　　溃疡状伴浸润

图 4-1　肿瘤的形状和生长方式示意图

2.大小　肿瘤的大小差别很大。有的肿瘤较小,只有在显微镜下才能发现,如原位癌;有的肿瘤很大,可重达数千克乃至数十千克,如卵巢囊腺瘤。1968 年,河北一家医院为一老年女性患者切除了重达 45kg 的肿瘤。肿瘤的大小与其性质、发生的部位和生长的时间有关。

3.数目　肿瘤的数目不等,通常为一个,也可以同时或先后发生多个原发肿瘤。消化道恶性肿瘤,多为单发;有些肿瘤则表现为多发,如神经纤维瘤,患者可有多达数十个甚至数百个肿瘤。

4.颜色　肿瘤的颜色由肿瘤组织的起源、血液供应状况、色素的多少、有无出血和坏死决定。有时可从肿瘤的色泽大致推测它是何种肿瘤,如血管瘤常呈红色,脂肪瘤呈黄色,黑色素瘤多呈黑色等。

5.质地　肿瘤的质地与肿瘤的类型、肿瘤实质和间质的比例等有关。如脂肪瘤一般较软,骨肉瘤的质地较硬;同一组织的肿瘤,实质多于间质的较软,反之则较硬;瘤组织发生坏死时变软,有钙质沉着(钙化)或骨质形成(骨化)时则变硬。

（二）肿瘤的组织结构

肿瘤组织由肿瘤实质和间质两部分组成。

1.实质　肿瘤的实质即肿瘤细胞，是构成肿瘤的特异性成分。不同组织来源的肿瘤，实质是不相同的，根据肿瘤的实质可以确定肿瘤的组织起源、判断肿瘤性质及分化程度。大多数肿瘤只有一种实质成分，少数肿瘤可由两种或两种以上实质成分构成，如乳腺纤维腺瘤中含有纤维组织和腺组织两种实质。

2.间质　肿瘤的间质主要由纤维组织、血管组成，可有淋巴管。大多数肿瘤的间质基本相同，是肿瘤的非特异性成分，起着支持、营养肿瘤实质的作用。间质中常有一定数量的淋巴细胞和巨噬细胞浸润，是机体对肿瘤组织的免疫反应。近年来研究发现，肿瘤间质血管生成在肿瘤生长过程中起着重要作用。肿瘤间质中的血管较少者，肿瘤一般生长缓慢，转移出现较晚，预后较好；若间质中的血管较为丰富，则肿瘤一般生长迅速，转移出现较早，预后不良。因此，间质血管的密度，已成为判断某些肿瘤预后的主要指标之一。

二、肿瘤的分化与异型性

无论在细胞形态还是组织结构上，肿瘤组织与其来源的正常组织都有不同程度的差异，这种差异称为异型性。异型性是肿瘤组织和细胞出现成熟障碍和分化异常的表现。分化，在胚胎学中是指幼稚或原始细胞发育成为成熟细胞的过程，在肿瘤学中则是指肿瘤细胞和组织与其来源的细胞和组织的相似程度。通常肿瘤的异型性越小，说明肿瘤组织和正常组织越相似，分化程度越高；异型性越大，表示肿瘤组织的分化程度越低。肿瘤的异型性和分化程度是判断肿瘤良、恶性的主要组织学依据。有些恶性肿瘤细胞的分化很差，主要由未分化细胞构成，称为间变性肿瘤。间变是恶性肿瘤细胞缺乏分化的状态，间变的肿瘤细胞具有明显的多形性，往往不能确定其组织来源。

（一）肿瘤细胞异型性

良性肿瘤细胞的异型性小，一般与其来源的正常细胞相似。恶性肿瘤细胞异型性明显（图 4-2），主要表现如下：

1.瘤细胞的多形性　恶性肿瘤细胞与正常细胞形态和大小不一致，一般比正常细胞大，有时出现瘤巨细胞。但少数分化很差的肿瘤，其瘤细胞较正常细胞小，呈圆形，大小也比较

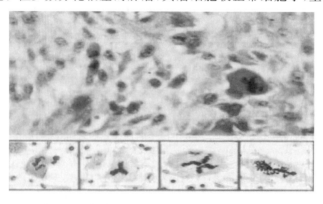

图 4-2　恶性肿瘤的细胞异型性及病理性核分裂象

细胞异型性明显，核大深染，可见瘤巨细胞和病理性核分裂象

一致,如肺小细胞癌。

2.瘤细胞核的多形性　瘤细胞核的体积增大,核浆比例增大[正常为1∶(4～6),恶性肿瘤细胞则接近1∶1],核大小及形状不一,并可出现双核、多核、巨核或奇异形核。核染色深,染色质呈粗颗粒状,分布不均匀,常堆积在核膜下,使核膜明显增厚。核分裂象常增多,特别是出现不对称性、多极性及顿挫性等病理性核分裂象时,对诊断恶性肿瘤具有重要的意义。

3.瘤细胞胞质的改变　肿瘤细胞胞质内因核蛋白体增多而呈嗜碱性。有些肿瘤细胞可产生异常分泌物或代谢产物,如黏液、糖原、脂质、角质和色素等。这些物质可通过特殊染色或免疫组织化学染色使之显示,常有利于判断肿瘤的来源。

(二)肿瘤组织结构的异型性

肿瘤组织结构异型性是指肿瘤组织在空间排列上与其来源的正常组织存在的差异。良性肿瘤细胞的异型性不明显,一般都与其发源的组织相似,主要表现为组织结构的异型性,如纤维瘤细胞和正常纤维细胞很相似,只是其排列与正常纤维组织不同,呈编织状。恶性肿瘤的组织结构异型性明显,瘤细胞排列更为紊乱,失去正常的排列结构层次,如纤维肉瘤,瘤细胞很多,胶原纤维少,排列很紊乱,与正常纤维组织的结构相差较远;腺癌,其腺体大小和形状十分不规则,排列也较乱,腺上皮细胞排列紧密重叠或呈多层,并可有乳头状增生。

第三节　肿瘤的生物学特性

一、肿瘤细胞的代谢特点

肿瘤细胞比正常细胞代谢旺盛,尤以恶性肿瘤更为明显,这在一定程度上反映了肿瘤细胞分化不成熟和生长旺盛。

(一)核酸代谢

肿瘤细胞尤其是恶性肿瘤细胞合成 DNA 和 RNA 的能力较正常组织强,而核酸分解明显减弱,故 DNA 和 RNA 的含量在恶性肿瘤细胞中均明显增高。DNA 与细胞的分裂和繁殖有关,RNA 与细胞的蛋白质合成及生长有关。因此,核酸增多是肿瘤迅速生长的物质基础。

(二)蛋白质代谢

肿瘤细胞的蛋白质合成代谢和分解代谢都增强,但合成代谢超过分解代谢,甚至可夺取正常组织的蛋白质分解产物,合成肿瘤本身所需要的蛋白质,使机体出现恶病质。肿瘤组织还可以合成肿瘤蛋白,作为肿瘤特异抗原或肿瘤相关抗原,引起机体的免疫反应。某些肿瘤蛋白是重要的肿瘤标志物之一,例如肝细胞癌能合成胎儿肝细胞所产生的甲种胎儿球蛋白(AFP),内胚层组织发生的一些恶性肿瘤如结肠癌、直肠癌等可产生癌胚抗原(CEA),胃癌可产生胎儿硫糖蛋白等。虽然这些抗原并无肿瘤特异性,也不是肿瘤所专有,但检查这些抗原,可帮助诊断相应的肿瘤和判断治疗后有无复发。

(三)酶系统

肿瘤组织酶活性的改变是复杂的。一般在恶性肿瘤组织内氧化酶(如细胞色素氧化酶及琥珀酸脱氢酶)减少,蛋白分解酶增加,其他酶的改变在各种肿瘤间很少是共同的,而且与正常组织比较只是含量的改变或活性的改变,并非质的改变。例如前列腺癌的癌组织中酸性磷酸酶明显增加,在前列腺癌伴有广泛骨转移时,患者血清中的酸性磷酸酶也明显增加;骨肉瘤和肝癌患者碱性磷酸酶增加,这不但见于肿瘤组织中,还可见于患者的血清中。这些均有助于临床诊断。

(四)糖代谢

大多数正常组织在有氧时通过糖的有氧分解获取能量,只有在缺氧时才进行无氧糖酵解。肿瘤组织即使在氧供应充分的条件下也主要是以无氧糖酵解获取能量。这可能是由于瘤细胞线粒体的功能障碍所致,或者与瘤细胞的酶谱变化,特别是与三个糖酵解关键酶(己糖激酶、磷酸果糖激酶和丙酮酸激酶)活性增加和同工酶谱的改变,以及糖异生关键酶活性降低有关。糖酵解的许多中间产物被瘤细胞利用合成蛋白质、核酸和脂类,从而为肿瘤生长提供了必需的物质基础。

二、肿瘤的生长与扩散

(一)肿瘤的生长

肿瘤细胞的分裂增生是肿瘤生长的基础。肿瘤的生长速度和生长方式有助于初步判断肿瘤的良恶性。

1.肿瘤的生长速度 肿瘤的生长速度取决于肿瘤的分化程度。一般良性肿瘤由于分化程度高,生长速度较缓慢,可达数年或数十年。如果生长缓慢的良性肿瘤,在短期内生长速度突然加快,要高度警惕发生恶变的可能。恶性肿瘤分化程度低,生长速度较快,短时间内可形成较大肿块,并且常因血液和营养供应不足而发生坏死、出血等继发改变。

2.肿瘤的生长方式

(1)膨胀性生长:是大多数良性肿瘤的生长方式。肿瘤逐渐增大,不侵袭周围正常组织,宛如逐渐膨胀的气球,推开或挤压四周组织。因此肿瘤往往呈结节状,周围常有完整的包膜,与周围组织分界清楚(图4-1、图4-3)。临床触诊时,肿块活动度好,手术容易摘除,不易复发。

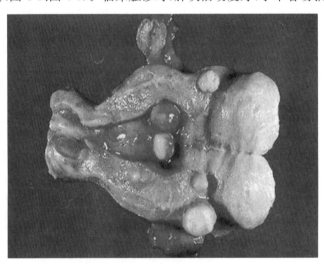

图 4-3 膨胀性生长

多发性子宫平滑肌瘤,有完整的包膜

（2）浸润性生长：是恶性肿瘤的主要生长方式。瘤细胞分裂增生，侵入周围组织间隙、淋巴管、血管内，如树根长入泥土一样，浸润并破坏周围组织，因而没有完整的包膜，与邻近组织分界不清（图 4-1、图 4-4）。临床触诊时，肿块固定或活动度小，手术不易彻底切除，术后易复发。

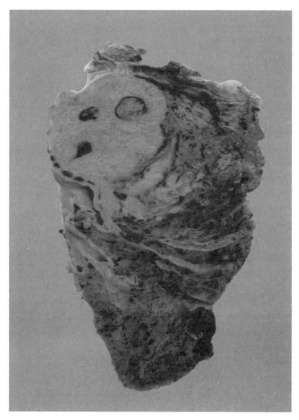

图 4-4　浸润性生长

肺癌组织像树根扎入泥土一样生长，与肺组织分界不清

（3）外生性生长：发生在体表、体腔（如胸腔、腹腔等）表面或管道器官（如消化道、泌尿生殖道等）腔面的肿瘤，常向表面生长，形成突起的乳头状、息肉状、蕈状或菜花状的肿物，这种生长方式称为外生性生长（图 4-1）。良性肿瘤和恶性肿瘤都可呈外生性生长，但恶性肿瘤在外生性生长的同时，其基底部往往也呈浸润性生长，又由于其生长迅速、血液供应不足，这种外生性肿物容易发生坏死脱落而形成底部高低不平、边缘隆起的癌性溃疡。

（二）肿瘤的扩散

扩散是恶性肿瘤最重要的生物学特征之一。恶性肿瘤通过直接蔓延和转移两种方式进行扩散。

1. 直接蔓延　恶性肿瘤细胞沿组织间隙、血管、淋巴管或神经束衣侵入并破坏邻近组织或器官后继续生长，称直接蔓延。如晚期子宫颈癌蔓延至直肠和膀胱。

2. 转移　恶性肿瘤细胞从原发部位侵入淋巴管、血管或体腔，迁移到其他部位继续生长，形成与原发瘤同样类型的肿瘤，这个过程称为转移。所形成的新肿瘤称为转移瘤或继发

瘤。转移是恶性肿瘤最重要的生物学特征,常有以下几种途径:

(1)淋巴道转移:是癌最常见的转移途径(图4-5)。瘤细胞侵入淋巴管后,随淋巴液到达局部淋巴结,先聚集于边缘窦,增殖发展为淋巴结内转移瘤。转移瘤自淋巴结边缘开始生长,逐渐累及整个淋巴结,受累的淋巴结逐渐增大、变硬,切面呈灰白色。有时由于瘤组织侵出被膜而使多个淋巴结相互融合成团块。局部淋巴结转移后,可继续转移至下一站的其他淋巴结,最后可经胸导管进入血流再继续发生血道转移。例如乳腺癌常先转移到同侧腋窝淋巴结,肺癌首先转移到肺门淋巴结。

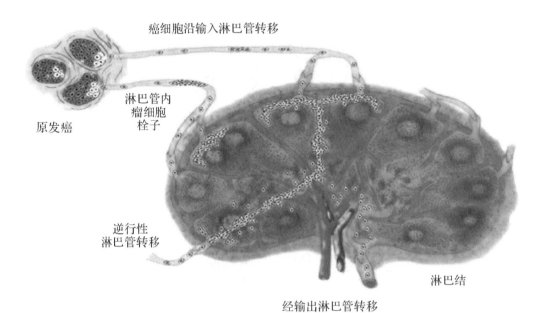

图 4-5　癌的淋巴道转移模式图
癌细胞首先侵入淋巴结边缘窦,而后累及整个淋巴结

(2)血道转移:是肉瘤最常见的转移途径,少数癌(如肝细胞癌、绒毛膜上皮癌)也可较早发生血道转移,各种癌晚期均可发生血道转移。肿瘤细胞多经毛细血管与小静脉(管壁较薄)直接入血;亦可经淋巴管-胸导管或经淋巴-静脉通路入血。进入血管系统的肿瘤细胞常与纤维蛋白和血小板共同黏聚成团,称为瘤栓,可滞留于靶器官的小血管内,损伤内皮细胞,然后自内皮损伤处或内皮细胞之间穿出血管,进入组织内增殖,形成转移瘤(图4-6)。血道转移的途径与栓子运行途径相同,即进入体循环静脉的肿瘤细胞经右心到肺,在肺内形成转移瘤,例如绒癌的肺转移;侵入门静脉系统的肿瘤细胞,首先发生肝转移,例如胃、肠癌的肝转移等;进入肺静脉的肿瘤细胞,可经左心随主动脉血流到达全身各器官,常见转移到脑、骨、肾及肾上腺等处;侵入与椎静脉丛有吻合支的静脉内的瘤细胞,可引起脊椎和脑内转移,例如前列腺癌的脊椎转移。

血道转移最常见的部位是肺和肝,其次是骨、脑等。因此,临床上恶性肿瘤患者进行肺、肝、骨的影像学检查,对判断有无血道转移是非常必要的。转移瘤在形态上的特点是边界清楚并常为多个散在分布的结节,且多接近器官的表面。位于器官表面的转移瘤,由于瘤结节中央出血、坏死而下陷,可形成"癌脐"。

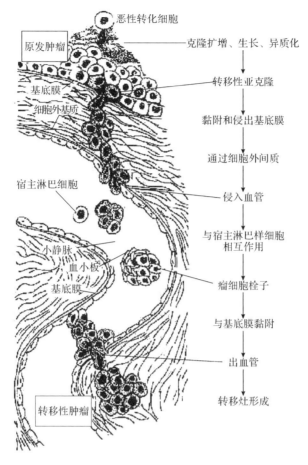

恶性转化细胞

原发肿瘤

克隆扩增、生长、异质化

转移性亚克隆

基底膜

细胞外基质

黏附和侵出基底膜

通过细胞外间质

侵入血管

宿主淋巴细胞

与宿主淋巴样细胞相互作用

小静脉
血小板
基底膜

瘤细胞栓子

与基底膜黏附

出血管

转移性肿瘤

转移灶形成

图 4-6　血道转移模式图

(3)种植性转移:体腔内器官的恶性肿瘤蔓延至器官表面时,瘤细胞脱落并像播种一样,种植在体腔和体腔内各器官的表面,形成转移瘤。例如,胃黏液癌破坏胃壁侵及浆膜后,可种植到大网膜、腹膜、腹腔内器官等处,如播种在卵巢表面浆膜上再浸入卵巢,可形成克鲁根勃格(Krukenberg)瘤。肺癌也常在胸腔内形成广泛的种植性转移。经体腔转移常伴有体腔积液和脏器间的癌性粘连。积液多为血性,其内含有脱落的癌细胞,可供细胞学检查。此外,手术操作不慎也可能造成医源性种植性转移,应注意尽量避免。

三、肿瘤的分级与分期

肿瘤的分级与分期一般用于恶性肿瘤,是制定治疗方案和估计预后的重要参考。

1.分级　主要根据肿瘤的分化程度、异型性和核分裂象来确定。一般多采用三级分类方法:Ⅰ级为高分化,恶性程度低;Ⅱ级为中分化,中度恶性;Ⅲ级为低分化,恶性程度高。

2.分期　肿瘤的分期为临床概念,主要根据原发瘤的大小、浸润的深度和范围、邻近器官受累的情况、局部和远处淋巴结转移以及其他远处转移等情况来判定。目前国际上广泛使用 TNM 分期系统。T 指肿瘤的原发灶大小、浸润的深度和范围,依次用 $T_1 \sim T_4$ 来表示;N 是指局部淋巴结转移情况,N_0 表示无淋巴结转移,$N_1 \sim N_3$ 表示淋巴结转移的程度和范围;M 指远处转移,通常指血道转移,M_0 表示无血道转移,有血道转移用 $M_1 \sim M_2$ 表示程度。

第四节　良性肿瘤与恶性肿瘤的区别

良性肿瘤和恶性肿瘤在组织分化、生物学行为、对机体的影响等方面都有明显不同。因此,区别良性肿瘤与恶性肿瘤对于正确诊断和治疗具有重要的临床意义。现将良性肿瘤与恶性肿瘤的区别归纳于表4-1中。

表 4-1　良性肿瘤与恶性肿瘤的区别

项目	良性肿瘤	恶性肿瘤
分化程度	分化程度高,异型性小,与其起源组织相似,核分裂象少	分化程度低,异型性大,与其起源组织不相似,核分裂象多,可见病理性核分裂象
生长速度	缓慢	迅速
生长方式	膨胀性或外生性生长,常有包膜,边界清楚,移动性大	浸润性或外生性生长,常无包膜,边界不清,移动性小
转移	不转移	常有转移
继发性改变	坏死、出血少见	坏死、出血、溃疡形成、继发性感染等常见
复发	很少复发	较易复发
对机体的影响	危害性小,主要为局部压迫和阻塞作用	危害性大,除压迫和阻塞外,常破坏局部组织器官,引起出血、坏死、感染,晚期引起恶病质

需要指出的是,良性肿瘤与恶性肿瘤的区别是相对的,两者之间并没有绝对界限,有些肿瘤介于两者之间,称为交界性肿瘤,如卵巢交界性浆液性乳头状囊腺瘤和黏液性囊腺瘤。肿瘤的良、恶性也并非一成不变,有些良性肿瘤如不及时治疗可能转变为恶性肿瘤,如结肠乳头状腺瘤可恶变为腺癌;而个别恶性肿瘤,有时由于机体免疫力加强等原因,可以停止生长甚至完全自然消退。在恶性肿瘤中,其恶性程度也各不相同,有的较早发生转移,如鼻咽癌;有的转移晚,如子宫体腺癌;有的则很少发生转移,如皮肤基底细胞癌。

第五节　肿瘤对机体的影响

一、良性肿瘤对机体的影响

良性肿瘤一般分化程度高,生长缓慢,不浸润,不转移,故对机体影响相对较小,主要表现为以下三种影响:

1.局部压迫和阻塞　局部压迫和阻塞是良性肿瘤对机体的主要影响。其症状与肿瘤发生部位有关,如突入肠腔的平滑肌瘤可引起肠梗阻或肠套叠,颅内的良性肿瘤可压迫脑组织、阻塞脑脊液循环引起颅内高压等。

2.继发性病变　良性肿瘤有时可发生继发性病变,对机体造成程度不同的影响,如肠的腺瘤性息肉、膀胱的乳头状瘤等表面可发生溃疡而引起出血和感染。

3.激素分泌增多 内分泌腺的良性肿瘤往往引起某一激素分泌过多而出现相应的表现,如垂体前叶的嗜酸性腺瘤可引起巨人症或肢端肥大症,胰岛细胞瘤因分泌过多的胰岛素引起阵发性低血糖。

二、恶性肿瘤对机体的影响

恶性肿瘤由于分化程度低、生长较快,浸润、破坏器官的结构和功能,并可发生转移,因而对机体的影响严重。除引起局部组织压迫和阻塞外,还可引起更为严重的后果。

1.继发性病变 恶性肿瘤因浸润、坏死可继发溃疡、出血、穿孔、感染等。由于肿瘤代谢产物、坏死组织毒性物质的作用以及合并感染,使得恶性肿瘤患者常有发热。肿瘤浸润、压迫局部神经还可引起顽固性疼痛。

2.恶病质 恶性肿瘤晚期,患者出现严重的消瘦、无力、贫血和全身衰竭的状态,称为恶病质。其发生机制尚未完全阐明,与多种因素有关,如晚期患者缺乏食欲,进食减少,同时并发出血、感染、发热;肿瘤组织坏死所产生的毒性产物等引起机体的代谢紊乱;恶性肿瘤的迅速生长,消耗机体大量的营养物质等。

3.副肿瘤综合征 少数肿瘤患者,由于肿瘤产物(如异位激素)或异常免疫反应或其他不明原因的作用,内分泌、神经、消化、造血、骨关节、肾脏及皮肤等系统发生病变,并出现相应临床表现,称为副肿瘤综合征,不能用原发瘤和转移瘤进行解释,但可随肿瘤缓解而减轻,也可因肿瘤复发而加剧。较常见的是异位内分泌综合征,即某些非内分泌腺肿瘤能产生和分泌激素或激素类物质(称为异位激素),如促肾上腺皮质激素、甲状旁腺素、胰岛素、生长激素等十余种,引起相应激素过多的临床症状。副肿瘤综合征可能是一些隐匿肿瘤的早期表现,对早期发现肿瘤具有十分重要的意义。

第六节 肿瘤的命名和分类

一、肿瘤的命名原则

肿瘤的种类繁多,命名复杂,一般根据其起源组织的类型和良恶性来命名。

(一)良性肿瘤的命名

良性肿瘤的命名通常在起源组织后加"瘤"字。如来源于腺上皮的良性肿瘤称腺瘤;来源于脂肪组织的良性肿瘤称脂肪瘤。有时还结合肿瘤的形态特点命名,如乳头状瘤、息肉状腺瘤。

(二)恶性肿瘤的命名

恶性肿瘤一般可分为上皮组织源性和间叶组织源性两类。人们通常所称的"癌症"泛指所有的恶性肿瘤。

1.癌(carcinoma) 上皮组织的恶性肿瘤统称为癌。命名时在其来源组织名称之后加"癌"字,如来源于鳞状上皮的恶性肿瘤称鳞状细胞癌,来源于腺上皮的恶性肿瘤称腺癌;有时可结合部位和形态特点命名,如卵巢黏液性囊腺癌。

2. 肉瘤（sarcoma）　间叶组织的恶性肿瘤统称为肉瘤。间叶组织包括纤维结缔组织、脂肪、肌肉、脉管、骨、软骨组织等。命名时在来源组织名称之后加"肉瘤"，如纤维肉瘤、横纹肌肉瘤、骨肉瘤等。

少数肿瘤同时具有癌和肉瘤两种成分称为癌肉瘤。

（三）特殊命名

1. 以"母细胞瘤"命名的肿瘤　肿瘤的形态类似胚胎发育过程中的某些幼稚组织，多数为恶性肿瘤，如神经母细胞瘤、肾母细胞瘤、视网膜母细胞瘤。少数为良性肿瘤，如骨母细胞瘤、软骨母细胞瘤。

2. 冠以"恶性"命名的肿瘤　有些恶性肿瘤因成分复杂或由于习惯沿袭，则在肿瘤的名称前加"恶性"二字，如恶性畸胎瘤、恶性淋巴瘤、恶性黑色素瘤、恶性神经鞘瘤等。

3. 以"瘤"或"病"命名的肿瘤　如精原细胞瘤、多发性骨髓瘤、黑色素瘤、白血病等，实际上都是恶性肿瘤。

4. 以人名来命名的肿瘤　如尤文（Ewing）瘤、霍奇金（Hodgkin）淋巴瘤等。

5. 以"瘤病"命名的肿瘤　主要指肿瘤多发的状态，如神经纤维瘤病、脂肪瘤病、血管瘤病等。

二、肿瘤的分类

肿瘤的分类主要以肿瘤的组织类型、细胞类型、生物学行为为依据，每一类分别又分为良性肿瘤与恶性肿瘤两大类。表 4-2 列举了常见肿瘤的分类。

表 4-2　常见肿瘤的分类

组织来源	良性肿瘤	恶性肿瘤
1. 上皮组织		
鳞状上皮	乳头状瘤	鳞状细胞癌
基底细胞		基底细胞癌
腺上皮	腺瘤、囊腺瘤	腺癌
移行上皮	乳头状瘤	移行上皮癌
2. 间叶组织		
纤维组织	纤维瘤	纤维肉瘤
脂肪组织	脂肪瘤	脂肪肉瘤
平滑肌组织	平滑肌瘤	平滑肌肉瘤
横纹肌组织	横纹肌瘤	横纹肌肉瘤
血管组织	血管瘤	血管肉瘤
淋巴管组织	淋巴管瘤	淋巴管肉瘤
骨组织	骨瘤	骨肉瘤
滑膜组织	滑膜瘤	滑膜肉瘤
间皮	间皮瘤	恶性间皮瘤

组织来源	良性肿瘤	恶性肿瘤
3.淋巴造血组织		
淋巴组织		淋巴瘤
造血组织		各种白血病
4.神经组织		
神经鞘膜组织	神经纤维瘤	神经纤维肉瘤
神经鞘细胞	神经鞘瘤	恶性神经鞘瘤
胶质细胞	胶质细胞瘤	恶性胶质细胞瘤
原始神经细胞		髓母细胞瘤
脑膜组织	脑膜瘤	恶性脑膜瘤
交感神经节	节细胞神经瘤	神经母细胞瘤
5.其他组织		
黑色素细胞	色素痣	黑色素瘤
胎盘滋养细胞	葡萄胎	恶性葡萄胎
生殖细胞		精原细胞瘤、无性细胞瘤、胚胎性癌
三胚层组织	畸胎瘤	恶性畸胎瘤

第七节　癌前病变、非典型性增生和原位癌

恶性肿瘤的发生、发展是一个长期而复杂的过程。正确认识癌前病变（或疾病）、上皮内瘤变和原位癌是防止肿瘤发生、发展以及早期诊断肿瘤的重要环节。

一、癌前病变

癌前病变是指某些具有癌变潜在可能性的良性病变，如长期存在即有可能转变为癌。及时治疗癌前病变或疾病，对减少肿瘤的发生具有重要的实际意义。常见的癌前病变或疾病有以下几种：

1.黏膜白斑　常发生在口腔、子宫颈及外阴等处黏膜。主要病理改变是黏膜的鳞状上皮过度增生和过度角化，并出现一定的异型性。

2.慢性宫颈炎伴宫颈糜烂　妇女常见的疾病。在慢性宫颈炎时，子宫颈阴道部的鳞状上皮被来自子宫颈管黏膜的单层柱状上皮所取代，肉眼观呈粉红色或鲜红色，称为子宫颈糜烂。随后，局部又可被再生的鳞状上皮所替代，称为糜烂愈复。上述过程反复进行，少数病例可发展为鳞状细胞癌。

3.乳腺囊性增生症　常见于40岁左右的妇女，主要表现为乳腺小叶导管和腺泡上皮细胞的增生、导管囊性扩张，间质纤维组织也有增生，伴有导管内乳头状增生者较易发生癌变。

4.结肠、直肠腺瘤　较为常见,可单发或多发,均可发生癌变。绒毛状腺瘤发生癌变的机会更大,家族性腺瘤性息肉病几乎均会发生癌变。

5.慢性萎缩性胃炎和胃溃疡　慢性萎缩性胃炎伴胃黏膜腺体肠上皮化生与胃癌的发生有一定关系,如久治不愈可发生癌变。慢性胃溃疡时,溃疡边缘的黏膜因受刺激而不断增生,转变为胃癌的概率为1%。

6.慢性溃疡性结肠炎　在溃疡反复发作和黏膜增生的基础上可发生结肠癌。

7.皮肤慢性溃疡　经久不愈的皮肤溃疡,特别是小腿的慢性溃疡,由于长期慢性刺激可发生癌变。

8.肝硬化　由慢性病毒性肝炎引起的肝硬化,有一部分进展为肝细胞性肝癌。

上述癌前病变多通过非典型增生而发生癌变。

二、非典型性增生

非典型性增生是指增生的上皮细胞形态和结构出现一定程度的异型性,但还不足以诊断为癌。表现为增生的细胞大小不一,核大深染,核浆比例增大,核分裂象增多,但一般不见病理性核分裂象;细胞层次增多、排列较乱,极性消失。非典型性增生多发生于鳞状上皮,也可发生于腺上皮。鳞状上皮的非典型性增生,根据其异型性程度和(或)累及范围可分为轻、中、重度三级。轻度和中度非典型性增生分别累及上皮层下部的1/3和2/3,在病因消除后可恢复正常。而重度非典型性增生累及上皮层下部超过2/3,但尚未达全层,很难逆转,常转变为癌。目前,常将上皮从非典型增生发展到原位癌这一连续的过程称为上皮内瘤变。轻、中、重度非典型性增生分别称为上皮内瘤变Ⅰ、Ⅱ、Ⅲ级,并将原位癌也列入上皮内瘤变Ⅲ级(图4-7)。这一概念的引入主要是由于重度非典型增生和原位癌在诊断上难以截然划分,而且治疗原则基本一致,因此临床没有必要将两者进行严格区分。

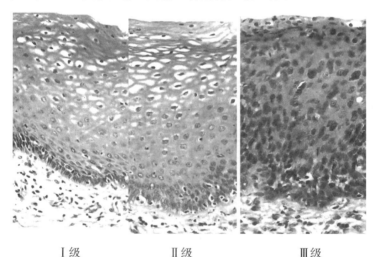

Ⅰ级　　　　　　Ⅱ级　　　　　　Ⅲ级

图4-7　上皮内瘤变Ⅰ、Ⅱ、Ⅲ级
上皮细胞异型性逐渐增大,累及范围逐渐扩大

三、原位癌

癌细胞仅局限于上皮全层,尚未突破基底膜向下浸润的癌,称为原位癌。原位癌常见于子宫颈、食管、皮肤、膀胱等处,也可见于鳞状上皮化生的支气管黏膜。原位癌是一种最早期癌,及时发现和恰当治疗可治愈。

第八节 常见肿瘤举例

一、上皮组织肿瘤

上皮组织肿瘤最为常见,对人类危害最大的恶性肿瘤大部分来源于上皮组织。

(一)良性上皮组织肿瘤

1.乳头状瘤 由复层被覆上皮,如鳞状上皮或移行上皮发生的良性肿瘤,常见于皮肤、喉、外耳道、阴茎、膀胱等处。乳头状瘤呈外生性生长,形成指状或乳头状突起,也可呈菜花状或绒毛状,肿瘤的根部可有蒂与正常组织相连。镜下,乳头轴心由血管和结缔组织等间质构成,其表面覆盖增生的鳞状上皮或移行上皮(图4-8)。

2.腺瘤 由腺上皮发生的良性肿瘤,好发于甲状腺、乳腺、卵巢、涎腺和肠等处。黏膜腺的腺瘤多呈息肉状,腺器官内的腺瘤多呈结节状,且常有包膜,与周围正常组织分界清楚。腺瘤的腺体与其起源腺体不仅在结构上十分相似,而且常具有一定的分泌功能。

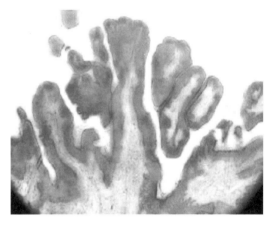

图4-8 皮肤乳头状瘤
乳头表面由增生的鳞状上皮覆盖,
乳头轴心由血管和结缔组织构成

(1)囊腺瘤:是由于腺瘤的分泌物蓄积,腺腔逐渐扩大并互相融合成囊,肉眼可见大小不等的囊腔。囊腺瘤常发生于卵巢,偶见于甲状腺和胰腺。卵巢囊腺瘤主要有两种类型:①腺上皮囊腔内呈乳头状生长,并分泌浆液,称为浆液性乳头状腺瘤。该类型较易发生癌变,转化为浆液性囊腺癌。②分泌黏液,常为多房性,囊壁多光滑,少有乳头状增生,称为黏液性囊腺瘤。

(2)纤维腺瘤:常发生于年轻女性,是乳腺常见的良性肿瘤。多为单发、结节状,境界清楚,常有包膜,镜下除腺上皮增生形成腺体外,同时伴有大量纤维结缔组织增生,共同构成肿瘤实质。

(3)多形性腺瘤:由腺组织、黏液样和软骨样组织等多种成分混合形成。多发生在涎腺,特别常见于腮腺,多见于中年人,生长缓慢,呈结节或分叶状,切除后易复发,少数可恶变。

(4)息肉状腺瘤:又称腺瘤性息肉。发生于黏膜,可呈息肉状、乳头状或绒毛状,有蒂与黏膜相连。多见于直肠和结肠。表面呈乳头状或绒毛状者恶变率较高。结肠多发性腺瘤性息肉病常有家族遗传性,不但癌变率高,而且易早期发生癌变。

(二)恶性上皮组织肿瘤

上皮组织发生的恶性肿瘤称为癌,多见于 40 岁以上人群,是临床上最常见的一类恶性肿瘤。

1.鳞状细胞癌 简称"鳞癌",常发生在鳞状上皮覆盖的部位,如皮肤、口腔、食管、喉、子宫颈、阴道、阴茎等处。有些部位可通过鳞状细胞化生而发生鳞癌,如支气管、胆囊、膀胱等处。肉眼观,常呈菜花状,可形成溃疡,同时向深层呈浸润性生长。镜下观,在分化好的鳞状细胞癌中,细胞间可见到细胞间桥,癌巢中央可出现层状的角化物,称为角化珠或癌珠(图 4-9)。分化程度较低的鳞状细胞癌无角化珠形成,细胞间桥少或无,细胞异型性明显并可见较多的核分裂象。

2.腺癌 是腺上皮发生的恶性肿瘤。根据其形态结构和分化程度,可分为管状或乳头状腺癌、黏液癌和实性癌。

(1)管状或乳头状腺癌:多见于胃肠道、胆囊、子宫体和卵巢等处。癌细胞形成大小不等、形状不一、排列不规则的腺样结构。癌细胞异型性明显,细胞常不规则地排列成多层,核大小不一,核分裂象多见(图 4-10)。当腺癌伴有大量乳头状结构时称为乳头状腺癌,腺腔高度扩张呈囊状的腺癌称为囊腺癌,伴乳头状生长的囊腺癌称为乳头状囊腺癌。

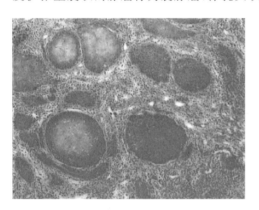

图 4-9 高分化鳞状细胞癌
癌巢中可见层状红色角化物(癌珠)

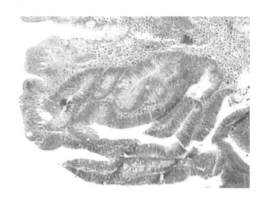

图 4-10 结肠管状腺癌
癌细胞排列成腺样结构,"腺体"大小不等,排列不规则

(2)黏液癌:常见于胃肠道。肉眼观,癌组织呈灰白色、湿润、半透明如胶冻样,又称为胶样癌。镜下观,黏液堆积在腺腔内,并可由于腺体的崩解而形成黏液池,当癌组织中黏液成分超过 50% 时,称为黏液腺癌。因黏液聚积在癌细胞内,将核挤向一侧,使该细胞成印戒状,故称为印戒细胞癌。印戒细胞癌常较早发生广泛的浸润和转移,预后差。

(3)实性癌:又称单纯癌,属分化程度低的腺癌,恶性程度较高,多发生于乳腺,少数可发生于胃和甲状腺。镜下观,癌巢为实体性,无腺腔样结构,癌细胞异型性高,核分裂象多见。有的癌巢小而少,间质结缔组织多,质地硬,称为硬癌;有的则癌巢较大而多,间质结缔组织相对较少,质软如脑髓,称为髓样癌。

3.基底细胞癌 多见于老年人面部,如眼睑、颊和鼻翼等处,由表皮基底细胞发生。镜下观,癌巢主要由浓染的基底细胞样的癌细胞构成。此癌生长缓慢,表面常形成溃疡,并可浸润破坏深层组织,但几乎不发生转移,对放射治疗很敏感。

4.移行细胞癌 好发于膀胱、输尿管、肾盂等处。肉眼观,常呈乳头状或菜花状,多发性,可溃破形成溃疡或广泛浸润深层组织。镜下观,癌细胞似移行上皮,呈多层排列,异型性明显。

病 例 分 析

张某,男,78岁。进行性吞咽困难3个月。食管镜发现食管中段有1个菜花状肿块,取组织送检,病检镜下见肿瘤细胞呈巢状分布,实质与间质分界清楚,肿瘤细胞增大、大小不等,核大、深染、形状不规则,可见病理性核分裂象;肿瘤细胞团中央可见角化珠,肿瘤侵及黏膜下层。

问题与思考:

(1)该患者肿瘤属什么组织学类型?

(2)该肿瘤分化程度如何?

二、间叶组织肿瘤

(一)良性间叶组织肿瘤

1.纤维瘤 常发生在四肢和躯干皮下组织。肉眼观,呈结节状,与周围组织分界明显,有包膜,切面呈灰白色,并见纵横交错编织状条纹,质韧。镜下观,肿瘤组织内的胶原纤维排列呈束状,互相编织,纤维间有细长的纤维细胞。此瘤生长缓慢,手术摘除后不易复发。

2.脂肪瘤 主要发生于成人,是最常见的良性软组织肿瘤。常发生的部位为背、肩、颈和四肢近端的皮下组织。肿瘤大小不一,外观多呈分叶状、有包膜,质地柔软,单发或多发,切面呈淡黄色,似脂肪组织。镜下观,似正常脂肪组织,呈不规则分叶状,有纤维间隔,但有完整包膜。此瘤一般无明显症状,很少恶变,手术易切除。

3.脉管瘤 可分为血管瘤和淋巴管瘤两类。①血管瘤:最为常见,多为先天性发生,常见于儿童的头面部皮肤。肉眼观无包膜,呈浸润性生长,在皮肤或黏膜可呈突起的鲜红斑块,或呈暗红、紫红色斑块。内脏血管瘤多见于肝脏,呈结节状。镜下,血管瘤分为毛细血管瘤(由增生的毛细血管构成)、海绵状血管瘤(由扩张的血窦构成)和混合型血管瘤(即两种改变并存)三种。血管瘤一般随身体的发育而长大,成年后即停止发展,甚至可以自然消退。②淋巴管瘤:多见于小儿颈部。由增生的淋巴管构成,内含淋巴液,淋巴管可呈囊性扩大并互相融合,内含大量淋巴液,称为囊状水瘤。

4.平滑肌瘤 最多见于子宫,其次为胃肠道。瘤组织由形态比较一致的梭形平滑肌细胞构成。肿瘤细胞排列成束状,互相编织,核呈长杆状,两端钝圆,核分裂象少见(图4-11)。

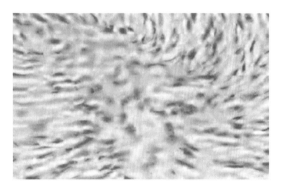

图4-11 平滑肌瘤
平滑肌细胞呈束状排列,互相编织,核呈长杆状

(二)恶性间叶组织肿瘤

间叶组织发生的恶性肿瘤称为肉瘤,较癌少见,多发生于青少年。癌与肉瘤有很多差异,具体见表4-3。

表 4-3　癌与肉瘤的区别

项目	癌	肉瘤
组织来源	上皮组织	间叶组织
发病率	较常见,发病率为肉瘤的 9 倍	较少见
好发人群	多见于 40 岁以上人群	多见于青少年
大体特点	质较硬、灰白、干燥	质软、鱼肉状
组织学特点	瘤细胞排列成巢状,实质与间质分界清楚	瘤细胞弥散分布,实质与间质分界不清
网状纤维	瘤细胞间多无网状纤维	瘤细胞间有网状纤维
转移	多经淋巴道转移	多经血道转移

1.纤维肉瘤　好发于四肢皮下组织。分化程度高的纤维肉瘤,瘤细胞多呈梭形,与纤维瘤有些相似。分化程度低者有明显异型性,生长快,易发生转移,切除后易复发。

2.脂肪肉瘤　肉瘤中较常见的一种类型,起源于原始间叶细胞,非脂肪瘤恶变而来,多见于 40 岁以上成年人,常发生在大腿和腹膜后等深部软组织。肉眼观,多呈结节状或分叶状,可似脂肪瘤,亦可呈黏液样或鱼肉样。镜下观,瘤细胞形态多种多样,以出现脂肪母细胞为特点,胞质内可见多少和大小不等的脂滴空泡。

3.横纹肌肉瘤　主要发生于 10 岁以下的婴幼儿和儿童,少见于青少年和成人。好发于头颈部、泌尿生殖道和腹膜后,偶见于四肢。肿瘤由不同分化阶段的横纹肌母细胞组成。根据瘤细胞的分化程度、排列结构和大体特点可分为胚胎性横纹肌肉瘤、腺泡状横纹肌肉瘤和多形性横纹肌肉瘤三类。各型横纹肌肉瘤均生长迅速,易早期发生血道转移,预后极差。

4.平滑肌肉瘤　较多见于子宫和胃肠,偶可见于腹膜后、肠系膜、大网膜及皮下软组织。好发于中老年人。肉瘤细胞多呈梭形,核大、异型明显,常出现病理性核分裂象。平滑肌肉瘤的瘤细胞凝固性坏死和核分裂象的多少,对判断其恶性程度有重要意义。

5.骨肉瘤　起源于骨母细胞,为骨组织中最常见的恶性肿瘤,常见于青少年。好发于四肢长骨,尤以股骨下端和胫骨上端最多见。肉眼观,肿瘤为梭形肿块,切面呈灰白色或灰红色、鱼肉状、出血坏死常见。瘤组织侵犯破坏骨皮质,掀起其表面的骨外膜,在肿瘤上、下端的骨皮质和掀起的骨外膜之间形成三角形隆起,在 X 线片上称 Codman 三角。由于骨外膜掀起,在骨外膜和骨皮质之间形成与骨表面垂直的放射状反应性新生骨小梁,X 线片上显示为日光放射状阴影,这些影像学表现是骨肉瘤的特点。镜下观,肉瘤细胞呈梭形或多边形,异型性明显,瘤细胞可直接形成肿瘤性骨样组织或骨组织(图 4-12),是病理诊断骨肉瘤最重要的组

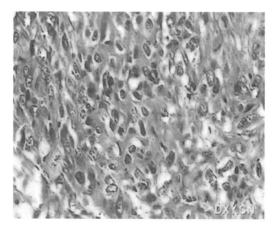

图 4-12　骨肉瘤
肉瘤细胞呈梭形或多边形,异型性明显,
瘤细胞形成肿瘤性骨样组织

织学依据。骨肉瘤恶性度很高,生长迅速,发现时常已有血道转移。

三、其他肿瘤

(一)色素痣与黑色素瘤

1.皮肤色素痣 来源于表皮基底层的黑色素细胞(痣细胞),为良性错构性增生性病变,但有的可恶变成为黑色素瘤。根据其发生的部位不同,可分为三种。①交界痣:痣细胞在表皮和真皮的交界处生长,形成痣细胞巢,此型较易恶变。②皮内痣:是最常见的一种,痣细胞在真皮内呈巢状或条索状排列。③混合痣:交界痣和皮内痣兼而有之。如色素痣的色素加深,体积增大,生长加快或破溃,发炎或出血等可能是恶变的征象。

2.黑色素瘤 又称恶性黑色素瘤,是一种能产生黑色素的高度恶性肿瘤。大多见于30岁以上成年人,发生于皮肤者以足底、外阴及肛门周围多见。通常由交界痣恶变而来,也可一开始即为恶性。此瘤也可发生于黏膜和内脏器官。肉眼观,肿瘤突出或稍突出于皮肤表面,与周围组织界限不清。镜下观,瘤细胞可呈巢状、条索状或腺泡样排列,瘤细胞可呈多边形或梭形,核大,常有粗大的嗜酸性核仁,胞质内可有黑色素颗粒。无黑色素的黑色素瘤,免疫组织化学染色有助于诊断。黑色素瘤的预后多数较差,晚期可有淋巴道和血道转移。因此,早期诊断和及时治疗十分重要。

(二)畸胎瘤

畸胎瘤来源于性腺或胚胎剩件中的全能细胞,含有两个或三个胚层的组织成分。常发生于卵巢和睾丸,偶见于纵隔、骶尾部、腹膜、松果体等中线部位。根据其组织分化成熟程度分为良性畸胎瘤和恶性畸胎瘤两类。

第九节 肿瘤的病因和发病机制

一、肿瘤的病因

引起肿瘤发生的因素可以分为环境因素和机体内在因素两大类。

(一)环境因素

1.化学因素 现已确定的对动物有致癌作用的化学物质有1000多种,其中有些可能和人类肿瘤有关。

(1)直接致癌物:较少见,这类化学致癌物不需要体内代谢活化即可致癌,一般为弱致癌剂,致癌时间长,主要是烷化剂与酰化剂,如抗癌药中的环磷酰胺、氮芥、亚硝基脲等。这些具有致癌性的药物可在应用相当长时间以后诱发第二种肿瘤,如髓细胞性白血病。某些金属元素对人类也有致癌的作用,如镍与鼻咽癌、肺癌有关,镉与前列腺癌、肾癌的发生有关等。

(2)间接致癌物:

①多环芳烃类:存在于石油、煤焦油中。致癌性特别强的有3,4-苯并芘和1,2,5,6-双苯并蒽等。3,4-苯并芘是煤焦油的主要致癌成分,还可由有机物燃烧而产生,它存在于工厂排出的煤烟、烟草点燃后的烟雾中。近几十年来肺癌的发生率日益增加,与吸烟和工业城市严重的大气污染有密切关系。此外,烟熏和烧烤的鱼、肉等食品中也含有多环芳烃,这与有些

地区胃癌高发有关。

②亚硝胺类：这类物质致癌作用强，致癌谱广。亚硝酸盐可作为肉、鱼类食品的保存剂与着色剂进入人体，也可由细菌分解硝酸盐产生。在胃内的酸性环境下，亚硝酸盐与来自食物的各种二级胺合成亚硝胺而致癌。

③芳香胺类：如乙萘胺、联苯胺、4-氨基联苯等，与印染厂工人和橡胶厂工人的膀胱癌发生率较高有关。

④真菌毒素：黄曲霉毒素 B_1 的致癌性最强，它在肝脏代谢为环氧化物，可使肿瘤抑制基因 *p53* 发生点突变而失去活性，主要诱发肝癌。黄曲真菌广泛存在于高温潮湿地区的霉变食品中，以霉变的花生、玉米及谷类中含量最多。

知 识 链 接

生活方式癌

世界卫生组织（World Health Organization，WHO）的研究报告显示，"生活方式癌"占癌症患者的比例高达80%。不健康的衣食住行所引起的癌症即是"生活方式癌"。比如肺癌与吸烟有关；酗酒、经常熬夜、吃夜宵易被肝癌、胃癌、食管癌等盯上；长期静坐不运动则是直肠癌的高危因素；乳腺癌与高脂肪、高蛋白饮食脱不了干系；性生活混乱的妇女患宫颈癌的比例较高等。医学界之所以提出"生活方式癌"这个概念，就是提醒人们要保持自己的良好生活方式，摒弃不良的生活习惯。

2.物理因素　主要是电离辐射和紫外线。电离辐射主要包括 X 射线、γ 射线和亚原子微粒（β 粒子、质子、中子等）的辐射，通过损伤细胞染色体，激活原癌基因和灭活肿瘤抑制基因而导致肿瘤的发生，在保护不当的情况下长期接触 X 射线及镭、铀、氡、钴、锶等放射性同位素，可以引起皮肤癌、白血病、肺癌和骨肉瘤等。长期受紫外线照射易发生皮肤癌。

3.生物性因素

（1）病毒：能引起人或动物肿瘤或体外能使细胞发生恶性转化的病毒称为肿瘤病毒，其中 1/3 为 DNA 病毒，2/3 为 RNA 病毒。它们通过转导或插入突变这两种机制将其遗传物质整合到宿主细胞 DNA 中，导致原癌基因被激活和异常表达，使细胞发生恶性转化而形成肿瘤。主要引起人类肿瘤的病毒包括：人类 T 细胞白血病/淋巴病毒 I（HTVL-1）与 T 细胞白血病/淋巴瘤有关，人类乳头状瘤病毒（HPV）与子宫颈和肛门生殖器区域的鳞状细胞癌有关，EBV 与伯基特淋巴瘤和鼻咽癌有关，乙肝病毒（HBV）与肝癌有关。

（2）幽门螺杆菌（Hp）：为革兰阴性杆菌，Hp 感染引起的慢性胃炎与胃黏膜相关 B 细胞淋巴瘤、胃癌有关。

（3）寄生虫：日本血吸虫病与结肠癌的发生有关，华支睾吸虫病与肝胆管细胞癌的发生有关，埃及血吸虫病与膀胱癌的发生有关。

（二）机体内在因素

1.遗传因素　流行病学与临床资料显示，5%～10%的肿瘤的发生与遗传因素有关。在大多数肿瘤的发生中，遗传因素的作用只表现为对致癌因素的易感性或倾向性，如乳腺癌、胃肠癌、鼻咽癌等，直接遗传的只是少数肿瘤，如视网膜母细胞瘤、肾母细胞瘤、神经母细胞瘤等呈常染色体显性遗传,这些肿瘤有明显的家族史,发病早,以儿童多见。

2.免疫因素　机体免疫功能状态在肿瘤的发生、发展中起着十分重要的作用。大量资料显示,免疫功能低下者易患肿瘤,如细胞免疫缺陷或大量使用免疫抑制剂者,其肿瘤发病率明显升高;幼儿期(免疫功能不成熟)和老年期(免疫功能衰退)肿瘤发生率高于其他年龄组人群。

3.性别和年龄因素　肿瘤的发生有很大的性别差异,乳腺、生殖器官、胆囊、甲状腺及膀胱等器官的肿瘤女性发病人数多于男性,而肺癌、食管癌、肝癌、胃癌、鼻咽癌和结肠癌等则以男性多见。年龄对肿瘤的发生上也有一定的影响,大部分癌多见于中老年人,而骨肉瘤、横纹肌肉瘤好发于青年人。

二、肿瘤的发病机制

肿瘤的发病机制是一个极其复杂的问题。近年来随着分子生物学的迅速发展,人类对肿瘤发病机制的研究取得了显著成绩,一般认为,肿瘤本质上是一种基因病。

(一)原癌基因的激活

研究表明,恶性肿瘤细胞中能够促进细胞自主生长的基因称为癌基因,癌基因在正常细胞内的对应基因称为原癌基因,原癌基因是细胞增生和分化的调节基因,其产物通常包括细胞生长因子、生长因子受体、信号转导蛋白和核调节蛋白等,它们对正常细胞的生长与分化起着重要的正调节作用。原癌基因转变为癌基因的过程,称为原癌基因的激活。原癌基因的激活机制和途径有两种。①基因突变:主要包括点突变、染色体重排、启动子插入和基因扩增,从而导致原癌基因结构改变而被激活为癌基因。②基因表达调控异常:由于调节水平发生改变,导致基因过度表达,产生过多的生长促进蛋白,使细胞受到持续或过度的生长信号的刺激而过度生长,并可使其丧失分化成熟的能力而导致恶性转化。

(二)肿瘤抑制基因的失活

肿瘤抑制基因又称抑癌基因,是正常细胞内存在的一类抑制细胞增殖、诱导细胞分化,并具有潜在抑制癌变作用的基因群,如 Rh、$p53$、$WT-1$、$NF-1$ 等。肿瘤抑制基因表达的蛋白质对细胞生长、分化起负调控作用。在某些致癌因素作用下,抑癌基因可通过突变或缺失,或表达的蛋白质与 DNA 肿瘤病毒蛋白相互作用而失活,使其抑癌功能丧失,引起细胞分化不成熟和过度增生,进而发生恶变。

(三)凋亡调节基因和 DNA 修复基因

肿瘤的生长与细胞增殖和细胞死亡的比例有关。肿瘤的发生不仅与原癌基因激活和肿瘤抑制基因失活有关,而且与凋亡调节基因和 DNA 修复调节基因的改变也有关。如 Bcl-2 蛋白可以抑制细胞的凋亡,而 Bax 蛋白促进细胞凋亡。正常细胞内 DNA 的轻微损害,可通过 DNA 修复机制得以恢复,这对维持基因组稳定性很重要。遗传性 DNA 修复基因异常者,如着色性干皮病患者,由于不能修复紫外线导致的 DNA 损伤,从而导致皮肤癌的发生率极高。

总之,肿瘤的发生、发展是一个长时间、多因素、多种基因突变、多步骤逐渐演化的过程。肿瘤发生的基本模式是在致瘤因子的作用下,激活原癌基因和(或)灭活肿瘤抑制基因,可能还累及凋亡调节基因和(或)DNA 修复基因以及其他调控基因发生改变,使细胞呈多克隆性增生;在促进因子作用下,基因进一步损伤,发展为单克隆性增生,通过演进和异质化,形成具有不同生物学特性的亚克隆,从而获得浸润和转移的能力。

第十节 肿瘤的预防

肿瘤的防治是当前医学界亟须解决的重大问题。人类肿瘤绝大多数是受外界环境因素的影响而发生的,因此大多数肿瘤是可以预防的。肿瘤可以通过三级措施来预防。

一级预防:又称病因学预防,是消除或减少可能的致癌因素作用于人体,减少肿瘤的发生率。如控制污染、保护环境;倡导健康的生活方式,不吸烟,不酗酒,不吃高脂、高糖、高热量饮食,不吃发霉变质的食品,少吃腌制食品;坚持锻炼身体,保持乐观的情绪,健康豁达,增强机体的抗肿瘤能力,及时治疗癌前病变,可防止部分肿瘤的发生。

二级预防:又称临床前预防或"三早预防",即早发现、早诊断、早治疗等有效手段来降低肿瘤患者的死亡率。

三级预防:又称临床预防或康复性预防,是指以延长生存期和提高生活质量为目的而进行积极综合治疗,并预防癌症复发和转移,防止并发症和后遗症。对已经确诊的癌症患者进行积极的医学治疗,争取获得最佳疗效。即使是晚期患者,也可以帮助他们减轻痛苦,改善生活质量,延长生存期。

思考与练习

一、名词解释

1.肿瘤　2.肿瘤的异型性　3.肿瘤转移　4.原位癌　5.癌前病变　6.癌　7.肉瘤
8.癌珠

二、选择题

1.下列哪个不符合肿瘤性增生　　　　　　　　　　　　　　　　　　　　（　　）
　A.增生过程中致瘤因素持续存在　　　　　　　B.生长旺盛
　C.与机体不协调　　　　　　　　　　　　　　D.丧失分化成熟的能力
　E.相对无限制生长

2.下列哪项形态的肿块,癌的可能性最大　　　　　　　　　　　　　　　（　　）
　A.乳头状　　　　　　　B.火山口状溃疡　　　　　　C.菜花状
　D.息肉状　　　　　　　E.结节状

3.肿瘤的分化越高,说明　　　　　　　　　　　　　　　　　　　　　　（　　）
　A.肿瘤的恶性程度越小　　　　　　　　　　　B.肿瘤对化疗越敏感
　C.患者预后越差　　　　　　　　　　　　　　D.肿瘤越易转移
　E.肿瘤的异型性越大

4.肿瘤的代谢特点不包括　　　　　　　　　　　　　　　　　　　　　　（　　）
　A.DNA 和 RNA 合成增强
　B.蛋白质合成与分解都增强

C. 与正常起源组织代谢相比没有质的差别

D. 肿瘤组织内氧化酶和蛋白分解酶均减少

E. 主要以糖无氧酵解获取能量

5. 决定肿瘤性质的主要因素是　　　　　　　　　　　　　　（　　）

　　A. 肿瘤的实质　　　　　　　B. 肿瘤的生长方式　　　　　C. 肿瘤的间质

　　D. 肿瘤的转移途径　　　　　E. 肿瘤细胞的代谢特点

6. 恶性肿瘤经血道转移最常见的部位是　　　　　　　　　　　（　　）

　　A. 肝、肾　　　　　　　　　B. 肝、脑　　　　　　　　　C. 肺、脾

　　D. 肝、肺　　　　　　　　　E. 肺、脑

7. 癌与肉瘤的根本区别在于　　　　　　　　　　　　　　　　（　　）

　　A. 发生的年龄　　　　　　　B. 转移途径　　　　　　　　C. 生长速度

　　D. 对机体的危害性　　　　　E. 组织来源

8. 癌巢内角化珠常见的癌，一般诊断为　　　　　　　　　　　（　　）

　　A. 低分化鳞癌　　　　　　　B. 高分化腺癌　　　　　　　C. 高分化鳞癌

　　D. 低分化腺癌　　　　　　　E. 腺鳞癌

9. 女性，55 岁，乳腺癌患者。体格检查见同侧腋窝淋巴结肿大、质硬、无疼痛，应首先考

　　虑为　　　　　　　　　　　　　　　　　　　　　　　　（　　）

　　A. 慢性淋巴结炎　　　　　　　　B. 淋巴结原发肿瘤

　　C. 淋巴结反应性增生　　　　　　D. 淋巴结内癌转移

　　E. 淋巴结水肿

10. 男性，48 岁，恶性肿瘤患者。X 线检查时发现肺内有多个散在圆形阴影，首先应考虑

　　恶性肿瘤发生了　　　　　　　　　　　　　　　　　　　（　　）

　　A. 浸润生长　　　　　　　　B. 淋巴道转移　　　　　　　C. 血道转移

　　D. 种植性转移　　　　　　　E. 并发肺结核

三、问答题

1. 列表比较良恶性肿瘤的区别。

2. 列表比较癌与肉瘤的主要区别。

3. 肿瘤对机体有哪些影响？

4. 恶性肿瘤的异型性有哪些表现？

参考答案

第五章　心血管系统疾病

【知识要点】

1.动脉粥样硬化的基本病变、病变分期及继发改变,冠心病的病理变化;原发性高血压的病变分期及病理变化;风湿病的基本病理变化,风湿性心内膜炎的病理变化及后果。

2.动脉粥样硬化的病因和发病机制;冠心病的临床病理联系;原发性高血压的临床病理联系;慢性心瓣膜病的血流动力学改变。

3.冠心病的病因和发病机制;原发性高血压的病因和发病机制;感染性心内膜炎、心肌病和心肌炎的病理变化。

教学 PPT

心血管系统疾病是严重危害人类健康的一组疾病。在发达国家中,心血管系统疾病的死亡率高居首位,目前我国心血管系统疾病的发病率和死亡率也有明显升高,每年有 200 万人以上死于这类疾病。

第一节　动脉粥样硬化

动脉粥样硬化(atherosclerosis,AS)主要累及大动脉、中动脉,其基本病理改变是脂质沉积于动脉内膜形成粥样斑块,使动脉管腔狭窄,管壁变硬、弹性减退,并引起一系列继发病变。本病多见于中老年人,患者年龄大多在 40 岁以上,男性的发病率高于女性。本病近年来在我国的发病率明显上升,是最具危险性的心血管系统疾病之一,冠状动脉、脑动脉粥样硬化常导致心、脑的缺血性病变,从而对机体产生严重后果。

一、动脉粥样硬化的发病危险因素

动脉粥样硬化的病因尚未完全阐明。大量研究表明,动脉粥样硬化的发生、发展主要与高脂血症、高血压病、糖尿病和不良生活习惯(吸烟)等因素密切相关,这些因素被称为 AS 的危险因素。

(一)高脂血症

成人空腹 12～24h 血甘油三酯超过 1.81mmol/L,胆固醇超过 6.76mmol/L 称为高脂血症。高脂血症是动脉粥样硬化最主要的危险因素。血浆内脂质多以脂蛋白的形式存在,脂蛋白按密度不同可分为乳糜微粒(CM)、极低密度脂蛋白(VLDL)、低密度脂蛋白(LDL)和高密度脂蛋白(HDL)等。其中,LDL 的主要生理作用是输送胆固醇到全身组织中,其相对分子质量小,易渗入动脉内膜;VLDL 可降解为 LDL。VLDL 和 LDL 水平持续升高与动脉粥样硬化的发病率呈正相关,主要是通过氧化 LDL 对内皮细胞损伤而致病,而 HDL 可通过胆固醇逆向转运机制清除动脉壁的胆固醇,将胆固醇转运至肝脏代谢并排出体外,并可通过竞争机制抑制 LDL 与血管内皮细胞受体结合而减少其摄取,因此,HDL 具有抗动脉粥样硬化的作用。

(二)高血压

患高血压时血流对血管壁的冲击力较高,可引起内皮损伤和(或)功能障碍,内膜对脂质通透性增高,脂蛋白渗入内膜增多,随后出现单核细胞黏附并迁入内膜、血小板黏附及血管中膜平滑肌细胞(SMC)迁入内膜等一系列变化,促进动脉粥样硬化发生、发展。

(三)吸烟

大量吸烟者血中 LDL 易于被氧化,血中一氧化碳浓度升高,造成血管内皮缺氧性损伤;烟内含有一种糖蛋白可引起血管平滑肌细胞增生;吸烟可使血小板聚集、血中儿茶酚胺浓度升高,不饱和脂肪酸和 HDL 水平降低。这些因素均有助于动脉粥样硬化的发生。

(四)糖尿病

糖尿病患者血中胆固醇水平明显升高,但 HDL 水平降低。而且高血糖可致 LDL 糖基化和高甘油三酯血症,产生小而紧密且易氧化的 LDL 颗粒,促进粥样硬化中泡沫细胞产生。

(五)年龄与性别

大量研究资料表明,动脉粥样硬化的检出率随年龄增加而升高。女性绝经前动脉粥样硬化的发病率低于同龄组男性,但在绝经期后这种性别差异即消失。这是由于雌激素能影响脂类代谢,降低血浆胆固醇水平的缘故。

(六)遗传因素

冠心病的家族聚集现象提示遗传因素是本病的危险因素。家族性高胆固醇血症患者由于细胞的 LDL 受体基因突变以致其功能缺陷,导致血浆 LDL 水平极度升高,可引起严重的动脉粥样硬化症。

二、动脉粥样硬化的发病机制

动脉粥样硬化的发病机制非常复杂,目前尚未完全明确,有多种假说,包括脂源性学说、平滑肌致突变学说、损伤应答学说等,都只能从不同角度解释 AS 病变形成的某一方面。因此,结合不同假说的特点来阐述 AS 的发病机制更全面、更科学:动脉内皮细胞受损,血浆中过多的脂质沉积在内皮细胞下,随后单核细胞迁入内皮下间隙,转变为巨噬细胞摄取脂质形成巨噬细胞源性泡沫细胞,中膜平滑肌细胞增生并迁入内膜,也可吞噬脂质形成肌源性泡沫细胞,此时动脉内膜上出现脂纹、脂斑。大量增生的平滑肌细胞产生胶原纤维和蛋白多糖,导致纤维斑块形成。斑块深层组织因营养不良而致泡沫细胞坏死,坏死物质与脂质混合成粥样物质(图 5-1)。受各种因素的影响,斑块可发生继发性病变。

三、病理变化

动脉粥样硬化主要累及全身大动脉和中动脉。动脉分支开口及血管弯曲的凸侧为病变的好发部位。本病的发生发展过程一般经历四个阶段。

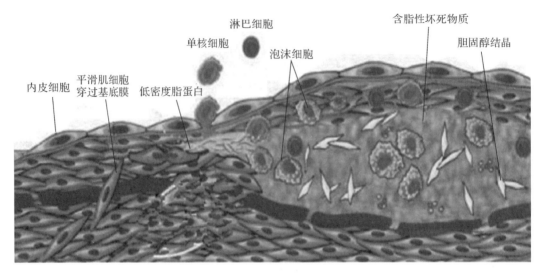

图 5-1　动脉粥样硬化的发病机制

LDL 通过内皮细胞渗入血管内皮下间隙,单核细胞迁入内膜;LDL 与巨噬细胞表面的清道夫受体结合而被摄取,形成巨噬细胞源性 PC;动脉中膜的 SMC 经内弹力膜的窗孔迁入内膜,吞噬脂质形成 SMC 源性 PC

(一)脂纹、脂斑

脂纹、脂斑是动脉粥样硬化肉眼可见的最早期病变。肉眼观,为点状或条纹状黄色不隆起或微隆起于内膜的病灶,常见于主动脉后壁及其分支开口处。光镜下,病灶处大量泡沫细胞聚集于内膜下(图 5-2)。此期病变为可逆性病变,病因消除后脂斑和脂纹可自行消退,否则继续发展为纤维性斑块。

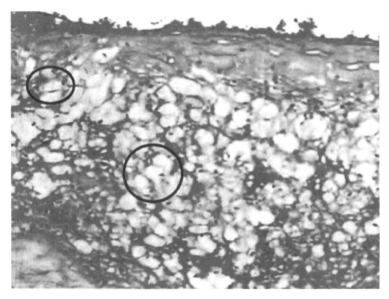

图 5-2　脂纹和脂斑

动脉内膜不规则增厚,内膜下积聚了大量泡沫细胞

(二)纤维斑块

病变进一步发展,脂质沉积增多,刺激病灶周围的结缔组织增生并发生玻璃样变性,形成隆起于内膜表面的灰黄色斑块。随着结缔组织的不断增生和玻璃样变,脂质被埋入内膜深层,斑块逐渐变为灰白色。光镜下,病变表层为纤维帽,由密集的胶原纤维并玻璃样变、散在的 SMC 和巨噬细胞以及少量弹力纤维组成;纤维帽之下可见泡沫细胞、细胞外脂质、增生的 SMC、结缔组织和炎症细胞(图 5-3)。

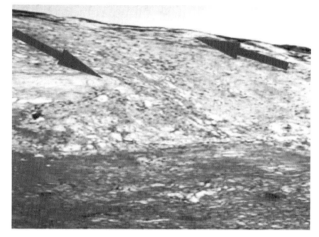

图 5-3 纤维斑块

病变表层为纤维帽,纤维帽之下可见泡沫细胞、细胞外脂质等

(三)粥样斑块

在纤维斑块的基础上,斑块深层的组织缺血坏死,坏死物与脂质混合形成粥样斑块。肉眼观,内膜上有明显隆起的灰黄色斑块,导致动脉管腔变狭窄。切面可见其表层为灰白色纤维帽,深层有大量黄色粥糜样物质,内含胆固醇结晶(图 5-4),底部和边缘可见肉芽组织增生,并有少量泡沫细胞、淋巴细胞。

(四)继发性改变

粥样斑块形成后,可继发以下改变:

1. 斑块内出血　常由于粥样斑块边缘和底部的新生毛细血管破裂出血造成,也可因斑块破裂、血管内血液进入斑块引起。出血使斑块更加隆起,血管管腔狭窄程度加重,甚至完全闭塞。

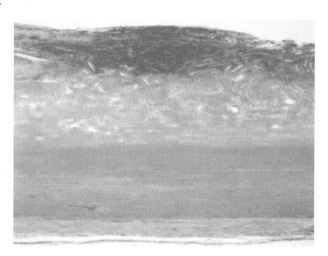

图 5-4 粥样斑块

条索状白色物为胆固醇结晶

2. 斑块破裂　斑块表层纤维帽破裂,可形成粥瘤样溃疡,容易并发血栓形成;坏死性粥样物质进入血流可成为栓子。

3. 血栓形成　破裂斑块造成的溃疡,由于胶原暴露,促进血栓形成,引起动脉阻塞而导致梗死。

4. 钙化　多见于老年患者,钙盐可沉积于坏死灶及纤维帽内,动脉壁因而变硬、变脆。

5. 动脉瘤形成　病变累及动脉中膜平滑肌,可使其萎缩、弹性降低。在血流冲击下,局部管壁向外膨出形成动脉瘤(图 5-5),动脉瘤破裂可致大出血。此外,血流可从斑块溃疡处进入动脉中膜,或中膜内血管破裂出血,致使中膜撕裂,形成夹层动脉瘤。

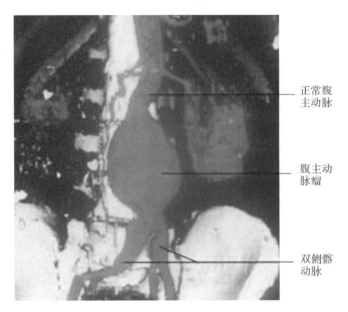

正常腹主动脉

腹主动脉瘤

双侧髂动脉

图 5-5　腹主动脉瘤

四、重要器官的动脉粥样硬化

(一)主动脉粥样硬化

主动脉粥样硬化好发于主动脉后壁及其分支开口处,其中腹主动脉病变最严重,其次是胸主动脉。病变动脉内膜凹凸不平,管壁变硬,弹性丧失,管腔变形,严重者斑块破裂,形成粥瘤样溃疡,表面可有附壁血栓形成。少部分病例因中膜 SMC 萎缩,弹力板断裂,局部管壁变薄弱,在血压的作用下管壁向外膨出形成主动脉瘤。如主动脉根部内膜病变严重,累及主动脉瓣,使瓣膜增厚、变硬,甚至钙化,可形成主动脉瓣膜病。

(二)脑动脉粥样硬化

脑动脉粥样硬化患者一般在 45 岁以后才出现斑块。病变以基底动脉、Willis 环和大脑中动脉最显著。颈内动脉起始部和颅内部的粥样硬化也相当常见,可有不同程度的管腔狭窄、斑块内出血、溃疡及附壁血栓形成。患者脑组织因长期供血不足而发生萎缩,大脑皮质变薄,脑回变窄,脑沟变宽、加深,大脑重量减轻,严重者常有智力减退,甚至痴呆。严重的脑动脉粥样硬化常继发血栓导致管腔阻塞,造成脑组织缺血发生脑软化。脑软化多见于颞叶、内囊、尾状核、豆状核和丘脑等部位。此外,脑动脉粥样硬化病变还可形成小动脉瘤,当血压突然升高时可导致脑出血。

(三)肾动脉粥样硬化

肾动脉粥样硬化好发于肾动脉开口处或主干近侧端。病变引起肾动脉高度狭窄,导致继发性高血压,如并发血栓形成,阻塞血管,可引起相应供血区域梗死,梗死灶机化后形成较大的凹陷性瘢痕,多个瘢痕使肾缩小,称为动脉粥样硬化性固缩肾(图 5-6)。

(四)下肢动脉粥样硬化

下肢动脉粥样硬化可导致管腔狭窄,因供血不足,患者行走时出现疼痛、跛行,休息后好转,即所谓间歇性跛行。当动脉管腔完全阻塞,侧支循环又不能建立时,可引起足部干性坏疽。

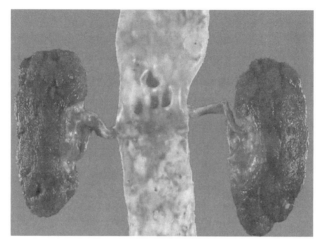

图 5-6 动脉粥样硬化性固缩肾

肾脏体积缩小,表面有凹凸不平的瘢痕

(五)冠状动脉粥样硬化

冠状动脉粥样硬化可导致冠状动脉性心脏病,这是最严重的动脉粥样硬化病变之一,下一节将重点介绍。

第二节 冠状动脉粥样硬化性心脏病

冠状动脉粥样硬化性心脏病(coronary atherosclerotic heart disease,CHD)简称冠心病,是指因冠状动脉狭窄引起心肌供血不足而导致的缺血性心脏病。本病有明显的性别差异,男女发病率约为 2∶1,有冠心病、糖尿病、高血压、高脂血症家族史者,此病的发病率也会增加。引起冠心病的原因有冠状动脉粥样硬化、冠状动脉炎性疾病(如风湿性动脉炎)、梅毒性动脉炎及畸形等。其中 95%~99%是由冠状动脉粥样硬化引起,所以一般所称的冠心病即指冠状动脉粥样硬化性心脏病。

一、冠状动脉粥样硬化的病理变化

冠状动脉粥样硬化最常发生于左冠状动脉前降支,其次为右冠状动脉,再次是左旋支及左主干。病变多为节段性,多发生在血管的心壁侧,在横切面上斑块多呈新月形,管腔呈不同程度的狭窄。有时可并发血栓形成,使管腔完全阻塞。根据管腔狭窄的程度可将其分为 4级:Ⅰ级,阻塞程度≤25%;Ⅱ级,阻塞程度为 26%~50%;Ⅲ级,阻塞程度为 51%~75%;Ⅳ级,阻塞程度>75%。

二、冠状动脉粥样硬化性心脏病的类型

冠状动脉粥样硬化性心脏病可分为心绞痛、心肌梗死、心肌纤维化和冠状动脉性猝死四种临床类型。

(一)心绞痛

1.临床表现 心绞痛是由于冠状动脉供血不足和(或)心肌耗氧量骤增使心肌急剧而短

暂的缺血、缺氧所引起的临床综合征。典型临床表现为胸骨后或心前区阵发性压榨感或紧缩性疼痛,常放射至左肩、左臂,持续数分钟,经休息或口含硝酸甘油可缓解。

2.发病机制 心绞痛的发作一般在冠状动脉粥样硬化导致管腔狭窄的基础上,某些诱因使冠状动脉痉挛引起;也可因体力活动、情绪激动、寒冷、暴饮暴食等使心肌耗氧量暂时增加,超出已狭窄的冠状动脉供氧能力而发生。心肌缺氧时,酸性代谢产物局部堆积,刺激心脏感觉神经末梢,信号经第1~5胸神经进入脊髓传送至大脑产生痛觉,并在相应胸神经所分布的皮肤区域产生不适感及痛觉。

3.类型 临床上常将心绞痛分为三型。

(1)稳定性心绞痛:又称轻型心绞痛,一般不发作,可稳定数月,仅在重体力、脑力劳动或其他原因所致一过性心肌耗氧量增高时出现症状。

(2)不稳定性心绞痛:临床上颇不稳定,在负荷、休息时均可发作。发作强度和频度逐渐增加,大多数患者至少有一支冠状动脉主干近侧端高度狭窄,常为心肌梗死前兆。

(3)变异性心绞痛:常于休息或梦醒时发作,多无明显诱因,心电图与其他型心绞痛相反,显示有关导联 ST 段抬高,主要是冠状动脉痉挛引起的。对血管扩张药如硝酸甘油反应良好。

(二)心肌梗死

心肌梗死(myocardial infarction,MI)是由于冠状动脉供血中断,引起供血区持续缺血而导致的较大范围的心肌坏死。临床表现为剧烈而持久的胸骨后疼痛,用硝酸酯制剂或休息后症状不能完全缓解,可并发心律失常、休克或心力衰竭。MI多见于中老年人,冬春季节多发。

1.部位和范围 心肌梗死的部位与阻塞的冠状动脉供血区域一致,其中,左心室前壁、心尖部和室间隔前 2/3,约占全部心肌梗死的 50%,该区正是左冠状动脉前降支供血区;约 25% 的心肌梗死发生在左心室后壁、室间隔后 1/3 和右心室,该区为右冠状动脉供血区;此外尚见于左心室侧壁,相当于左冠状动脉旋支供血区域。

心肌梗死的范围大小与阻塞的冠状动脉分支的大小和阻塞部位有关。根据梗死所占心壁厚度的不同,将心肌梗死分为三种。①薄层梗死(心内膜下心肌梗死):梗死范围仅限于心内膜下方,厚度不及心肌厚度的一半。②厚层梗死:梗死厚度超过心肌层厚度一半以上,但未达到心肌全层。③全层梗死:为典型心肌梗死的类型,又称为透壁性心肌梗死,约占心肌梗死病例的 95%。梗死累及整个心壁,梗死区域亦较大。

2.病理变化 心肌梗死属于贫血性梗死,梗死灶形状不规则。一般于梗死 6h 后肉眼才能辨认,先呈苍白色,8~9h 后呈黄色或土黄色(图 5-7),干燥,较硬,失去正

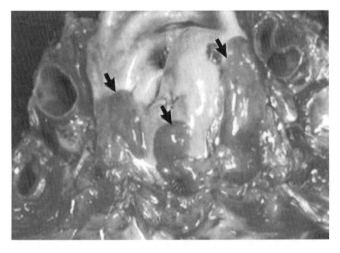

图 5-7 心肌梗死(大体观)
箭头所示为心肌梗死灶,呈土黄色

常光泽。第4天在梗死灶周边出现明显充血、出血带。2～3周后由于肉芽组织增生而呈红色。5周后梗死灶逐渐被瘢痕组织取代,呈灰白色(陈旧性梗死灶)。镜下观,心肌梗死最常表现为凝固性坏死(图5-8)。

3.临床病理联系 临床上患者表现为持久的心前区或胸骨后剧烈疼痛,休息或舌下含服硝酸甘油不能缓解,伴有典型进行性心电图改变。由于坏死物质被吸收,患者还可出现发热、中性粒细胞增多和血沉加快等。心肌受损时,肌红蛋白、肌凝蛋白及肌钙蛋

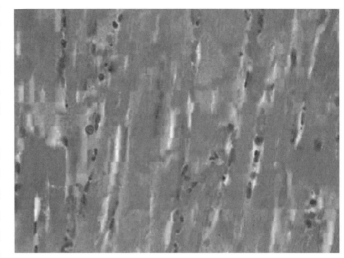

图5-8 心肌梗死(镜下观)
大部分心肌细胞核消失

白可迅速从心肌细胞中释出,进入血液循环,在血清中水平升高。心肌坏死时,心肌细胞内的部分酶类(如门冬氨酸氨基转移酶、丙氨酸氨基转移酶、肌酸磷酸激酶和乳酸脱氢酶)可释放入血,使这些酶在血中的浓度升高,尤其是肌酸磷酸激酶对心肌梗死的临床诊断很有帮助。

4.合并症及后果

(1)心律失常:是心肌梗死早期最常见的合并症和死亡原因。由于梗死累及传导束的左、右束支及其分支,引起传导障碍,从而导致室性早搏、房室传导阻滞等。严重时可引起患者心搏骤停而导致猝死。

(2)心脏破裂:较少见,是心肌梗死最严重的合并症,常发生在心肌梗死后1～2周内。主要由于梗死灶中浸润的中性粒细胞和单核细胞释放出蛋白水解酶使坏死心肌发生溶解所致。好发部位为:①左心室前壁下1/3处,心脏破裂后血液流入心包,引起心包填塞而导致猝死。②室间隔破裂,左心室血流入右心室,引起右心功能不全。③左心室乳头肌断裂,引起急性二尖瓣关闭不全,导致急性左心衰竭。

(3)室壁瘤:见于范围较大的心肌梗死的愈合期。在血流压力的作用下,梗死灶或瘢痕组织向外膨出所致。多见于左心室前壁近心尖处,并可继发附壁血栓形成、心律失常或左心衰竭。

(4)附壁血栓形成:梗死区心内膜面以及室壁瘤内容易形成附壁血栓(图5-9),血栓可机化或脱落引起栓塞。

(5)急性心包炎:心肌梗死波及心包脏层

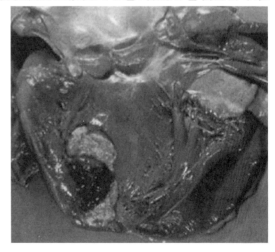

图5-9 心肌梗死区内附壁血栓

时,可出现无菌性纤维素性心包炎和心包积液。

（6）心力衰竭及休克：梗死的心肌收缩力显著减弱甚至丧失，可引起左心、右心或全心充血性心力衰竭，是患者最常见的死亡原因之一。当 MI 面积＞40％时，心肌收缩力极度减弱，心排血量急剧下降，从而引起心源性休克。

（三）心肌纤维化

心肌纤维化是中至重度冠状动脉粥样硬化性狭窄引起心肌纤维持续性和（或）反复加重的缺血缺氧所产生的结果。肉眼观，心脏增大，所有心腔扩张，伴多灶性白色纤维条索，心壁厚度可正常，有时可见机化的附壁性血栓。镜下观，广泛而多灶性心肌纤维化，尤以心内膜下明显。临床上可表现为心律失常或心力衰竭。

（四）冠状动脉性猝死

冠状动脉性猝死是指由于冠状动脉原因导致的意想不到的突发性死亡。冠状动脉性猝死是心脏性猝死中最常见的一种，多见于 30～49 岁人群，男性比女性多 3.9 倍。患者常发生在某种诱因后，如饮酒、劳累、吸烟、运动、激动等，发作时患者可突然昏倒在地，四肢肌肉抽搐、小便失禁，或突然发生呼吸困难、口吐泡沫、大汗淋漓，迅速昏迷，症状发作后往往迅速死亡，或在一至数小时内死亡。少数患者可在夜间睡眠中发病，不易被人察觉，所以多无目击者。冠状动脉性猝死主要是在冠状动脉粥样硬化的基础上并发血栓形成，斑块内出血等所致。部分病例冠状动脉仅有轻度粥样硬化病变，可能与合并冠状动脉痉挛有关。

病 例 分 析

某女，65 岁，因心前区疼痛 5 年，加重伴呼吸困难 8h 入院。入院前 5 年感心前区疼痛，呈膨胀性或压迫感，多于劳累后发作，每次持续 3～5min，休息后减轻。入院前 2 个月，疼痛渐频繁，且休息时也发作。入院前 8h，于睡眠中突感心前区剧痛，并向左肩部、臂部放射，且伴大汗、呼吸困难，咳出少量粉红色泡沫状痰液，急诊入院。

体格检查：体温 37.8℃，心率 130 次/min，血压 80/40mmHg，呼吸急促，口唇及指甲发绀，不断咳嗽，咳粉红色泡沫状痰液，皮肤湿冷，颈静脉稍充盈，双肺底部可闻湿啰音，心界向左扩大，心音弱。实验室检查：外周血白细胞 20×10^9/L，嗜中性粒细胞 0.89，尿蛋白（＋），血尿素氮 30.0mmol/L，CO_2 结合力 16.0mmol/L。入院后经治疗无好转，于次日死亡。

问题与思考：

（1）本病例患者最可能的死因是什么？

（2）本病例做尸体解剖，可能会观察到什么病变？

（3）患者临床症状及体征的病理改变基础是什么？

第三节　高血压病

人体体循环动脉血压持续升高称为高血压（hypertension），是人类最常见的心血管疾病之一。我国规定的诊断标准为，在安静休息状态下，成年人收缩压超过 140mmHg（18.4kPa）和（或）舒张压超过 90mmHg（12.0kPa），即为高血压。高血压可分为原发性和继发性两大类。继发性高血压是指患有某些明确的疾病时出现血压升高,高血压仅为这些疾病的症状之一,故又称症状性高血压。原发性高血压是一种原因尚未完全明了的、以体循环动脉血压持续升高为主要表现的独立性全身性疾病,又称高血压病。原发性高血压占高血压的90%～95%,多见于中、老年人,多数病程漫长,症状显隐不定,常在不被重视的情况下发展至晚期,累及心、肾和脑等脏器。

一、病因和发病机制

高血压病的病因和发病机制仍未完全清楚,一般认为本病并非由单一因素引起,而是由多种因素相互影响、共同作用造成的。

1.遗传因素 约75%的原发性高血压患者具有遗传素质,双亲有高血压病史的患病率比无高血压家族史者高2～3倍。目前认为原发性高血压是一种受多基因遗传影响,且在多种后天因素作用下,机体正常的血压调节机制失调而导致的疾病。高血压患者及有高血压家族史而血压正常者的血清中有一种激素样物质,可抑制Na^+-K^+-ATP酶的活性,致使Na^+-K^+泵功能降低,导致细胞内$[Na^+]$增加,使平滑肌细胞对Na^+具有敏感性的人细小动脉收缩加强,血压增高。

2.饮食因素 膳食中摄入钠盐过多是原发性高血压的好发因素之一。日均摄盐量高的人群,该病患病率明显高于日均摄盐量低的人群,而减少日均摄盐量或用药物增加Na^+的排泄可改善高血压病的情况。WHO在预防高血压病的措施中建议,每人每日摄盐量应控制在5g以下。由于钾能促进排钠,钙可减轻钠的升压作用,因此增加钾和钙的摄入量可使某些患者的血压降低。摄入钠盐过多且对钠盐敏感的人群,主要通过水钠潴留引起高血压病。

3.职业和社会心理因素 长期精神紧张而体力活动又较少职业者、能引起严重心理障碍的社会应激因素,高血压病患病率比对照组高。这是因为,社会心理应激者交感神经兴奋增强会破坏体内激素平衡,影响机体正常的血压调节机制,导致血压升高。

4.其他因素 肥胖、年龄增长等也与高血压病的发生呈正相关。

二、类型和结构功能变化

高血压病可分为良性高血压病和恶性高血压病两大类。

(一)良性高血压病

良性高血压病又称"缓进型高血压病",占原发性高血压的95%,多见于中老年,病程长,可达数年甚至数十年,疾病进展缓慢。早期多无症状,往往是偶然发现,开始时血压处于波动状态,其后血压呈持续性升高,最终死于心、脑病变。良性高血压病的发展可分为三期。

1.功能紊乱期 主要病变特点为全身细小动脉间歇性痉挛收缩。此时血管只有功能障碍,无结构改变,心、脑、肾各器官均无器质性改变。血压不稳定,处于波动状态(血管痉挛时血压升高,当血管痉挛缓解之后,血压又可恢复到正常水平),临床上患者多无明显症状,经适当休息和治疗后,血压可降至正常水平。

2.动脉病变期 主要表现为全身细小动脉硬化,多见于心、脑、肾、视网膜等处。患者血压持续性升高,经休息后也不能降至正常,心、脑、肾等器官开始出现缺血性损害,患者常出现眩晕、头痛、疲乏、心悸等症状。

(1)细动脉硬化:细动脉是指中膜仅有1～2层平滑肌细胞或直径<1mm的最小动脉。

全身细动脉硬化表现为细动脉玻璃样变,是缓进型高血压的基本病变。由于细动脉反复痉挛,内皮细胞和基膜受损,内皮细胞间隙扩大,内膜通透性升高,血浆蛋白注入内皮下间隙;同时,内皮细胞及中膜 SMC 分泌细胞外基质增多,继而 SMC 凋亡,导致管壁发生玻璃样变。光镜下,细动脉管壁呈均质红染,管壁增厚,管腔变小(图 5-10)。

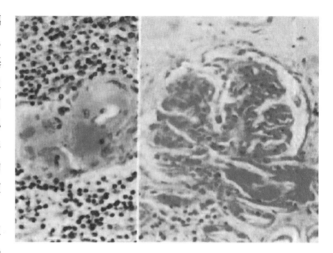

图 5-10　细动脉硬化
细动脉玻璃样变

(2)小动脉硬化:小动脉病变主要累及脑小动脉、肾的弓形动脉和小叶间动脉等。表现为内膜胶原纤维和弹性纤维增生,中膜平滑肌细胞增生、肥大,细胞外基质增多,中膜肥厚,最终使小动脉管壁增厚变硬,管腔狭窄。

3.器官病变期　为高血压晚期阶段,由于全身细小动脉硬化,血压持续升高,可使内脏器官供血减少,逐步继发器官损害,尤以心、脑、肾最为突出。

(1)心脏的病变:由于血压持续升高,外周阻力增加,左心室为了克服射血阻力加强收缩,久而久之,发生代偿性肥大。心脏重量增加,可达 400g 以上,左心室壁增厚,可达 1.5～2.0cm,乳头肌和肉柱明显增粗变圆。不伴心腔扩张时,称为向心性肥大(图 5-11)。病变继续发展,肥大的心肌细胞与间质毛细血管供血不相适应,逐渐出现供血不足,心肌收缩力减弱,左心室失代偿,心腔扩张,称为离心性肥大。如果冠状动脉合并动脉粥样硬化(AS),可进一步加重心肌供血不足,促进心力衰竭。镜下观,心肌细胞变粗变长,并出现较多分支,核大而深染。由高血压引起的心

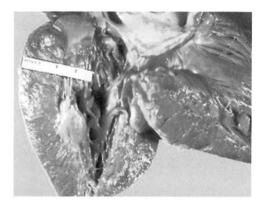

图 5-11　左心室向心性肥大

脏病称为高血压性心脏病,患者血压常在 180mmHg(24kPa)/120mmHg(16kPa)以上,临床上表现为左心界扩大和反复发作的左心衰竭,心电图示左室肥大和劳损。

(2)肾脏的病变:主要表现为原发性颗粒性固缩肾。肉眼观,双侧肾对称性体积缩小,质地变硬,重量减轻(单侧肾重量一般小于 100g),表面呈均匀弥漫的细小颗粒状。切面见肾皮质变薄,在 2mm 左右。光镜下,肾入球动脉玻璃样变,弓形动脉、叶间动脉硬化,病变严重区域的肾小球因缺血发生萎缩、纤维化和玻璃样变,所属肾小管因缺血及功能废用而萎缩、消失。间质结缔组织增生和淋巴细胞浸润,由于肾实质萎缩和结缔组织收缩而形成凹陷的固缩病灶。周围相对健存的肾小球发生代偿性肥大,所属肾小管扩张,局部肾组织向表面隆起,呈肉眼可见的较均匀的细颗粒状(图 5-12)。患者可有轻至中度蛋白尿、管型尿。病变严重时,肾功能逐渐下降,可有多尿、夜尿、低比重尿;血中非蛋白氮、肌酐、尿素氮升高,甚至出

现尿毒症。

（3）脑的病变：高血压时，患者可出现一系列脑部变化。①脑水肿：高血压时，脑的细小动脉硬化和持续痉挛，局部缺血，毛细血管壁通透性增加，可引起急性脑水肿，此时患者出现剧烈头痛，并出现头晕、呕吐、视物模糊、抽搐和血压急剧增高等，称高血压脑病。如上述症状进一步加重，并出现意识障碍等，不及时救治易引起死亡，称为高血压危象。②脑软化：由于脑的细、小动脉硬化和痉挛，导致其供血区域脑组织缺血性梗死，形成质地疏松的直径＜1.5cm 的筛网状病灶，称为脑软化。脑软化灶数量多且较小，称微梗死灶，亦称脑

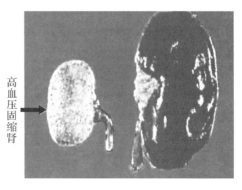

高血压固缩肾→

图 5-12　原发性颗粒性固缩肾
肾质地变硬，表面凹凸不平，呈细颗粒状

腔隙状梗死。最终坏死组织被吸收，由周围胶质细胞产生胶质，形成胶质瘢痕。脑软化常发生于壳核、丘脑、脑桥和小脑。由于脑软化较小，一般不引起严重后果。③脑出血：俗称中风，是高血压最严重且常导致死亡的并发症，多为大出血，常发生在基底核、内囊，其次为大脑白质、脑桥和小脑，约 15% 发生于脑干。出血区域脑组织完全被破坏，形成囊腔，其内充满坏死组织和凝血块。有时，出血范围甚大，可破裂入侧脑室。引起脑出血的原因为脑血管壁病变致使其弹性下降，当失去壁外组织支撑时（如微小软化灶），可形成微小动脉瘤，如再遇到血压突然升高，可致微小动脉瘤破裂出血；脑血管的细、小动脉硬化使血管壁变脆，血压升高时可破裂出血；脑出血多见于基底核区域（尤以豆状核最常见），因为供应该区域的豆纹动脉从大脑中动脉呈直角分出，直接承受压力较高的血流冲击，易使已有病变的豆纹动脉破裂出血。临床表现常因出血部位的不同和出血量多少的不同而异。患者常表现为呼吸加深、脉搏加快、肢体弛缓、腱反射消失、大小便失禁，甚至突然昏迷等。严重者瞳孔和角膜反射消失，出现潮式呼吸。内囊出血者可引起对侧肢体偏瘫和感觉丧失。出血破入脑室时，患者发生昏迷，常导致死亡。脑出血可引起颅内高压，并引起脑疝。小的血肿可被吸收，胶质瘢痕修复。中等量的出血灶可被胶质瘢痕包裹，形成血肿或液化呈囊腔。

（4）视网膜：视网膜中央动脉发生细动脉硬化。眼底血管是人体内唯一能被窥视的小动脉。高血压眼底改变包括血管和视网膜病变，按 Keith-Wagener 分类法分为四级，即 I 级为视网膜小动脉轻度狭窄和硬化，动脉变细；II 级为小动脉中度硬化和狭窄，动静脉交叉压迫现象，动脉反光增强呈银丝状；III 级为视网膜水肿、渗出和出血；IV 级为视乳头水肿。因视乳头水肿，视网膜渗出和出血，患者视物模糊。眼底检查对高血压病的诊断和病变程度的了解十分重要。

（二）恶性高血压病

恶性高血压病也称"急进型高血压病"，多见于青壮年，起病急，进展快，预后差，患者多在一年内因尿毒症、脑出血、心力衰竭而死亡。镜下可见细动脉发生纤维样坏死，累及内膜和中膜，并伴有血浆成分内渗，使管壁极度增厚。细动脉坏死常并发血栓形成，可引起出血及微梗死。小动脉的变化表现为增生性动脉内膜炎，内膜显著增厚，中膜平滑肌细胞增生肥大，胶原纤维增多，并呈向心性排列，形成层状洋葱皮样病变。病变主要累及肾和脑血管。

病 例 分 析

男,68岁,10年前出现头痛、头晕、健忘等症状,血压150/95mmHg,服用降压药后自觉上述症状缓解,1d前出现剧烈头痛,视物模糊,呕吐,右侧面神经麻痹及左侧上、下肢瘫痪而急诊入院。

入院查体:急性病容,血压180/100mmHg,双下肢浮肿,颈静脉怒张,尿蛋白(十)。入院后积极抢救无效死亡。

问题与思考:

(1)本病例最可能的死因是什么?

(2)本病例做尸体解剖,可能会观察到哪些病变?

第四节 风湿病

风湿病(rheumatism)是一种与A组乙型溶血性链球菌感染有关的变态反应性疾病。病变主要累及全身结缔组织,表现为胶原纤维变性、坏死和炎症反应,常侵犯心脏、关节和血管等,尤以心脏病变最为严重。急性期称为风湿热,除有心脏和关节症状外,常伴有发热、毒血症、皮疹、皮下结节、舞蹈症等症状和体征;血液检查,有链球菌溶血素O抗体滴度增高,血沉加快等。常反复发作,急性期过后,可造成程度不等的心瓣膜器质性病变。

本病可发生于任何年龄,但多始发于5～14岁儿童,发病高峰为6～9岁。男女患病率无差别。

一、病因和发病机制

目前从临床、流行病学及免疫学等方面,均能证明风湿病的发生与A组乙型溶血性链球菌感染有关,但并不是此菌直接作用的结果。风湿病的发病机制目前仍不完全清楚,多数学者倾向于支持抗原抗体交叉反应学说。该学说认为,链球菌与结缔组织成分之间存在交叉免疫反应,如链球菌的M-蛋白(菌体蛋白)与心肌抗原之间,C蛋白(糖蛋白)与结缔组织糖蛋白之间,以及链球菌透明质酸与软骨的蛋白多糖复合物之间都存在交叉免疫反应。所以链球菌抗原刺激机体产生的抗体既可与链球菌发生反应,也可与相应组织发生交叉反应导致组织损伤。

二、基本病理变化

风湿病的病变可累及全身结缔组织,典型病变发展过程较长并具有一定的特征性,大致可分为三期。

(一)变质渗出期

此期在心脏、浆膜、关节、皮肤等病变部位发生结缔组织基质的黏液样变性和胶原纤维的纤维素样坏死。此外,病灶中有少量淋巴细胞、中性粒细胞和单核细胞浸润。此期持续约1个月。

（二）增生期

本期病变以增生为主，形成具有特征性的风湿性肉芽肿，称为风湿小体或阿少夫小体（Aschoff body），对风湿病具有病理诊断意义。

风湿小体是一种肉芽肿性病变，多发生在心肌间质、心内膜下和皮下结缔组织，其中央为纤维素样坏死，周围是成堆的风湿细胞和少量成纤维细胞、淋巴细胞和浆细胞。风湿细胞又称阿少夫细胞，是在心肌间质纤维素样坏死的基础之上，由巨噬细胞增生、聚集并吞噬纤维素样坏死物后形成的。风湿细胞体积较大，胞质丰富，核大，单核或双核，核膜清晰，染色质集中于核中央，使该细胞横切面呈枭眼状，纵切面呈毛虫状（图5-13）。本期可持续2～3个月。

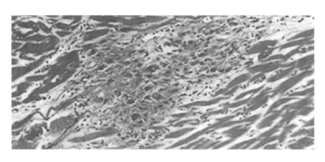

图 5-13　风湿小体
中央为纤维样坏死，周围是成堆的风湿细胞和少量成纤维细胞、淋巴细胞及浆细胞

（三）瘢痕期（愈合期）

本期纤维蛋白样坏死物质逐渐被吸收，细胞成分减少，出现成纤维细胞，产生胶原纤维，并变为纤维细胞。整个风湿小体变成梭形小瘢痕。此期可持续2～3个月。

风湿热病变的自然经过为4～6个月，常反复发作。因此，新旧病变常同时并存，可致较严重的纤维化和瘢痕形成，影响器官功能。

三、各器官的病变及临床病理联系

（一）风湿性心脏病

风湿性心脏病包括急性期风湿性心脏病和静止期慢性风湿性心脏病，病变常累及心脏各层（心内膜、心肌、心外膜），故称为风湿性全心炎，但各层的病变程度有所不同，可以某一层的病变为主。

1.风湿性心内膜炎　风湿性心内膜炎常侵犯心瓣膜，其中二尖瓣最常被累及。病变主要表现为疣状心内膜炎。由于瓣膜肿胀、内皮细胞受损，加之瓣膜闭锁缘经常受到摩擦和血流冲击，因此在瓣膜闭锁缘上形成单行排列的、直径为1～2mm的疣状赘生物，这些疣状赘生物呈灰白色半透明，附着牢固，一般不易脱落（图5-14）。镜下观，疣

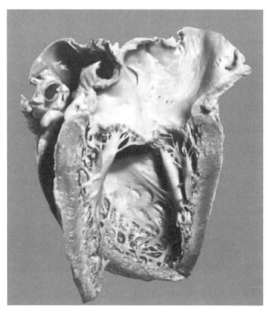

图 5-14　风湿性心内膜炎
瓣膜闭锁缘上形成疣状赘生物

状赘生物为血小板和纤维素构成的白色血栓。由于风湿病常反复发作,瓣膜发生纤维化和瘢痕形成,致使瓣膜增厚、卷曲、缩短以及钙化,瓣膜之间可发生粘连,腱索增粗和缩短,最终形成慢性心瓣膜病。

急性期患者可有发热、贫血,心尖区可出现轻度收缩期杂音(由二尖瓣相对关闭不全及瓣膜肿胀引起)。

2. 风湿性心肌炎　发生于成人时,主要累及心肌间质结缔组织,在小血管旁出现风湿小体这一特征性病变,最常见于左心室后壁、室间隔、左心房及左心耳等处。发生于儿童时,渗出性病变特别明显,心肌间质发生明显水肿及弥漫性炎症细胞浸润,心脏扩张呈球形。

患者可有心动过速、第一心音低钝、心电图示 P-R 间期延长及传导阻滞。儿童患者可引起急性充血性心力衰竭。

3. 风湿性心外膜炎　病变主要累及心包脏层,呈浆液性或浆液纤维素炎症。当心包腔内有大量浆液渗出(心包积液)时,叩诊心界向左、右扩大,听诊时心音遥远。X 线检查示心脏呈烧瓶形。当有大量纤维蛋白渗出时,心外膜表面的纤维素因心脏的不停搏动而牵拉成绒毛状,称为"绒毛心",患者有心前区疼痛,听诊可闻及心包摩擦音。恢复期,浆液逐渐被吸收,纤维素亦可被溶解吸收,仅少数患者心包表面纤维素渗出未被完全溶解吸收而发生机化,致使心包的脏、壁两层发生粘连,甚至形成缩窄性心包炎。

(二)风湿性关节炎

约 75% 的风湿热患者早期出现风湿性关节炎,病变常累及大关节,最常见于膝和踝关节,其次是肩、肘、腕等关节。各关节常先后受累,反复发作,病变呈游走性、多发性。局部出现红、肿、热、痛和功能障碍。主要为关节滑膜的浆液性炎症,滑膜和关节周围组织充血、水肿,胶原纤维黏液样变性和纤维素样坏死,有时可见少数不典型的风湿小体形成。浆液性渗出物容易被完全吸收,一般不留后遗症。

(三)风湿性动脉炎

风湿性动脉炎可发生于冠状动脉、肾动脉、肠系膜动脉、脑动脉和肺动脉等。急性期,血管壁发生黏液样变性和纤维素样坏死,伴有炎症细胞浸润,可有风湿小体形成,并可继发血栓形成。后期,血管壁因瘢痕形成而使管腔狭窄。

(四)皮肤病变

1. 环形红斑　多发生在躯干和四肢皮肤。肉眼观,为淡红色环形或半环形红晕,直径约 3cm,周围红晕稍有隆起,红斑中央皮肤色泽正常。镜下观,红斑处真皮浅层血管充血,血管周围组织水肿伴淋巴细胞、巨噬细胞、中性粒细胞浸润。此病变对急性风湿病有诊断意义,常在 1~2 日内自行消退。

2. 皮下结节　多发生在肘、腕、膝、踝关节附件伸侧面皮下。肉眼观,结节直径为 0.5~2.0cm,圆形或椭圆形,质地较硬,推之可活动,无压痛。镜下观,结节为典型的风湿小体。随着炎症的消退,数周后,结节逐渐纤维化成为瘢痕组织。

(五)中枢神经系统病变

多见于 5~12 岁儿童,女孩多于男孩。主要病变为风湿性动脉炎,可有神经细胞变性、胶质细胞增生和胶质结节形成。病变主要累及大脑皮质、基底核、丘脑及小脑皮层。当椎体外系受累较重时,患儿出现肢体的不自主运动,称为小儿舞蹈症。

病 例 分 析

女性,12岁,因发热、游走性关节痛、出红斑3d而入院。入院前6d开始发热、畏寒,体温达39.5℃,但不规则,伴全身疲乏、食欲减退、大量出汗和心慌等。入院前5d出现双膝、踝关节发热、肿痛,行走困难。入院前3d,四肢内侧和躯干出现红斑。患者3年前曾有类似发病4次。

入院查体:体温39℃,脉搏138次/min,血压正常,双下肢内侧和躯干见环形红斑,心尖搏动位于左锁骨中线外侧第6肋间,心浊音界向两侧扩大,二尖瓣区可听到三级收缩期吹风样杂音和舒张早期隆隆样杂音。红细胞沉降率50mm/h,抗"O"为700单位,咽喉拭子培养有溶血性链球菌生长。X线检查示心脏向左下扩大。

问题与思考:

(1)本病例最可能的诊断是什么?

(2)本病例心脏会有什么样的病理改变?

(3)患者临床症状及体征的病理改变基础是什么?

第五节　感染性心内膜炎

感染性心内膜炎(infective endocarditis)是指由病原微生物直接侵犯心内膜,特别是心瓣膜而引起的炎症性疾病。病原微生物包括各种细菌、真菌、立克次体等,主要是细菌,故又称细菌性心内膜炎。本病可分为急性和亚急性两种。

一、急性感染性心内膜炎

1.病因　急性感染性心内膜炎或称急性细菌性心内膜炎,主要是由毒力较强的化脓菌引起,其中大多数为金黄色葡萄球菌,其次是溶血性链球菌,肺炎球菌也可引起。通常,病原菌先在体内某个部位引起局部感染,进而发展为败血症并侵犯心内膜。此类心内膜炎多发生于原来正常心内膜上,多单独侵犯二尖瓣或主动脉瓣,引起急性化脓性心瓣膜炎。

2.病理变化　肉眼观,瓣膜闭锁缘处常形成较大的赘生物(图5-15)。赘生物呈灰黄色或灰绿色,质地松软。镜下,瓣膜溃疡底部组织坏死,有大量中性粒细胞浸润,赘生物为脓性渗出物、血栓、坏死组织和大量细菌菌落混合而成。

赘生物易脱落形成带有细菌的栓

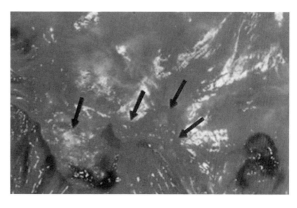

图5-15　细菌性心内膜炎
主动脉瓣上可见较大的疣状赘生物

子,引起某些器官死亡和多发性小脓肿(败血性梗死)。严重者,可发生瓣膜破裂、穿孔或腱索断裂。

3.转归　此病起病急,病程短,病情严重,患者多在数周内死亡。近年来,由于广泛应用抗生素,所以本病的死亡率大大下降,但瓣膜破坏严重、赘生物机化、瘢痕形成,可导致慢性心瓣膜病。

二、亚急性感染性心内膜炎

1.病因　亚急性感染性心内膜炎又称亚急性细菌性心内膜炎,通常由毒力较弱的草绿色链球菌所引起,其次是肠球菌、肺炎球菌,真菌也可引起。亚急性感染性心内膜炎常发生在已有病变的瓣膜上,大多数病例发生在风湿性心内膜炎的基础上,其次是先天性心脏病行修补术后的瓣膜也易被感染。此型心内膜炎常见于二尖瓣和主动脉瓣。

2.病理变化　肉眼观,常在原有病变的瓣膜上形成赘生物,其大小不一,单个或多个,形态不规则呈息肉状或鸡冠状,颜色呈灰黄色或灰绿色,干燥质脆,易破碎。病变瓣膜增厚、变形,并发生溃疡,甚至穿孔和腱索断裂。镜下观,赘生物由血小板、纤维蛋白、坏死组织、炎症细胞、细菌菌落构成。细菌菌落包裹在赘生物内部。溃疡底部可见少许肉芽组织、淋巴细胞和单核细胞浸润。有时可见原有风湿性心内膜炎的病变。

3.临床表现

(1)瓣膜损害:病变瓣膜僵硬,部分机化瘢痕形成,极易造成严重的瓣膜变形、增厚和腱索增粗缩短,导致瓣膜口狭窄和(或)关闭不全,体检时可听到相应部位杂音。若瓣膜严重变形,则可出现心力衰竭。

(2)动脉性栓塞:瓣膜上的赘生物脱落,进入血流引起各器官的栓塞。动脉性栓塞最多见于小脑动脉,其次是肾动脉、脾动脉和心脏。由于栓塞来自赘生物的最外层,不含细菌或细菌毒力弱,在局部不易存活,因此一般为无菌性梗死。于指和趾末节腹部、足底,或大、小鱼际处,出现红紫色、微隆起、有微痛的小结,称 Osler 小结,是由皮下小动脉炎所致。

(3)肾炎:大多数病例可引起局灶性肾小球肾炎,少数病例可发生弥漫性肾小球肾炎。

第六节　慢性心瓣膜病

慢性心瓣膜病是指心瓣膜因各种原因损伤或先天性发育异常所造成的器质性病变,表现为瓣膜口狭窄和(或)关闭不全,常累及二尖瓣,其次是主动脉瓣,为最常见的慢性心脏病之一。

瓣膜口狭窄指瓣膜开放时不能充分张开,瓣膜口因而缩小,导致血流通过障碍。

瓣膜关闭不全指心瓣膜关闭时瓣膜口不能完全闭合,使一部分血液反流。

一、二尖瓣狭窄

二尖瓣狭窄多由风湿性心内膜炎所致,少数由亚急性细菌性心内膜炎引起,偶为先天性病变。正常成人二尖瓣口开放时面积约为 $5cm^2$,可通过两个手指,二尖瓣狭窄最严重时瓣口面积可缩小至 $1\sim2cm^2$,甚至仅为 $0.5cm^2$,或只能通过医用探针。病变早期瓣膜轻度增厚,呈隔膜状,后期瓣叶严重粘连、增厚,使瓣膜口缩小(图 5-16)。二尖瓣狭窄可引起一系列血流动力学和心脏变化。

1.左心的变化　早期二尖瓣口狭窄,左心房代偿性扩张和肥大。后期,左心房代偿失调,血液淤积,肺静脉回流受阻,引起肺淤血、肺水肿或出血,最终致肺动脉高压。

2.右心的变化　由于长期肺动脉高压,导致右心室代偿性肥大,继而失代偿,右心室扩张,最终导致右心衰和体循环淤血。

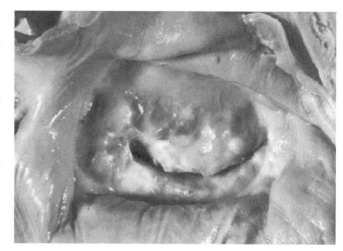

图 5-16　二尖瓣狭窄
瓣膜口缩小呈"鱼口"形

3.临床病理联系　听诊,心尖区舒张期隆隆样杂音。X 线检查显示左心房增大,呈"梨形心"。肺淤血时出现呼吸困难、发绀、面颊潮红,呈"二尖瓣面容";右心衰竭时,颈静脉怒张,肝淤血肿大,下肢浮肿,浆膜腔积液。

二、二尖瓣关闭不全

二尖瓣关闭不全多由风湿性心内膜炎所致,也可由亚急性细菌性心内膜炎引起,常与二尖瓣狭窄合并发生。

1.心脏的变化　二尖瓣关闭不全时,在心脏收缩期,左心室部分血液反流到左心房内,加上肺静脉回流的血液,使左心房血量较正常时增多,久之出现左心房代偿性肥大、扩张;在心室舒张期,大量血液涌入左心室,引起左心室代偿性肥大、扩张。继之左心房和左心室发生代偿失调发生左心衰竭,并依次引起肺淤血,肺动脉高压,右心室和右心房代偿性肥大、扩张,右心衰竭和体循环淤血。

2.临床病理联系　右心衰、体循环淤血时,出现颈静脉怒张、肝淤血肿大、下肢浮肿、浆膜腔积液。听诊心尖区可闻及收缩期吹风样杂音。X 线检查显示左右心房心室均肥大,呈"球形心"。

三、主动脉瓣狭窄

主动脉瓣狭窄主要是慢性风湿性主动脉瓣膜炎的后果,常与风湿性二尖瓣病变合并发生,少数由先天性发育异常或主动脉粥样硬化引起瓣膜钙化所致。

1.心脏的变化　主动脉瓣狭窄时,在心脏收缩期,左心室血液排出受阻,残留血量增多,久之出现左心室向心性肥大;后期,左心室离心性肥大,出现左心衰竭,进而出现肺淤血、右心衰竭和体循环淤血。

2.临床病理联系　严重狭窄者,心排血量明显减少,血压降低。内脏器官,特别是心脑供血不足。冠状动脉供血不足,有时可出现心绞痛;脑供血不足,可引起晕厥。听诊,主动脉瓣区可闻及粗糙、喷射性收缩期杂音。X 线检查显示左心室肥大、扩张,心脏呈"靴形"。

四、主动脉瓣关闭不全

主动脉瓣关闭不全主要由风湿性主动脉炎所致,也可由感染性心内膜炎、主动脉粥样硬化、梅毒性主动脉炎引起。

1. 心脏的变化　由于舒张期主动脉部分血液反流,左心室发生代偿性肥大。久之,发生左心衰竭、肺淤血、肺动脉高压、右心肥大、右心衰、体循环淤血。

2. 临床病理联系　患者有心力衰竭表现,因舒张压降低,冠状动脉供血不足,可引起心绞痛。听诊时,在主动脉瓣区闻及舒张期吹风样杂音。患者可出现颈动脉搏动、水冲脉、血管枪击音、毛细血管搏动现象,以及脉压增大(舒张期主动脉内部分血液反流至左心室,舒张压下降)。

第六节　心肌病和心肌炎

一、心肌病

心肌病(cardiomyopathy)是一类原因不明、发展缓慢、以心肌病变为原发性损害的一组心脏病,主要病理表现为部分心肌细胞肥大,纤维组织增生。根据临床病理特点,心肌病可分为扩张性心肌病、增厚性心肌病和限制性心肌病。

(一)扩张性心肌病

扩张性心肌病是以进行性心脏肥大、心脏高度扩张和心肌收缩力降低为特征的一种原发性心肌病,也称充血性心肌病,是最常见的心肌病类型,约占心肌病的90%,发病年龄在20～50岁,男性多于女性。本病的病因和发病机制尚不清楚,可能与病毒感染、大量酗酒、妊娠、遗传、代谢障碍及中毒等因素有关。

肉眼观,心脏体积增大,重量增加,可达400g以上,两心室肥大,四个心腔扩张,心尖部变薄呈钝圆形,由于心腔扩张可致二尖瓣和三尖瓣相对性关闭不全。心内膜增厚,可见附壁性血栓。镜下观,心肌细胞不均匀性肥大、伸长、核大浓染,可见畸形核。心内膜下心肌间质纤维化。

患者劳累后出现气急、乏力、胸闷、心律不齐和缓慢性进行性充血性心力衰竭,可发生猝死。

(二)肥厚性心肌病

肥厚性心肌病是以左心室肥厚、室间隔不对称性增厚、心室腔变小、舒张期心室充盈受限和左室流出道受阻为特征的一种心肌病的类型。本病常有家族史,约50%患者有基因异常,多为家族性常染色体显性遗传。目前认为是肌小节收缩蛋白基因变异导致了此病的发生。

肉眼观,心脏体积增大,重量增加,左心室壁明显增厚,尤以室间隔增厚显著,乳头肌肥大,左室腔变小。由于室间隔增厚导致流出道狭窄,长期二尖瓣前瓣与室间隔在收缩期时碰撞,使主动脉瓣下流出道心内膜局部性纤维性增厚。镜下观,心肌纤维排列紊乱,心肌细胞弥漫性肥大,核大、畸形、深染。

临床上,因心排血量下降,肺动脉高压,患者可出现呼吸困难、乏力、心绞痛。

(三)限制性心肌病

限制性心肌病是以心室充盈受限为特征的原发性心肌病,是目前了解最少的一种少见的心肌病,主要病变为心内膜和心内膜下心肌进行性纤维化,导致心室壁顺应性降低,心腔狭窄。

肉眼观,心室心内膜纤维化,尤以心尖部明显。心内膜增厚约 2～3mm,呈灰白色,心室腔狭窄,或累及腱索和肉柱致使二尖瓣或三尖瓣关闭不全。镜下观,心内膜纤维化、玻璃样变,可见钙化和附壁血栓,心内膜下心肌常见萎缩、变性。

临床上患者有静脉压升高、颈静脉怒张、肝淤血肿大、腹腔积液、进行性心功能不全等体征。

二、心肌炎

心肌炎(myocarditis)是指各种原因引起的心肌局限性或弥漫性炎症。常规尸检中,有 1‰～2‰的病例心肌间质内可见局限性炎症细胞浸润,但一般无临床症状。心肌炎根据病因可分为病毒性心肌炎、细菌性心肌炎、寄生虫性心肌炎、孤立性心肌炎和免疫反应性心肌炎,以前两种最常见。

(一)病毒性心肌炎

病毒性心肌炎比较常见,是由嗜心肌病毒如柯萨奇病毒、埃可病毒、麻疹病毒、流行性感冒病毒、腮腺炎病毒等引起的原发性心肌炎症,常累及心包引起心包心肌炎。

肉眼观,心脏略增大或无明显变化。镜下观,心肌细胞变性、坏死,间质水肿,其间可见淋巴细胞和单核细胞浸润,晚期心肌间质纤维化改变。有时可累及传导系统,患者出现心律失常。

(二)细菌性心肌炎

细菌性心肌炎常由化脓菌感染引起,如葡萄球菌、链球菌、肺炎双球菌、脑膜炎双球菌等。化脓菌来源于脓毒败血症时的细菌栓子,或来自细菌性心内膜炎时脱落的赘生物。病理变化为心脏表面及切面可见多发性黄色小脓肿,脓肿周围心肌有不同程度的变性、坏死,间质内有中性粒细胞及单核细胞浸润。

思考与练习

一、名词解释

1.动脉粥样硬化 2.心绞痛 3.心肌梗死 4.冠状动脉性心脏病 5.高血压病 6.风湿小体

二、选择题

1.动脉粥样硬化主要累及的血管是　　　　　　　　　　　　　　　　(　　)

   A.细小动脉　　　　　　B.毛细血管　　　　　　　C.大、中动脉

   D.细小静脉　　　　　　E.大、中静脉

2.脑动脉粥样硬化的好发部位是 （　　）
　　A.大脑中动脉和后动脉　　　B.大脑中动脉和基底动脉　　C.大脑前动脉和基底动脉
　　D.大脑后动脉和基底动脉　　E.大脑中动脉和大脑前动脉

3.冠状动脉粥样硬化病变的动脉多是 （　　）
　　A.右冠状动脉回旋支　　　　B.左冠状动脉回旋支　　　　C.右冠状动脉主干
　　D.左冠状动脉主干　　　　　E.左冠状动脉前降支

4.下列哪种脂蛋白被认为是动脉粥样硬化的重要拮抗因素 （　　）
　　A.低密度脂蛋白　　　　　　B.中密度脂蛋白　　　　　　C.乳糜颗粒
　　D.高密度脂蛋白　　　　　　E.极低密度脂蛋白

5.心肌梗死的合并症不包括 （　　）
　　A.心脏破裂　　　　　　　　B.心肌肥厚　　　　　　　　C.心力衰竭
　　D.心律失常　　　　　　　　E.心源性休克

6.高血压基本病理变化是 （　　）
　　A.全身细动脉硬化　　　　　B.全身大动脉钙化　　　　　C.全身中动脉硬化
　　D.多脏器改变　　　　　　　E.全身小动脉钙化

7.高血压脑病出血最常见的部位是 （　　）
　　A.侧脑室　　　　　　　　　B.蛛网膜下腔　　　　　　　C.豆状核和丘脑
　　D.内囊和基底核　　　　　　E.脑干

8.风湿病发病部位中最严重的是 （　　）
　　A.心脏　　　　　　　　　　B.关节　　　　　　　　　　C.血管
　　D.皮肤　　　　　　　　　　E.小脑

三、问答题

1.动脉粥样硬化的病变特点是什么？粥样斑块有哪些并发症？

2.高血压可引起心、脑、肾哪些变化？其发生机制如何？

参考答案

第六章 呼吸系统疾病

【知识要点】

1.慢性支气管炎、大叶性肺炎、小叶性肺炎和肺癌的病变及临床病理联系。

2.肺气肿、支气管扩张症、肺源性心脏病、病毒性肺炎、支原体性肺炎、肺硅沉着病的病变。

3.慢性支气管炎、肺气肿、支气管扩张症、肺源性心脏病、肺癌及各类肺炎的病因和发病机制。

教学 PPT

第一节 慢性阻塞性肺疾病

慢性阻塞性肺疾病(chronic obstructive pulmonary disease,COPD)是一组慢性气道阻塞性疾病的统称,其共同特点为肺实质和小气道受损,导致慢性气道阻塞、呼吸阻力增加和肺功能不全,主要包括慢性支气管炎、支气管哮喘、支气管扩张症和肺气肿等疾病。

一、慢性支气管炎

慢性支气管炎简称慢支,是指支气管黏膜及其周围组织的慢性非特异性炎症。临床上以反复咳嗽、咳痰或伴有喘息症状为特征,每年发作至少持续 3 个月,连续两年以上。

(一)病因和发病机制

慢性支气管炎的发病是外界因素的侵袭和机体呼吸道防御机制受损的结果。

1.病毒和细菌感染 是慢性支气管炎发生发展的重要因素,凡能引起感冒的病毒均能引起本病的发生和复发。病毒感染可造成呼吸道黏膜上皮的损伤,使局部防御功能下降,为细菌感染创造有利条件。

2.吸烟 吸烟者患病率较不吸烟者高 2～10 倍,且患病率与吸烟量呈正比。

3.空气污染和过敏因素 工业烟雾、粉尘等大气污染与慢性支气管炎有明显的因果关系;喘息型慢性支气管炎患者往往有过敏史。

4.机体内在因素 机体抵抗力降低,呼吸系统防御功能受损及内分泌功能失调。

(二)病理变化

病变常起始于较大的支气管,各级支气管均可受累。主要病变为黏膜上皮损伤与修复性改变,支气管黏膜腺体肥大、增生、黏液腺化生以及支气管壁其他组织的慢性炎性损伤。

1.黏膜上皮病变 纤毛倒伏、脱失。上皮细胞变性、坏死脱落,杯状细胞增多,并可发生鳞状上皮细胞化生。

2.黏膜下腺体病变 黏液腺肥大、增生,分泌亢进,浆液腺发生黏液腺化生(图6-1)。

3.各级支气管管壁病变 管壁充血,淋巴细胞、浆细胞浸润;管壁平滑肌束断裂、萎缩,软骨变性、萎缩、钙化或骨化。

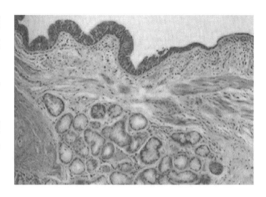

图6-1 慢性支气管炎
黏液腺增生,浆液腺黏液化

(三)临床病理联系

患者因支气管黏膜炎症和分泌物增多而出现咳嗽、咳痰症状。痰一般呈白色黏液泡沫状。在急性发作期,咳嗽加重,并出现黏液脓性或脓性痰。由于支气管痉挛或支气管狭窄及黏液、渗出物阻塞而引起喘息。检查时,两肺可闻及哮鸣音和干、湿啰音。有的患者因黏膜和腺体萎缩(慢性萎缩性支气管炎),分泌物减少,痰量减少甚或无痰。小气道狭窄或阻塞时,可出现阻塞性通气障碍,肺残气量明显增多,并发肺气肿。

二、支气管哮喘

支气管哮喘简称哮喘,是一种由呼吸道过敏引起的以支气管可逆性发作性痉挛为特征的慢性阻塞性炎性疾病。临床表现为反复发作的伴有哮鸣音的呼气性呼吸困难、咳嗽或胸闷等症状。

(一)病因和发病机制

因过敏原诱发,发病机制复杂。一般在接触过敏原后15min左右哮喘发作称为速发型反应;而4~24h发病则称为迟发型反应。

(二)病理变化

肉眼观:肺过度充气而膨胀,常伴有灶性萎缩。支气管管腔内可见黏液栓。镜下观:支气管黏膜上皮局部脱落,基底膜显著增厚及玻璃样变,黏膜下水肿,黏液腺增生,杯状细胞增多,管壁平滑肌增生肥大,嗜酸性粒细胞、单核细胞、淋巴细胞和浆细胞浸润,在管壁及黏液栓中可见嗜酸性粒细胞的崩解产物——夏科-雷登结晶。

(三)临床病理联系

哮喘发作时,因细支气管痉挛和黏液阻塞,引起呼气性呼吸困难并伴有哮鸣音。长期反复发作可导致肺气肿、胸廓变形,有时可并发气胸。

三、支气管扩张症

支气管扩张症是以肺内细、小支气管管腔持久性扩张伴管壁纤维性增厚为特征的慢性呼吸道疾病。临床表现为慢性咳嗽、大量脓痰或反复咯血等症状。

(一)病因和发病机制

1.支气管壁的炎性损伤 支气管扩张症多继发于慢支、麻疹和百日咳后的支气管肺炎及肺结核病等。发病基础多为支气管壁的炎性损伤和支气管阻塞。因反复发作,特别是化脓性炎症常导致管壁的支撑结构破坏。

2.支气管先天性发育缺陷和遗传因素　支气管壁先天性发育障碍,弹力纤维、平滑肌、软骨等支撑组织薄弱,再继发感染,极易发生支气管扩张症。

(二)病理变化

1.大体观　病变支气管可呈圆柱状或囊状扩张,常累及段支气管以下直径大于 2mm 的中、小支气管,有时可累及肺内各段支气管,肺呈蜂窝状(图 6-2);受累的支气管也可仅限于少数或个别的支气管分支,或局限于一个肺段、一个肺叶、一侧肺或双侧肺均被累及。一般以下叶背部多见,左肺多于右肺。扩张的管腔内常含有黏液脓性或黄绿色脓性渗出物。扩张支气管周围肺组织常发生程度不等的萎陷、纤维化和肺气肿。

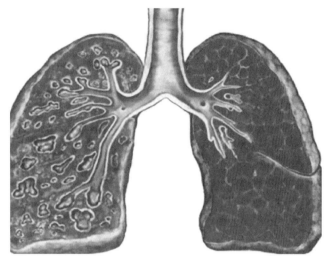

图 6-2　支气管扩张
病变支气管呈圆柱状或囊状扩张,各段支气管受累,肺呈蜂窝状

2.镜下观　支气管管壁明显增厚,黏膜上皮增生伴鳞状上皮化生,可有糜烂和小溃疡形成。黏膜下血管扩张充血,淋巴细胞、浆细胞甚至中性粒细胞浸润,管壁腺体、平滑肌、弹力纤维和软骨不同程度破坏、萎缩或消失,代之以肉芽组织或纤维组织。

(三)临床病理联系及结局

患者因支气管受明显炎症或化脓性炎症渗出物刺激,常有频发的咳嗽和咳大量脓性痰,若支气管壁血管遭破坏则可咯血,大量咯血可致失血过多或血凝块阻塞气道,严重者可危及生命。患者常因支气管引流不畅或痰不易咳出而感胸闷、憋气,炎症累及胸膜者可出现胸痛。少数患者可并发肺脓肿、脓胸、脓气胸。慢性重症患者常伴严重的肺功能障碍,出现气急、发绀和杵状指等,晚期可导致肺动脉高压和慢性肺源性心脏病。

四、肺气肿

肺气肿是指末梢肺组织(呼吸性细支气管、肺泡管、肺泡囊和肺泡)因含气量过多呈永久性扩张,同时伴有肺泡间隔破坏,肺组织弹性减弱,导致肺容积增大、功能减弱的病理状态。

(一)病因和发病机制

肺气肿常继发于其他阻塞性肺疾病,其中最常见的是慢性支气管炎。此外,吸烟、空气污染和尘肺也是常见原因。其发病机制主要与下列因素有关:

1.阻塞性通气障碍　慢性支气管炎时,因慢性炎症使细、小支气管管壁结构破坏及以纤维化为主的增生性改变导致管壁增厚、管腔狭窄;同时,黏液渗出增多和黏液栓的形成进一步加剧小气道的通气障碍,使肺排气不畅,残气量增加。

2.呼吸性细支气管和肺泡壁弹性降低　正常时细支气管和肺泡壁上弹力纤维具有支撑作用,并通过回缩力排出末梢肺组织内的残余气体。长期的慢性炎症破坏了大量的弹力纤维,使细支气管和肺泡的回缩力减弱;而阻塞性肺通气障碍使细支气管和肺泡长期处于高张力状态,弹性降低,使残气量进一步增多。

3.α₁-抗胰蛋白酶水平降低 α₁-抗胰蛋白酶广泛存在于组织和体液中,对包括弹性蛋白酶在内的多种蛋白水解酶有抑制作用。炎症时,白细胞的氧代谢产物氧自由基等能氧化α₁-抗胰蛋白酶,使之失活,导致中性粒细胞、巨噬细胞分泌的弹性蛋白酶数量增多、活性增强,加剧了细支气管和肺泡壁弹力蛋白、Ⅳ型胶原和糖蛋白的降解,破坏肺组织结构,使肺泡回缩力减弱。

4.吸烟 长期吸烟者多由慢性支气管炎进一步发生肺气肿。吸烟可使肺组织内的中性粒细胞和单核细胞渗出,并释放多量弹性蛋白酶和大量氧自由基,氧自由基能抑制肺组织中的α₁-抗胰蛋白酶活性。由此可见,吸烟也可直接促进肺气肿的发生。

(二)类型及其病变特点

1.肺泡性肺气肿 病变发生在肺泡内,因其常合并有小气道的阻塞性通气障碍,故也称为阻塞性肺气肿。根据发生的部位和范围,可分为三种。

(1)腺泡中央型肺气肿:最常见,病变累及肺腺泡的中央部分,呼吸性细支气管病变最明显,呈囊状扩张,而肺泡管、肺泡囊变化不明显。

(2)腺泡周围型肺气肿:也称隔旁肺气肿,病变主要累及肺腺泡远端部位的肺泡囊,而近端部位的呼吸性细支气管和肺泡管基本正常。

(3)全腺泡型肺气肿:病变累及肺腺泡的各个部位,从终末呼吸性细支气管直至肺泡囊和肺泡均呈弥漫性扩张,遍布于肺小叶内(图 6-3)。如果肺泡间隔破坏较严重,气肿囊腔可融合成直径超过 1cm 的大囊泡,形成大泡性肺气肿。

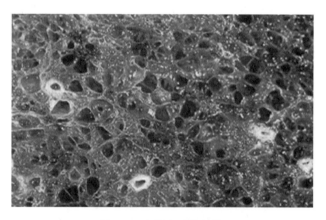

图 6-3 全腺泡型肺气肿

2.间质性肺气肿 是由于肺泡壁或细支气管壁破裂,气体逸入肺间质内,在小叶间隔与肺膜连接处形成串珠状小气泡,呈网状分布于肺膜下。气体也可沿支气管和血管周围组织间隙扩展至肺门、纵隔,甚至可达颈部、胸部皮下组织形成皮下气肿,触诊有捻发感。

3.其他类型肺气肿 包括瘢痕旁肺气肿、代偿性肺气肿、老年性肺气肿等。

(三)病理变化

肉眼观:气肿肺显著膨大,边缘钝圆,色泽灰白,表面常可见肋骨压痕,肺组织柔软而弹性差,指压后的压痕不易消退,触之捻发音增强(图 6-4)。切面因肺气肿类型不同,所见囊腔大小、分布部位及范围均有所不同。

镜下观:肺泡扩张,间隔变窄,肺泡孔扩大,肺泡间隔断裂,扩张的肺泡融合成较大的囊

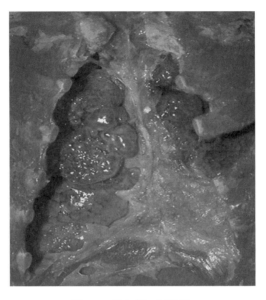

图 6-4　肺气肿(肉眼观)

肺体积显著膨大,肺表面可见含气大囊泡

腔(图 6-5)。肺毛细血管床明显减少,肺小动脉内膜呈纤维性增厚。小支气管和细支气管可见慢性炎症。腺泡中央型肺气肿的气肿囊泡为扩张的呼吸性细支气管,在近端囊壁上常可见呼吸上皮(柱状或低柱状上皮)及平滑肌束的残迹。全腺泡型肺气肿的气肿囊泡主要是扩张变圆的肺泡管和肺泡囊,有时还可见到囊泡壁上残留的平滑肌束片段,在较大的气肿囊腔内有时还可见含有小血管的悬梁。

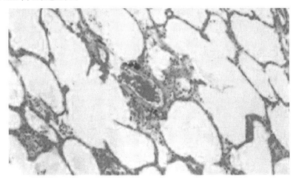

图 6-5　肺气肿(镜下观)

肺泡明显扩张,肺泡间隔变窄、断裂,相邻肺泡融合成较大囊腔

(四)临床病理联系

早期,轻度肺气肿临床上常无明显症状,随着病变加重,出现渐进性呼气性呼吸困难,胸闷、气短。合并呼吸道感染时,症状加重,并出现发绀、呼吸性酸中毒等阻塞性通气功能障碍和缺氧症状,肺功能降低,肺活量下降,残气量增加。重者出现肺气肿典型临床体征,患者胸廓前后径变大,呈桶状胸,叩诊呈过清音,心浊音界缩小,肋间隙增宽,膈肌下降,触觉语颤减弱,听诊呼吸音弱,呼气延长。肺 X 线检查示肺野透光度增强。长期严重的肺气肿可并发肺源性心脏病及自发性气胸等疾病。

第二节 肺 炎

肺炎通常是指肺组织的急性渗出性炎症。按病变部位和累及范围可分为大叶性、小叶性和间质性肺炎等。按病原种类分为细菌性、病毒性、支原体性、真菌性肺炎等。

一、细菌性肺炎

(一)大叶性肺炎

大叶性肺炎是由肺炎球菌引起的以肺泡内弥漫性纤维素渗出为主的炎症。病变开始于肺泡,但迅速波及整个大叶或一叶的大部分,故称为大叶性肺炎。临床上起病急骤,主要表现有寒战、高热、咳嗽、咳铁锈色痰、胸痛、呼吸困难、肺实变体征和外周血中性粒细胞显著增高等。典型的病程为7~10d,一般体温骤退并较快痊愈。患者多为平素健康的青壮年,好发于冬春季节。

1.病因和发病机制　90%以上的大叶性肺炎由肺炎球菌引起,少数由链球菌、肺炎杆菌、金黄色葡萄球菌、流感嗜血杆菌等引起。正常人上呼吸道可有肺炎球菌,但一般不致病,只有当机体抵抗力和呼吸道防御功能下降时,肺炎球菌乘虚进入肺泡内大量生长繁殖并引发肺组织的变态反应,导致肺泡隔内毛细血管扩张、通透性升高,浆液和纤维素大量渗出,与细菌共同通过肺泡孔及各级支气管向邻近肺组织蔓延,引起大叶性肺炎。过度疲劳、受寒、创伤、醉酒及全身麻醉等情况是大叶性肺炎的诱因。

2.病理变化与临床联系　大叶性肺炎属于肺组织的急性纤维素性炎症,病变部位以左肺下叶最为常见,其次为右肺下叶。典型病变发展过程大致分为四期。

(1)充血水肿期:发病的第1~2天,肉眼可见病变肺叶肿胀,呈暗红色。镜下观,肺泡壁毛细血管扩张、充血,肺泡腔内有大量浆液、少量红细胞和中性粒细胞等。临床上患者除了有寒战、高热、中性粒细胞增多等全身中毒症状外,还可有咳嗽、咳淡红色泡沫状痰或痰中带血丝,听诊可闻及捻发音或湿啰音,渗出物中可检出肺炎球菌。肺部X线检查病变处显示淡薄而均匀的阴影。

(2)红色肝样变期:约在发病的第3~4天。病变肺叶肿大,呈暗红色,质实如肝,故称为红色肝样变期。镜下观,肺泡壁毛细血管显著扩张,充血。肺泡腔内有大量红细胞、纤维素和一定数量的中性粒细胞。渗出的纤维素连接成网并通过肺泡孔与邻近肺泡中的纤维素网相接(图6-6)。纤维素网可限制细菌的扩散,并有利于中性粒细胞的游走和对细菌的吞噬。病变部位的胸膜上可见纤维素性渗出物覆盖。

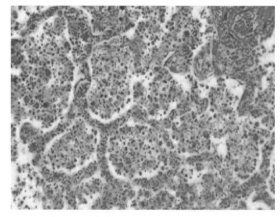

图6-6　大叶性肺炎红色肝样变期

由于肺泡腔内的红细胞破坏与崩解,被巨噬细胞吞噬后形成含铁血黄素使痰液呈铁锈色。病变波及胸膜,患者常感胸痛,并随深吸气或咳嗽而加重。由于肺实变区范围大,淤积在实变区内的大量静脉血未能氧合便流入左心,引起患者动脉血氧分压和氧饱和度降低,因而此期有缺氧和发绀等表现。因病变肺叶实变,临床叩诊胸部呈浊音,听诊可闻及支气管呼吸音。渗出物中可检出大量肺炎球菌。肺部 X 线检查可见大片致密阴影。

(3)灰色肝样变期:约在发病的第5～6天。肉眼可见病变肺叶仍肿胀质实,由于充血减退,色泽由暗红转为灰白,故称灰色肝样变期。镜下观,肺泡腔内炎性渗出物继续增加,充满大量中性粒细胞和致密的纤维素网(图 6-7)。其纤维素丝通过肺泡孔互相连接的现象更为明显。红细胞则大部分溶解消失。肺泡壁毛细血管由于受压而使肺组织呈贫血状态。此期胸部叩诊、听诊和 X 线检查所见与红色肝样变期基本相同,但铁锈色痰逐渐转为黏液脓性痰。这时虽然病变区仍无气体交换,但因

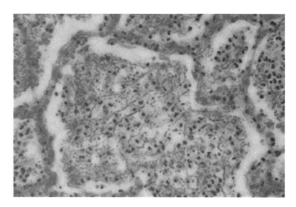

图 6-7　大叶性肺炎灰色肝样变期
肺泡腔有大量中性粒细胞和纤维素

肺泡壁毛细血管受压,流经实变区的血流大为减少,只有很少未经氧合的静脉血流入左心,故缺氧状况有所改善。由于抗体的产生和吞噬作用的加强,病菌大多数被消灭,故渗出物中不易检出病菌。

(4)溶解消散期:约在发病的第 7 天后。肉眼观,病变肺叶质地变软,体积恢复正常,胸膜的渗出物吸收。镜下观,肺泡腔内由于中性粒细胞吞噬作用加强,以及变性坏死的中性粒细胞释出蛋白水解酶可逐渐将纤维素溶解液化,经淋巴管吸收,或被巨噬细胞吞噬而清除,也可部分咳出,炎症逐渐消退,肺泡重新充气。由于肺泡腔渗出物的溶解、液化,故患者咳痰量增多,呈稀薄状。肺部听诊可闻及湿啰音,而实变体征逐渐消失。肺 X 线检查显示实变区阴影密度减低,透亮度增加。

3.结局和并发症　绝大多数患者经及时治疗,一般可以痊愈。大叶性肺炎由于肺泡壁在炎症中未遭到严重破坏,因而结构和功能可恢复正常。极少数病例,可发生以下并发症:

(1)中毒性休克:是大叶性肺炎的一种严重并发症,多见于年老体弱者。发病早期即出现烦躁不安或神志淡漠、反应迟钝、面色苍白、脉搏细弱、血压下降等休克表现,而肺组织病变很轻,呼吸系统症状和体征也不明显。休克的发生可能是因大量细菌内毒素作用而引起的严重毒血症以及因细菌毒素造成的中毒性心肌炎,使心脏排血功能减弱等因素作用的结果。中毒性休克临床上称为休克型肺炎或中毒性肺炎,如抢救不及时可造成死亡。

(2)败血症或脓毒败血症:严重感染时,病原菌侵入血流大量生长繁殖并产生毒素,形成败血症或脓毒败血症。

(3)肺肉质变:由于肺泡腔内纤维素过多,中性粒细胞渗出过少,其释放的蛋白水解酶不足,渗出物不能被及时溶解吸收,而逐渐由肺泡壁或细支气管壁增生的肉芽组织长入渗出物内将其机化,病变肺组织呈褐色肉样,故称肺肉质变(图 6-8)。

(4)肺脓肿和脓胸:由于机体抵抗力低下,细菌毒力较强,或因合并其他细菌感染(如金黄色葡萄球菌、溶血性链球菌等),肺组织坏死化脓而形成肺脓肿。若化脓病变蔓延到胸膜,还可引起脓胸。

(二)小叶性肺炎

小叶性肺炎是以肺小叶为范围的急性化脓性炎症,病变往往从小支气管或细支气管开始,而后扩展至所属肺泡,故亦称支气管肺炎。主要临床表现为发热、咳嗽、呼吸困难,两肺听诊有散在的湿啰音。本病多见于小儿和老年人或久病卧床的患者。

1.病因和发病机制　小叶性肺炎的病因较为复杂,可由细菌、病毒、真菌引起,也可由战争毒气、人体内生毒素(如尿毒症)引起,但最常见的是致病力较弱型的肺炎球菌,其次为葡萄球菌、链球菌、流感杆菌、大肠杆菌、真菌等,而且往往为混合感染。小叶性肺炎的

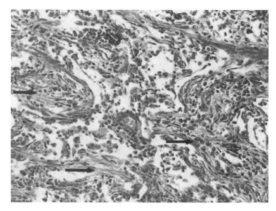

图 6-8　肺肉质变
肺泡腔内纤维素性渗出物由纤维结缔组织取代

发生,常是在全身或呼吸道局部抵抗力低下时,由常驻上呼吸道毒力较弱的病原菌沿支气管腔蔓延至肺泡引起。常见于下列情况:

(1)继发于其他疾病:小叶性肺炎可以是原发性疾病,但更多的是继发于其他疾病,如麻疹、百日咳、慢性支气管炎、恶性肿瘤等。

(2)长期卧床的衰弱患者由于两肺下部易发生坠积淤血,引起局部循环不良和抵抗力降低而发生坠积性肺炎。

(3)全身麻醉和昏迷患者由于吞咽反射、咳嗽反射减弱或消失,易将呕吐物或上呼吸道带菌分泌物吸入肺部引起肺炎,称为吸入性肺炎。此外,在围产期中,胎儿因在子宫内呼吸,可将羊水吸入肺内,引起羊水吸入性肺炎,可导致胎儿死亡。

2.病理变化　小叶性肺炎以肺组织急性化脓性炎症为特征。

大体观,实变病灶散在分布于两肺各叶,以下叶后部较为严重。病灶大小形状不一,多数病灶直径为 0.5～1.0cm(相当于 1 个小叶范围),呈灰红色或灰黄色,部分病灶中央可见细支气管横断面。严重病例,病灶互相融合呈大片状实变区,称为融合性小叶性肺炎。

镜下观,病灶多以细支气管为中心,细支气管管壁充血、水肿和中性粒细胞浸润,黏膜上皮坏死脱落,腔内有大量中性粒细胞和脱落的上皮细胞;周围的肺泡壁充血,肺泡腔内有大量浆液和中性粒细胞,少量红细胞和纤维素;病变严重时肺泡壁坏死,渗出物多呈脓性,病灶间肺组织大致正常,也可呈代偿性肺气肿或肺萎陷(图 6-9)。

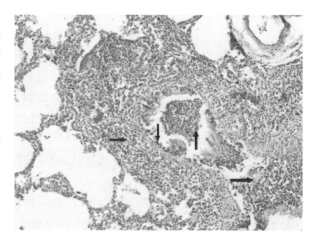

图 6-9　小叶性肺炎
细支气管周围的肺泡壁充血,肺泡腔内
有大量浆液和中性粒细胞

3.临床病理联系　支气管腔内有炎性渗出物刺激支气管黏膜而引起咳嗽、咳痰,痰液常为黏液脓性或脓性。病灶内细支气管和肺泡腔内含有大量渗出物,使肺泡通气量减少和换气障碍,导致患者出现呼吸困难和发绀,听诊可闻及湿啰音。病灶融合使实变范围达 3cm 以上时,可出现实变体征。X 线检查可见两肺散在性灶状阴影。

4.结局和并发症　小叶性肺炎经及时有效的治疗,多数可以痊愈;但婴幼儿和老年人或麻疹、百日咳、营养不良等并发的小叶性肺炎患者,预后较差,往往成为其死亡的直接原因。小叶性肺炎并发症较多见,常见的有心力衰竭、呼吸衰竭、脓毒败血症、肺脓肿及脓胸等。支气管破坏较重且病程较长者,可导致支气管扩张。

二、病毒性肺炎

1.病因　由病毒引起的肺炎称为病毒性肺炎,引起病毒性肺炎的病毒以流感病毒为最常见,其他诸如麻疹病毒、腺病毒、呼吸道合胞病毒等亦可致病。病毒性肺炎多见于小儿,但流感病毒性肺炎亦发生于成年人。本病主要通过呼吸道传染。

2.病理变化　病毒性肺炎的病变主要发生于肺间质。肉眼观,病变肺组织因充血水肿而轻度肿大。镜下观,支气管、细支气管壁、小叶间隔以及肺泡壁等肺间质充血、水肿及淋巴细胞和单核细胞为主的炎症细胞浸润。肺泡间隔明显增宽。肺泡腔内一般不含炎性渗出物或仅含少量浆液。严重者,肺泡亦受累,肺泡腔内渗出物增多,由浆液、纤维素、巨噬细胞及少量红细胞组成。渗出物浓缩沿肺泡腔面形成一层红染膜样物,称为透明膜。有的可引起细支气管及肺泡壁上皮细胞增生、肥大,并有多核巨细胞形成。在增生的上皮细胞和多核巨细胞内可见病毒包涵体,包涵体大小形状不一,一般呈球形,质均而嗜酸性,周围常有一清晰的透明晕(图 6-10)。病毒包涵体是病理组织学诊断病毒性肺炎的主要依据。

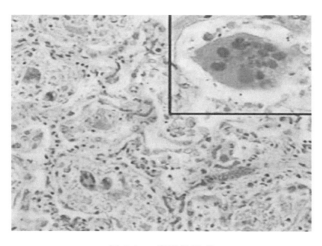

图 6-10　病毒性肺炎
多核巨细胞内可见病毒包涵体

3.临床病理联系　患者除病毒血症引起的发热和全身中毒症状外,由于支气管、细支气管受炎症刺激可引起剧烈咳嗽。由于缺氧引起呼吸困难、发绀。晚期或合并细菌感染时,胸部可出现实变体征,全身中毒和缺氧现象均较小叶性肺炎为重,常导致心力衰竭和呼吸衰竭,预后不良。X 线检查示肺部炎症呈斑点状或片状阴影。

三、支原体肺炎

支原体肺炎是由肺炎支原体引起的急性间质性肺炎,多发生于儿童和青少年,秋、冬季节发病较多。通常为散发性,偶可流行。

1.病因　肺炎支原体常存在于带菌者的鼻咽部,主要经飞沫传染。

2.病理变化　肺炎支原体可侵犯整个呼吸道黏膜和肺,常累及单侧一叶肺组织,以下叶多见。病变多呈节段性分布。肉眼观,肺组织无明显实变,因充血而呈暗红色,气管和支气管内可有黏液性渗出物。镜下观,肺泡间隔充血水肿,明显增宽,其间有大量淋巴细胞和单核细胞浸润,肺泡腔内通常无渗出,或仅有少量浆液、红细胞、巨噬细胞。小、细支气管壁及其周围组织也常有淋巴细胞、单核细胞浸润。重症病例上皮细胞变性、坏死、脱落,肺泡表面可有透明膜形成。

3.临床病理联系　患者起病较急,可有发热、头痛、全身不适等一般症状和剧烈咳嗽,咳少量黏痰。X线检查显示肺部有形态多样的浸润影,呈节段性分布。外周血白细胞计数轻度增高。本病临床不易与病毒性肺炎鉴别,痰、鼻分泌物及咽喉拭子培养出肺炎支原体可确诊。

知 识 链 接

严重急性呼吸综合征

严重急性呼吸综合征(SARS)是 2003 年由 WHO 命名的由新型冠状病毒感染引起的以呼吸道传播为主的急性传染病,传染性强,以发热为首发症状,白细胞不高或降低,淋巴细胞减少。X线检查显示,肺部常有不同程度的块状、斑块状浸润性阴影。病理变化以肺和免疫系统病变最为突出,心、肝、肾、肾上腺等实质器官也不同程度受累。本病及时发现并有效治疗大多可治愈,不足 5% 的严重病例可因呼吸衰竭而死亡。

第三节　肺硅沉着症

肺硅沉着症简称硅肺(曾称矽肺),是由于长期吸入含游离二氧化硅(SiO_2)粉尘在肺内沉着,引起硅结节形成和肺广泛纤维化,并影响呼吸和心功能的一种疾病。硅肺属于常见的职业病,患者多在接触硅尘 10~15 年后发病,病程进展缓慢,即使脱离硅尘接触后,肺部病变仍继续发展。晚期重症病例呼吸功能严重受损,常并发肺源性心脏病和肺结核病。

一、病因和发病机制

吸入直径为 0.5~5μm 的含游离 SiO_2 的粉尘微粒可到达肺泡而致病。除粉尘微粒大小之外,本病的发生还与粉尘浓度和其中 SiO_2 的含量、接触粉尘时间的长短、全身抵抗力以及肺部清除粉尘的能力有关。同时免疫反应在硅肺的发病中也可能发挥作用。

二、病理变化

硅肺基本病理变化是硅结节形成和肺间质的弥漫性纤维化。通常硅尘蓄积较少时,以肺间质纤维化为主,蓄积量较多时,以硅结节和团块为主。硅结节是硅肺的特征性病变,间质纤维组织弥漫性增生为多种尘肺所共有的变化。

早期硅结节为细胞性硅结节,由吞噬硅尘微粒的巨噬细胞组成,多位于肺小动脉周围。接着结节发生纤维化和玻璃样变,成为纤维性硅结节。肉眼观,硅结节呈圆形或椭圆形,灰白色、质硬、有沙粒样感。镜下观,典型的硅结节中玻璃样变的胶原纤维组织呈同心层状排列,犹如洋葱切面(图 6-11),中央常有闭塞的小血管(或淋巴管)及巨噬细胞,周围可有成纤维细胞、纤维细胞等。晚期硅结节可融合成团块,并发生坏死,形成空洞。肺间质有不同程度纤维化,使肺泡壁增厚,弹性减退。镜下可见致密的玻璃样变胶原纤维。

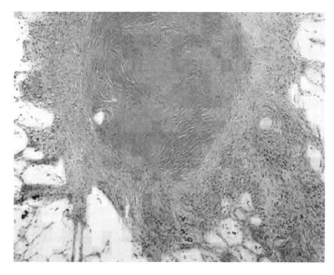

图 6-11 硅肺的典型硅结节
由玻璃样变胶原纤维构成,呈同心层状排列

三、硅肺的分期和病变特点

根据肺内硅结节的数量、大小、分布范围及肺纤维化程度,将硅肺分为三期。

1. Ⅰ期硅肺 硅结节主要局限于肺门淋巴结。近肺门肺组织中可见少量硅结节。此期肺组织内硅结节体积小,为 1~3mm,数量少。X 线检查示肺门阴影增大,密度增高,肺野内硅结节阴影主要分布在两肺中、下叶近肺门处。胸膜可有硅结节形成,但增厚不明显。肺重量、体积、硬度无明显改变。

2. Ⅱ期硅肺 硅结节体积增大,数量增加,可散布于全肺,但仍以中、下肺叶近肺门处较密集,总的病变范围未超过全肺的 1/3。X 线检查显示肺野内有多量直径>1cm 的阴影。胸膜增厚。肺的重量、体积、硬度均有所增加。

3. Ⅲ期硅肺 硅结节密集且融合成肿瘤样团块。X 线检查可见团块状硅结节阴影,直径可达 2cm,团块状结节中央可有硅肺空洞形成。胸膜明显增厚。肺的重量、体积、硬度明显增加,浮沉实验示全肺入水下沉。

四、并发症

1.**肺结核病** 由于局部抵抗力降低,容易并发肺结核病,且发展也较迅速。硅肺合并肺结核病常为患者死因之一。

2.**慢性肺源性心脏病** 硅结节内的小血管炎使血管腔狭窄甚至闭塞,肺间质弥漫性纤维化造成肺毛细血管床减少,加之肺组织缺氧引起的肺小动脉痉挛均可导致肺循环阻力增加,肺动脉高压,右心室肥厚,发生慢性肺源性心脏病。重症者可因右心衰竭而死亡。

3.**肺气肿** 硅肺时肺组织广泛明显纤维化,压迫支气管引起管腔狭窄,导致肺气肿或肺不张。有时肺气肿的大泡破裂可引起自发性气胸。

第四节 慢性肺源性心脏病

慢性肺源性心脏病简称肺心病,是指由慢性肺部疾病、胸廓畸形或肺血管病变引起肺循环阻力增加,肺动脉高压以致右心室肥大与扩张的一类心脏病。

一、病因和发病机制

引起慢性肺源性心脏病的原因很多,最常见的是慢性支气管炎并发慢性阻塞性肺气肿(90%以上),其次是支气管哮喘、支气管扩张症、肺结核、尘肺等并发肺气肿或肺纤维化。还有胸廓成形术、胸膜纤维化、胸廓和脊椎畸形使胸廓运动受限等,都可导致肺心病。其共同的发病环节是肺动脉高压,其发病机制如下:

(一)肺毛细血管床显著减少

慢性肺气肿或肺广泛纤维化,使肺泡壁毛细血管受压、管腔狭窄、闭塞,甚至消失,因而肺泡壁毛细血管数量减少,肺循环阻力增大,肺动脉压升高,导致右心衰竭。

(二)肺的通气和换气功能障碍

慢性严重肺部疾患可引起肺的通气和换气功能障碍,从而导致缺氧。①缺氧可引起肺小动脉痉挛,肺循环阻力增大,肺动脉压升高。②长期慢性缺氧可刺激骨髓,使红细胞生成增多,血液黏稠度增加,从而使肺循环阻力加大。③缺氧引起的心排血量增加,除了直接加重右心负担外,还可加重肺动脉高压。通常在心排血量增加2~3倍时,肺动脉压并无明显升高,这是因为通过肺血管床口径的扩大和增加毛细血管开放数量,可以缓冲增多的血量;但在肺部有慢性疾病时,血管床容积减少,缓冲能力大为降低,因此心排血量的增多可直接加重肺动脉高压。④酸中毒可增加肺血管对缺氧的敏感性,使肺血管收缩加重。

(三)肺内血管分流

慢性肺部疾病,由于肺泡壁毛细血管受压闭塞,或因肺组织广泛纤维化,正常肺循环受阻,使肺动脉和支气管动脉之间正常时不开放的吻合支开放,吻合支增多变粗,因而压力高的支气管动脉血流入压力低的肺动脉系统,引起肺动脉压增高。

二、病理变化

肺心病是多种慢性肺部疾病的晚期合并症,因此肺部均可见到各种原发性肺疾病的晚期病变,如弥漫性肺纤维化、慢性阻塞性肺气肿等。

(一)肺部病变

肺动脉高压后,肺动脉主支管腔扩张,管壁弹力纤维和肌纤维增粗,使管壁增厚,晚期管壁因纤维化而变硬。肺小动脉中膜平滑肌增生、肥大,内膜纤维组织增生,致使管壁增厚,管腔狭窄,因而加重肺动脉高压。

(二)心脏病变

心脏主要病变是右心室心肌肥大,心室壁增厚,心尖钝圆,主要由右心室构成,肺动脉圆锥显著膨隆,心脏重量增加。后期右心室明显扩张。通常以肺动脉瓣下 2cm 处右心室前壁肌层厚度超过 5mm(正常为 3~4mm)作为病理学诊断肺心病的形态标准(图 6-12)。

三、临床病理联系

缺氧、右心衰竭、CO_2 潴留是肺心病的主要功能变化。由于缺氧,患者有心跳加快、发绀、呼吸困难症状。在未出现右心衰竭时,一般只存在原发病症状。由慢性支气管炎引起的肺心病,常有多年咳嗽、咳痰病史。随着疾病的发展,肺动脉压升高,右心负担加重,患者出现心悸、气急、肝大、

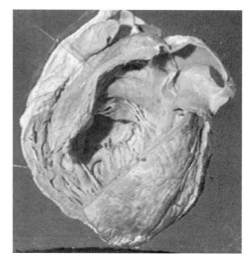

图 6-12　慢性肺源性心脏病
右心室腔扩张,心室壁肥厚,室上嵴增厚

下肢水肿等右心衰竭的症状和体征。缺氧和呼吸道感染均可诱发或加重右心衰竭。

重度肺心病患者发生呼吸衰竭时,因缺氧和 CO_2 潴留可并发肺性脑病。肺性脑病为肺心病患者重要致死原因。严重缺氧和 CO_2 潴留还可并发代谢性酸中毒和呼吸性酸中毒。

肺心病病程缓慢,如果能积极治疗肺部原发疾病,及时控制呼吸道感染,改善通气功能,纠正缺氧状态,可延缓肺动脉高压的形成,对已形成的肺动脉高压也可起减轻和缓解作用。

病　例　分　析

赵××,男,63 岁,吸烟 40 多年,每天 20 支以上,咳嗽 30 余年,每年冬天咳嗽加剧,时有畏寒发热,反复发作至今未愈。近年来,体力劳动后气促,一个月前发现双足水肿,最近几天出现尿少。医师检查发现肝脾大,颈静脉怒张。

问题与思考:病人患什么病?并简述该病发生发展的经过。

第五节　肺　癌

肺癌(carcinoma of the lung)是常见的恶性肿瘤之一,半个世纪以来,其发病率和死亡率一直在上升,在我国多数大城市已居于恶性肿瘤的第一二位。发病年龄多在 40 岁以上,男性多见,男女患者比例约为 2:1。

一、病因

目前认为与下列因素有关：

1.吸烟　日吸烟量越大,开始吸烟的年龄越早,患肺癌的危险性越大。烟雾中含有多种有害化学物质,其中尼古丁、苯并芘等多环芳烃化合物、镍、砷等均与肺癌的发生有关。3,4-苯并芘等多环芳烃化合物在芳烃羟化酶的作用下,转化为环氧化物,成为致癌物质。由于体内芳烃羟化酶的活性不同,因而吸烟的致癌性存在着个体差异。

2.大气污染　工业废气、机动车排出的废气、家庭排烟均可造成空气污染,被污染的空气中含有 3,4-苯并芘、二乙基亚硝胺等致癌物质。调查表明,工业城市肺癌发病率与空气中3,4-苯并芘的浓度呈正相关。

3.职业因素　长期从事放射性矿石开采、冶金及长期吸入有害粉尘石棉、镍及接触砷粉的工人,其肺癌发生率较高。

各种致癌因素主要引起细胞内多种基因的变化,导致正常细胞癌变。现在已知约 10～20 个基因参与了肺癌的发生发展,肺癌常伴 *p53* 基因失活,小细胞肺癌主要是 *c-myc* 的活化,而肺腺癌主要是 *K-ras* 的突变。

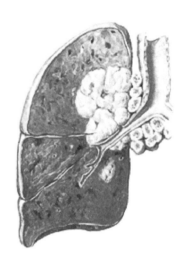

图 6-13　中央型肺癌

二、病理变化

(一)肉眼类型

根据发生部位,肺癌分为中央型、周围型和弥漫型三个主要类型。

1.中央型　此型最常见。肺癌发生于主支气管和叶支气管等大支气管,从支气管壁向周围肺组织浸润、扩展,可形成结节或巨块(图 6-13)。癌细胞沿淋巴道蔓延至支气管肺门淋巴结,肿大的淋巴结在肺门部融合成环绕支气管的巨大肿块,有的癌组织沿支气管分支由肺门向周边扩展。

2.周围型　癌发生于段以下支气管,常在近胸膜的肺周边组织形成孤立的癌结节,直径2～8cm,与周围肺组织的界限较清楚,但无包膜(图 6-14)。此型肺癌淋巴道转移较中央型晚。

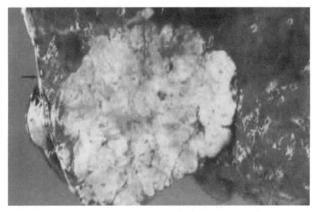

图 6-14　周围型肺癌

3.弥漫型　较少见。癌组织起源于末梢肺组织,弥漫浸润部分或全肺叶,肉眼呈多数粟粒大小的灰白色结节,颇似大叶性肺炎之外观。

关于早期肺癌和隐性肺癌,国际上尚未统一。日本肺癌学会将癌块直径<2cm,并局限于肺内的管内型和管壁浸润型称为早期肺癌。所谓隐性肺癌,则指痰细胞学检查癌细胞阳性,临床和X线检查为阴性,手术切除标本经病理学检查证实为支气管黏膜原位癌或早期浸润癌,而无淋巴结转移者。

知 识 链 接

肺癌的组织发生

绝大多数肺癌起源于支气管黏膜上皮,故肺癌实为支气管癌,少数起源于支气管腺体和肺泡上皮。肺鳞状细胞癌主要起源于较大的支气管黏膜上皮,在致癌因子的作用下,经鳞状上皮化生、非典型增生、原位癌等阶段发展为浸润癌。肺腺癌来自支气管腺体,细支气管肺泡癌来源于细支气管黏膜上皮、Ⅱ型肺泡上皮和Clara细胞,小细胞癌来源于支气管黏膜和腺体中的嗜银细胞,属APUD瘤之一。

(二)组织学类型

根据2003年WHO关于肺癌的分类,将其分为鳞状细胞癌、腺癌、大细胞癌、小细胞癌、腺鳞癌和多型性肉瘤样癌、类癌、唾液腺癌8种基本类型。据统计40%~50%的病例组织学类型单一,其余为不同类型癌的混合体。以下重点介绍4种常见类型的肺癌。

1.鳞状细胞癌　占肺癌手术切除标本的60%以上,为肺癌中最常见的类型。肉眼观,多为中央型,常由支气管黏膜上皮经鳞状上皮化生恶变而来。患者多有吸烟史,常为老年男性。肿瘤生长缓慢,转移较晚。组织学上根据其分化程度不同分为高、中、低分化三型,高分化鳞癌癌巢中多有角化珠形成,中分化鳞癌有角化现象但不形成角化珠,低分化鳞癌细胞异型性明显,无角化现象,多无细胞间桥(图6-15)。

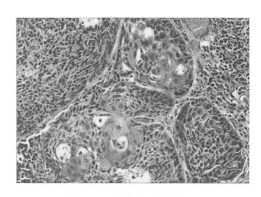

图6-15　低分化肺鳞癌

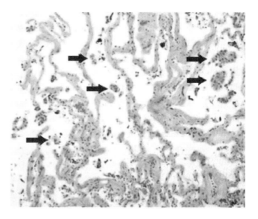

图6-16　高分化肺腺癌

2.腺癌　肺腺癌多为周边型,发病率仅次于鳞癌,女性多见,且多为非吸烟者。高分化腺癌癌细胞排列成腺腔样结构,可增生形成乳头状结构,亦可伴黏液分泌(图6-16)。中分化腺癌癌细胞紧密排列成腺腔状或实体状癌巢。低分化腺癌癌细胞排列成实体状或筛状,细胞异型性明显。

3.小细胞癌 本型约占原发性肺癌的15%～20%,是肺癌中分化程度最低、恶性程度最高的一种,生长迅速,转移早,5年存活率仅有1%～2%。此型肺癌对化疗、放疗敏感。镜下观,癌细胞小,呈短梭形,细胞一端稍尖,形似燕麦,故称燕麦细胞癌(图6-17);也可呈淋巴细胞样,染色深,胞质少,形似裸核。癌细胞常密集成群,由结缔组织分隔,有时癌细胞围绕小血管排列成假菊形团样结构。小细胞癌具有神经内分泌功能,电镜下胞质内可见神经内分泌颗粒,能产生5-HT、ACTH等引起相应的临床症状。

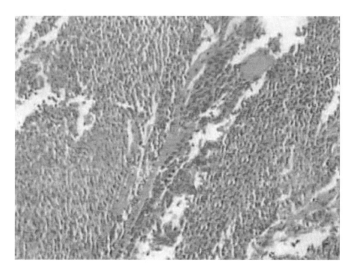

图6-17 燕麦细胞癌

4.大细胞癌 属于未分化癌(约占10%),恶性程度高,生长快,转移早。其主要特点是癌细胞大,胞质丰富,异型性明显,可出现畸形核、多核,可见瘤巨细胞或透明细胞。

三、扩散途径

1.直接蔓延 中央型肺癌常直接侵入纵隔、心包和周围血管,沿支气管向同侧甚至对侧肺组织蔓延。周围型肺癌可直接侵犯胸膜、胸壁。

2.转移 当沿淋巴道转移时,首先转移到肺门淋巴结,以后由支气管肺门淋巴结进而转移到纵隔、锁骨上、腋窝、颈部淋巴结。血道转移常见于脑、肾上腺和骨。小细胞肺癌比鳞状细胞癌和腺癌更易发生血道转移。

四、临床病理联系

肺癌的临床症状因其发生部位、肿瘤大小、浸润转移范围而异。

1.肺癌早期常无明显症状,以后常有咳嗽、咳痰带血、胸痛等症状,其中咯血较易引起患者的注意而就诊。

2.一半中央型肺癌临床症状出现较早,肿瘤压迫、阻塞支气管可引起局限性肺萎陷或肺气肿、肺感染。肿瘤侵及胸膜时,可引起血性胸腔积液,侵蚀食管可引起支气管-食管瘘。

3.位于肺尖部的肺癌压迫或侵蚀颈交感神经及颈神经根引起Horner综合征,表现为病侧眼睑下垂、瞳孔缩小,胸壁皮肤无汗等交感神经麻痹综合征。

4.肿瘤侵犯纵隔,压迫上腔静脉可引起上腔静脉综合征,表现为面部浮肿及颈胸部静脉曲张。

5.有异位内分泌作用的肺癌,尤其是小细胞癌,可因 5-HT 分泌过多而引起类癌综合征,表现为支气管哮喘、心动过速、水样腹泻、皮肤潮红等。

肺癌的预后较差,早期诊断是提高治疗效果的有效途径。对 40 岁以上的人群定期进行 X 线和痰脱落细胞学检查,是发现早期肺癌最简便易行的方法。

思考与练习

一、名词解释

1.肺气肿　2.肺心病　3.支气管扩张症　4.肺肉质变　5.硅结节　6.早期肺癌

二、选择题

1.慢性支气管炎患者咳痰的病变基础是　　　　　　　　　　　　（　　）

  A.支气管壁充血、水肿

  B.支气管黏膜上皮细胞变性、坏死

  C.腺体肥大、增生,浆液腺黏液腺化生

  D.支气管壁纤维组织增生

  E.平滑肌束断裂、软骨萎缩

2.导致慢性不可逆性气道阻塞的肺疾病是　　　　　　　　　　　（　　）

  A.慢性支气管炎　　　　　B.大叶性肺炎　　　　　C.支原体肺炎

  D.硅肺　　　　　　　　　E.病毒性肺炎

3.使支气管壁平滑肌细胞增生、肥大的肺疾病是　　　　　　　　（　　）

  A.慢性支气管炎　　　　　B.支气管哮喘　　　　　C.支气管扩张

  D.大叶性肺炎　　　　　　E.硅肺

4.下列关于支气管哮喘的描述,正确的是　　　　　　　　　　　（　　）

  A.管壁嗜酸性粒细胞增多　　　　　B.管壁嗜中性粒细胞减少

  C.肺的化脓性炎症　　　　　　　　D.管壁平滑肌细胞萎缩

  E.发作时常表现为吸气性呼吸困难

5.引起支气管扩张最重要的病变基础是　　　　　　　　　　　　（　　）

  A.支气管相关淋巴组织显著增生　　B.支气管壁因炎症遭到破坏

  C.肺不张　　　　　　　　　　　　D.肺纤维化

  E.肺实变

6.慢性支气管炎最常见的并发症是　　　　　　　　　　　　　　（　　）

  A.肺炎　　　　　　　　　B.肺脓肿　　　　　　　C.肺气肿和肺心病

  D.肺结核　　　　　　　　E.支气管扩张

7.与 α_1-抗胰蛋白酶缺乏有关的肺气肿类型是　　　　　　　　（　　）

  A.腺泡中央型　　　　　　B.全腺泡型　　　　　　C.腺泡周围型

D. 代偿性肺气肿　　　　　　E. 老年性肺气肿

8. 能反映大叶性肺炎本质的病变是　　　　　　　　　　　　　　　　　（　　）

　　A. 累及整个肺大叶的炎症　　　　B. 肺泡的纤维蛋白性炎症

　　C. 病变从肺泡开始　　　　　　　D. 肺肉质变

　　E. 肺的出血性炎症

9. 下列关于小叶性肺炎病变的描写,错误的是　　　　　　　　　　　　（　　）

　　A. 病变起始于肺泡　　　　　　　B. 病变起始于细支气管

　　C. 以细支气管为中心的化脓性炎症　　D. 病灶大小不等,直径多在 0.5～1cm

　　E. 病灶中央常见发炎的细支气管

10. 大叶性肺炎灰色肝样变期的临床表现与红色肝样变期不同的是　　　　（　　）

　　A. 开始即出现肺实质体征　　　　B. 胸痛消失

　　C. 缺氧状况有改善　　　　　　　D. 体温可恢复正常

　　E. 重新出现湿啰音

11. 大叶性肺炎患者出现明显发绀等缺氧症状时,提示病变处于　　　　　（　　）

　　A. 充血水肿期　　　　　　　　　B. 红色肝样变期

　　C. 灰色肝样变期　　　　　　　　D. 溶解消散期

　　E. 合并肺肉质变时

12. 引起肺心病最常见的原因有　　　　　　　　　　　　　　　　　　　（　　）

　　A. 肺硅沉着症　　　　　　B. 肺结核　　　　　　C. 支气管扩张

　　D. 支气管哮喘　　　　　　E. 慢性支气管炎伴肺气肿

13. 肺心病发病的主要环节是　　　　　　　　　　　　　　　　　　　　（　　）

　　A. 慢性支气管炎　　　　　B. 慢性阻塞性肺气肿　　C. 肺纤维化

　　D. 肺血管床减少　　　　　E. 肺循环阻力增加和肺动脉高压

14. 某男,60 岁,胸痛、咳嗽、咯血痰两个月,胸片见右上肺周边一直径为 5cm 结节状阴
　　影,边缘毛刺状。应首先考虑　　　　　　　　　　　　　　　　　　（　　）

　　A. 肺结核球　　　　　　　B. 周围型肺癌　　　　　C. 团块状硅结节

　　D. 肺脓肿　　　　　　　　E. 肺肉质变

15. 肺癌最常见的组织学类型是　　　　　　　　　　　　　　　　　　　（　　）

　　A. 腺样囊性癌　　　　　　B. 巨细胞癌　　　　　　C. 鳞状细胞癌

　　D. 腺癌　　　　　　　　　E. 未分化癌

二、问答题

1. 试述慢性肺源性心脏病的病理变化和临床病理联系。

2. 比较大叶性肺炎和小叶性肺炎的病因、发病、病变、转归等方面的异同。

参考答案

第七章　消化系统疾病

教学 PPT

消化系统由消化管(口腔、食管、胃、肠和肛门)和消化腺(涎腺、肝、胰和消化管的黏膜腺体)组成,具有消化、吸收、排泄、解毒和内分泌等功能。消化系统是体内易于发生疾病的部位,胃炎、消化性溃疡、肝硬化、食管癌、肝癌和大肠癌等是常见病和多发病。

第一节　胃　炎

胃炎(gastritis)是胃黏膜的炎症性病变,是最常见的消化道疾病之一。胃炎按临床发病缓急可分急性胃炎和慢性胃炎。

一、急性胃炎

急性胃炎(acute gastritis)是由多种病因引起的胃黏膜急性炎症。临床常急性发病,可有明显上腹部症状。多数患者有明确的发病原因。有些胃炎原因不明,称为特发性胃炎。习惯上根据不同病因、不同病理变化,将急性胃炎分为以下四类。

1.急性刺激性胃炎(acute irritated gastritis)　主要因暴饮、暴食,食用过热或刺激性食物以及烈性酒所致。胃镜可见胃黏膜充血、水肿,有时糜烂。

2.急性出血性胃炎(acute hemorrhagic gastritis)　此型胃炎主要与服用某些非固醇类抗炎药物(如水杨酸制剂)和过度饮酒有关。此外,创伤和手术引起的应激反应也可诱发本病。胃镜可见胃黏膜糜烂和出血。应激反应所致者,可出现大量出血,少数可发生多灶浅表性应激性溃疡。

3.腐蚀性胃炎(corrosive gastritis)　多由吞服强酸、强碱或其他腐蚀性化学物质引起。病变多较严重,胃黏膜广泛坏死、脱落,可累及深层组织,甚至穿孔。

4.急性感染性胃炎(acute infective gastritis) 少见,是一种弥漫性化脓性炎,病情较重。可由金黄色葡萄球菌、链球菌或大肠埃希菌等经血道播散引起败血症和脓毒败血症后感染所致,也可由胃外伤直接感染引起。

二、慢性胃炎

慢性胃炎(chronic gastritis)是发生在胃黏膜的慢性非特异性炎症,是一种常见病。

(一)病因和发病机制

慢性胃炎主要致病原因为:①幽门螺杆菌(helicobacter pylori,Hp)慢性感染。Hp黏附在胃黏膜上皮细胞表面,分泌尿素酶、细胞毒素相关蛋白、细胞空泡毒素及其他一些物质而致病;②长期慢性刺激,如长期酗酒、过度吸烟、喜烫食或刺激性食物、滥用水杨酸类药物、急性胃炎的多次发作;③十二指肠液反流,破坏胃黏膜屏障;④自身免疫性损伤等。

(二)病理变化及类型

根据病理变化不同,慢性胃炎分为浅表性胃炎、萎缩性胃炎、肥厚性胃炎和疣状胃炎四种。

1. 慢性浅表性胃炎(chronic superficial gastritis) 是胃黏膜最常见的病变之一,国内胃镜检出率在20%~40%,好发于胃窦部。胃镜检查见黏膜充血、水肿,呈深红色,表面有灰白或灰黄色黏液渗出物,有时伴有点状出血或糜烂。镜下观,炎性病变主要限于黏膜浅层(黏膜层上1/3),呈灶性或弥漫性分布,黏膜充血、水肿,淋巴细胞和浆细胞浸润,固有层腺体保持完整(图7-1)。

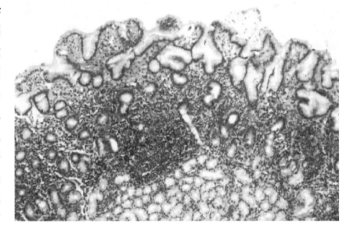

图7-1 慢性浅表性胃炎

2. 慢性萎缩性胃炎(chronic atrophic gastritis) 一般由慢性浅表性胃炎发展而来,多见于中年以上患者。慢性萎缩性胃炎分为A、B两型。A型胃炎我国罕见,属于自身免疫疾病,又称自身免疫性胃炎,常伴恶性贫血;B型胃炎最常见,又称单纯性萎缩性胃炎。A、B两型胃炎镜下改变基本相同,其他区别见表7-1。

表7-1 A型与B型慢性萎缩性胃炎的比较

项目	A 型	B 型
病变部位	胃底、胃体部弥漫性分布	胃窦部多灶性分布
病因和发病机制	自身免疫	Hp感染、酗酒、吸烟、滥用药物
胃酸分泌	明显降低	中度降低或正常
与癌变关系	不明显	密切
血清抗壁细胞抗体、抗内因子抗体	阳性	阴性

项目	A 型	B 型
血清维生素 B_{12} 水平	降低	正常
恶性贫血	有	无
伴发消化性溃疡	无	高
发病情况	国外多见	国内多见

胃镜检查:①黏膜由正常橘红色变为灰白色或灰黄色;病变胃黏膜皱襞变浅或消失,表面呈细颗粒状,与周围正常胃黏膜界限清楚;②黏膜下血管分支清晰可见。

镜下观,炎症累及胃黏膜全层,黏膜变薄,腺体变小,数目减少甚至消失。间质内有不同程度的淋巴细胞和浆细胞浸润,并常有淋巴滤泡形成。此外,可见假幽门腺化生和肠上皮化生。病变自胃窦开始,逐渐向胃体发展。

70%～80%的患者可无任何症状。有症状者主要表现为食欲下降、上腹不适、饱胀、嗳气等非特异性消化不良症状。

3.慢性肥厚性胃炎(chronic hypertrophic gastritis) 又称巨大肥厚性胃炎。病变常发生在胃底及胃体部。胃镜检查,胃黏膜肥厚,皱襞加深、变宽,似脑回状。镜下观,腺体增生肥大,腺管延长;黏膜表面黏液分泌细胞增多,壁细胞和主细胞有时减少,无明显炎症细胞浸润。患者常因胃酸低下、丢失大量含蛋白的胃液引起低蛋白血症。

4.疣状胃炎(gastritis verrucosa) 是一种有特征性病理变化的胃炎,病变多见于胃窦部。病变处胃黏膜出现许多中心凹陷的疣状突起。镜下见,病灶中心凹陷处胃黏膜上皮变性、坏死脱落,并伴有急性炎性渗出物覆盖。

第二节 消化性溃疡

消化性溃疡(peptic ulcer)又称溃疡病(peptic ulcer disease),是以胃或十二指肠黏膜形成慢性溃疡为特征的一种常见病,多见于成年人,男性多于女性,临床上患者有周期性上腹疼痛、反酸、嗳气等症状,易反复发作,呈慢性经过。十二指肠溃疡(duodenal ulcer,DU)约占70%,胃溃疡(gastric ulcer,GU)约占 25%,胃和十二指肠两者并存的复合性溃疡占 5%。

一、病因和发病机制

消化性溃疡的病因和发病机制尚未完全清楚,目前认为主要是对胃、十二指肠黏膜的损害性因素与黏膜自身防御修复因素之间失去平衡的结果。

1.幽门螺杆菌感染 近年来大量研究表明,幽门螺杆菌(Hp)感染与消化性溃疡发生的关系十分密切,胃溃疡中感染检出率为 71.9%,十二指肠溃疡中感染检出率为 100%。Hp可通过促进胃黏膜 G 细胞增生和胃泌素分泌,导致胃酸分泌增加。

2.胃液的消化作用 研究表明,消化性溃疡的形成是胃、十二指肠局部黏膜组织被胃酸、胃蛋白酶消化所致。胃蛋白酶能降解蛋白质,所以对黏膜有侵袭作用,而胃蛋白酶的活性受胃酸制约,当 pH 增加到 4 以上时,胃蛋白酶就失去活性,因此抑制胃酸分泌的药物可促进溃疡愈合。

3.黏膜抗消化能力降低　正常的胃、十二指肠黏膜具有抗消化能力,可保护黏膜不被胃液消化。这是因为胃黏膜表面上皮细胞分泌黏液和碳酸氢盐覆盖于黏膜表面,形成黏液屏障,可避免和减少胃酸、胃蛋白酶与胃黏膜直接接触,碱性黏液还有中和胃酸的作用;黏膜上皮含有丰富的脂蛋白(黏膜屏障)可阻止胃酸中的氢离子逆向弥散入黏膜。当某些因素,如药物(阿司匹林、肾上腺皮质激素、保泰松等)、胆汁反流、黏膜上皮缺血、缺氧等引起上述屏障功能减弱时,胃液中的氢离子便可逆向弥散入胃黏膜,损伤黏膜,导致溃疡形成。

4.神经、内分泌功能失调　临床观察表明,长期过度的精神紧张、焦虑或情绪波动的人易患消化性溃疡;精神因素刺激可引起大脑皮质功能失调,从而导致自主神经功能紊乱。迷走神经功能亢进可促使胃液分泌增多,这与十二指肠溃疡发生有关;而迷走神经兴奋性降低,胃蠕动减弱,胃内容物滞留并刺激胃窦,通过胃泌素分泌增加,进而促使胃酸分泌增加,促进胃溃疡形成。

5.其他危险因素　吸烟可增加胃酸、胃蛋白酶分泌,损害黏膜血液循环;血型为 O 型的人,溃疡病发病率比其他血型人高 1.5～2.0 倍。

二、病理变化

肉眼观,胃溃疡多发生于胃小弯侧近幽门处,胃窦部尤为多见。溃疡多为单发,呈圆形或椭圆形,直径多在 2cm 以内,溃疡边缘整齐,底部平坦,深浅不一。较浅者仅累及黏膜下层,深者可达肌层。溃疡周边黏膜皱襞呈放射状向溃疡处集中(图 7-2)。

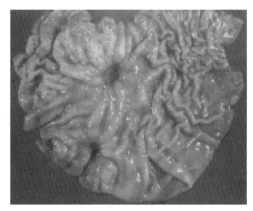

图 7-2　胃溃疡(肉眼观)

镜下观,溃疡底部由内向外依次分为四层:①渗出层,由少量纤维素和中性粒细胞等构成,覆盖在溃疡表面;②坏死层,主要由坏死的细胞碎片组成,呈均匀而较深的嗜酸性染色;③肉芽组织层;④瘢痕组织层,瘢痕层内的小动脉因炎性刺激常发生增生性动脉内膜炎,使管壁增厚,管腔狭窄或有血栓形成。这种血管改变可防止血管破裂、出血,但不利于组织再生和溃疡的修复。溃疡底部的神经节细胞和神经纤维常发生变性和断裂,有时神经纤维断端呈小球状增生,这可能与溃疡病疼痛有关(图 7-3)。

十二指肠溃疡多发生于十二指肠球部前壁或后壁,溃疡面一般较胃溃疡小而浅,直径多在 1cm 以内,易愈合。其形态特点与胃溃疡相似。

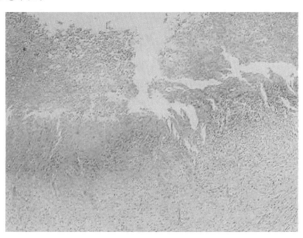

图 7-3　胃溃疡(镜下观)

三、临床病理联系

1.上腹部节律性疼痛 是溃疡病的主要临床表现,与饮食有较明显关系。十二指肠溃疡的疼痛常发生在空腹时,如午夜或饥饿时,进食或服用抗酸剂后缓解,与迷走神经兴奋性增高、胃酸分泌增多并进入十二指肠刺激溃疡面有关。胃溃疡疼痛多在餐后 1h 内出现,经1~2h 后逐渐缓解,是由于进食后食物刺激病灶引起胃壁平滑肌痉挛所致。

2.反酸、嗳气 由于幽门括约肌痉挛,胃逆蠕动,胃内容物反流,以及幽门狭窄,胃排空受阻,滞留在胃内的食物发酵、产气而出现反酸、嗳气等消化不良症状。

3.X 线检查 X 线钡剂造影溃疡处见龛影。

四、结局和并发症

在大多数情况下,通过适当治疗和调理,渗出物和坏死组织逐渐被吸收、排出,由底部的肉芽组织增生形成瘢痕组织填充修复,周围黏膜上皮再生,覆盖创面而使溃疡愈合。部分患者可出现如下并发症:

1.出血 是最常见的并发症,发生率可达 35%。溃疡底部毛细血管受侵蚀而破裂,可发生少量出血,实验室检查可示大便潜血试验阳性。若较大血管破裂可致大出血,患者可出现呕血和柏油样便,严重者出现失血性休克而危及生命。

2.穿孔 约占患者的 5%。十二指肠溃疡因肠壁较薄更易发生穿孔。穿孔后胃、十二指肠内容物漏入腹腔,可引起急性弥漫性腹膜炎。位于十二指肠后壁或胃后壁的溃疡若穿透较慢,穿孔前已与周围组织、器官粘连;穿孔时胃肠内容物不流入腹腔,可形成局限性腹膜炎。

3.幽门梗阻 约占 3%,早期由于溃疡周围组织炎症、充血、水肿和幽门括约肌痉挛而引起功能性梗阻,晚期因大量瘢痕组织的收缩,导致机械性梗阻。临床上可出现胃内容物潴留、反复呕吐、水电解质平衡紊乱等。

4.癌变 胃溃疡癌变率约为 1%,十二指肠溃疡几乎不发生癌变。

第三节 病毒性肝炎

病毒性肝炎(viral hepatitis)是指由一组肝炎病毒引起的以肝细胞变性、坏死为主要病变的一种常见传染病。世界各地均有发生或流行,我国是病毒性肝炎的高发区,尤其是乙型肝炎表面抗原(HBsAg)携带者超过 1.2 亿人。临床表现为全身乏力、食欲减退、厌油腻、肝大、肝区不适或疼痛及肝功能异常等,部分患者出现黄疸和发热。

一、病因和发病机制

目前已知的肝炎病毒有甲型(HAV)、乙型(HBV)、丙型(HCV)、丁型(HDV)、戊型(HEV)、庚型(HGV)六种,分别引起相应的六种病毒性肝炎。各型肝炎病毒特点见表 7-2。

表 7-2　各型肝炎病毒特点

肝炎及其病毒分型	病毒性质	传染途径	潜伏期	肝病变
甲型肝炎（HAV）	单链 RNA	粪—口传播	2～6 周	急性肝炎
乙型肝炎（HBV）	DNA	密切接触、输血、注射	4～26 周	急性,5%～10%转为慢性肝炎
丙型肝炎（HCV）	单链 RNA	密切接触、输血、注射	2～26 周	>70%转为慢性肝炎
丁型肝炎（HDV）	缺陷性 RNA	密切接触、输血、注射	4～7 周	急性、慢性肝炎
戊型肝炎（HEV）	单链 RNA	粪—口传播	2～8 周	急性肝炎
庚型肝炎（HGV）	单链 RNA	密切接触、输血、注射	不详	急性肝炎、其他不详

病毒性肝炎的发病机制尚未完全阐明,各型肝炎的发病机制可能不同。目前对甲型肝炎病毒、乙型肝炎病毒发病机制研究较多。一般认为,甲型肝炎病毒可通过细胞免疫机制导致肝细胞破坏。乙型肝炎病毒不直接引起肝细胞损伤,而是通过免疫介导,尤其是 $CD8^+$ T 淋巴细胞识别并杀伤被感染的肝细胞,导致肝细胞的坏死和凋亡。

二、基本病理变化

各型肝炎的病变基本相同,属于变质性炎,以肝细胞的变性、坏死为主,同时伴有不同程度的炎症细胞浸润、肝细胞再生和纤维组织增生。

(一)肝细胞变性、坏死

1.肝细胞变性　以肝细胞水肿为主,光镜下见细胞质疏松化,部分进一步发展为气球样变。亦可见嗜酸性变,此种变性一般仅累及单个或数个肝细胞,散在肝小叶内。光镜下见,病变肝细胞体积缩小,部分或全部胞质浓缩,嗜酸性增强,细胞核染色亦较深。

2.肝细胞坏死与凋亡

(1)凋亡:也曾被认为嗜酸性坏死,由嗜酸性变进一步发展而来,核浓缩消失,胞质高度浓缩形成深红色浓染的圆形小体,称为嗜酸性小体。

(2)溶解坏死:由严重的细胞水肿发展而来。按坏死的范围和程度可分为:①点状坏死(spotty necrosis),肝小叶内散在的单个或数个相邻肝细胞坏死,常见于急性普通型肝炎;②碎片状坏死(piecemeal necrosis),肝小叶周边部界板肝细胞的灶性坏死和崩解,常见于慢性肝炎;③桥接坏死(bridging necrosis),为肝小叶中央静脉与汇管区之间、两个小叶中央静脉之间或两个汇管区之间出现的肝细胞坏死连接带,常见于中度、重度慢性肝炎;④大片坏死,坏死的范围大,几乎累及整个肝小叶,见于重型肝炎(图7-4)。

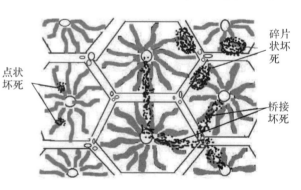

图 7-4　肝细胞坏死

(二)炎症细胞浸润

在汇管区或坏死灶内常有不同程度的炎症细胞浸润,主要是淋巴细胞和单核细胞,也可见少量中性粒细胞和浆细胞。

(三)肝细胞再生及间质反应性增生

1.肝细胞再生　肝细胞坏死后,可通过邻近的肝细胞再生修复,在肝炎恢复期或慢性阶段则更为明显。再生的肝细胞体积较大,核大而深染,有时可见双核。若坏死范围小,再生的肝细胞沿残存的网状纤维支架排列,恢复原小叶结构;若坏死范围大,原小叶内的网状支架塌陷,再生的肝细胞则呈结节状排列。

2.间质反应性增生和小胆管增生　包括库普弗(Kupffer)细胞、间叶细胞及成纤维细胞等增生。库普弗细胞增生并从窦壁脱落于肝窦内,变为游走的吞噬细胞,属肝内单核细胞系统的炎症反应。成纤维细胞增生并产生大量胶原纤维,穿插于肝小叶内,可导致肝硬化。在慢性病例的汇管区可伴有小胆管增生。

三、临床病理类型

病毒性肝炎类型不仅与肝炎病毒的数量、毒力有关,而且与患者的细胞免疫反应强弱有重要关系。①免疫功能正常,感染病毒数量较少、毒力较弱时,发生急性普通型肝炎;②当免疫功能过强,感染病毒数量较多,毒力较强时,发生重型肝炎;③免疫功能不足,不能完全清除受感染的靶细胞,病毒持续感染,部分未被杀灭的病毒在未受损的肝细胞内反复复制,引起肝细胞反复损害而成为慢性肝炎;④免疫功能耐受或缺陷,使病毒与宿主肝细胞共生,持续存在,肝细胞也不受损害,成为无症状的病毒携带者。病毒性肝炎分为普通型和重型两大类。

(一)急性(普通型)病毒性肝炎

此类肝炎最常见,临床上又分为黄疸型和无黄疸型两种,我国以无黄疸型多见,其中多为乙型肝炎,部分为丙型肝炎。黄疸型多见于甲型、丁型、戊型肝炎。两者病变基本相同,黄疸型稍重。

1.病理变化　肉眼观,肝大,包膜紧张,质较软,表面光滑。镜下见,肝细胞广泛变性,以胞质疏松化和气球样变为主,肝细胞坏死轻微,仅见点状坏死和嗜酸性小体(图7-5),小叶内及汇管区有轻度炎症细胞浸润,肝小叶结构完好。

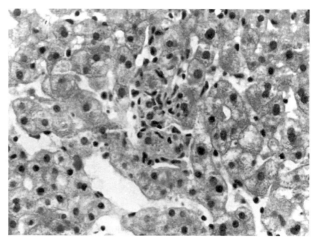

图 7-5　急性普通型肝炎

2.临床病理联系　临床上出现肝大、肝区疼痛或压痛。血清谷丙转氨酶(SGPT)升高,同时还可引起多种肝功能异常。

3.结局　急性肝炎大多数在半年内可逐渐恢复。部分病例(多为乙型和丙型肝炎)可发展为慢性肝炎。

(二)慢性(普通型)病毒性肝炎

病毒性肝炎病程持续在半年以上者即为慢性肝炎,以乙型肝炎居多,甲型很少转变为慢性。根据病变程度将慢性肝炎分为轻、中、重三类。

1.轻度慢性肝炎　肝细胞变性、坏死较轻,点状坏死,偶见轻度碎片状坏死,汇管区慢性炎症细胞浸润,周围少量纤维组织增生,小叶界板无破坏,小叶结构清楚、完整。

2.中度慢性肝炎　肝细胞变性、坏死明显,中度碎片状坏死及特征性的桥接坏死,汇管区及肝小叶内有明显的炎症细胞浸润,小叶内纤维间隔形成,小叶结构大部分保存。

3.重度慢性肝炎　肝细胞广泛坏死,有重度碎片状坏死和大范围的桥接坏死,肝细胞不规则再生,纤维间隔分割小叶结构。

轻、中度慢性肝炎可以痊愈或病变相对静止,如病变不断加重或反复发作,亦可演变为肝硬化。重度慢性肝炎除演变为肝硬化外,有时还可发展为重型肝炎。

(三)重型病毒性肝炎

重型病毒性肝炎肝损害严重,是最严重的一型病毒性肝炎,较少见。根据病情缓急、病变程度又分为以下两型:

1.急性重型肝炎　少见,起病急,病变发展迅猛,病程短,死亡率高,临床上又称为电击型、暴发型或恶性肝炎。

(1)病理变化:肉眼观,肝脏体积显著缩小,以左叶为甚,重量减轻至600~800g,质软,包膜皱缩,切面呈黄色或红褐色,故又称急性黄色肝萎缩或急性红色肝萎缩。镜下见,肝细胞坏死严重而广泛,肝细胞索解离,肝细胞溶解,出现弥漫性大片坏死(图7-6);仅在小叶周边残留少许变性的肝细胞,残留肝细胞再生不明显。肝窦明显扩张、充血甚至出血。库普弗细胞增生肥大,小叶内及汇管区有以淋巴细胞和单核细胞为主的炎症细胞浸润。

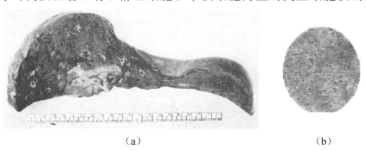

(a)　　　　　　　　　　　　(b)

图 7-6　急性重型肝炎

(a)肉眼观,肝体积明显缩小,重量减轻,被膜皱缩,切面黄色;

(b)镜下观,肝细胞坏死广泛而严重,仅残留少量变性的肝细胞

(2)临床病理联系:临床上有肝细胞性黄疸、发热、出血倾向、DIC、肝功能衰竭、肝肾综合征等。

(3)结局:患者多在10d内死于急性肝功能衰竭、消化道大出血、急性肾功能衰竭、DIC等,少数迁延为亚急性重型肝炎。

2.亚急性重型肝炎　病程较长,数周至数月,多由急性重型肝炎转化而来或一开始病变就较缓和而呈亚急性经过。

(1)病理变化:肉眼观,肝脏体积缩小,被膜皱缩,呈黄绿色。病程长者,肝质地变硬,可形成大小不一的结节。镜下见,肝细胞呈大片坏死,有明显的结节状再生。网状纤维支架塌陷,因而使残存的肝细胞再生时不能沿原有支架排列,呈结节状。小叶内、外炎症细胞浸润明显,主要为淋巴细胞和单核细胞,小叶周边部有小胆管增生。

（2）结局：如治疗及时,病变有停止进展和治愈的可能。病程较长时,可发展为坏死后性肝硬化。

第四节 肝硬化

肝硬化(liver cirrhosis)是各种慢性肝病长期发展到晚期的不可逆形态改变。因肝细胞弥漫性变性、坏死,纤维组织增生和肝细胞结节状再生,这三种改变反复交错进行,导致肝小叶结构和肝内血液循环途径逐渐被改建,使肝脏变形、变硬而形成肝硬化。肝硬化早期可无明显症状,晚期则出现一系列不同程度的门静脉高压和肝功能障碍。

肝硬化种类较多,按病因可分为病毒性肝炎性、酒精性、胆汁性、淤血性、寄生虫性肝硬化;按病理形态分为小结节型、大结节型、大小结节混合型及不全分隔型肝硬化。我国常用的分类是结合病因及病变的综合分类,分为门脉性、坏死后性、胆汁性、淤血性、寄生虫性和色素性肝硬化等,其中门脉性肝硬化最常见,其次为坏死后性肝硬化,其他类型较少。

一、门脉性肝硬化

门脉性肝硬化(portal cirrhosis)是最常见的一种类型,相当于小结节型肝硬化。

（一）病因和发病机制

1.病毒性肝炎　慢性肝炎是我国肝硬化最常见的病因,尤其是乙型和丙型病毒性肝炎。在肝硬化患者中肝细胞 HBsAg 阳性率高达 76.7%,慢性丙型肝炎患者中 20%～30%最终可发展为肝硬化。

2.慢性酒精中毒　在欧美发达国家,因酗酒引起门脉性肝硬化占总数的 60%～70%。酒精在体内代谢过程中产生的乙醛对肝细胞有直接毒害作用,使肝细胞发生脂肪变性,逐渐发展为肝硬化。

3.营养缺乏　食物中长期缺乏胆碱和蛋氨酸等物质,肝细胞合成磷脂、脂蛋白不足,引起肝脂肪变性,在此基础上发展成肝硬化。

4.毒物中毒　某些化学毒物,如含砷的杀虫剂、四氯化碳、黄磷、辛可芬及黄曲霉毒素等,可引起肝损伤而导致肝硬化。

肝硬化发病机制中的关键环节在于肝脏的进行性纤维化。各种因素首先引起肝细胞变性、坏死以及坏死区网状纤维支架塌陷、融合形成胶原纤维,导致纤维化过程的开始。由于肝细胞坏死和炎症的刺激,使汇管区的成纤维细胞增生,合成大量胶原纤维,并沿着破坏的肝细胞向小叶内生长。同时,肝星状细胞转化为肌纤维母细胞样细胞,形成的纤维条索向小叶周边延伸。两者相互连接,分隔原有肝小叶;同时残余肝细胞结节状再生,最终使肝小叶结构和血液循环被改建而形成肝硬化。

（二）病理变化

肉眼观,早、中期,肝脏体积正常或略增大,重量增加,质地正常或稍硬。晚期,肝脏体积缩小,重量减轻,可由正常的 1500g 减至 1000g 以下,质地变硬。包膜增厚,肝表面及切面见弥漫分布的小结节,结节大小较一致,直径多在 0.1～0.5cm,最大结节直径不超过 1.0cm(图 7-7)。切面见结节周围有灰白色狭窄而均匀的纤维组织间隔包绕,结节呈黄褐色(脂肪变性)或黄绿色(淤胆)。

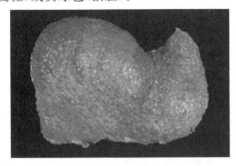

图 7-7 门脉性肝硬化(肉眼观)

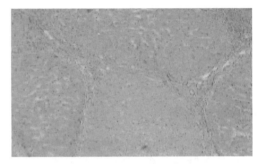

图 7-8 门脉性肝硬化(镜下观)

镜下观,正常小叶结构被破坏,被假小叶所取代。假小叶是由广泛增生的纤维组织将再生的肝细胞分割包绕成大小不等、圆形或椭圆形的肝细胞团。假小叶内肝细胞索排列紊乱,有变性、坏死及再生的肝细胞,再生肝细胞体积较大,核大,染色深,可见双核细胞。假小叶内中央静脉缺如、偏位或有两个以上。假小叶周围增生的纤维组织内有淋巴细胞、浆细胞浸润,小胆管增生,假胆管(增生的无管腔的小胆管)形成和淤胆现象(图 7-8)。

(三)临床病理联系

早期,肝功能处于代偿期,主要表现为全身乏力、食欲减退、消化不良、腹泻等非特异性症状。晚期,出现门脉高压症和肝功能不全。

1.门脉高压症(portal hypertension) 导致门静脉压力升高的原因有:①假小叶形成及肝实质纤维化压迫了小叶下静脉、小叶中央静脉及肝血窦,致门静脉回流受阻;②肝细胞变性坏死,网状纤维支架塌陷,肝窦闭塞,致门静脉回流受阻;③肝动脉与门静脉之间形成异常吻合支,动脉血流入门静脉,加重门脉高压的发生。门静脉压力升高后,患者常出现一系列症状和体征,主要表现如下:

(1)脾大:由于脾静脉回流受阻,脾慢性淤血而肿大。肿大的脾脏功能亢进,对血细胞破坏增多,患者表现为贫血和出血倾向等。

(2)胃肠淤血,水肿:胃肠静脉回流受阻,胃肠壁淤血水肿,引起消化功能障碍,患者出现食欲减退、消化不良等症状。

(3)腹腔积液:多见于肝硬化晚期,为淡黄色、清亮透明的漏出液,其形成的原因有:①门静脉高压使门静脉系统的毛细血管流体静压升高,管壁通透性升高;②肝细胞合成清蛋白功能降低,导致低蛋白血症,使血浆胶体渗透压降低;③假小叶压迫小叶下静脉或小叶中央静脉,导致肝窦内压力升高,使淋巴生成增多而回流障碍,自肝包膜漏出到腹腔;④肝脏激素灭活能力降低,使血中醛固酮、抗利尿激素水平升高,引起钠、水潴留,促进腹腔积液形成。

(4)侧支循环形成:门静脉压升高使部分门静脉血绕过肝脏通过侧支直接回流至右心(图 7-9)。主要的侧支循环引起的并发症

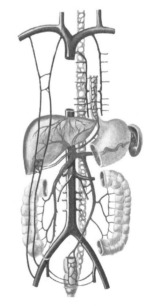

图 7-9 门静脉高压时侧支循环示意

有:①食管下端静脉丛曲张,临床上最常见、最重要,可因粗糙食物、化学刺激或腹内压增高等因素而破裂,引起大出血,是肝硬化患者常见的死亡原因之一;②直肠静脉丛曲张,破裂则发生便血,长期便血可引起贫血;③脐周和腹壁静脉曲张,临床上可呈"海蛇头"现象。

2.肝功能不全(hepatic failure) 主要是肝实质长期反复受破坏的结果。当肝细胞不能完全再生补充和代偿损伤肝细胞的功能时,则可出现以下症状和体征。

(1)蛋白质合成障碍:肝脏是合成清蛋白的唯一场所,在肝受损后,清蛋白合成减少,而免疫系统合成球蛋白增多,导致血浆蛋白总量、清蛋白/球蛋白比值下降甚至倒置。

(2)出血倾向:患者表现为鼻出血、牙龈和皮下出血等。主要是由于肝脏合成凝血因子减少以及脾大、功能亢进,血小板破坏过多所致。

(3)激素灭活功能减弱:主要是雌激素灭活降低,血清中雌激素水平升高,引起小动脉末梢扩张,患者常在颈、面部和胸部出现蜘蛛痣和肝掌;男性患者乳房发育、睾丸萎缩;女性患者月经失调、不孕等。

(4)黄疸:晚期由于肝细胞坏死、肝内胆管不同程度阻塞,引起胆红素代谢障碍而出现黄疸。

(5)肝性脑病:为最严重的后果,是肝功能极度衰竭的表现,也是肝硬化患者的常见死因。

(四)结局

肝硬化早期,如能及时治疗,可使病变在相当长的时间内处于相对稳定状态。晚期,可出现肝功能衰竭、食管静脉丛破裂大出血、合并肝癌及严重感染等预后不良。

二、坏死后性肝硬化

坏死后性肝硬化(postnecrotic cirrhosis)相当于大结节型肝硬化和大小结节混合型肝硬化,是在肝实质发生大片坏死的基础上形成的。

(一)病因和发病机制

1.病毒性肝炎 多由亚急性重型肝炎迁延而来。慢性重型肝炎反复发作也可发展为本型肝硬化。

2.药物或化学物质中毒 某些药物或化学物质可引起肝细胞弥漫性中毒性坏死,继而出现结节状再生而发展为坏死后性肝硬化。

(二)病理变化

肉眼观,肝脏体积不对称缩小,重量减轻,质地变硬,以左叶为甚。肝脏变形明显,表面结节较大,且大小不等,大的结节直径可达5～6cm。切面可见结节由较宽大的灰白色纤维条索包绕,结节呈黄褐色或黄绿色。

镜下观,正常小叶结构破坏,代之以大小不等、形状不一的假小叶。假小叶内肝细胞有不同程度的变性、坏死和胆色素沉着。假小叶间的纤维间隔较宽且厚薄不均,其中炎症细胞浸润、小胆管增生均较显著。

(三)结局

本型肝硬化因肝细胞坏死较严重,病程较短,故肝功能障碍较明显且出现较早,而门脉高压症较轻且出现晚。本型肝硬化癌变率较高。

第五节　消化系统常见肿瘤

一、食管癌

食管癌(carcinoma of esophagus)是食管黏膜上皮或腺体发生的恶性肿瘤。全世界每年约 30 万人死于食管癌,其中一半为中国人。临床主要表现为哽噎和进行性吞咽困难。

(一)病因

1.饮食习惯　长期食用过热、过硬、粗糙食物、饮酒、吸烟等,对食管黏膜形成慢性理化刺激。有些地区的居民喜欢食用酸菜等食物,含较多的亚硝酸盐,可诱发食管癌。

2.环境因素　流行病学调查发现,食管癌高发区土壤中常缺乏钼等微量元素。钼是硝酸盐还原酶的成分,缺钼可使农作物中硝酸盐的含量较高。

3.遗传因素　在高发区调查发现,食管癌的家族聚集现象较为明显,提示食管癌的发生与遗传有一定的关系。

4.慢性炎症　各种长期不愈的食管炎可能是食管癌的癌前病变。研究表明,食管癌患者食管黏膜的非癌部分有不同程度的慢性炎症。

(二)病理变化

食管癌好发于食管的三个生理狭窄部,以中段最多,下段次之,上段最少。

1.早期癌　临床无明显症状。病变局限,仅限于黏膜及黏膜下层,未侵犯肌层,无淋巴结转移。病变处黏膜轻度糜烂或表面呈颗粒状、微小的乳头状,钡餐检查仅见管壁轻度局限性僵硬或正常。

2.中晚期癌　根据肉眼形态可分为以下四型(图 7-10):

(1)髓质型:最多见,恶性程度高。癌组织在食管壁内浸润性生长,管壁增厚,管腔变小。癌组织表面常有溃疡。癌组织切面为灰白色,质地较软,似脑髓。

(2)蕈伞型:肿瘤为扁圆形肿块,呈蘑菇状突向食管腔,表面有浅溃疡,边缘外翻,常累及管壁一部分或大部分。

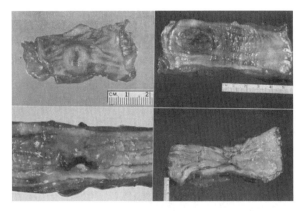

图 7-10　食管癌大体类型

(3)溃疡型:肿瘤表面有较深的溃疡,形状不整,边缘隆起,底部凹凸不平。

(4)缩窄型:癌组织质硬,在食管壁内浸润性生长,伴纤维组织增生,累及食管全周,形成环形狭窄。狭窄上端食管腔明显扩张。

镜下,食管癌主要为鳞状细胞癌(约 95% 以上),其次为腺癌和腺鳞癌。

(三)扩散途径

1.直接蔓延　癌组织穿透食管壁后连续不断地向周围组织和器官浸润,可蔓延至喉、气管、支气管、肺门等处。

2.淋巴道转移　转移途径与食管淋巴引流途径一致,可转移至颈、纵隔、食管旁淋巴结。

3.血道转移　晚期常转移至肝、肺等处。

(四)临床病理联系

早期食管癌组织无明显浸润,无肿块形成,症状不明显,部分患者有胸骨后疼痛或哽噎感。中晚期肿瘤浸润生长,使管腔狭窄,患者出现吞咽困难,甚至不能进食。

二、胃癌

胃癌(gastric carinoma)起源于胃黏膜上皮和腺上皮,是消化道最常见的恶性肿瘤。好发年龄在 40～60 岁,男性多于女性。好发于胃窦部,尤其是小弯侧。患者可有上腹部不适、疼痛、呕血、消瘦、贫血等症状。

(一)病因

病因尚不明确,目前认为与以下因素有关:

1.饮食、环境因素　胃癌的发生有一定的地理分布特点,如日本、智利、哥伦比亚、匈牙利等国家以及我国的某些地区发病率较高,可能与这些地区的水源、土壤以及当地居民的饮食习惯有关。大量食用熏制或高盐腌制的食品,以及进食不规律都与胃癌的发生有一定的关系。

2.幽门螺杆菌感染　研究表明,幽门螺杆菌感染可导致胃黏膜上皮细胞癌基因的激活和抑癌基因的失活,诱发癌变。

3.某些慢性胃病　某些长期未治愈的慢性胃部疾病,如慢性萎缩性胃炎、胃息肉、胃溃疡、胃黏膜大肠型肠上皮化生是胃癌发生的病理基础。

(二)病理变化

分为早期胃癌和中晚期胃癌。

1.早期胃癌　癌组织浸润仅限于黏膜层和黏膜下层内,而无论有无淋巴结转移,称早期胃癌。肉眼观分为三型。

(1)隆起型:较少见,肿瘤从黏膜面明显隆起或呈息肉状。

(2)表浅型:肿瘤较平坦,没有明显的隆起。

(3)凹陷型:最常见,肿瘤组织较周围黏膜明显凹陷,常形成溃疡,其深度仅限于黏膜下层。

2.中晚期胃癌　指癌组织浸润超过黏膜下层或浸润胃壁全层的胃癌。肉眼形态可分为以下三型:

(1)息肉型(蕈伞型):癌组织向黏膜表面生长呈息肉状或蕈伞凸入胃腔。

(2)溃疡型:癌组织部分脱落形成溃疡,溃疡一般比较大,边界不清,多呈皿状或火山口状(图 7-11),底部凹凸不平。胃良、恶性溃疡的大体形态鉴别见表 7-3。

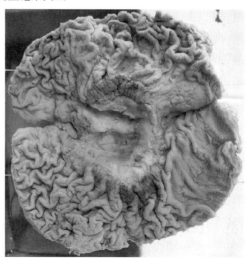

图 7-11　溃疡型胃癌

表 7-3　胃良、恶性溃疡的大体形态鉴别

项目	良性溃疡（胃溃疡）	恶性溃疡（溃疡型胃癌）
外形	圆形或椭圆形	不规则，皿状或火山口状
大小	溃疡直径一般小于 2cm	溃疡直径一般大于 2cm
深度	较深	较浅
边缘	整齐，不隆起	不整齐，隆起
底部	较平坦	凹凸不平，有坏死，出血明显
周围黏膜	黏膜皱襞向溃疡集中	黏膜皱襞中断，呈结节状肥厚

（3）浸润型：癌组织向胃壁呈局限性或弥漫性浸润，与周围正常组织分界不清。当弥漫浸润胃壁各层时，胃壁增厚、变硬，胃腔缩小，皱襞大部消失，状似皮革制成的囊袋，故称"革囊胃"（图 7-12）。

镜下见，主要为腺癌，常见类型有管状腺癌、乳头状腺癌与黏液癌。少数病例为未分化癌、腺棘皮癌或腺鳞状细胞癌等。

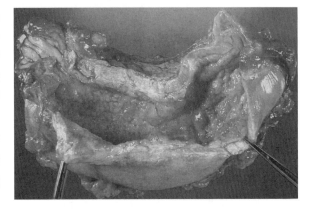

图 7-12　浸润型胃癌（革囊胃）

（三）扩散途径

1.直接蔓延　癌组织向胃壁各层浸润，当穿透浆膜后可蔓延至横结肠、大网膜及肝等处。

2.淋巴道转移　为主要转移途径，首先转移到局部淋巴结，最常见于幽门下胃小弯的局部淋巴结。进一步转移至腹主动脉旁淋巴结或肠系膜淋巴结。晚期可转移至左锁骨上淋巴结。

3.血道转移　晚期常转移至肝，其次到肺、骨、脑等。

4.种植性转移　癌组织浸润至浆膜表面时可脱落至腹腔，种植于腹腔、盆腔器官表面。女性常在双侧卵巢形成转移性黏液癌，称克鲁根勃（Krukenberg）瘤。

三、大肠癌

大肠癌（carcinoma of large intestine）是大肠黏膜上皮和腺体发生的恶性肿瘤，包括结肠癌和直肠癌，是全世界第三大常见的恶性肿瘤。临床上患者常有贫血、消瘦、大便次数增多、黏液血便、腹痛、腹块或肠梗阻等表现。

（一）病因

1.饮食因素　高营养而少纤维的饮食与本病的发生有关，这可能是因为高营养而少消化残渣饮食不利于有规律地排便，延长了肠黏膜与食物中可能含有的致癌物质的接触时间。

2.遗传因素　家族性多发性息肉病有很高的癌变倾向，为常见的癌前病变，属于单基因遗传病。

3.慢性肠道疾病 慢性溃疡性结肠炎、肠道慢性血吸虫病等由于长期的慢性刺激,使肠黏膜上皮异型性增生,导致大肠癌的发生。

（二）病理变化

大肠癌好发于直肠（占 50%），其次为乙状结肠、盲肠和升结肠。肉眼观可分为以下四型：

1.隆起型 肿瘤呈息肉状或菜花状向肠腔突出,表面常有坏死、出血和溃疡形成（图7-13）。

2.溃疡型 肿瘤表面有较深的溃疡,呈火山口状。此型较多见。

3.浸润型 肿瘤向肠壁深层弥漫浸润,常累及肠管全周,使肠壁局部增厚、变硬,若伴有纤维组织增生,使肠管缩小,形成环形狭窄。

4.胶样型 肿瘤表面和切面呈半透明、胶冻状。此型预后差。

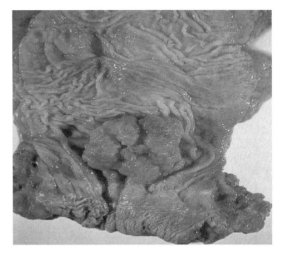

图 7-13 隆起型直肠癌

镜下见,以高分化管状腺癌及乳头状腺癌多见。其次是低分化腺癌、黏液腺癌和印戒细胞癌,未分化癌及鳞状细胞癌少见。

（三）扩散途径

1.直接蔓延 癌组织可直接蔓延至膀胱、前列腺、子宫、腹膜等处。

2.淋巴道转移 癌组织未穿透肠壁肌层时,较少发生淋巴道转移。一旦穿透肌层,则转移率明显增加,一般先转移至癌所在部位的局部淋巴结。

3.血道转移 晚期常转移至肝、肺、脑等。

四、原发性肝癌

原发性肝癌（primary carcinoma of liver）是肝细胞或肝内胆管上皮细胞发生的恶性肿瘤,简称肝癌。肝癌是我国常见肿瘤之一,发病年龄多在中年以上,男多于女。肝癌发病隐匿,早期无临床症状,故临床发现时已多为晚期。

（一）病因

1.病毒性肝炎 研究表明,乙型肝炎病毒与肝癌关系密切,其次为丙型肝炎。有报道在肝癌高发地区 60%～90%的肝癌患者有 HBV 感染。

2.肝硬化 肝硬化与肝癌之间有较密切的关系,在我国尤为明显,约84.6%的肝癌合并肝硬化,大多为坏死后性肝硬化,其次为肝炎后肝硬化。

3.真菌及其毒素 黄曲霉真菌、杂色真菌等都可引起实验性肝癌,尤其是黄曲霉毒素与肝细胞癌的发生密切相关。

4.酒精 是一种肝癌的致癌因子,间接经由肝硬化产生肝癌。

（二）病理变化

1.早期肝癌 即小肝癌,指单个癌结节直径小于 3cm 或结节数目不超过两个,其直径的总和小于3cm,多呈球形,边界清楚,质较软,灰白色,切面均匀一致,无出血和坏死。

2.晚期肝癌　肝脏体积明显增大,重量显著增加,大体形态分以下三型:

(1)多结节型:最常见,常继发于肝硬化。癌结节多个、散在、圆形或椭圆形,大小不等,可相互融合成较大的结节(图7-14)。

(2)巨块型:肿瘤体积巨大,直径常大于15cm,圆形,右叶多见。切面中心常有坏死、出血。瘤体周围常有多少不等的卫星状癌结节(图7-15)。

(3)弥漫型:较少见,癌组织弥散于肝内,结节不明显,不易与肝硬化区别。

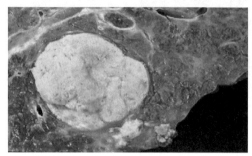

图7-14　多结节型肝癌

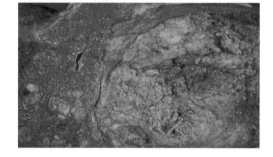

图7-15　巨块型肝癌

镜下分三型,即肝细胞癌、胆管细胞癌、混合细胞性肝癌,其中肝细胞癌最常见,混合细胞性肝癌最少见。

(三)扩散途径

1.肝内蔓延和转移　癌细胞首先在肝内直接蔓延,也可在肝内沿门静脉分支播散、转移,使肝内出现多处转移结节。

2.肝外转移

(1)淋巴道转移:可转移至肝门淋巴结、上腹部淋巴结和腹膜后淋巴结。

(2)血道转移:晚期通过肝静脉转移至肺、肾上腺、脑及肾等。

(3)种植性转移:侵入到肝表面的癌细胞脱落,可种植在腹膜和腹腔脏器表面。

思考与练习

一、名词解释

1.假小叶　2.早期胃癌　3.桥接坏死　4.碎片状坏死　5.原发性肝癌

二、选择题

1.下列哪项不是胃溃疡的并发症　　　　　　　　　　　　　　　　　　　(　　)

　　A.穿孔　　　　　　　　　B.出血　　　　　　　　　C.反复发作

　　D.癌变　　　　　　　　　E.幽门狭窄

2.胃溃疡病最常见的部位是　　　　　　　　　　　　　　　　　　　　　(　　)

　　A.胃小弯近幽门处　　　　B.胃大弯近幽门处　　　　C.胃小弯

　　D.胃大弯　　　　　　　　E.胃体部

3.我国门脉性肝硬化的常见原因是　　　　　　　　　　　　　　　　　　　　（　　）

   A.慢性酒精中毒　　　　B.营养缺乏　　　　　　　C.毒物中毒

   D.病毒性肝炎　　　　　E.药物中毒

4.门脉高压症不包括　　　　　　　　　　　　　　　　　　　　　　　　　　（　　）

   A.胃肠淤血　　　　　　B.脾大　　　　　　　　　　C.腹腔积液

   D.侧支循环形成　　　　E.黄疸

5.早期胃癌的诊断标准是　　　　　　　　　　　　　　　　　　　　　　　　（　　）

   A.癌肿大小不超过 2cm　　　B.局部淋巴结无转移

   C.癌肿浸润深达肌层　　　　D.癌肿浸润未超过浆膜层

   E.瘤组织浸润仅限于黏膜层或黏膜下层

三、问答题

1.简述慢性萎缩性胃炎的病理变化特点和临床病理联系。

2.描述溃疡病的病变特点、临床病理联系及并发症。

参考答案

第八章　泌尿系统疾病

教学 PPT

泌尿系统由肾、输尿管、膀胱和尿道组成。每个肾脏约有 100 多万个肾单位。肾单位包括肾小体和肾小管。肾小体由肾小球和肾小囊组成。肾小球所属的肾小管分为近曲小管、细段和远曲小管。肾小球毛细血管壁有三层结构,中间为基膜,内侧衬有内皮细胞,外侧被覆肾小囊脏层上皮细胞(足细胞)。毛细血管袢之间充填有系膜细胞和系膜基质,构成毛细血管球的轴心,系膜基质由系膜细胞产生(图 8-1)。

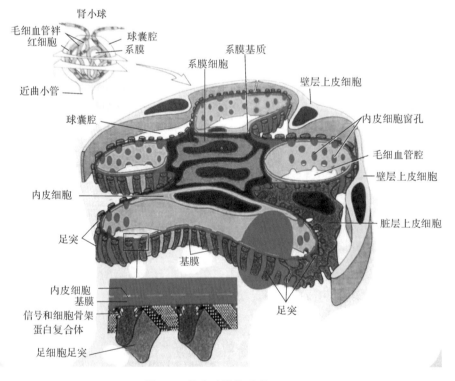

图 8-1　肾小球结构示意

肾小球足细胞伸出足状突起,紧贴在基底膜外侧,足突之间有一裂隙,宽约 25nm,称裂孔,裂孔上有厚 4～6nm 的膜,称裂孔膜。正常基底膜厚约 250nm。通常将有孔的内皮细胞、基底膜和足细胞的裂孔膜三层结构称为滤过膜或滤过屏障(图 8-2)。滤过膜表面带有大量负电荷,阻挡带负电荷的小分子清蛋白等物质通过,此为电荷屏障。

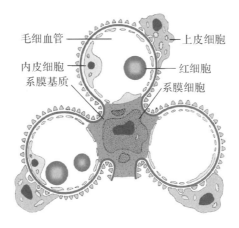

图 8-2　肾小球毛细血管模式

第一节　肾小球肾炎

肾小球疾病(glomerular disease)是以肾小球损害和改变为主的一组疾病,可分为原发性肾小球疾病、继发性肾小球疾病以及遗传性肾小球疾病。原发性肾小球疾病是指原发于肾脏的独立性疾病,多数类型是抗原抗体反应引起的免疫性疾病。继发性肾小球疾病是继发于其他疾病或全身性疾病的一部分。本节主要介绍原发性肾小球疾病,通称肾小球肾炎(glomerular nephritis)。

一、病因和发病机制

肾小球肾炎的病因和发病机制大都与体液免疫有关,主要是免疫复合物形成。

1.循环免疫复合物沉积　循环免疫复合物的抗原可以是外源性抗原,如细菌、病毒、异种蛋白、药物等,也可以是内源性抗原,如 DNA、甲状腺球蛋白、肿瘤抗原等。抗原刺激机体产生相应抗体,抗原与抗体在血液循环中结合成免疫复合物(抗原抗体复合物)。各种免疫复合物是否沉积在肾小球内,引起肾小球损伤,取决于免疫复合物的大小、溶解度和携带电荷的种类等,通常认为,大分子不溶性免疫复合物和小分子可溶性免疫复合物均不引起肾小球肾炎,只有当抗原稍多于抗体或抗原与抗体等量时,所形成的中等分子免疫复合物在血液中保存时间较长,随血液循环流经肾脏,沉积在肾小球而引起肾小球肾炎(图 8-3)。

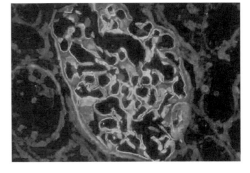

图 8-3　免疫复合物沉积

2.原位免疫复合物形成　肾小球本身的固有成分在某种情况下成为抗原,或非肾小球抗原与肾小球某一成分结合,形成植入性抗原,两种抗原均可刺激机体产生相应抗体。血液中的抗体在肾小球内,与抗原结合成免疫复合物,称原位免疫复合物,引起肾小球肾炎。

(1)肾小球固有成分成为抗原:①抗肾小球基底膜性肾小球肾炎和肺出血-肾炎综合征的肾小球基底膜抗原,包括层粘连蛋白、胶原的 α 链、蛋白聚糖等;②上皮细胞抗原成分诱发膜性肾小球肾炎;③系膜基质抗原、细胞表面抗原等诱发系膜增生性肾小球肾炎;④抗内皮细胞抗原,如血管紧张素转换酶抗原等。

(2)植入性抗原:细菌、病毒和寄生虫等产物和某些药物等进入机体,首先与肾小球某一成分结合成植入性抗原,刺激机体产生相应抗体。

肾小球内免疫复合物形成或沉积,激活补体,产生 C3a 和 C5a,可刺激细胞释放组胺等血管活性物质,使毛细血管通透性增高,C5a 又是趋化因子,吸引白细胞。补体的激活可使细胞溶解破坏。中性粒细胞、巨噬细胞、淋巴细胞和血小板等可产生多种蛋白溶解酶、血管活性物质等,参与肾小球肾炎的变质、渗出和增生等病理变化过程。此外,肾小球固有细胞(系膜细胞、内皮细胞和上皮细胞)受刺激后,分泌白细胞介素(IL-1、IL-6、IL-8 等)和多种细胞因子(上皮细胞生长因子、转化生长因子、肿瘤坏死因子等),促进增生和肾小球硬化。

二、基本病理变化

1.变质　各种蛋白溶解酶和细胞因子的作用导致基底膜通透性增高、肾小球固有细胞变性乃至纤维素样坏死等。

2.渗出　常有白细胞渗出,主要是中性粒细胞和单核细胞。渗出的中性粒细胞释放蛋白水解酶,破坏内皮细胞、上皮细胞以及基底膜,引起滤过膜通透性增高,导致红细胞漏出,肾小囊内有时可见纤维素渗出。

3.增生　肾小球内细胞数目增多,系膜细胞、内皮细胞、肾小囊脏层或壁层上皮细胞均可增生。晚期系膜基质增多,导致肾小球硬化。

肾小球的病变根据其分布特点分为弥漫性与局灶性、球性与节段性。病变累及 50% 以上的肾小球称弥漫性(diffuse);病变仅累及少部分肾小球称局灶性(focal)。病变累及整个或几乎整个肾小球称球性(global);病变仅累及肾小球的一小部分称节段性(segmental)。

三、临床病理联系

1.尿变化

(1)少尿或无尿:24h尿量少于 400ml 为少尿,少于 100ml 为无尿。当肾小球内细胞明显增生挤压毛细血管和肾小囊腔,形成新月体、肾小球结构破坏或硬化,均可造成肾小球滤过率下降,出现少尿或无尿。

(2)多尿、夜尿和等比重尿:24h尿量超过 2500ml 为多尿。肾小球肾炎晚期,大部分肾单位被破坏,有效肾单位减少,肾单位浓缩原尿功能下降,因而尿量增多,夜尿增多,尿比重恒定在 1.008～1.012(正常为 1.002～1.035)。

(3)血尿:尿沉渣镜检,每高倍视野(400×)超过 1 个红细胞称镜下血尿。每 100ml 尿中混有血液大于 1ml,尿呈洗肉水样,称肉眼血尿。

(4)蛋白尿:尿中蛋白量 24h 大于 0.15g/h 称蛋白尿,由肾小球毛细血管通透性增高引起。蛋白量24h大于3.5g称大量蛋白尿。

(5)管型尿:管型由蛋白质、细胞或细胞碎片等在肾小管内凝聚而成,是一种以蛋白质为基本成分的肾小管型。管型所含的成分不同,形态和性质不一,有透明管型(由清蛋白构成)、颗粒管型(由细胞碎片构成)、上皮细胞管型(由上皮细胞及碎片构成)、红细胞管型(由红细胞及碎片构成)、白细胞管型(由白细胞及碎片构成)等。

2.全身性变化

(1)肾性水肿:由肾功能异常导致的血浆胶体渗透压下降(尿蛋白长期大量流失)和水钠潴留而引起水肿。肾性水肿的特点是组织疏松部位明显,主要表现为眼睑、颜面水肿,严重时可发生腹腔积液、胸腔积液等。

(2)肾性高血压:由肾功能异常导致的高血压称肾性高血压。

(3)肾性贫血和肾性骨病:肾功能严重受损时,促红细胞生成素减少,电解质紊乱,钙磷代谢失调,从而导致贫血和骨质疏松。

3.肾小球肾炎临床综合征　根据临床表现、病程经过和其他检查结果,肾小球肾炎可有下列临床综合征:

(1)急性肾炎综合征:发病急,主要表现为血尿、蛋白尿和少尿,常伴有高血压和轻度水肿。常见病理类型是急性弥漫性增生性肾小球肾炎。

(2)快速进行性肾炎综合征:发病急,表现为血尿、蛋白尿和贫血,快速进展为肾功能不全。常见病理类型是新月体性肾小球肾炎。

(3)慢性肾炎综合征:多缓慢发展,临床上是指蛋白尿、血尿、水肿和高血压等肾小球肾炎症状迁延不愈超过半年或一年以上。可见于多种病理类型的肾小球肾炎。

(4)肾病综合征:临床表现为大量蛋白尿、低蛋白血症、高度水肿和高脂血症。主要见于轻微病变性肾小球肾炎、膜性肾小球肾炎,还可见于膜增生性肾小球肾炎、系膜增生性肾小球肾炎和局灶性节段性肾小球硬化等。

(5)反复发作性或持续性血尿:发病或急或缓,主要表现为肉眼血尿或镜下血尿,一般无其他症状,常见病理学类型是IgA肾病。

(6)隐匿性肾炎综合征:患者无症状,仅有镜下血尿或蛋白尿,常见病理类型是系膜增生性肾小球肾炎。

(7)肾功能不全:患者血肌酐和尿素氮升高、高血压、少尿、无尿或多尿,血肌酐浓度是判断肾功能损伤程度极有价值的指标。各种病理类型的肾小球肾炎均可发生肾功能不全。

(8)尿毒症:是严重肾功能不全导致的自身中毒状态。由于体内毒性物质的刺激和水、电解质紊乱,使多系统出现病变,如毒性物质刺激引起纤维素性心包炎、胸膜炎、腹膜炎、肠炎等,伴有肾性贫血、肾性骨病以及电解质和酸碱平衡紊乱等。

四、常见病理类型

(一)急性弥漫性增生性肾小球肾炎

急性弥漫性增生性肾小球肾炎(acute diffuse proliferative glomerulonephritis)临床简称急性肾炎,多在上呼吸道感染1～2周后发病,尤其与A组乙型溶血性链球菌感染有关,又称链球菌感染后肾小球肾炎。病变特点是系膜细胞和内皮细胞增生。儿童、青少年多发。

肉眼观,双肾肿大,被膜紧张可致疼痛,表面充血,可有散在出血点,故有大红肾或蚤咬肾之称(图8-4a)。镜下观,弥漫性肾小球增大,细胞数目显著增多,系膜细胞、内皮细胞增生明显,可见数量不等的中性粒细胞和单核细胞浸润。增生的细胞使毛细血管管腔狭窄,甚至闭塞(图8-4b)。电镜下,基底膜外侧或上皮下有驼峰状电子致密物沉积。免疫荧光显示IgG和补体C3呈粗颗粒状沉积在肾小球毛细血管壁。临床表现为急性肾炎综合征,多数预后良好。

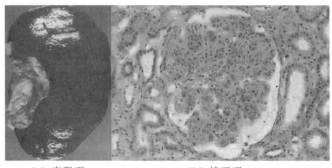

(a) 肉眼观　　　　　　(b) 镜下观

图8-4　急性弥漫性增生性肾小球肾炎

(二)新月体性肾小球肾炎

新月体性肾小球肾炎(crescentic glomerulonephritis),以肾小囊壁层上皮细胞增生形成新月体为特征。根据其临床表现又称快速进行性肾小球肾炎(rapidly progressive glomerulonephritis)。

肉眼观,双肾体积增大,颜色苍白,皮质表面可有点状出血,早期切面见皮质增厚,晚期变薄。镜下观,肾小球毛细血管壁断裂、出血和大量纤维素进入肾小囊腔,纤维素刺激壁层上皮细胞增生形成新月体。早期新月体成分是增生的壁层上皮细胞,其间混有单核细胞、中性粒细胞和纤维素,这种以细胞成分为主的新月体称细胞性新月体。进而增生的细胞转化为成纤维细胞,并产生胶原纤维,形成细胞和纤维共存的细胞纤维性新月体(图8-5)。后期,细胞成分完全被纤维组织代替,形成纤维性新月体或硬化性新月体。电镜下,肾小球基底膜不规则增厚、断裂缺损。免疫荧光显

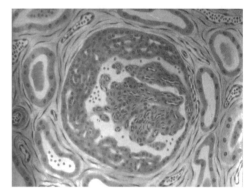

图8-5　新月体性肾小球肾炎
壁层上皮细胞增生构成新月形

示IgG和C3沿肾小球毛细血管壁呈线状沉积。临床表现为快速进行性肾炎综合征。有新月体的肾小球不超过全部肾小球的50%者预后较好。超过50%者预后较差,导致肾功能不全,需要血液透析和肾移植治疗。

(三)肾病综合征及相关的肾炎类型

多种原发性肾小球肾炎和系统性疾病均可引起肾病综合征。儿童肾病综合征主要由原发性肾小球疾病引起,成人肾病综合征则与系统性疾病有关。膜性肾小球肾炎和微小病变性肾病分别是引起成人和儿童肾病综合征的最常见原因。局灶性节段性肾小球硬化、膜增生性肾小球肾炎和系膜增生性肾小球肾炎等也可引起肾病综合征。糖尿病、淀粉样物沉淀

症和系统性红斑狼疮等系统性疾病的肾脏病变也可导致肾病综合征。

1.膜性肾小球肾炎(membranous glomerulonephritis)　是引起成人肾病综合征最常见的原因，又称为膜性肾病。病变特点是肾小球毛细血管壁弥漫性增厚，肾小球基膜上皮细胞侧出现含免疫球蛋白的电子致密沉淀物。

肉眼观，双肾肿大，色苍白，故称大白肾。光镜下，早期肾小球基本正常，之后肾小球毛细血管壁弥漫性增厚。电镜下，基膜外侧有许多钉状突起插入小丘状沉积物之间，钉状突起与基底膜垂直相连形如梳齿，晚期基膜呈虫蚀状(图8-6)。增厚的基膜使毛细血管管腔狭窄，引起肾小球缺血、纤维化、玻璃样变。免疫荧光检查为典型的颗粒状荧光。

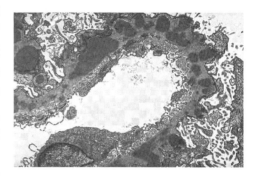

图8-6　膜性肾小球肾炎

电镜下见上皮细胞下电子致密沉积物，上皮细胞足突消失

2.轻微病变性肾小球肾炎(minimal change glomerulonephritis)　又称微小病变性肾病。病变特点是弥漫性肾小球脏层上皮细胞足突消失，故又称足突病。光镜下，肾小球无明显改变或病变轻微而得名。但肾小管上皮细胞脂肪变性很明显，又称脂性肾病，并使肾肿大，皮质增厚，呈黄白色条纹状。发病可能与细胞免疫异常有关。微小病变性肾病是儿童肾病综合征最常见的病理类型，水肿是最早出现的症状，蛋白尿为高度选择性，尿内蛋白成分主要是小分子清蛋白，属于选择性蛋白尿。90%以上患者对皮质激素敏感，治疗效果好，少数病例可发生肾功能不全。

3.局灶性节段性肾小球硬化(focal segmental glomerulonephritis)　是指肾小球硬化呈局灶性、节段性，仅累及少数或部分肾小球，或者病变局限于肾小球的部分毛细血管节段。病变局灶分布，肾小球节段性系膜增宽、硬化、玻璃样变。免疫荧光显示，肾小球病变处出现免疫球蛋白和补体沉积，主要是 IgM 和 C3。约80%的患者表现为肾病综合征，而且多伴有血尿，常有高血压。多为非选择性大量蛋白尿。患者对皮质激素不敏感，治疗效果不明显，病变继续发展可进展为硬化性肾小球肾炎。

4.膜增生性肾小球肾炎(membranoproliferative glomerulonephritis)　以弥漫性重度系膜细胞增生伴基质增多并插入内皮细胞与基底膜之间，致基底膜增厚为特征。多见于青少年。镜下，镀银染色或 PAS 染色基底膜呈双层改变，即双轨征，肾小球呈分叶状。免疫荧光显示 IgG 和补体 C3 呈颗粒状和团块状沉积于毛细血管壁和系膜区。临床表现为肾病综合征或慢性肾炎综合征，也可表现为无症状性血尿。呈慢性进行性，50%～70%病例在 10 年内进展至硬化性肾小球肾炎。

5.系膜增生性肾小球肾炎(mesangial proliferative glomerulonephritis)　病变以弥漫性系膜细胞增生伴基质增多，致系膜区增宽为特征，毛细血管严重受压。电镜下，系膜细胞增生和系膜基质增多，系膜区电子致密物沉积。免疫荧光显示 IgG 和 C3 沉积在系膜区。临床主要表现隐匿性肾炎综合征，部分表现为蛋白尿或肾病综合征。重度系膜增生者可损害肾功能，发展至硬化性肾小球肾炎。

(四)IgA 肾病

IgA 肾病(IgA nephropathy)是我国常见的临床慢性肾炎类型。病因不清,青年和儿童多发。特点是 IgA 伴有 C3 大量沉积于系膜区,最终导致节段性硬化。电镜下,系膜区电子致密沉积物。免疫荧光显示,系膜区大量 IgA 沉积。重者可有节段性坏死,肾功能迅速恶化,预后不良。临床表现复发性血尿、伴轻度蛋白尿,极少有肾病综合征,可有高血压,血清 IgA 升高。儿童患者预后较好,成人较差。IgA 肾病是我国居民肾功能不全的主要原因之一。

(五)慢性肾小球肾炎

慢性肾小球肾炎(chronic glomerulonephritis)是许多类型肾小球肾炎的终末阶段,即临床上的慢性肾炎晚期。病变特点是大量肾小球发生玻璃样变和硬化,又称为慢性硬化性肾小球肾炎。

肉眼观,两侧肾脏对称性固缩,表面呈细颗粒状,称之为继发性颗粒性固缩肾。切面皮质变薄,皮髓质界限不清。肾盂周围脂肪增多。镜下,大量肾小球纤维化、玻璃样变和硬化,所属肾小管萎缩、消失。少数残存肾单位呈代偿性肥大,即肾小球体积增大,肾小管扩张。间质纤维组织增生并有大量淋巴细胞、浆细胞浸润。间质内小动脉硬化,管壁增厚,管腔狭窄(图 8-7)。免疫荧光和电镜检查,多无特异性发现。临床表现多尿、夜尿、低比重尿和氮质血症,由慢性肾功能不全发展为尿毒症。

常见肾小球肾炎病理类型的比较见表 8-1。

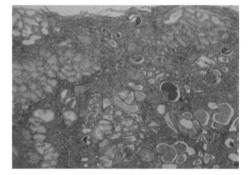

图 8-7　慢性肾小球肾炎

肾小球玻璃样变和硬化,肾小管萎缩,间质纤维增生,炎症细胞浸润

表 8-1　常见肾小球肾炎病理类型的比较

肾炎类型	光镜	电镜	免疫荧光	临床表现
急性弥漫性增生性肾小球肾炎	系膜细胞、内皮细胞增生	上皮下有驼峰状电子致密物	毛细血管壁粗颗粒状沉积	急性肾炎综合征
新月体性肾小球肾炎	壁层上皮细胞增生成新月体	基底膜不规则增厚、断裂缺损	IgG 和 C3 沿毛细血管壁呈线状沉积	快速进行性肾炎综合征
膜性肾小球肾炎	弥漫性基底膜增厚	足突融合,基底膜增厚	IgG 和 C3 沿毛细血管壁呈颗粒状沉积	成人肾病综合征
轻微病变性肾小球肾炎	肾小球正常,肾小管脂质沉积	脏层上皮细胞足突融合、消失	阴性	儿童肾病综合征
局灶性节段性肾小球硬化	毛细血管萎缩,系膜增宽、硬化、玻璃样变	多无特异性发现	肾小球病变部位 IgM 和 C3 沉积	肾病综合征
膜增生性肾小球肾炎	系膜细胞和系膜基质重度增生、插入	双轨征	IgG 和补体 C3 呈颗粒状和团块状沉积于毛细血管壁和系膜区	肾病综合征或慢性肾炎综合征
系膜增生性肾小球肾炎	系膜细胞、基质增多	系膜细胞、基质增多	IgG 和 C3 沉积在系膜区	隐匿性肾炎综合征

续表

肾炎类型	光镜	电镜	免疫荧光	临床表现
IgA 肾病	IgA 和 C3 沉积系膜区	系膜区电子致密沉积物	系膜区大量 IgA 沉积	复发性血尿,常伴上呼吸道感染
慢性硬化性肾小球肾炎	肾小球硬化、玻璃样变	多无特异性发现	多无特异性发现	慢性肾炎综合征

第二节　泌尿系统感染

一、病因和发病机制

泌尿系统感染主要由革兰阴性菌引起,以大肠杆菌最多见,其他还有变形杆菌、副大肠杆菌、葡萄球菌等。

细菌可通过两条途径累及肾脏。

1.上行性感染　病原菌多为革兰阴性菌。首先引起尿道炎或膀胱炎,细菌沿输尿管或输尿管周围的淋巴管上行到肾盂,引起肾盂、肾小管和肾间质的炎症。病变可累及一侧或两侧肾。上行性感染是引起肾盂肾炎的主要途径。上行性感染累及肾脏通常是各种易感因素作用的结果。上行性感染起始于细菌在尿道末端或女性阴道口黏膜附着和生长。女性尿道感染远较男性多见,原因包括:女性尿道短、宽、直,尿道括约肌作用弱,细菌容易侵入;女性激素水平的变化有利于细菌对尿道黏膜的黏附以及性交时黏膜容易受伤等。此外,若插导尿管、膀胱镜检查等操作不规范,容易将细菌带入膀胱;膀胱输尿管反流及肾内反流也可以使细菌通过输尿管进入肾盂;长期免疫抑制剂的使用,使机体抵抗力降低,也可导致泌尿系统感染的发生。

2.血源性感染　细菌从身体某处感染灶侵入血流到达肾,引起急性肾盂肾炎,病原菌多为葡萄球菌,双侧肾同时受累。

二、泌尿系统感染性疾病

(一)肾盂肾炎

1.急性肾盂肾炎(acute pyelonephritis)　是肾盂、肾小管和肾间质的急性化脓性炎症。任何年龄均可发病,女性发病率比男性约高 10 倍。

(1)病理变化:上行性感染者肾盂黏膜和肾间质充血、水肿,大量中性粒细胞浸润和肾小管上皮细胞坏死、崩解,形成脓肿或条索状化脓灶。肾小管管腔内见中性粒细胞和脓细胞,肾小球常无病变。血源性感染主要在皮质肾小球内形成小脓肿,可见细菌团(图 8-8)。肾体积增大、充血,表面散在大小不等的黄白色脓肿,脓肿周围是紫红色充血带。肾盂黏膜表面有脓性渗出物覆盖,可见小出血点(图 8-9)。

(2)临床病理联系:发病急骤、寒战、发热,外周血中性粒细胞升高等全身症状。肾肿大被膜紧张引起腰疼和肾区叩击痛。化脓性病灶破入肾小管,中性粒细胞、脓细胞和细菌等从尿中排出,因而尿中可查出白细胞、脓细胞和细菌,可见白细胞管型。上行性感染引起的炎

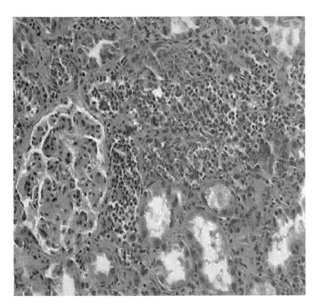

图 8-8　急性肾盂肾炎(镜下观)
肾小管内外见大量中性粒细胞聚集,小脓肿形成

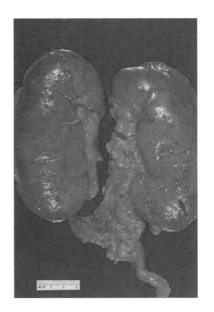

图 8-9　急性肾盂肾炎(肉眼观)
肾脏表面可见黄白色脓肿

症对膀胱和尿道黏膜产生刺激,出现尿频、尿急、尿痛等膀胱刺激征。

(3)结局:急性肾盂肾炎及时治疗多可痊愈;治疗不彻底或尿路阻塞未解除,脓性渗出物不能排出,可形成肾盂积脓;还可导致化脓性炎症浸破肾被膜,蔓延至肾周围组织,形成肾周围脓肿。病程迁延、反复发作可转为慢性肾盂肾炎。

2.慢性肾盂肾炎(chronic pyelonephritis)　多为急性肾盂肾炎反复发作逐渐迁延而来,也有临床上急性肾盂肾炎表现不明显,隐性进展至慢性肾盂肾炎。

(1)病理变化:肉眼观,一侧或双侧肾脏体积缩小、变硬,表面凹凸不平,出现不规则凹陷性瘢痕。切面见肾被膜增厚,皮髓质界限不清,肾乳头萎缩,肾盂、肾盏变形,肾盂黏膜增厚、粗糙。镜下,肾间质大量慢性炎症细胞浸润,淋巴滤泡形成,间质纤维化。部分肾小管萎缩、消失。常有肾小球囊壁纤维组织增生。部分肾单位代偿性肥大,肾小管扩张,管腔内充满红染的胶样管型,形似甲状腺滤泡。晚期,肾小球发生萎缩、纤维化、玻璃样变(图 8-10)。

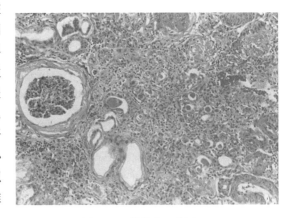

图 8-10　慢性肾盂肾炎

(2)临床病理联系:病程较长,反复发作。临床表现腰疼、发热、脓尿、菌尿等。肾小管浓缩功能降低,多尿、夜尿等症状出现早而明显,蛋白尿较轻。可因 RAAS 激活,引起肾性高血压。

(3)结局:晚期肾小球广泛硬化,最终导致肾功能不全。

(二)膀胱炎

膀胱炎通常是指非特异性膀胱炎(特异性指膀胱结核),由大肠杆菌、副大肠杆菌、变形杆菌、金黄色葡萄球菌感染所致,根据临床表现分为急性膀胱炎和慢性膀胱炎。膀胱炎是泌尿系统最常见的疾病,尤以女性多见。

1.急性膀胱炎　女性常见。膀胱黏膜充血、水肿、溃疡、出血以及中性粒细胞浸润,以三角区最明显。临床发病突然,排尿时有烧灼感,尿道区有疼痛。有尿急、尿频,常见终末血尿,时有肉眼血尿和血块排出。患者感到疲乏无力、低热以及耻骨上不适和腰背痛。

2.慢性膀胱炎　膀胱颈部和膀胱三角区有水肿,整个膀胱呈片状黏膜红肿,易出血,严重者黏膜溃疡,被渗出物覆盖。炎症细胞浸及黏膜和肌层,伴有纤维化,使膀胱弹性和容量减少。患者感到乏力、腰腹部和膀胱会阴区不舒适或隐痛。慢性膀胱炎由于长期反复感染,可引起膀胱壁纤维化和膀胱容量缩小。

第三节　泌尿系统常见肿瘤

泌尿系统肿瘤好发于肾和膀胱。城市居民较农村居民多见,男性多于女性。

一、肾细胞癌

肾细胞癌(renal cell carcinoma)是发生于肾近曲小管上皮细胞的恶性肿瘤,简称肾癌。肾细胞癌多见于 60 岁左右人群,男性多于女性。

1.病因和发病机制　除化学致癌物外,吸烟是引起肾癌的重要因素。其他危险因素有肥胖、高血压以及接触石棉、石油产品和重金属等。遗传性肾癌为常染色体显性遗传,发病年龄较小,常双侧、多灶性,较少见。

2.病理变化　肿瘤多单发,大多呈实体性圆形肿块。发生于肾两极,以上极多见。切面见肿瘤多为实性,少数呈囊性,边界较清楚,常有假包膜形成,颜色多样,呈灰黄色(癌细胞胞质内含大量脂质)或灰白色,有出血(红褐色)、坏死(灰白色)和纤维化(白色)区相间并存,呈多彩颜色(图 8-11)。镜下,肿

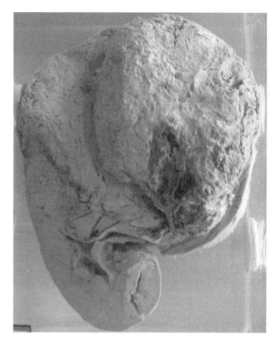

图 8-11　肾细胞癌(肉眼观)

瘤细胞体积较大、多边形、轮廓清楚,胞质淡染、透明(内含大量脂质和丰富的糖原)或颗粒状,核小而圆。间质较少,为富含毛细血管的少量疏松结缔组织(图 8-12)。

3.临床病理联系　早期常无症状,肿瘤体积很大时才被发现。血尿、腰痛和肾区肿块是肾癌三联征,对肾癌的诊断有一定意义,且已属晚期。无痛性血尿是肾癌的主要症状,是肿瘤侵及肾盂、肾盏和血管所致。肿瘤体积增大,肾被膜紧张或侵犯肾被膜时引起腰痛。患者可出现发热、乏力等全身症状。

肾癌可产生异位激素和激素样物质,引起副肿瘤综合征,如促红细胞生成素增多可引起

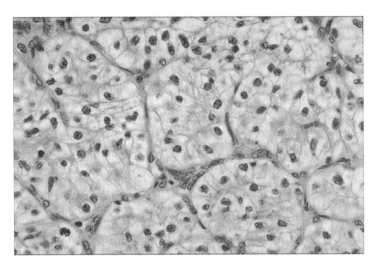

图 8-12　透明细胞癌(镜下观)

红细胞增多症,甲状旁腺素分泌增多引起高钙血症,肾素增多引起高血压,肾上腺皮质激素增多可引起库欣综合征,促性腺激素增多可引起男性女性化或女性男性化等。

4.转移　肾细胞癌可直接向邻近组织蔓延,还可直接侵入肾盂、肾盏,甚至输尿管。癌细胞穿破肾被膜,可侵犯肾上腺和肾周围脂肪组织。多早期发生血道转移,常转移到肺,其次是骨、肝、脑等器官。淋巴道转移常首先转移到肾门和主动脉旁淋巴结。

5.预后　预后差,5年生存率约为45%。如无转移,早期切除,预后较好。

二、膀胱癌

膀胱移行细胞癌是膀胱最常见的恶性肿瘤。多发生于50～70岁,发病男性人数是女性的2～3倍。

1.发病因素　与长期接触联苯胺、苯胺和萘胺等化学致癌物有关。此外,膀胱黏膜的慢性炎症引起膀胱黏膜上皮增生,继而发生癌变。

2.病理变化　好发于膀胱三角区近输尿管开口处。肿瘤可单发或多发,大小不等,多呈乳头状,也可呈息肉状、扁平状或菜花状。依据肿瘤组织的分化程度分Ⅰ～Ⅲ级。①移行细胞癌Ⅰ级:瘤细胞呈乳头状排列,具有一定的异型性,细胞层次增多,极性紊乱不明显,可向深部浸润;②移行细胞癌Ⅱ级:瘤细胞呈乳头状排列,或伴有实性癌巢,异型性明显,核分裂象多见,细胞层次明显增多(超过10层),极性消失;③移行细胞癌Ⅲ级:瘤细胞乳头状结构消失,呈实性癌巢,细胞分化差,异型性特别明显,核分裂象多,并有病理性核分裂象。

3.临床病理联系　膀胱癌最常见的症状是无痛性血尿,因肿瘤乳头断裂、表面坏死或溃破所致。肿瘤侵犯膀胱壁,膀胱黏膜受刺激或继发感染,可引起尿频、尿急、尿痛。如肿瘤侵及输尿管开口,可导致肾盂、输尿管积水或积脓。

4.预后　患者预后与移行细胞癌的病理学分级有关,移行细胞癌Ⅰ级5年生存率高,移行细胞癌Ⅲ级预后最差。

思考与练习

一、名词解释

1. 新月体　2. 肾病综合征　3. 急性肾炎综合征　4. 无症状性血尿

二、选择题

1. 引起急性肾盂肾炎最常见的病原体是　　　　　　　　　　　　　　（　　）
   A. 葡萄球菌　　　　　　　B. 链球菌　　　　　　　　C. 淋球菌
   D. 分枝杆菌　　　　　　　E. 大肠杆菌
2. 新月体主要由哪些细胞增生形成　　　　　　　　　　　　　　　　（　　）
   A. 系膜细胞　　　　　　　B. 脏层上皮细胞　　　　　C. 毛细血管内皮细胞
   D. 以上均有　　　　　　　E. 壁层上皮细胞
3. 急性肾小球肾炎肉眼变化主要呈现　　　　　　　　　　　　　　　（　　）
   A. 大白肾　　　　　　　　B. 蚤咬肾和大红肾　　　　C. 多发性小脓肿
   D. 多囊肾　　　　　　　　E. 固缩肾
4. 急性肾小球肾炎的病变是　　　　　　　　　　　　　　　　　　　（　　）
   A. 纤维素性炎
   B. 以增生为主的变态反应性炎
   C. 变质性炎
   D. 化脓性炎
   E. 增生性炎
5. 下列关于肾盂肾炎的叙述,哪一项是错误的　　　　　　　　　　　（　　）
   A. 多见于女性,多由上行性感染引起
   B. 上行性感染首先累及肾盂,下行性感染先累及皮质的间质
   C. 是由细菌直接感染肾盂黏膜及其间质引起的化脓性炎症
   D. 是肾盂黏膜和肾小球的增生性炎症
   E. 可形成大小不等的多发性脓肿

三、问答题

1. 简述急性弥漫性增生性肾小球肾炎、新月体性肾小球肾炎、硬化性肾小球肾炎的病理变化特点和临床表现。
2. 比较慢性肾盂肾炎与硬化性肾小球肾炎的病理特点。

参考答案

第九章　生殖系统和乳腺疾病

【知识要点】

1. 子宫颈癌的组织学类型、扩散与转移，葡萄胎、侵蚀性葡萄胎、绒毛膜癌的主要病变及临床病理联系，乳腺癌的常见组织学类型及转移途径。

2. 慢性子宫颈炎的临床病理分型，子宫颈上皮内瘤变的病理特点及分级，子宫内膜增生症的概念和病理变化，子宫肌瘤的类型，子宫颈癌、乳腺癌的临床病理联系，卵巢囊腺瘤的病理特点。

教学 PPT

第一节　子宫颈疾病

一、慢性子宫颈炎

慢性子宫颈炎（chronic cervicitis）是病原微生物感染引起的子宫颈慢性非特异性炎症，是育龄期女性最常见的妇科疾病之一，临床上主要表现为白带增多。

（一）病因和发病机制

慢性子宫颈炎常由链球菌、大肠杆菌和葡萄球菌等细菌引起，特殊病原微生物包括单纯疱疹病毒和人类乳头状瘤病毒（HPV）等。此外，发病与性生活不洁、分娩、流产以及长期慢性刺激有关。

（二）病理变化

妇科检查见子宫颈外口呈鲜红色、糜烂样、肿胀，触之发硬。镜下，子宫颈黏膜充血、水肿，淋巴细胞、浆细胞和单核细胞等慢性炎症细胞浸润，间质纤维组织增生。子宫颈柱状上皮及腺体增生，可发生鳞状上皮化生。根据临床病理特点分为以下四种类型：

1. 子宫颈糜烂　指子宫颈阴道部的鳞状上皮因炎症而坏死脱落，形成浅表缺损，称为真性糜烂，较少见。临床上常见的子宫颈糜烂多数是假性糜烂，表现为子宫颈阴道部的鳞状上皮损伤后，由子宫颈管黏膜柱状上皮下移取代。由于柱状上皮较薄，上皮下充血的血管被显露，临床检查可见子宫颈外口黏膜呈境界清楚的红色糜烂区。当柱状上皮又被化生的鳞状上皮所取代，称为糜烂愈复。

2. 子宫颈腺体囊肿　慢性子宫颈炎时，子宫颈管腺体的开口被增生的鳞状上皮覆盖和阻塞，使黏液潴留，腺体扩大成囊状，形成子宫颈腺体囊肿，又称纳博特囊肿（Nabothian cyst）。

3.子宫颈息肉　由子宫颈黏膜上皮、腺体和纤维组织局限性增生形成的息肉状物。

4.子宫颈肥大　由于长期慢性炎症刺激,子宫颈腺体和纤维组织增生,导致整个子宫颈均匀性增大、变硬,可达正常子宫颈的2～4倍。

(三)临床病理联系

临床表现为白带增多,为乳白色黏液状或淡黄色脓性,时有白带带血,可伴有腹坠、腰酸等症状。

二、子宫颈上皮内瘤变

子宫颈上皮在各种刺激下发生糜烂和愈合过程反复进行,局部鳞状上皮可由异型(非典型)增生发展至原位癌。成为鉴别诊断重度异型增生和原位癌的难题,且两者生物学行为无显著差异,特使用子宫颈上皮内瘤变(cervical intraepithelial neoplasia,CIN)来描述这个连续演变过程。

(一)CIN 分级

根据病变程度和范围,CIN 分为Ⅰ～Ⅲ级,分别表示低级别、中级别和高级别(图9-1)。Ⅰ级相当于轻度非典型增生,异型细胞局限于上皮的下 1/3;Ⅱ级相当于中度非典型增生,异型细胞累及上皮的下 1/3 至 2/3;Ⅲ级相当于重度非典型增生及原位癌,增生的异型细胞超过全层的 2/3,但还未累及上皮全层。

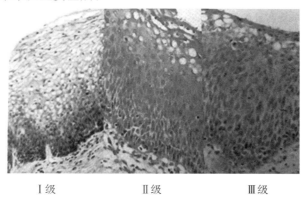

Ⅰ级　　　　　　　Ⅱ级　　　　　　　Ⅲ级

图 9-1　子宫颈上皮内瘤变

(二)临床病理联系

CIN 多无自觉症状,检查时仅可见子宫颈鳞-柱上皮交界带黏膜糜烂,需用碘液涂抹染色进行初步识别,患处对碘不着色,再取活检送病理检查确定诊断。CINⅠ级和Ⅱ级如能及时正确治疗可以治愈,CINⅢ级在 10 年内发展为浸润癌的概率高达 20%。

三、子宫颈癌

子宫颈癌(cervical carcinoma)是女性生殖系统最常见的恶性肿瘤,发病率仅次于乳腺癌。多发生于 40～60 岁的女性,发病最高峰年龄为 54 岁。由于广泛开展子宫颈脱落细胞学普查工作,尤其是 CIN 能早期诊断和治疗,使子宫颈癌的发病率和死亡率明显降低,5 年生存率显著提高。液基细胞学(liquid based cytology)检测法提高了涂片的质量和阅片效率,有效降低了假阴性率,成为目前子宫颈脱落细胞学普查的主要方法。

（一）发病因素

目前认为，经性传播的人类乳头状瘤病毒（HPV）感染，尤其是 16、18、31 和 33 型 HPV 感染，被认为是大多数子宫颈癌的主要致病因素。此外，可能还与早婚、早育、多产、性生活紊乱、宫颈裂伤、包皮垢刺激等因素有关。

（二）病理变化

子宫颈癌大部分发生于子宫颈鳞状上皮与柱状上皮交界处（子宫颈外口）。

1.大体类型　根据子宫颈癌生长方式和外观形态分为四种类型。

（1）糜烂型：为较早期的表现，病变处黏膜潮红，粗糙或颗粒状，质脆，触之易出血，与一般子宫颈糜烂外观上不易区别。组织学上多为原位癌或早期浸润癌。

（2）外生菜花型：癌组织向子宫颈表面生长，呈息肉状、乳头状或菜花状，表面常有坏死和浅表溃疡形成（图 9-2）。

（3）内生浸润型：癌组织向子宫颈深部组织浸润性生长，使子宫颈前后唇变大、变硬，表面常较光滑或仅有浅表溃疡，临床检查易漏诊。

（4）溃疡型：外生型或内生型在发展过程中，癌组织发生坏死脱落形成溃疡，溃疡边缘隆起，底部凹凸不平，易发生出血和感染。

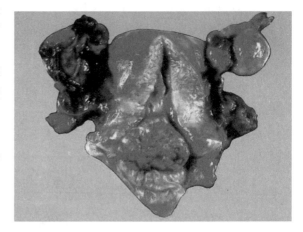

图 9-2　宫颈鳞癌外生菜花型

2.组织学类型　分两种类型，鳞癌最多。

（1）鳞癌：占子宫颈癌的 90% 以上（图 9-3）。由 CIN 发展而来，其演变过程是连续发展的，即鳞状上皮异型增生→原位癌→早期浸润癌→浸润癌。早期浸润癌是指癌细胞突破基底膜向间质浸润，浸润深度不超过基底膜下 5mm。癌组织浸润深度超过基底膜下 5mm 即为浸润癌。

（2）腺癌：肉眼观与鳞癌无明显区别，可为乳头状腺癌、管状腺癌和黏液腺癌。此外，还有腺棘皮癌和腺鳞癌等。

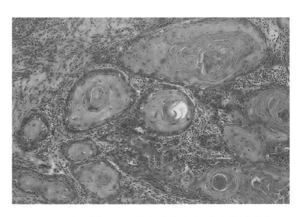

图 9-3　子宫颈鳞状细胞癌高分化鳞癌，有角化珠形成

（三）扩散

子宫颈癌的扩散途径主要为直接蔓延和淋巴道转移，少数也可经血道转移。临床分为 0～4 期。

1.直接蔓延　癌组织浸润性生长，直接侵犯邻近组织。向下侵及阴道穹隆部；向上侵犯破坏整个子宫颈；向两侧侵及子宫旁和盆壁组织，晚期还可侵犯和压迫输尿管导致尿路阻塞；向前、向后分别侵及膀胱、直肠，晚期可形成膀胱阴道瘘或直肠阴道瘘。

2.淋巴道转移　是子宫颈癌最主要的转移途径，并且发生较早。首先转移至子宫旁淋巴结,然后依次至闭孔、髂内和髂外、髂总、腹股沟及骶前淋巴结,晚期可转移至左锁骨上淋巴结。

3.血道转移较少见,晚期可经血道转移至肺、骨、肝、脑及皮肤等处。

(四)临床病理联系

早期子宫颈癌常无自觉症状,随病变进展,可出现一系列临床症状。

1.阴道分泌物增多　初期由于癌组织刺激子宫颈腺体分泌亢进,出现黏液样白带。若癌组织坏死继发感染,白带似淘米水样或伴有特殊腥臭味。

2.阴道不规则流血　早期主要为接触性出血及少量血性白带;晚期若侵蚀大血管,可引起致命性阴道大流血。

3.疼痛　晚期癌组织浸润或压迫盆腔神经,可出现下腹部和腰骶部疼痛。

4.其他症状　晚期子宫颈癌侵犯膀胱,可引起尿频、尿痛,甚至发生膀胱阴道瘘。输尿管受压阻塞可致肾盂积水和肾压迫性萎缩,双侧受累可发生肾衰竭。侵犯直肠,可有里急后重、排便困难,甚至形成直肠阴道瘘。

第二节　滋养层细胞疾病

滋养层细胞疾病(gestational trophoblastic disease,GTD)是一组以胎盘滋养层细胞异常增生为特征的病变。根据滋养细胞的增生程度、侵袭能力以及是否有绒毛结构等特点,将其分为葡萄胎、侵蚀(袭)性葡萄胎、绒毛膜癌及胎盘部位滋养细胞肿瘤。患者血清和尿液中人绒毛膜促性腺激素(human chorionic gonadotropin,HCG)含量高于正常妊娠,可作为临床诊断、随访观察和评价疗效的辅助指标。

一、葡萄胎

葡萄胎又称水泡状胎块(hydatidiform mole),是胚胎异常引起胎盘绒毛水肿和滋养层细胞增生的良性疾病。多见于20岁以下和40岁以上女性。形成成串、细蒂相连的水泡,状如葡萄而故名,以"崩下血泡"为临床特点。葡萄胎分为完全性和部分性两类,多数是完全性,而转为恶性者(侵蚀性葡萄胎、绒癌)较多。

(一)发病因素

确切病因尚不清楚,近年来对葡萄胎染色体研究表明,90%以上完全性葡萄胎为46XX,可能在受精时,父方的单倍体精子23X在丢失了所有母方染色体的空卵中自我复制成纯合子46XX,两组染色体均来自父方,缺乏母方功能性DNA。其余10%的完全性葡萄胎为空卵在受精时与两个精子结合(23X和23Y),染色体核型为46XY,上述情况提示完全性葡萄胎均为男性遗传起源,由于缺乏卵细胞的染色体,故胚胎不能发育。部分性葡萄胎的核型常是三倍体,80%为69XXX、69XYY或69XXY,由带有母方染色体的正常卵细胞(23X)与一个没有发生减数分裂的双倍体精子(46XY)或两个单倍体精子(23X或23Y)结合所致,能见到胚胎的部分发育。

(二)病理变化

绝大多数葡萄胎发生于子宫内,局限于子宫腔,致使子宫增大,不侵入肌层。个别可发生在异位妊娠的所在部位。多数为完全性葡萄胎,累及所有绒毛,形成大小不等的水泡,小的如米粒,大的直径可达 1.0cm,内含清液,透明或半透明,细蒂相连成串,无胎儿。部分葡萄胎仅胎盘的一部分绒毛水肿,保留部分正常绒毛,两者分界明显,伴有死胎。

镜下,葡萄胎有 3 个特点:①绒毛间质血管消失或见少量没有红细胞的无功能血管;②绒毛因间质高度水肿而胀大;③滋养层细胞(合体滋养层细胞和细胞滋养层细胞)不同程度地增生,可有轻度异型性(图 9-4)。在这些特点中以滋养层细胞增生最为重要。完全性葡萄胎往往增生明显,部分性葡萄胎常为局限性轻度增生。

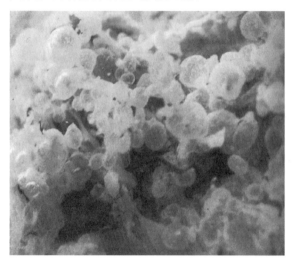

图 9-4　葡萄胎
水泡状胎块,内含清亮液体

(三)临床病理联系

1. 停经史和阴道流血　停经 2～3 个月后,由于增生的滋养层细胞侵袭血管,患者常出现反复阴道流血,并混有水泡状物,即以"崩下血泡"为特点。

2. 子宫增大　由于绒毛水肿和宫腔积血致子宫增大,常大于停经月份。当"崩下血泡"量大时,子宫也可小于停经月份。

3. 胚胎死亡　临床检查听不到胎心,触不到胎体,患者也不觉胎动,B 超检查可确诊。

4. 尿妊娠试验强阳性　由于增生的滋养层细胞产生大量的人绒毛膜促性腺激素(HCG),患者血和尿中的 HCG 明显升高,是协助诊断和观察预后的重要指标之一。

(四)预后

葡萄胎一经确诊应立即予以刮宫彻底清除,80%～90% 患者经彻底清宫后即可痊愈,10%～15% 可发展为侵蚀性葡萄胎,2%～3% 可恶变为绒毛膜癌。临床上应注意葡萄胎患者刮宫后的出血情况,并连续观察血、尿的 HCG 水平,如血、尿的 HCG 水平持续阳性或不断升高,表示有胎块残留或恶变可能,应进一步检查并确定治疗方案。

二、侵蚀性葡萄胎

侵蚀性葡萄胎(invasive mole)也称恶性葡萄胎,为介于葡萄胎和绒毛膜上皮癌之间的交界性肿瘤,其病变特征是水泡状绒毛侵入子宫肌层。

(一)发病因素

多在葡萄胎清宫后 6 个月内发生。目前认为是完全性葡萄胎的水泡状绒毛直接浸润子宫肌层而引起,但也有一开始即为侵蚀性葡萄胎者。

(二)病理变化

在子宫肌层有浸润的水泡状绒毛,形成紫蓝色出血结节,也可穿透子宫壁累及宫旁组织。镜下,子宫肌层内见有完整的水泡状绒毛,滋养层细胞增生程度和异型性比葡萄胎显著,常见出血、坏死。

（三）临床病理联系

主要表现为葡萄胎清宫后,血和尿的 HCG 持续阳性。因水泡状绒毛侵入子宫肌层,破坏组织,甚至侵破肌层大血管引起大出血,因而患者可出现阴道持续或间断不规则流血。水泡状绒毛可经血道栓塞至肺等远处器官,患者可伴有咯血。有时阴道(逆行栓塞)可出现紫蓝色结节,破溃时可发生反复出血。

（四）预后

侵蚀性葡萄胎呈恶性经过,但对化疗敏感,预后较好。

三、绒毛膜癌

绒毛膜癌(choriocarcinoma)简称绒癌,是绒毛滋养层细胞异常增生所形成的高度恶性肿瘤。

（一）发病因素

绝大多数与妊娠有关,约 50％继发于葡萄胎,25％继发于自然流产,20％发生于正常妊娠,5％发生于早产或异位妊娠。发病年龄以 20 岁以下和 40 岁以上女性较为多见。与妊娠无关、起源于卵巢或睾丸原始生殖细胞的绒癌罕见。

（二）病理变化

肉眼观,癌结节呈单个或多个,绒癌的原发灶大都位于子宫体,最常见于胎盘着床部位,可突向子宫腔内,常侵入深肌层,甚至穿透子宫壁达浆膜外,切面呈暗红色,质软而脆,伴出血、坏死,癌结节质软,呈暗红或紫蓝色(图 9-5)。

镜下观,癌组织由分化差的细胞滋养层细胞、合体滋养层细胞两种癌细胞组成,细胞异型性明显,排列紊乱,核分裂象易见;绒癌组织中无间质和血管,依靠侵犯子宫正常血管获得营养(这是正常滋养层细胞就具有的特性),故常见广泛出血坏死;绒癌不形成绒毛结构,借此可与侵蚀性葡萄胎相鉴别。另外,异位妊娠的部位也可发生绒毛膜癌。

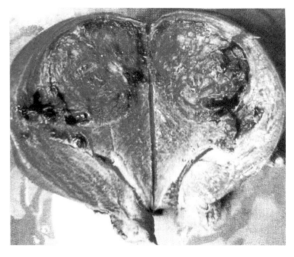

图 9-5 子宫绒毛膜癌

癌组织位于宫底,呈紫红色结节状,有出血、坏死

（三）扩散

绒癌极易侵犯血管,早期即可发生血道转移。最常转移至肺(90％),其次为阴道、脑、肝、脾、肾、肠等。少数病例在原发灶切除后,转移灶可自行消退。

（四）临床病理联系

临床主要表现为葡萄胎、流产或妊娠分娩数月甚至数年后,发生阴道持续不规则流血、子宫增大、血和尿 HCG 水平持续升高。血道转移是绒毛膜癌的显著特点,出现在不同部位的转移灶可引起相应症状,肺转移可有咯血、胸痛,脑转移可出现头痛、呕吐、偏瘫及昏迷,肾转移可出现血尿等症状。

（五）预后

绒癌是高度恶性肿瘤,治疗以手术为主,多在1年内死亡。但化疗效果好,治愈率接近100%。即使已经发生转移的亦可治愈,甚至治愈后可正常妊娠。

第三节　卵巢常见肿瘤

卵巢肿瘤种类繁多,结构复杂,依其组织发生可分为三大类:上皮性肿瘤、生殖细胞肿瘤、性索间质肿瘤。

卵巢上皮性肿瘤是起源于卵巢表面上皮及其衍化成分的肿瘤,是最常见的卵巢肿瘤,占卵巢肿瘤的90%。肉眼观为囊状,组织学上根据上皮的类型不同分为浆液性、黏液性和子宫内膜样,根据分化程度不同分为良性、交界性和恶性。

一、浆液性肿瘤

（一）浆液性囊腺瘤

浆液性囊腺瘤(serous cyst adenoma)是由类似于输卵管上皮或卵巢表面上皮的瘤细胞构成的良性肿瘤,是浆液性肿瘤中最常见的一种,多见于30~40岁妇女。

1.病理变化　肿瘤大小不一,大者可达数十千克。表面光滑,为单房或多房囊性,囊内充满清亮浆液,内壁光滑。肿瘤基部通常有蒂相连。镜下,囊壁被覆单层立方或低柱状癌细胞,与输卵管上皮相似,具有纤毛,瘤细胞排列整齐,形态无异型,常形成乳头状突起。

2.临床病理联系　肿瘤中等大小时,可有腹胀,并在下腹部摸到囊性肿块。特大者腹部似腹腔积液样膨隆,可引起尿频、尿急和行动不便等。若发生蒂扭转,引起肿瘤出血性梗死,出现急腹症表现。

（二）浆液性交界性囊腺瘤

浆液性交界性囊腺瘤(serous borderline cyst adenoma)指形态和生物学行为介于良性和恶性之间,具有低度恶性潜能的囊腺瘤。大体观察,与良性者相似,但乳头状突起丰富而广泛。镜下,上皮细胞层次达2~3层,异型性比良性者明显,但无间质浸润。约占浆液性肿瘤的10%,预后比较好,易复发。

（三）浆液性囊腺癌

浆液性囊腺癌(serous cyst adenocarcinoma)为卵巢浸润性上皮性肿瘤,由类似于输卵管上皮且异型性明显的瘤细胞组成,是卵巢恶性肿瘤中最常见的类型。

1.病理变化　多数为囊性伴有实性区域,囊腔内或肿瘤表面有乳头状突起,常伴出血坏死。镜下,乳头分支多且复杂或呈实性细胞团。瘤细胞增生超过3层,细胞异型性明显,核分裂象多见,包膜和间质有浸润,砂粒体较多见。根据分化程度分为高、中、低分化。

2.扩散　卵巢浆液性囊腺癌常发生种植转移,种植到腹腔、盆腔引起癌性腹腔积液。部分经淋巴管可转移至腹股沟淋巴结、纵隔淋巴结及左锁骨上淋巴结。少数晚期患者常经血道转移至肝、胰、肺、骨等处。

3.临床病理联系　患者下腹部可触及肿块。癌组织种植到腹膜时,可产生血性腹腔积液。当癌组织蔓延到阔韧带、输卵管或子宫时,肿块与子宫粘连,并可侵及直肠和膀胱。

4. 预后　恶性程度较高，一旦诊断，需及时手术治疗。多数病例就诊时已有转移，预后较差。

二、黏液性肿瘤

(一)黏液性囊腺瘤

黏液性囊腺瘤(mucinous cyst adenoma)是由类似于子宫颈上皮的瘤细胞构成的肿瘤，较浆液性肿瘤少见，发病年龄与其相同。

1. 病理变化　肿瘤大小不等，体积巨大者可达几十千克。圆形或卵圆形，常为多房性，表面光滑，内含黏稠液体。囊内壁光滑，较少有乳头形成。镜下，囊内壁被覆单层高柱状黏液性上皮，核位于基底部，细胞无异型。间质为纤维结缔组织。

2. 临床病理联系　瘤体较大时，下腹部可触及包块。较大肿瘤常有蒂，易发生扭转、出血性梗死和破裂。囊壁破裂时，癌细胞和黏液种植在腹膜上，在腹腔内形成胶冻样肿块，称为腹膜假黏液瘤，此瘤在组织学上虽为良性，但手术不易切除，预后差。

(二)黏液性交界性囊腺瘤

黏液性交界性囊腺瘤(mucinous borderline cyst adenoma)是卵巢潜在低度恶性黏液性上皮性肿瘤，形态和生物学行为介于良性和恶性之间，但无间质和被膜浸润。

(三)黏液性囊腺癌

黏液性囊腺癌(mucinous cyst adenocarcinoma)为卵巢的一种恶性上皮性肿瘤，好发年龄在 40～60 岁。

1. 病理变化　20％为双侧性。肿瘤体积较大，表面光滑，常与周围器官粘连。多为多房性伴有实性区域，实性区多为灰白色乳头状物，常伴出血坏死。囊内含有黏液血性混浊液体。镜下，癌细胞明显异型，多超过 3 层，形成复杂的腺体和乳头结构，与交界性黏液性囊腺瘤的区别在于有明显的间质浸润。依据分化程度分为高、中、低分化。

2. 临床病理联系　临床表现与浆液性囊腺癌相似，预后一般好于浆液性囊腺癌。

第四节　乳腺疾病

一、乳腺增生症

乳腺增生症(mazoplasia)又称乳腺腺病(adenosis of breast)或乳腺结构不良，是最常见的乳腺疾病。一般认为，由于卵巢内分泌功能失调，使孕激素减少而雌激素过多，长期刺激乳腺组织，导致乳腺腺体和(或)间质增生，形成乳腺肿块。乳腺增生症需与乳腺癌相鉴别。

(一)乳腺纤维囊性变

乳腺纤维囊性变(fibrocystic change of the breast)是以小叶末梢导管和腺泡高度扩张成囊为特征，伴有间质纤维组织和上皮不同程度的增生。乳腺纤维囊性变是最常见的乳腺疾患，多发生于 25～45 岁女性，绝经后一般不再进展，极少于青春期前发病。

病变特点常为双侧，多灶、小结节性分布，边界不清，相互聚集的囊肿和增生的纤维组织间质相间交错，可产生斑驳不一的外观。大的囊肿因含有半透明的浑浊液体，外表面呈蓝色,故称作蓝顶囊肿(blue-domed cysts)。镜下,根据有无上皮细胞增生可分为非增生型和增生型两种。非增生型被覆的上皮可为扁平上皮或立方上皮,上皮亦可完全缺如,仅见纤维性囊壁,囊肿上皮常可见大汗腺化生。增生型伴有上皮增生,尤其是有上皮异型增生时,有癌变的可能,属于癌前病变。

(二)硬化性腺病

硬化性腺病(sclerosing adenosis)是增生性纤维囊性变的少见类型,主要特征为小叶中央或小叶间的纤维组织增生使小叶腺泡受压而变形,一般无囊肿形成。组织图像易与乳腺硬癌混淆,通过免疫组织化学检查证实,肌上皮细胞的存在是排除硬癌的关键。

二、乳腺纤维腺瘤

乳腺纤维腺瘤(breast fibroadenoma)是由乳腺腺上皮和纤维组织构成的乳腺最常见的良性肿瘤。多数发生于生育期妇女,以 20~35 岁多见。发病机制与雌激素升高有关。乳腺纤维腺瘤好发于乳腺的外上象限。肿瘤常为单发,呈圆形或卵圆形结节状,有完整菲薄的包膜,表面光滑,边界清楚,质地硬韧,切面灰白色,可见细小裂隙。镜下,肿瘤的实质由增生的纤维组织和腺上皮细胞构成。腺体呈圆形、卵圆形(管周型),或由于增生的纤维组织压迫,使腺管伸长、弯曲及变形呈裂隙状(管内型),间质较疏松,富于黏多糖,可发生玻璃样变。手术易切除干净,不易复发。

三、乳腺癌

乳腺癌(carcinoma of breast)是来自乳腺终末导管小叶上皮的恶性肿瘤。其发病率在过去 50 年中呈缓慢上升趋势,居我国女性恶性肿瘤首位。常发生于 40~60 岁的妇女,年龄小于 35 岁的女性较少发病。半数以上发生于乳腺外上象限。男性乳腺癌占全部乳腺癌的1% 左右。

(一)发病因素

一般认为,乳腺癌与雌激素长期作用有关。此外,家族遗传因素、环境因素、生育方式和长时间大剂量接触放射线,亦与乳腺癌的发生关系密切。

(二)病理变化

乳腺癌组织形态十分复杂,类型较多,根据组织学结构将其分为非浸润性癌和浸润性癌两大类。

1.非浸润性癌(原位癌)

(1)导管原位癌(ductal carcinoma in situ,DCIS):也称导管内癌(intraductal carcinoma),是来源于小叶外终末导管、小叶间导管和叶间导管的原位癌。镜下,癌细胞位于扩张的导管内,导管基底膜完整。有些癌细胞团的中央可发生大片坏死,称粉刺型导管原位癌。导管原位癌导管基底膜完整,导管内癌细胞排列呈实性团块,中央有坏死,可挤出粉刺状物。

(2)小叶原位癌(lobular carcinoma in situ):发生于乳腺小叶的末梢导管和腺泡。镜下,癌组织局限于小叶末梢导管和腺泡内,未突破基底膜,小叶结构尚存。其癌细胞较导管内癌的癌细胞小,形状较为一致,核分裂象罕见。多无癌细胞坏死,无间质的炎症反应和纤维组织增生。

2.浸润性癌

(1)浸润性导管癌(invasive ductal carcinoma):由导管原位癌发展而来,是乳腺癌中最常见的类型。肿瘤呈结节状,大小不等,灰白色,质硬,与周围组织界限不清,呈蟹足状侵入邻近组织。镜下,癌细胞呈团索状、簇状或腺样结构,细胞异型性明显,核分裂象多见。间质可见纤维组织增生及明显的淋巴细胞浸润。

(2)浸润性小叶癌(invasive lobular carcinoma):是由小叶原位癌突破基底膜向间质内浸润所致。临床上可触及肿块,界限不清,也可呈弥漫性多灶性分布,易漏诊。镜下,癌细胞呈单个或单行条索状浸润于成束的纤维组织之间,有时癌细胞围绕正常导管呈靶环样排列。癌细胞小,异型性不明显。有时可见从小叶原位癌向浸润性小叶癌过渡的形态。

(3)特殊性癌:包括典型髓样癌、黏液癌、神经内分泌肿瘤及乳头佩吉特(Paget)病等。

(三)扩散

1.直接蔓延 癌细胞早期沿乳腺导管直接蔓延,继而突破腺上皮的基底膜,沿筋膜间隙浸润扩展,可侵犯皮肤、胸大肌和筋膜等。

2.淋巴道转移 是乳腺癌最常见的转移途径,发生早。最早转移至同侧腋窝淋巴结,晚期可转移至锁骨上、下淋巴结、乳内淋巴结和纵隔淋巴结,甚至对侧锁骨上淋巴结。

3.血道转移 晚期乳腺癌可沿血道转移至肺、脑、肝、骨等器官。

(四)临床病理联系

乳腺癌早期症状不明显,随后为无痛性肿块,偶尔患者在自我检查或体检时发现,此时约50%病例已经发生局部淋巴结转移。如果肿瘤侵犯皮肤,阻塞真皮淋巴管导致皮肤水肿,而毛囊汗腺处皮肤相对下陷,使皮肤呈橘皮样外观(图9-6);如侵及乳头,出现乳头下陷;晚期癌组织侵入周围组织,形成卫星结节。

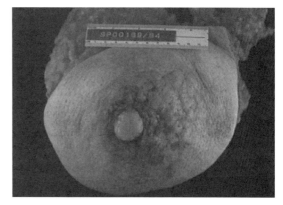

图9-6 乳腺癌

(五)预后

乳腺癌预后与其临床分期密切相关。目前,*ER*、*PR* 和癌基因 *c-erbB*-2 等生物学标志物已成为乳腺癌的常规检查手段,可以作为乳腺癌内分泌治疗和预后评估的重要指标。乳腺钼靶 X 线检查有助于乳腺癌的早期诊断和预后判断。

第五节 前列腺疾病

一、前列腺增生症

前列腺增生症(prostatic hyperplasia)又称结节状前列腺增生,也有称"前列腺肥大"。以前列腺腺体和间质增生为特征。病因不清,认为与体内雄激素与雌激素的平衡失调有关。

多发生于 50 岁以后,并且随年龄的增长发病率显著增加。

肉眼观,前列腺呈结节状肿大,灰白或灰黄色,切面呈大小不等的蜂窝状腔隙,质韧,肛诊指压可有白色浑浊液体溢出(图 9-7)。镜下观,增生的前列腺由不同程度增生的腺体、平滑肌和纤维组织组成,三种成分所占比例各不相同。腺泡腔内常有淀粉样小体或钙化小结,间质中常有淋巴细胞浸润。此外,还可见小梗死灶(图 9-8)。

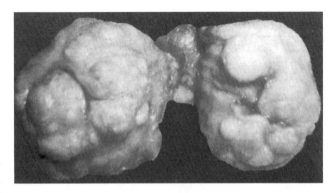

图 9-7　前列腺增生症
前列腺明显增大,切面呈结节状

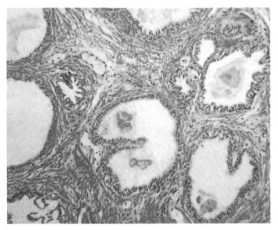

图 9-8　前列腺增生症(镜下观)
腺体数量增多,腔扩张,上皮细胞呈双层排列,腺腔内见淀粉样小体

由于增生多发生在前列腺的中央区和移行区,尿道前列腺部受压而产生尿道梗阻的症状和体征,患者最初症状是尿频,尿流变细,夜间较明显,继而发展为进行性排尿困难,射程缩短,终呈滴沥状,甚至出现尿潴留、尿失禁。

二、前列腺癌

前列腺癌(prostatic carcinoma)是源自前列腺上皮的恶性肿瘤,多发生在 50 岁以后,发病率随年龄增加逐步升高。其发病率和死亡率在欧美国家居所有恶性肿瘤的第二位,亚洲地区的发病率较低,但近几年呈逐渐上升趋势。病因尚不十分清楚。目前研究表明,雄激素在该病发生和发展中起着重要作用,还可能与环境因素、生活方式、遗传因素相关。

常好发于前列腺外周区,以后叶近包膜区多见,中叶较少见。肿瘤常为单个结节状,界限不清,切面实性、质硬,灰白色乃至橙黄色。多为腺癌,少数为移行细胞癌或鳞状细胞癌。

由于癌组织浸润后尿道或膀胱颈部引起膀胱颈部梗阻症状,表现为尿频、尿流变细、排尿困难及尿潴留等。当肿瘤穿透包膜侵犯周围神经时,可出现会阴部疼痛。广泛浸润尿道外括约肌时,出现尿失禁。

除淋巴道转移外,晚期常发生血道转移,主要转移到骨,尤以脊椎骨最常见。中老年男性骨转移瘤应首先想到前列腺癌的可能。

思考与练习

一、名词解释

1.纳博特囊肿　2.宫颈原位癌　3.子宫颈上皮内瘤变(CIN)　4.葡萄胎　5.导管原位癌

二、选择题

1.良恶性葡萄胎的相同点在于　　　　　　　　　　　　　　　　　　( )
　A.可见胎盘绒毛组织　　　B.明显的出血坏死　　　C.侵犯子宫肌层
　D.发生阴道结节　　　　　E.可有远隔脏器转移
2.下列哪一项最能体现宫颈原位癌的特征　　　　　　　　　　　　( )
　A.发生于子宫颈黏膜的上皮　B.是一种早期癌　　　C.未发生转移
　D.是一种基底细胞癌　　　　E.上皮全层癌变,但未突破基底膜
3.子宫颈癌最常发生于　　　　　　　　　　　　　　　　　　　　( )
　A.子宫颈鳞柱交界处　　　B.子宫颈内口　　　　　C.子宫颈前唇
　D.子宫颈后唇　　　　　　E.子宫颈管
4.恶性葡萄胎与绒毛膜癌的主要区别是　　　　　　　　　　　　　( )
　A.上皮高度增生有异型性　B.侵犯肌层和血管　　　C.有葡萄状物
　D.有出血坏死　　　　　　E.有阴道转移结节
5.乳腺癌最常发生的部位是　　　　　　　　　　　　　　　　　　( )
　A.外上象限　　　　　　　B.内上象限　　　　　　C.外下象限
　D.内下象限　　　　　　　E.乳头部

三、问答题

1.简述绒毛膜癌的病变特点。
2.简述宫颈癌的转移途径。

参考答案

第十章 内分泌系统疾病

教学 PPT

第一节 甲状腺疾病

一、甲状腺炎

甲状腺炎分为急性、亚急性和慢性三种。急性甲状腺炎是由细菌感染引起的化脓性炎症,甚为少见。亚急性与慢性甲状腺炎临床较多见。

(一)亚急性甲状腺炎

亚急性甲状腺炎(subacute thyroiditis)又称肉芽肿性甲状腺炎(granulomatous thyroiditis),好发于中青年女性,其发生可能与病毒感染有关。临床表现为甲状腺肿大、压痛,常伴有发热,可有短暂性甲状腺功能减退,数周到数月内能自行缓解消退。

肉眼观,甲状腺轻度或中度肿大,质韧如橡皮,切面呈灰白或淡黄色,可见坏死或瘢痕。

镜下观,病变呈灶性分布,部分滤泡破坏,胶质溢出,见中性粒细胞、淋巴细胞和嗜酸性粒细胞浸润,伴异物巨细胞反应形成肉芽肿。病程较长者纤维组织明显增生。恢复期多核巨细胞消失,滤泡上皮细胞再生并形成小滤泡。

(二)慢性甲状腺炎

1.慢性淋巴细胞性甲状腺炎(chronic lymphocytic thyroiditis) 又称为桥本病(Hashimoto's disease)或桥本甲状腺炎,属自身免疫病。多见于中年女性,常伴有甲状腺功能低下,报告的癌变率为 4.3%～24%。患者血中可检出多种自身抗体,如抗甲状腺球蛋白抗体、抗 TSH 受体抗体等。

肉眼观,甲状腺弥漫性对称性肿大,表面光滑或呈结节状,质地较韧,包膜完整、不粘连。

镜下观,甲状腺实质广泛破坏,滤泡萎缩,上皮嗜酸性变;间质大量淋巴细胞浸润,有淋巴滤泡形成。随病程延长,间质纤维组织增生明显(图 10-1)。

2.纤维性甲状腺炎(fibrous thyroiditis)又称慢性木样甲状腺炎,罕见,病因不清。临床上早期症状不明显,甲状腺功能正常,晚期甲状腺功能低下,由于增生的纤维瘢痕组织压迫可出现呼吸、吞咽困难和声音嘶哑等。

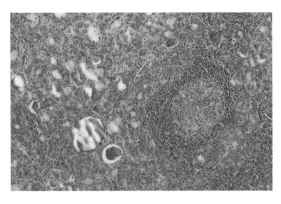

图10-1　慢性淋巴细胞性甲状腺炎
甲状腺实质破坏,大量淋巴细胞浸润,淋巴滤泡形成

肉眼观,病变可累及一侧甲状腺或甲状腺的一部分,呈结节状,质硬韧似木样,与周围组织粘连紧密,易被误诊为甲状腺癌。

镜下观,甲状腺滤泡萎缩、消失,有大量纤维组织增生、玻璃样变和少量淋巴细胞浸润。

二、甲状腺肿

(一)弥漫性非毒性甲状腺肿及碘缺乏病

弥漫性非毒性甲状腺肿(diffuse nontoxic goiter)亦称单纯性甲状腺肿(simplegoiter),常为地域性分布,故又名地方性甲状腺肿(endemic goiter),也可为散发性。

由于土壤中缺碘引起的地方性甲状腺肿是碘缺乏病(iodine deficient disease)之一。目前,全世界约有10亿人生活在碘缺乏地区,我国病区人口逾3亿,遍布全国各省区,多位于内陆山区及半山区。碘缺乏病表现为甲状腺肿大,多无临床症状。在胚胎时期,因母亲缺碘而使甲状腺素合成不足,导致子代骨发育障碍,四肢短小,形成侏儒,并伴有智力障碍等表现,称为呆小症或克汀病(是碘缺乏病之二)。另有更多患者在胚胎期未能从母体获得充足的甲状腺素,主要影响了神经系统的发育,智力不同程度低下,而身材基本正常,称为亚临床型克汀病(是碘缺乏病之三),其人数远比克汀病多。

1.病因和发病机制

(1)缺碘:土壤缺碘而使水、食物中缺碘(地方性),或青春期、妊娠和哺乳期对碘需求量增加而相对缺碘(散发性),甲状腺素合成减少,刺激垂体分泌促甲状腺素(TSH)增多,使甲状腺滤泡上皮增生,摄碘功能增强。但如果长期缺碘,则一方面滤泡上皮增生,另一方面所合成的甲状腺球蛋白未能碘化而不能被上皮细胞吸收利用,致使滤泡腔内充满胶质(甲状腺球蛋白),甲状腺肿大。

(2)高碘:常年碘摄入过多,碘的有机化过程受阻,可致甲状腺代偿性肿大。

(3)致甲状腺肿因子:部分地区水中含有大量钙和氟,可影响肠道对碘的吸收,引起甲状腺肿;某些食物(如卷心菜、木薯和菜花等)和药物(如硫脲类药、磺胺药等)也可致甲状腺肿。

(4)遗传:过氧化物酶和去卤化酶缺乏以及碘酪氨酸耦联缺陷可导致家族性甲状腺肿。

2.病理变化　按其发展过程和病变特点可分为三期。

(1)增生期:又称弥漫性增生性甲状腺肿。甲状腺弥漫性对称性增大,一般不超过150g(正常为20~40g),表面光滑。滤泡上皮增生呈立方或低柱状,伴小滤泡形成,胶质量少,间质充血。甲状腺功能无明显改变。

(2)胶质贮积期:又称弥漫性胶样甲状腺肿。甲状腺弥漫性对称性显著增大,重为200~500g。表面光滑,切面呈淡褐色,半透明胶冻状。滤泡上皮复旧变扁平,滤泡腔扩大,腔内充盈胶质(图10-2)。

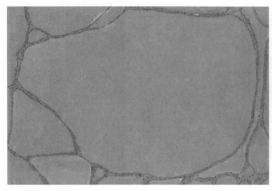

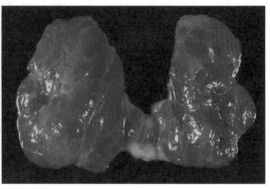

图 10-2　弥漫性非毒性甲状腺肿胶质贮积期
甲状腺滤泡显著扩大,腔内大量胶质蓄积,上皮细胞扁平

图 10-3　弥漫性非毒性甲状腺肿结节期
甲状腺呈不对称的结节状增大

(3)结节期:又称结节性甲状腺肿。长期交替发生增生与复旧使甲状腺内纤维组织增生,分隔滤泡组织形成不规则的结节(图10-3)。结节周围无包膜或包膜不完整,这是和腺瘤不同之处;切面可有出血、坏死、囊性变、钙化和瘢痕形成。部分滤泡上皮增生伴小滤泡形成,部分滤泡上皮复旧或萎缩,胶质贮积,间质纤维组织增生并有间隔包绕,形成大小不一的结节状病灶。

3.临床病理联系　甲状腺显著肿大时,压迫气管和喉返神经,引起呼吸困难和声音嘶哑,一般不伴有甲状腺功能亢进。极少数(1%~2%)可癌变。

4.碘缺乏病的预防　食盐加碘是预防本病的根本措施。

(二)弥漫性毒性甲状腺肿

弥漫性毒性甲状腺肿(diffuse toxic goiter),又称为Graves病,在一些欧洲国家称为Basedow病,是一种甲状腺肿大伴甲状腺激素(TH)分泌增多的器官特异性自身免疫病。临床表现并不限于甲状腺,而是一种多系统的综合征。由于多数患者同时有高代谢症和甲状腺肿大,故称为毒性甲状腺肿。这是临床上称为甲状腺功能亢进症(hyperthyroidism,简称甲亢)的最常见原因。约有1/3的患者伴有眼球突出,称为突眼性甲状腺肿。多见于2~40岁女性,男女之比约为1∶5。

1.病因和发病机制　Graves病的发病主要与自身免疫有关,患者血中有一种作用与THS相近的激素,它是由B淋巴细胞产生的IgG,是一种针对甲状腺的自身抗体,可与甲状腺亚细胞成分结合,兴奋甲状腺滤泡上皮分泌TH而引起甲亢。器官特异性自身免疫病都是由于抑制性T淋巴细胞(Ts)功能缺陷引起免疫调节障碍所致。①遗传因素:多数人认为,Graves病与遗传基因有密切的关系。在一个家族中常可见到先后发病的病例,且多为女性。大约15%的患者有明显的遗传因素,患者的亲属约有一半血中存在甲状腺自身抗体。②精神创伤:各种原因引起的精神过度兴奋或过度抑郁均可导致TH的过度分泌,其机制可能是高度应激时肾上腺皮质激素的分泌急剧升高,从而改变了Ts的功能。③免疫系统异常:T

淋巴细胞对甲状腺内的抗原发生致敏反应,刺激 B 淋巴细胞,合成针对这些抗原的抗体。

2.病理变化　肉眼观,甲状腺弥漫性对称肿大,可达正常的 2～4 倍,质较软,表面光滑,切面呈灰红色、肌肉样。

镜下观:①滤泡上皮增生呈高柱状,可形成乳头突入腔内;②滤泡腔内胶质稀薄,周边可见吸收空泡;③间质血管丰富、充血,淋巴组织增生(图 10-4)。甲亢手术前常需碘剂治疗,治疗后滤泡内胶质明显增多,甲状腺病变有所减轻,甲状腺体积可缩小,间质血管减少、充血减轻。

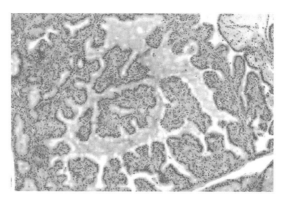

图 10-4　弥漫性毒性甲状腺肿

滤泡上皮增生局部呈乳头状,滤泡腔内胶质稀薄,周边有大小不一的吸收空泡

3.临床病理联系　血中 T_3、T_4 增多。①出现高代谢症,基础代谢率增高,疲乏无力、易饥、多食而消瘦。怕热多汗、皮肤温暖潮湿,可伴有低热,甲状腺危象时可有高热。②可有心悸、胸闷、气短,心率加快,严重时心房纤颤、心脏扩大和心力衰竭等心血管系统表现。③神经过敏、多言多动、紧张多疑、焦躁易怒、不安失眠、思维不集中、记忆力减退、舌手细震颤等精神、神经系统表现;④女性常有月经减少或闭经,男性有阳痿等生殖系统表现;⑤甲状腺血管扩张,血流加速,可闻及血管杂音;⑥部分患者眼球外肌水肿,球后纤维脂肪组织增生,淋巴细胞浸润和黏液水肿,向前推压眼球,引起突眼征(图 10-5)。

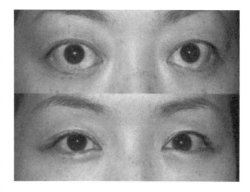

图 10-5　突眼征(上)和正常眼睛(下)

除甲状腺病变外,还可有全身淋巴组织增生,胸腺和脾增大。由于循环加快、心脏负荷加大及心肌能量产生障碍等因素,可引起甲亢性心脏病,心脏肥大、扩张,心肌细胞发生灶状变性、坏死及纤维化。

三、甲状腺肿瘤

(一)甲状腺腺瘤

甲状腺腺瘤(thyroid adenoma)是甲状腺滤泡上皮发生的常见良性肿瘤,中青年女性多见。肿瘤多为单发,圆形或类圆形结节,包膜完整,直径 3～5cm。切面多为实性,色暗红或棕黄,可并发出血、囊性变、钙化和纤维化,常压迫周围组织(图 10-6),少数患者伴有甲亢。

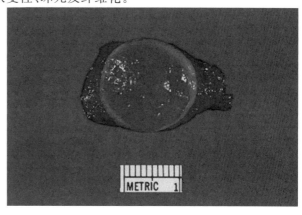

图 10-6　甲状腺腺瘤

肿瘤边界清楚,呈圆形,表面有完整包膜

(二)甲状腺癌

甲状腺癌(thyroid carcinoma)是一种较常见的恶性肿瘤,起源于甲状腺滤泡上皮、滤泡旁细胞,各年龄组均可发生,以40～50岁多见,多见于女性。

1.乳头状癌　是甲状腺癌中最常见的类型,约占60%,可发生于儿童和青少年,以30～40岁女性多见。肿瘤生长慢,恶性度较低,预后较好,但颈部淋巴结转移较早。如果肿块较大,出现甲状腺外浸润和远处转移,预后则较差。肉眼观,肿瘤多呈圆形,直径2～3cm(小于1cm者称为微小癌或隐匿癌),无完整包膜,质地较硬,切面呈灰白,肿瘤常伴有出血、坏死、纤维化、钙化和囊性变,囊内有乳头(图10-7)。镜下观,癌细胞呈乳头状排列,乳头中心血管丰富,间质内常见同心圆状钙化小体,即砂粒体(图10-8),有助于诊断。

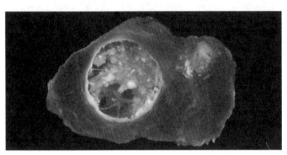

图 10-7　甲状腺乳头状癌(肉眼观)
肿瘤呈囊状,囊内癌组织形成小乳头

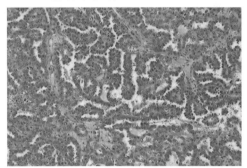

图 10-8　甲状腺乳头状癌(镜下观)
癌细胞排列成乳头状结构,乳头中心有纤维轴心

2.滤泡癌　占甲状腺癌的20%～25%,恶性程度比乳头状癌高,早期易血道转移,预后差。多发于40岁以上女性。肿瘤呈结节状,包膜不完整,境界较清楚。滤泡的分化程度不等,分化好的滤泡癌很难与腺瘤区别,应特别注意是否有包膜和血管侵犯,加以鉴别;分化差的呈实性巢状,瘤细胞异型性明显,滤泡少而不完整。

3.未分化癌　较少见,生长快,恶性程度极高。早期即可转移,预后差。癌细胞大小、形态、染色深浅不一,核分裂象多见。

4.髓样癌　占甲状腺癌的5%～10%,由滤泡旁细胞(C细胞)发生恶性肿瘤,属于APUD瘤。40～60岁为高发期,部分为家族性常染色体显性遗传。90%的肿瘤分泌降钙素,产生严重腹泻和低钙血症,有的还同时分泌其他多种激素和物质。肿瘤为单发或多发,可有假包膜,质实而软。瘤细胞多呈实体巢状排列,或呈乳头状、滤泡状排列,间质内常有淀粉样物质沉着。

第二节　糖尿病

糖尿病(diabetes mellitus)是由于体内胰岛素相对或绝对不足,或靶细胞对胰岛素敏感性降低,或胰岛素本身存在结构上的缺陷而引起的碳水化合物、脂肪和蛋白质代谢紊乱的慢性代谢性疾病。其主要特点是高血糖和糖尿。临床可表现为多饮、多食、多尿和体重降低(即"三多一少")以及多种并发症。本病的发病率不断上升,已成为世界性常见病、多发病。

糖尿病分为原发性糖尿病和继发性糖尿病两种类型。原发性糖尿病又分为胰岛素依赖型和非胰岛素依赖型两种。继发性糖尿病多由炎症、肿瘤手术和某些内分泌疾病引起的胰岛内分泌功能不足所致。

一、病因和发病机制

(一)胰岛素依赖型糖尿病

胰岛素依赖型糖尿病，又称 1 型或幼年型糖尿病，约占糖尿病的 10%，主要特点是青少年发病，起病急、病情重、发展快，"三多一少"症状明显。胰岛 B 细胞明显减少，血中胰岛素降低，易出现酮症，治疗依赖胰岛素。目前认为，本型是在遗传易感性的基础上，由病毒感染等诱发的针对 B 细胞的一种自身免疫性疾病。

(二)非胰岛素依赖型糖尿病

非胰岛素依赖型糖尿病，又称 2 型或成年型糖尿病，约占糖尿病的 90%，主要特点是成年发病，起病缓慢、病情较轻、进展较慢，"三多一少"症状不明显。胰岛数目正常或轻度减少，血中胰岛素可正常、增多或降低。肥胖者多见，较少出现酮症，可不依赖胰岛素治疗。本型病因、发病机制尚不清楚，认为是胰岛素相对不足和组织对胰岛素敏感性降低所致，多与肥胖有关。

二、病理变化

(一)胰岛病变

1 型糖尿病早期为非特异性胰岛炎，继而胰岛 B 细胞变性、坏死消失，胰岛变小、数目减少，纤维组织增生、玻璃样变；2 型糖尿病早期病变不明显，后期常见胰岛淀粉样变性，B 细胞可减少（图 10-9）。

(二)血管病变

糖尿病血管病变非常广泛，不论大、中、小血管，还是动、静脉和毛细血管，均可累及，随病程发展而不断加重。

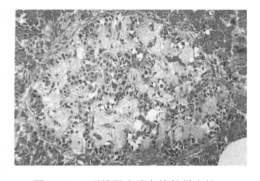

图 10-9　2 型糖尿病胰岛淀粉样变性

1.微血管病变　最具特征性，既是并发许多器官病变的病理基础，也是决定患者预后的主要因素。糖尿病微血管病变包括微动脉、毛细血管和微静脉，特征是基底膜增厚，可达 500～800nm（正常厚约 80～250nm），基底膜有糖类物质沉积。此种微血管病变常伴有微循环异常，分布非常广泛，尤以肾小球、眼底、神经、心肌、肌肉等的微血管为重，引起肾脏病变、眼底病变、神经病变及心肌等肌肉病变。

2.细动脉玻变性硬化　与缓进型高血压病相同，血压可升高。

3.大中动脉粥样硬化　糖尿病动脉粥样硬化的病变发生早、程度重，不受年龄限制，主要累及主动脉、冠状动脉、脑动脉和肾动脉等，常引起心、脑、肾严重并发症而致死。下肢动脉尤其是足背动脉粥样硬化可发生坏疽。

(三)肾脏病变

1.肾小球硬化　分为结节性和弥漫性两种类型。表现为肾小球内玻璃样物质沉积，损害肾小球毛细血管壁和系膜,使毛细血管腔变窄或完全闭塞,最终导致肾小球缺血和玻璃样变性。

2.**肾小管-间质损害** 肾小管上皮细胞水肿,晚期肾小管萎缩。肾间质纤维化、水肿和炎症细胞浸润。

3.**肾血管损害** 糖尿病累及所有的肾血管,特别是入球和出球小动脉玻变性硬化。

4.**肾乳头坏死** 常见于糖尿病患者并发急性肾盂肾炎时,因缺血和感染而引起肾乳头坏死。

(四)视网膜病变

早期可表现为微小动脉瘤和视网膜小静脉扩张,继而出现渗出、水肿、微血栓形成和出血等非增生性视网膜病变;血管病变可引起缺氧,刺激纤维组织增生、新生血管形成等增生性视网膜病变。可发生白内障,严重者可因视网膜剥离而失明。

(五)神经系统病变

引起周围神经缺血性损伤,表现为肢体疼痛、麻木、感觉丧失、肌肉麻痹等。脑神经细胞也可发生广泛变性。

(六)其他组织器官病变

可出现皮肤黄色瘤、肝脂肪变和糖原沉积、骨质疏松、糖尿病性外阴炎以及合并结核病、化脓性炎症和真菌感染等。

三、临床病理联系

糖尿病患者的典型症状为多饮、多食、多尿和消瘦,主要见于1型糖尿病。血糖过高引起糖尿和多尿(高渗性利尿)。血浆渗透压增高,刺激下丘脑渴感中枢,出现口渴、多饮。血糖水平过高刺激胰岛素分泌,由于营养物质得不到利用,患者食欲增强,而体重却降低。此外,由于抗体生成减少,抵抗力降低,易发生感染性疾病。病变严重时,出现酮血症和酮尿症,导致酮症酸中毒,发生昏迷。晚期患者常并发心肌梗死、肾衰竭、脑血管意外和合并感染而死。

思考与练习

一、名词解释

1.糖尿病 2.三多一少 3.毒性甲状腺肿 4.桥本病 5.砂粒体

二、选择题

1.毒性甲状腺肿的镜下特点是 （　　）

    A.小型滤泡增生,上皮立方或柱状伴乳头形成   B.胶质潴留

    C.上皮扁平,滤泡大小不一   D.上皮异性增生

    E.结节无包膜或包膜不完整

2.毒性甲状腺肿与下列哪项发病因素有关 （　　）

    A.缺碘   B.自身免疫   C.缺钙

D. 伴发心肌炎   E. 致甲状腺肿物质

3. 最常见的甲状腺癌类型是   ( )

  A. 髓样癌   B. 乳头状癌   C. 未分化癌

  D. 滤泡状癌   E. 胶样癌

4. 糖尿病时最常见的胰岛病变是   ( )

  A. 淋巴细胞浸润   B. 水肿   C. 纤维化

  D. 淀粉样变   E. 色素沉着

5. 以下哪项不是糖尿病时的变化   ( )

  A. 肾小球硬化   B. 视网膜病变   C. 周围神经病变

  D. 动脉粥样硬化   E. 坏死性细动脉炎

三、问答题

1. 简述甲状腺腺瘤和结节性甲状腺肿鉴别要点。

2. 简述糖尿病时肾脏的病变。

参考答案

第十一章　传染病和寄生虫病

教学 PPT

　　传染病与寄生虫病是由致病微生物和寄生虫侵入机体导致具有传染性和流行性的一类疾病。这类疾病的病原体很多,包括细菌、病毒、立克次体、衣原体、螺旋体、真菌、寄生虫等,分布极广,多数疾病全世界发病。传染病有特定的传染途径,如流脑经呼吸道传播,细菌性痢疾经消化道传播,性病主要通过性接触传播。病原体入侵机体后,定位在一定的组织器官,产生特征性的病理变化,如流行性脑脊髓膜炎是脑膜炎双球菌引起脑脊髓膜化脓性炎症,细菌性痢疾是痢疾杆菌引起结肠的纤维素渗出性炎症,结核杆菌感染后能形成特有的病理改变结核结节,在组织学诊断上有鉴别意义。中华人民共和国成立后,传染病的发病率和死亡率均已明显下降。近年来,由于种种原因,一些原已被控制的传染病发生率又趋上升,如结核等,并出现一些新的传染病,如 SARS,威胁着人类生命健康。传染病的基本病变性质属于炎症范畴。近年来,由于基因诊断技术和有效抗生素的应用,传染病的诊断和治疗取得了很大进展。

第一节　结核病

　　结核病(tuberculosis)是由结核杆菌引起的一种常见慢性传染病,其典型病变常表现为结核结节形成并伴有不同程度的干酪样坏死,全身各脏器、组织均可累及,但以肺结核最为多见。

知 识 链 接

世界防治结核病日

　　1882 年 3 月 24 日是世界著名的德国科学家科赫在柏林宣读发现结核杆菌的日子。在

1982 年纪念科赫发现结核杆菌 100 周年时，WHO、国际防涝和肺病联合会（IUATLD）共同倡议，将 3 月 24 日作为"世界防治结核病日"，以提醒公众加深对结核病的认识。设立"世界防治结核病日"的主要目的是动员公众加强在全球范围的结核病控制工作，使人类历史上最大的杀手——结核病能得到及时的诊断和有效的治疗。

一、病因和发病机制

结核病的病原菌是结核杆菌，结核杆菌为革兰阳性耐酸杆菌，对人致病的主要为人型和牛型。结核杆菌无侵袭性酶，不产生内、外毒素，其致病因素与菌体所含的成分有关：①脂质与结核菌的毒力和形成特征性病变有关。②蛋白具有抗原性，可使机体产生变态反应。③多糖作为半抗原参与免疫反应并引起局部中性粒细胞浸润。

结核病主要经呼吸道传染，肺结核患者（主要是开放性肺结核）在谈话、咳嗽和喷嚏时，从呼吸道排出大量含有结核杆菌的微滴，可被他人吸入呼吸道而造成感染。本病也可因食入带菌的食物（包括含菌牛奶）经消化道感染，少数经皮肤伤口感染。

结核病的发生和发展取决于很多因素，其中最重要的是感染细菌数量的多少、毒力的大小和机体的反应性（免疫力或变态反应）。一般认为，结核病的免疫反应以细胞免疫为主。机体在初次感染结核杆菌后，T 细胞被致敏，当致敏的 T 细胞再次接触结核杆菌后被激活、分裂、增殖，并释放一系列淋巴毒素，如巨噬细胞趋化因子、巨噬细胞游走抑制因子、巨噬细胞激活因子，这些因子可使巨噬细胞移向结核杆菌，并聚集在该处不再移动，从而把结核杆菌限制在局部不致扩散，同时激活巨噬细胞，使其在局部吞噬、水解、消化和杀灭结核杆菌的能力增强。在感染局部由巨噬细菌聚集而形成的肉芽肿称为结核结节（tubercle），是机体杀灭结核杆菌的主要形式。

患结核病时发生的变态反应属于迟发性变态反应（Ⅳ型变态反应），本质上为细胞免疫反应，结核菌素试验就是这种反应的表现。当机体感染结核杆菌的数量较多、毒力较强、释放出大量菌体蛋白时，一方面，由于 T 细胞释放大量淋巴毒素和巨噬细胞释放过多的溶酶体酶等原因，造成局部组织严重坏死和破坏，削弱了局部的抵抗力，有利于细菌繁殖，使病变恶化；而另一方面，坏死组织内含氧量减少，乳酸、脂肪酸等增加，pH 降低，却又可抑制结核杆菌的生长，有利于病变的痊愈。总之，免疫反应与变态反应贯穿在结核病始终，两者的彼此消长则取决于结核杆菌的数量、毒力的大小及机体抵抗力等因素。年龄、营养状况、有无全身性疾病（糖尿病、细胞免疫缺陷等）均可影响抵抗力，当菌量少、毒力弱、机体抵抗力强时，以免疫反应占优势，病变局限，疾病向好转、痊愈方向发展；反之，则以变态反应为主，局部病变向恶化方向进展。

二、结核病的基本病变及其转归

（一）结核病的基本病变

结核病具有一般炎症的变质、渗出和增生三种基本变化；但是结核杆菌与一般细菌不同，机体对其产生的组织反应具有相对的特异性，以形成具有特征性的结核结节为其特点。由于机体的反应性、细菌数量、毒力大小和组织的特性不同，可形成以下不同的病变类型：

1. 渗出性病变　当细菌数量多、毒力强、机体的免疫力低和变态反应明显时，常出现渗出性病变，多发生在疾病早期或病变恶化时，好发于肺、浆膜、滑膜、脑膜等处。渗出的成分主要是浆液和纤维蛋白,早期有中性粒细胞浸润,但很快被巨噬细胞所取代,严重时还有大量红细胞漏出。在渗出液中可查见结核杆菌。渗出病变,可完全吸收,或转变为增生性病变;当变态反应剧烈时,可转为变质性病变。

2.增生性病变 当细菌量少、毒力低或机体免疫力强时,则发生以增生为主的病变。病变最初是局部出现巨噬细胞,由于细胞免疫反应的结果,被活化了的巨噬细胞对结核杆菌有很强的吞噬、消化能力,在杀灭细菌的过程中,由于结核杆菌的作用,巨噬细胞转变为多角形、胞质丰富、境界不清、连接成片的上皮样细胞,其核呈圆或卵圆形,染色质甚少,甚至可呈空泡状,核内有1～2个核仁。多个上皮样细胞还能互相融合成朗汉斯巨细胞(Langhans giant cell)(图11-1),后者为多核巨细胞,体积大,直径可达300μm,胞质丰富,核的形态与上皮样细胞核相似,由十几个到几十个不等,常排列在细胞质周围呈花环状、马蹄形或密集在胞体一端。由上皮样细胞、朗汉斯巨细胞以及外周致敏的T淋巴细胞常聚集成结节状,构成结核性肉芽肿,又称为结核结节(tubercle)(图11-2),为结核病的特征性病变,具有诊断价值。当有较强的变态反应时,结核结节中央可发生干酪样坏死。单个结核结节肉眼不易看到,几个结节融合成较大结节时,肉眼才能见到,为灰白色、粟粒大小、境界清楚的病灶。结节内干酪样坏死多时呈现淡黄色。增生性病变如进一步好转,则上皮样细胞变为成纤维细胞,病灶周围结缔组织增生,结核结节纤维化。

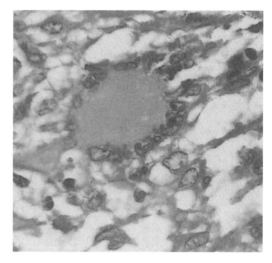

图 11-1 上皮样细胞和朗汉斯巨细胞

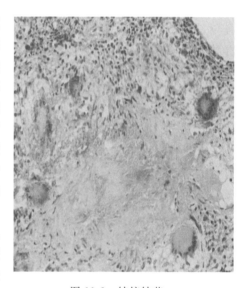

图 11-2 结核结节

3.变质性病变 当细菌量多、毒力强、机体免疫力低下或变态反应强烈时,上述增生、渗出病变均可发生干酪样坏死,镜下为红染无结构的颗粒状物。这是由于细菌菌体成分所形成的索状因子和蜡质D等对组织和细胞的损伤作用或变态反应,导致组织坏死;这些物质还可抑制溶酶体酶的活性,使坏死组织不被溶解,因而使结核病灶中的干酪样坏死表现出特有的凝固状态。由于含脂质较多而呈淡黄色,均匀细腻,质地较实,状似奶酪,故称干酪样坏死。新鲜的干酪样坏死灶内含有结核杆菌,一旦液化,则菌量大增。坏死物液化有利于坏死物排出,病变消除,但却成为细菌播散的来源,也是造成病灶恶化的原因。

上述三种病变并不是孤立的,往往同时存在而以某一种病变为主,还可以互相转化。

(二)结核病的转归

结核病的发展和结局取决于机体抵抗力和结核杆菌致病力之间的矛盾关系,当机体抵抗力增强时,结核杆菌逐渐被消灭,病变转向愈合,表现为吸收消散、纤维化、纤维包裹和钙化;反之则转向恶化,表现为病灶扩大和溶解播散。

1.转向愈合

(1)吸收消散:为渗出性病变的主要愈合方式。渗出物可通过淋巴管、微静脉吸收而使病灶缩小或消散。肺部的渗出性病变 X 线检查示边缘模糊的云雾状阴影,随着渗出物吸收,阴影缩小以致消失。临床上称此期为吸收好转期。较小的干酪样坏死或增生性病变如治疗得当也可被吸收。

(2)纤维化、纤维包裹及钙化:较大的结核性肉芽肿病灶、未被完全吸收的渗出性病变及较小的干酪样坏死灶等均可通过机化、纤维化而愈合;较大的干酪样坏死灶难以全部纤维化,则在病灶周围发生纤维性包裹,继而中央的干酪样坏死灶逐渐干燥或钙盐沉积而发生钙化。在被包裹或钙化的干酪样坏死灶中,尚有少量细菌存活,当机体免疫力下降时,病变可复发。发生纤维化的肺内病灶,X 线检查示边缘清楚、密度增大的条索状阴影;钙化灶为密度极大、境界清晰的阴影。临床上称此期为硬结钙化期。

2.转向恶化

(1)病灶扩大:病情恶化时,病灶周围出现渗出性病变(病灶周围炎),范围不断扩大,干酪样坏死加剧,坏死区又随着渗出性病变的扩延而增大。X 线检查,可见在原病灶周围有云絮状阴影,边缘模糊。临床上称此期为浸润进展期。

(2)溶解播散:干酪样坏死可液化,液化的坏死物内有大量结核杆菌,可通过自然管道(如支气管、输尿管等)排出,而在局部留下空洞。排出物可通过自然管道播散到其他部位,形成新的结核病灶。X 线检查,可见空洞部位出现透亮区,空洞以外部位有深浅不一的阴影,即播散病灶。此外,液化灶内的结核杆菌也可通过淋巴管和血道播散到全身各脏器,引起多处结核病灶。临床上称此期为溶解播散期。

三、肺结核病

结核杆菌大多通过呼吸道感染,故结核病中最常见的是肺结核病(pulmonary tuberculosis)。由于机体对初次感染和再次感染结核杆菌的反应性不同,因而肺部病变的发生、发展也不相同,一般将肺结核病分为原发性肺结核病和继发性肺结核病两大类。

(一)原发性肺结核病

机体第一次感染结核杆菌引起的肺结核病称为原发性肺结核病(primary pulmonary tuberculosis)。多见于儿童,故又称为儿童型肺结核病,也可见于首次感染结核杆菌的青少年或成人。

1.病变特点　结核杆菌随空气吸入而到达通气良好的支气管系统的末端,所以病变常出现于肺叶的边缘区,即靠近胸膜处,一般只有一个,以右肺上叶下部、下叶上部为多见,称为原发病灶。病灶开始为渗出性,接着中央部位发生干酪样坏死。原发病灶呈圆形,直径多在 1cm 左右,色灰黄。由于是初次感染结核杆菌,机体缺乏特殊免疫力,结核杆菌从原发灶侵入淋巴管随淋巴液流到所属肺门淋巴结,引起结核性淋巴管炎和淋巴结炎。肺的原发灶、淋巴管炎和肺门淋巴结结核三者合称为原发复合症(primary complex)(图 11-3),是原发性肺结核病的特征性病变。结核性淋巴管炎肉眼不易看到,肺门结核性淋巴结炎表现为淋巴结肿大和干酪样坏死。X线检查可见肺的原发灶和肺门淋巴结阴影,并由淋巴管炎的条索状阴影相连,形成哑铃状。

2.病变的转归 绝大多数原发性肺结核患者随着机体免疫力逐渐增强,较小的病灶可完全被吸收或钙化,较大的病灶可发生纤维包裹或钙化。少数患儿在机体抵抗力下降时病变恶化并通过以下途径播散:

(1)淋巴道播散:位于肺门淋巴结的结核杆菌通过淋巴管蔓延至气管分叉处、气管旁、纵隔及锁骨上、下淋巴结;如果引流淋巴管因结核病变发生阻塞,结核杆菌可逆流到腋下、腹股沟、腹膜后及肠系膜淋巴结,引起广泛的淋巴结结核。病变淋巴结肿大,出现干酪样坏死,并可形成大小不等、互相粘连的肿块。重者干酪样坏死液化,并穿破局部皮肤,形成经久不愈的窦道。

(2)血道播散:结核杆菌侵入血流,或由淋巴道经胸导管入血,发生全身粟粒性肺结核病(图11-4)。血道播散也可见于继发性肺结核病和肺外器官结核病,其病变的程度与机体抵抗力强弱和入侵血流细菌的多少有关。

(二)继发性肺结核病

继发性肺结核病(secondary pulmonary tuberculosis)是指人体再次感染结核杆菌而发生的肺结核病,多见于成人,故又称成人型肺结核病。其感染来源有二:一是内源性再感染,即细菌从体内原有病灶(原发性肺结核或肺外结核)经血行播散至肺,形成潜伏性病灶,当免疫力下降时,病灶活动而成继发性肺结核病;二是外源性感染,即细菌由外界再次侵入肺内而发病。一般主要以内源性再感染为主。

1.病变特点 由于继发性肺结核是再次感染,发生在已有一定免疫力的个体,故有以下病变特点:

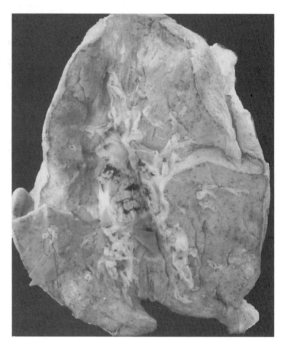

图 11-3　原发复合症

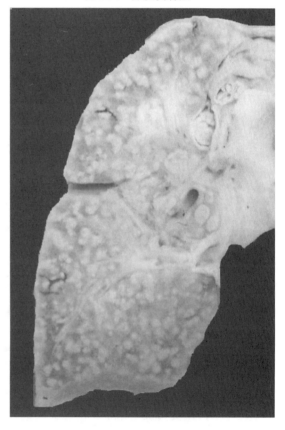

图 11-4　粟粒性肺结核病

（1）病变多始于肺尖部，可能与人体直立体位、局部血液循环较差、通气不畅以致局部组织抵抗力较低、细菌易在此处繁殖有关，病变自肺尖逐步向下进展。

（2）病变易局限在肺部，肺门淋巴结一般不受累及，病变在肺内主要通过支气管蔓延，极少见因血道播散引起全身粟粒性结核病。

（3）病程长，病变复杂，随着机体免疫反应和变态反应的消长，可反复好转和恶化，故可见增生、坏死、渗出病变的交织及新旧病灶混杂。

2.病变类型　继发性肺结核病根据其病理变化特点及病程经过，分为以下几种类型（图 11-5）：

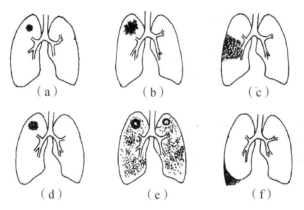

图 11-5　继发性肺结核类型

(a)局灶性肺结核；(b)浸润性肺结核；(c)干酪样肺炎；

(d)结核球；(e)慢性纤维空洞型肺结核；(f)结核性胸膜炎

（1）局灶型肺结核：是继发性肺结核的早期病变，多位于右肺尖部。病灶可为一个或数个，直径一般为 0.5～1cm，边界清楚，多以增生性病变为主，也可为渗出性病变，中央发生干酪样坏死。多数患者免疫力较强，病灶常发生纤维化、钙化而痊愈。临床上常无明显的自觉症状，多在体检中偶然发现，X 线检查显示肺尖有单个或多个境界清楚的阴影。当患者免疫力降低时，可发展为浸润型肺结核。

（2）浸润型肺结核：是临床最常见的类型，属活动型肺结核病，多见于青年，大多数由局灶型肺结核发展而来，少数则一开始即为浸润型肺结核。病变多位于肺尖或锁骨下区，最初以渗出为主，病灶中央有不同程度的干酪样坏死。X 线检查见边缘模糊的云絮状阴影。患者常有低热、盗汗、疲乏、咳嗽等中毒症状，痰中可查出结核杆菌。如及时发现，适当治疗，病变可完全或部分吸收（吸收好转期），或通过纤维化、包裹、钙化而痊愈（硬结钙化期）。如患者抵抗力低，或未经及时治疗，渗出性病变和干酪样坏死区不断扩大（浸润进展期）。坏死物液化后经支气管排出，局部形成急性薄壁空洞，洞壁坏死层中有大量结核杆菌，坏死液化后经支气管播散，可引起干酪样肺炎（溶解播散期）。急性空洞一般易愈合，也可通过空洞塌陷，形成索状瘢痕而愈合。若急性空洞经久不愈，则可发展为慢性纤维空洞型肺结核。

（3）慢性纤维空洞型肺结核：为成人慢性肺结核的常见类型，多在浸润型肺结核形成急性空洞的基础上发展而来。其病变特点：一是厚壁空洞形成；二是空洞内的干酪样坏死液化物不断通过支气管在肺内播散，形成新旧不一、大小不等的病灶，广泛破坏肺组织。厚壁空洞厚度可达 1cm，镜下洞壁分三层：内层为干酪样坏死物，其中有大量结核杆菌；中层为结核性肉芽组织；外层为纤维结缔组织(图 11-6)。当病变恶化时，结核性肉芽组织渗出、坏死，坏死物脱落，空洞扩大。如空洞壁的干酪样坏死侵蚀较大血管，可引起大咯血，严重者可因吸入大量血液而窒息死亡。如空洞穿破胸膜可引起气胸或脓气胸。当病变静止时，坏死组织被机化，内壁比较干净，中层的肉芽组织成熟，变为纤维组织，使洞壁更趋增厚。厚壁空洞较急性薄壁空洞难愈合，如空洞大，沿壁坏死物质脱落净化，洞壁结核性肉芽组织变成纤维瘢痕组织或由邻近的支气管上皮增生覆盖洞壁内面，称开放性愈合。但较小的厚壁空洞经适当治疗后也可通过纤维组织增生、瘢痕形成而愈合。严重的慢性纤维空洞型肺结核由于肺组织大量破坏，纤维组织广泛增生，可使肺缩小、变形、变硬，胸膜广泛增厚，胸壁粘连，成为结核性肺硬化。此时肺内血管明显减少，肺循环阻力增加，肺动脉压升高，使右心负荷增加，发展成为肺源性心脏病。

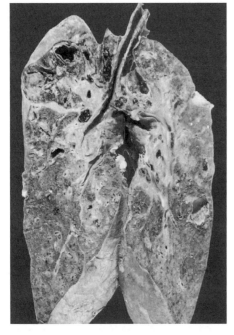

图 11-6　慢性纤维空洞型肺结核

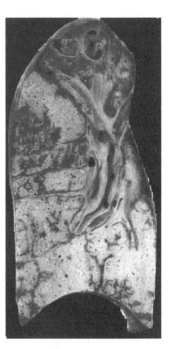

图 11-7　干酪样肺炎

(4)干酪样肺炎：是一种病情危重的肺结核病，发生于机体免疫力低而对结核杆菌变态反应过高的患者，可由浸润型肺结核或急、慢性空洞内干酪样坏死物质液化，通过支气管播散所致。病变呈小叶或融合成大叶分布(图 11-7)，为渗出、坏死改变，色黄、质实。浸润型肺结核出现干酪样肺炎时，病情急转直下，出现严重的全身中毒症状，预后很差，病死率高，曾有"奔马痨"之称，目前此型已罕见。

(5)结核球：是指孤立的、境界清楚的纤维包裹的球形干酪样坏死灶，直径为 2～5cm，又称结核瘤(tuberculoma)。结核球多位于肺的上叶，一般为单个(图 11-8)。它的形成可由单个干酪样坏死灶或多个干酪样坏死灶融合经纤维包裹而成。结核球是相对稳定的病灶，临床上多无症状；但由于纤维包膜妨碍药物进入，彻底治愈的可能性小，在适当条件下有恶化发展的可能，故临床上多采取手术切除，以防后患。影像学上应注意与周围型肺癌相鉴别。

(6)结核性胸膜炎：可发生在原发性和继发性肺结核病的各个时期，按病变性质可分为渗出性和增生性两种。

①渗出性结核性胸膜炎:较常见,多由肺内的原发病灶或肺门淋巴结病灶中的结核杆菌播散至胸膜所致,或为弥散在胸膜的菌体蛋白引起的过敏反应。患者多为较大的儿童或青年,病变广泛,常形成渗出性病变,主要以浆液纤维蛋白性为主。浆液渗出量多时可引起胸腔积液,液体呈草黄色;若伴有大量红细胞漏出,则为血性。大量胸腔积液可压迫肺组织,并使纵隔移位而出现呼吸困难,渗出物中常找不到结核杆

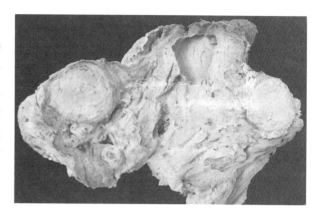

图 11-8 结核球(瘤)

菌,临床上有胸痛、胸膜摩擦音和胸腔积液体征。经过适当治疗,渗出液可吸收而痊愈,如渗出物中纤维蛋白较多,则可发生机化、粘连。

②增生性结核性胸膜炎:较少见,多为胸膜下结核病灶直接蔓延至胸膜所致。病变多为局限性,主要以增生性改变为主,浆液渗出较少,一般可通过纤维化而痊愈,并常使局部胸膜增厚、粘连。原发性和继发性肺结核病的比较见表 11-1。

表 11-1 原发性和继发性肺结核病的比较

项目	原发性肺结核病	继发性肺结核病
感染	第一次感染(外源性)	再感染(主要为内源性)
好发年龄	儿童	成人
特异性免疫力	低	一般较高
早期病变	肺原发复合症	肺尖或锁骨下局限性病变
病变特点	早期出现渗出性病变和干酪样坏死,病变不易局限	病变复杂,常新旧交替,但趋向增生
病程	较短(急性经过)、大多自愈	长(慢性经过)、多需治疗
播散方式	淋巴道、血道播散至肺外为主	支气管播散至肺内为主
常见类型	支气管淋巴结结核、粟粒性结核病	浸润型肺结核、慢性纤维空洞型肺结核、肺结核球、结核性胸膜炎

四、肺外器官结核病

肺外器官的结核病除消化道和皮肤结核可源于直接感染外,多为原发性肺结核病经血道和淋巴道播散到肺外器官,经若干年潜伏后,再繁殖并引起病变。以淋巴结、骨、关节、肾、肾上腺、脑膜、生殖系统器官常见。继发性肺结核病引起肺外器官结核病少见。

(一)肠结核病

肠结核病有原发性和继发性两型。原发性肠结核很少见,常因儿童饮用带有结核杆菌的牛奶而感染,可形成肠原发复合症(肠的原发性结核性溃疡、结核性淋巴管炎和肠系膜淋

巴结炎)。绝大多数肠结核继发于活动性空洞性肺结核病,因患者咽下含结核杆菌的痰液感染肠道引起。肠结核可发生于任何肠段,而以回盲部为其好发部位(约占 85%)。因该部淋巴组织丰富,且肠内容物在此停留时间较长,故结核杆菌易在该处形成病变。依其病变特点不同可分为以下两型:

1.溃疡型　结核杆菌首先侵入肠壁淋巴组织,形成结核结节,继而发生干酪样坏死,病变处黏膜层破溃、脱落后形成溃疡。由于肠壁淋巴管分布呈环形,因而溃疡长径多与肠纵轴垂直。溃疡常有多个,一般较浅,边缘很不整齐,溃疡底部为干酪样坏死和结核性肉芽组织,可达肌层。局部浆膜常有纤维蛋白渗出和连接成串的灰白色粟粒状结节。渗出物机化后可引起局部肠粘连。溃疡愈合后,因瘢痕收缩可致肠腔狭窄,但出血、穿孔少见。临床上表现有腹痛、腹泻和便秘交替、营养不良和结核中毒症状。

2.增生型　此型少见,病变特点为肠壁内有结核性肉芽组织和大量纤维组织显著增生,肠壁高度增厚、变硬,肠腔狭窄。黏膜上可有浅在性溃疡和息肉形成。临床常有慢性不全性肠梗阻现象,右下腹可触及包块,需与肠道肿瘤相鉴别。

(二)结核性脑膜炎

结核性脑膜炎多见于小儿,常由原发性肺结核病经血道播散所致,为全身粟粒性结核病的一部分。在成人,可来自肺外器官结核病的血道播散,也可因脑内结核球液化破溃,结核杆菌直接进入蛛网膜下腔而致病。病变以脑底部(如脑桥、脚间池、视神经交叉等处)的软脑膜、蛛网膜和蛛网膜下腔最为严重,可见蛛网膜浑浊、增厚,偶见细小的灰白色结核结节,蛛网膜下腔积聚大量炎性渗出物,呈灰黄色,浑浊而黏稠。镜下见,渗出物内主要有纤维蛋白、巨噬细胞、淋巴细胞,而中性粒细胞一般少见。当渗出物压迫、损害颅底脑神经(视神经、动眼神经等)时,则引起相应的颅神经损害症状。渗出物机化后可使蛛网膜下腔阻塞,影响脑脊液循环,尤其是第四脑室正中孔和外侧孔阻塞,可引起脑积水。脑积水的小儿,脑室扩张、脑实质萎缩,故出现痴呆症状;因脑积水、颅内压增高,可引起头痛、喷射状呕吐。脑脊液内可查到结核杆菌。

(三)肾结核病

泌尿系统结核多由肾结核开始,结核杆菌主要由原发性肺结核病血道播散而来。最常见于男性青壮年,多为单侧,病变大多起始于皮质和髓质交界处或肾乳头内,最初为局灶性结核病变,继而病灶扩大且发展为干酪样坏死,一方面向皮质扩展,另一方面坏死物破入肾盂,形成空洞。随着干酪样坏死的扩大,肾组织遭广泛破坏,肾内可有多数空洞形成,空洞内壁有灰白色或灰黄色干酪样坏死物附着。由于大量干酪样坏死物从尿排出,尿液中多有大量结核杆菌,致使输尿管、膀胱相继受累。干酪样坏死物也可逆行至对侧输尿管和肾。因输尿管黏膜破坏,纤维组织增生,可致管腔狭窄,甚至阻塞;因肾实质血管破坏,可有血尿;大量干酪样坏死物排出时,可形成"脓尿"。

(四)生殖系统结核病

男性生殖系统结核主要发生于附睾。结核杆菌多由泌尿系统结核直接蔓延而来,血源感染偶见。结核杆菌经尿道相继感染前列腺、精囊、输精管及附睾,偶见睾丸受累。病变附睾肿大变硬,常与阴囊壁粘连,可见结核性肉芽肿和干酪样坏死,坏死物液化后可穿破阴囊皮肤,形成经久不愈的窦道。

女性生殖系统结核以输卵管结核多见,其次为子宫内膜结核,多由血道或淋巴道播散而来;也可来源于邻近器官结核病的直接蔓延。生殖系统结核为男性不育、女性不孕的常见原因之一。

(五)骨与关节结核病

骨与关节结核病主要发生于儿童和青年,多由血道播散所致。此时,因骨组织处于生长发育期,血供丰富,受结核杆菌的血源性感染的机会较多。

1.骨结核 多见于脊椎骨、指骨及长骨骨髓等处,可分两型。

(1)干酪样坏死型:较多见,病变部分出现大量干酪样坏死,破坏骨质而形成死骨,常累及周围软组织发生干酪样坏死和结核性脓肿,由于局部无红、肿、热、痛,故有"冷脓肿"之称,病灶如穿破皮肤可形成经久不愈的窦道。

(2)增生型:较少见,以病变骨组织中形成大量结核性肉芽组织为特征,骨小梁逐渐被侵蚀、吸收和消失,无明显的干酪样坏死和死骨形成。脊椎结核多见于第10胸椎至第2腰椎,病变起自椎体,常发生干酪样坏死,以后破坏椎间盘和邻近椎体。由于病变椎体不能负重而发生塌陷,引起脊椎后突畸形(驼背)。病变处干酪样坏死突破骨质,可在周围软组织内或沿筋膜间隙向下流注,在远隔部位形成冷脓肿。脊椎塌陷、脊柱弯曲及脊旁结核病变压迫脊髓,可导致下肢截瘫。

2.关节结核 多继发于骨结核,由骨再累及附近关节软骨和滑膜。病变处软骨破坏,肉芽组织增生,骨膜增厚,结核结节形成,纤维蛋白渗出。炎症波及周围软组织可使关节明显肿胀。当干酪样坏死穿破软组织和皮肤时,可形成经久不愈的窦道。病变愈复后,由于关节腔内纤维组织增生,致使关节强直,失去运动功能。

(六)淋巴结结核病

淋巴结结核病多见于儿童和青年,以颈部淋巴结结核最为多见,其次是支气管旁和肠系膜淋巴结结核。颈部淋巴结结核的结核杆菌多来自肺结核原发病灶中的肺门淋巴结,也可来自口腔、咽喉的结核病灶。病变淋巴结内有结核结节形成和干酪样坏死。淋巴结逐渐肿大,当炎症累及淋巴结周围组织时,则淋巴结彼此粘连,形成较大的包块。颈部淋巴结结核干酪样坏死物液化后可穿破颈部皮肤,造成长年不愈的窦道。肺门、支气管旁淋巴结结核可为原发性肺结核遗留病灶恶化,也可为继发性肺结核经淋巴道播散所致。肠系膜淋巴结结核细菌可来自肺结核原发病灶经淋巴道逆行播散,也可来自腹腔内的结核病变(如肠结核、腹膜结核)。

第二节 细菌性痢疾

细菌性痢疾(bacillary dysentery),简称菌痢,是由痢疾杆菌引起的一种肠道传染病。全年均可能发病,但以夏、秋季多见。多为散发性,有时也可引起流行。儿童发病率较高。主要病变为结肠黏膜的纤维素性炎,临床症状有发热、腹痛、里急后重和黏液脓性便或脓血性便。

一、病因和传播途径

痢疾杆菌为革兰阴性杆菌,依据其抗原结构不同将其分为四种,即福氏菌、鲍氏菌、宋内氏菌和志贺菌。在我国引起痢疾的病原菌主要为福氏和宋内氏痢疾杆菌。

细菌性痢疾患者和带菌者是本病的传染源。病原菌随粪便排出,直接或间接(苍蝇为媒介)污染水源、食物、食具、日常生活用品和手等,经口传染给健康人群。食物和饮水的污染可引起大流行。

二、发病机制

痢疾杆菌经口进入胃,大部分被胃酸杀灭,仅少部分进入肠道。痢疾杆菌进入人体后是否发病,主要取决于机体抵抗力的强弱、侵入细菌数量的多少和毒力的大小。当受凉、暴饮、暴食、过度疲劳等诱因使机体抵抗力降低时,即使感染少量痢疾杆菌也会致病。痢疾杆菌侵入肠黏膜上皮后,首先在上皮细胞内大量繁殖,再经基底膜进入固有膜层,并在该处进一步繁殖,菌体裂解后释放出毒素,毒素被吸收入血引起全身中毒症状和肠黏膜炎症。

三、病理变化及临床病理联系

细菌性痢疾主要发生在直肠和乙状结肠。根据肠道炎症的特征和临床经过,可分为三种类型。

(一)急性细菌性痢疾

病变初期为肠黏膜的急性卡他性炎,表现为黏液分泌亢进。随病变发展,肠黏膜上皮坏死脱落,并有大量纤维蛋白渗出。坏死组织与渗出的纤维蛋白、红细胞、中性粒细胞凝集成假膜(图 11-9)。假膜位于肠黏膜皱襞的顶端,最先呈糠皮状,后来随着病变范围的扩大,病灶相互融合,假膜成片状、灰白色。如出血严重或被胆色素浸染,假膜则分别呈暗红色或灰绿色。大约发病 1 周左右,在中性粒细胞崩解后释放的蛋白水解酶的作用下,假膜溶解、呈片状脱落,形成大小不等、形状不规则的浅表性地图状溃疡,溃疡仅局限于黏膜层,很少累及黏膜肌层(图 11-10)。

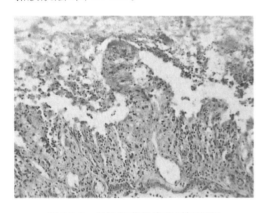

图 11-9　急性细菌性痢疾(镜下观)

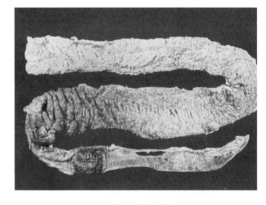

图 11-10　急性细菌性痢疾(肉眼观)

临床上,细菌性痢疾初期由于肠黏膜的急性卡他性炎症,排水样便和黏液便;后因假膜溶解、脱落和小血管损伤引起出血,则转为黏液脓血便;由于炎症刺激直肠壁内的神经末梢和肛门括约肌,患者表现出明显的里急后重、腹痛和排便次数增多;由于细菌的毒素被吸收,患者出现头痛、发热、乏力、食欲减退等全身中毒症状以及白细胞增多;严重病例可伴有呕吐,出现脱水、酸中毒和水、电解质代谢紊乱,血压下降,甚至发生休克。

急性菌痢的自然病程为1～2周，经适当治疗，大多数痊愈，很少引起肠出血、肠穿孔等并发症，少数可转变为慢性菌痢。

(二)慢性细菌性痢疾

细菌性痢疾病程持续超过2个月以上者称为慢性菌痢，多由急性菌痢转变而来，多数是福氏杆菌感染。肠道病变此起彼伏，肠壁黏膜原有的溃疡尚未愈合，又有新的溃疡形成，新旧病变常交替发生。慢性溃疡较急性溃疡深，可深达肌层，其边缘的肠黏膜常过度增生并形成息肉。

慢性细菌性痢疾由于肠壁反复损伤，一方面形成慢性溃疡，另一方面由肉芽组织进行修复并形成纤维瘢痕，使肠壁呈不规则增厚、变硬，甚至引起肠腔狭窄。

临床上可出现不同程度的肠道症状，如腹痛、腹胀、腹泻等，有时腹泻与便秘交替出现，大便常带有黏液或少量脓血。在急性发作期间，则可出现急性菌痢的症状。大便细菌培养有时阳性，有时阴性。有少数患者仅为痢疾杆菌的携带者，无明显的临床症状和体征，成为细菌性痢疾的传染源。

(三)中毒性细菌性痢疾

本型菌痢起病急骤，为细菌性痢疾中最严重的一型。多见于2～7岁儿童。其特点是：①全身中毒症状重，发病后数小时内可出现中毒性休克或呼吸衰竭、循环衰竭而死亡。②肠道病变和症状轻，仅有轻度卡他性炎或滤泡性结肠炎，很少形成假膜和溃疡，故无明显消化道症状。此时用直肠拭子或生理盐水灌肠采集大便检查可发现致病菌。

第三节　伤　寒

伤寒(typhoid fever)是由伤寒杆菌引起的一种急性传染病。病变的主要特点为全身单核巨噬细胞系统增生，尤以回肠末段淋巴组织病变最为明显。临床上以持续高热，相对缓脉，脾大，中性粒细胞减少和皮肤玫瑰疹为主要表现。

一、病因和发病机制

(一)病因和传播途径

伤寒杆菌为革兰阴性杆菌，产生强烈的内毒素是致病的重要因素。伤寒杆菌含有菌体"O"抗原、鞭毛"H"抗原和表面"Vi"抗原，其中以"O"和"H"抗原性较强，能刺激机体产生相应的抗体，故可用血清凝集试验(肥达反应)来测定血清中抗体，以辅助临床诊断。有90%的带菌者抗Vi抗体阳性，可用于发现伤寒带菌者。

伤寒患者和带菌者为本病的传染源。病菌随粪便和尿排出体外，污染食物、水源，经消化道感染。苍蝇在本病传播上起媒介作用。人体对伤寒杆菌易感性强，患者多为青壮年。近年来，幼儿和儿童的发病率呈相对增加趋势。

(二)发病机制

当伤寒杆菌随食物和饮水进入消化道后，一般可被胃酸杀灭；在机体抵抗力低下或消化功能失调时，未被杀灭的细菌进入肠腔，通过小肠黏膜上皮细胞侵入肠壁淋巴组织(尤其是回肠下段的集合淋巴小结和孤立淋巴小结)，然后沿淋巴管到达肠系膜淋巴结，并在其中生长繁殖。部分伤寒杆菌经胸导管进入血液,引起菌血症,并很快进入肝、脾、骨髓和淋巴组织等处进行繁殖。此时临床上无明显症状,称为潜伏期,此期约 10d。之后进入单核巨噬细胞系统的病菌及其释放的内毒素再次进入血液,引起败血症,出现全身中毒症状和各器官的病理性改变。

二、病理变化和临床病理联系

伤寒是全身单核巨噬细胞系统的急性增生性炎症。病变主要分布在肠道淋巴组织、肠系膜淋巴结、肝、脾和骨髓等处。增生的巨噬细胞体积大,吞噬功能十分活跃,胞质内可见被吞噬的伤寒杆菌、红细胞、淋巴细胞和坏死的细胞碎片,这种细胞称为伤寒细胞。伤寒细胞常聚集成团,形成小结,称为伤寒小结或伤寒肉芽肿,在病理学上具有重要的诊断价值(图 11-11)。

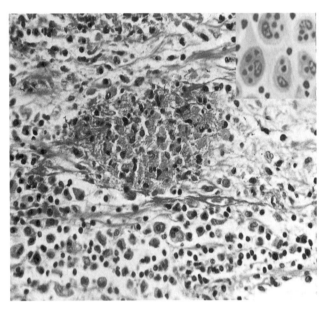

图 11-11　伤寒肉芽肿

(一)肠道病变

肠壁淋巴组织以回肠下段集合淋巴小结和孤立淋巴小结的病变最为显著。按其病变的发展过程可以分为四期,每期约 1 周。

1. 髓样肿胀期　发病的第 1 周,肉眼观,肠壁充血水肿,淋巴组织明显增生、肿胀,突出于黏膜表面,呈圆形或椭圆形,质软,表面凹凸不平,状似脑回,故称为"髓样肿胀"。镜下见,肠壁淋巴组织内伤寒细胞增生,形成伤寒肉芽肿。如在此期进行适当的治疗,病原菌被消灭,病变可以被逐渐吸收、消散而愈合;反之,病变将继续发展进入坏死期。

2. 坏死期　发病的第 2 周,肠壁内淋巴组织明显增生,对周围血管造成压迫,导致局部组织缺血,加之致敏后的淋巴组织对细菌及毒素产生强烈的过敏反应,进而引起淋巴组织中心部位发生多数小灶性坏死。

此期由于伤寒杆菌的内毒素不断吸收入血和组织坏死,故中毒症状更加明显,体温可持续在 39~40℃,多呈稽留热型;皮肤出现玫瑰疹,分布于胸、腹壁皮肤,直径 2~4mm,压之褪色,一般在数日内消失。其原因是伤寒杆菌形成的细菌栓子,栓塞了皮肤毛细血管或伤寒杆菌及其毒素刺激皮肤毛细血管,使之扩张、充血。

3. 溃疡期　发病的第 3 周,此期由于小的坏死灶互相融合、坏死组织溶解、脱落而形成溃疡,其溃疡的外形与淋巴小结的分布和形态一致,呈圆形或椭圆形,溃疡的长径与肠管纵轴平行,此为肠伤寒溃疡的特点。溃疡深浅不一,常深达黏膜下层,严重者可穿透肌层和浆膜层,引起肠穿孔。如累及血管,则可引起肠出血。此期的临床表现与坏死期大致相同。

4. 愈合期　发病的第 4 周,坏死组织完全脱落,溃疡底部和边缘生长出肉芽组织逐渐将溃疡填平,最后由周围的肠黏膜上皮再生进行覆盖而愈合。

发病的第 1 周,由于存在败血症,所以血液细菌培养呈阳性;第 2～3 周伤寒杆菌在胆囊内生长繁殖达到一定数量,再次进入回肠,使已经致敏的肠黏膜淋巴组织坏死、脱落并形成溃疡。细菌随脱落的坏死组织经粪便排出体外,此时粪便细菌培养呈阳性。随着机体免疫力的逐渐增强,血中抗体滴度随之升高,一般在发病第 2 周以后肥达反应呈阳性(图 11-12)。

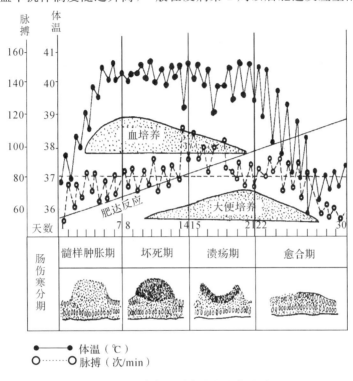

图 11-12　伤寒肠道病变与临床联系

(二)其他病变

肠系膜淋巴结、肝、脾和骨髓由于巨噬细胞增生而致相应组织器官增大,可见伤寒肉芽肿和灶状坏死。内毒素可引起许多组织、器官变性、坏死,心肌细胞可发生细胞水肿和脂肪变性,甚至坏死;肾小管上皮可发生细胞水肿;皮肤出现玫瑰疹;膈肌、腹直肌和股内收肌常发生凝固性坏死(亦称蜡样变性),临床出现肌肉疼痛和皮肤知觉过敏。

三、结局和并发症

自从使用抗生素治疗伤寒以后,伤寒病程显著缩短,临床症状也大为减轻,但复发率有一定增加。在无并发症的情况下,一般经过 4～5 周可以自愈,病愈后可获得较强的免疫力。少数患者可出现以下并发症:

1.肠穿孔　是伤寒最严重的并发症,多发生于溃疡期,穿孔后常引起弥漫性腹膜炎,甚至危及生命。

2.肠出血　是伤寒较常见的并发症,常发生于坏死期和溃疡期,严重时可发生出血性休克。

3.支气管肺炎　以小儿为多见,因其抵抗力低下,继发肺炎球菌或其他细菌感染所致,少数病例也可由伤寒杆菌直接引起。

第四节　流行性出血热

流行性出血热(epidemic hemorrhagic fever，EHF)是汉坦(Hantaan)病毒引起的一种由鼠类传播给人类的自然疫源性急性传染病。1982年，WHO将其定名为肾综合征出血热(hemorrhagic fever with renal syndromes，HFRS)。本病的主要病理变化是全身小血管和毛细血管广泛性损害，临床上以发热、休克和急性肾脏损害等为特征。我国是本病的高发区，且发病率有上升的趋势。

一、病因和发病机制

流行性出血热病毒(EHFV)属布尼亚病毒科(Bunyaviridae)、汉坦病毒属(Hantavirus，HV)，现统称汉坦病毒(HV)。在我国，黑线姬鼠是主要传染源。病毒可经呼吸道、消化道、接触、虫媒等传播。HFRS各季节均可发生，尤以冬季多发。

HFRS的发病机制尚未被完全阐明。目前认为，病毒的直接损伤作用和宿主的免疫状态在其中起到了非常重要的作用。病毒侵入人体后，随血液散布全身，在各脏器组织细胞，特别在血管内皮细胞中增殖并释放至血液，引起病毒血症，出现发热和中毒症状。当小血管和毛细血管受到损害时，引起血管通透性增加，血浆外渗，有效循环血量下降，导致低血压性休克。在血管损害基础上，血小板损害、聚集、破坏和功能障碍，加上凝血机制失调，DIC形成等引起全身广泛性出血。加上Ⅲ型超敏反应的影响，最后发生肾功能衰竭。

二、病理变化和临床病理联系

HFRS的基本病理变化是全身小血管和毛细血管内皮细胞肿胀、脱落，血管纤维素样坏死。尸检时，全身皮肤黏膜和器官组织广泛性出血，如胸、腹部皮肤出血，软腭、舌面黏膜下出血，支气管黏膜下点状出血，肺、胸膜表面有广泛细小出血点，肺实质内大片状出血，食管和肠黏膜出血，硬脑膜和蛛网膜下腔出血等。肾上腺髓质的出血、脑腺垂体出血和右心房、右心耳内膜下大片出血具有病理诊断意义。镜下观，肾、肾上腺、下丘脑和垂体的出血，血栓形成和坏死为其特征性病变。出血的原因是血管壁损害、血小板减少、DIC消耗凝血因子及抗凝物质增加等。

HFRS典型病程可依次分为发热期、低血压休克期、少尿期、多尿期与恢复期。约2/3病例病情较轻，主要表现为发热和上呼吸道感染症状，肾脏损伤较轻。约1/3重症病例发热急骤，常伴有三痛(头痛、腰痛、眼眶痛)、头晕、全身极度乏力、食欲减退、恶心、呕吐、腹痛和烦躁不安。体征有"三红"(脸部、颈部、上胸部红)，结膜充血、水肿，皮肤(腋下等处)和黏膜(软腭和鼻等处)进行性出血，很快进入急性肾功能衰竭。

三、结局和并发症

流行性出血热治愈后可获得持久而稳定的免疫力。随着我国诊断和治疗水平的提高，尤其是血液透析的普遍开展，使死亡率从70%左右下降到3%～5%，患者多因大出血、休克、尿毒症、心功能不全、肺水肿等而死亡。

第五节　流行性脑脊髓膜炎

流行性脑脊髓膜炎(epidemic cerebrospinal meningitis)简称流脑,是由脑膜炎双球菌感染引起的急性传染病。病理特点是脑脊髓膜的急性化脓性炎症。临床主要表现为高热、头痛、呕吐、颈项强直及皮肤黏膜的瘀点、瘀斑等。本病多发生于冬春季节,以儿童和青少年多见。

一、病因和发病机制

脑膜炎双球菌为革兰阴性球菌,存在于患者和带菌者的鼻咽部,由飞沫经呼吸道传染。但大多数人不发病或仅有局部轻度卡他性炎,成为带菌者。只有当机体抵抗力降低时,细菌从上呼吸道黏膜侵入血流,引起菌血症或败血症。少数患者可通过血-脑脊液屏障进入脑膜引起脑脊髓膜化脓性炎症。

二、病理变化和临床病理联系

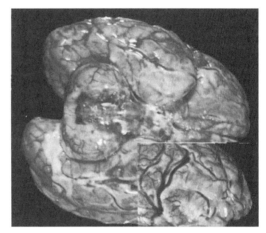

图 11-13　流行性脑脊髓膜炎(肉眼观)

(一)病理变化

肉眼观,脑脊髓膜高度充血,蛛网膜下腔有大量灰白色或灰黄色脓性渗出物,尤以大脑额叶、顶叶最为明显,脑室也可积脓(图 11-13)。

镜下观,蛛网膜下腔充满大量中性粒细胞、少量淋巴细胞、单核细胞及纤维蛋白渗出物,血管扩张充血(图 11-14)。严重病例邻近脑膜的脑实质也有炎症改变,则称为脑膜脑炎。

(二)临床病理联系

由于脑脊髓膜的化脓性炎症,脑膜血管扩张充血,蛛网膜下腔渗出物堆积,影响脑脊液吸收,患者可出现剧烈头痛、呕吐、昏迷、抽搐、小儿前囟饱满等颅内高压症状。由于炎症

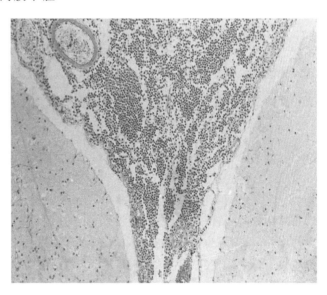

图 11-14　流行性脑脊髓膜炎(镜下观)

累及脊神经根周围的蛛网膜、软脑膜和软脊膜,使脊神经根在通过椎间孔处受压。当颈部或背部肌肉运动时,引起颈部、腰背部肌肉疼痛和反射性痉挛,故出现颈项强直。在婴幼儿,常

因发生腰背肌保护性痉挛而呈角弓反张（opisthotonos）体征（图11-15）。当做屈髋伸膝实验时，因坐骨神经受到牵拉，引起腰神经根压痛的表现，即为屈髋伸膝征（Kernig征）阳性。由于脑膜炎双球菌侵入血液引起败血症，患者表现为高热、寒战及皮肤淤点等。

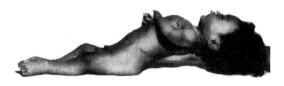

图11-15　流行性脑脊髓膜炎患者的角弓反张

（三）脑脊液检查

可见脑脊液压力增高，浑浊脓样，含有大量中性粒细胞和脓细胞，蛋白含量增多，糖和氯化物减少，培养、涂片可找到致病菌。脑脊液检查结果是诊断本病的一个重要依据。

三、结局和并发症

本病及时应用抗生素等治疗，大多数患者能痊愈。如治疗不当可转为慢性，并可发生以下后遗症：

1. 脑积水：由于蛛网膜下腔渗出物被机化，引起脑膜粘连，脑循环障碍所致。

2. 颅神经受损：由于脑基底部脑膜炎累及自该处出颅的Ⅲ、Ⅳ、Ⅴ、Ⅵ和Ⅶ对颅神经，引起视力障碍、耳聋、面神经麻痹等颅神经损害的相应症状。

3. 脑底部脉管炎导致管腔阻塞，引起相应部位发生脑缺血性梗死。

4. 局限性粘连性蛛网膜炎。

第六节　流行性乙型脑炎

流行性乙型脑炎（epidemic encephalitis）是由流行性乙型脑炎病毒（简称乙脑病毒）感染引起的急性传染病。病理特点是以脑实质神经细胞变性、坏死为主的炎症。临床主要表现为高热、头痛、呕吐、嗜睡、抽搐、昏迷等。本病起病急，发展快，病情重，死亡率高。本病多在夏秋季流行，儿童发病率较高，尤其以10岁以下儿童多见。

一、病因和发病机制

乙脑病毒是嗜神经性RNA病毒。传染源为患者或中间宿主家畜、家禽（猪、马、牛、鸡等）。主要传播媒介为蚊类（库蚊、伊蚊和按蚊）。当蚊虫叮咬带有病毒的家畜，然后叮咬人体，引起感染，病毒即进入人体血液中。是否发病，不仅与病毒的数量、毒力有关，而且取决于机体的抵抗力，特别是血-脑脊液屏障的功能。如果进入血液的病毒量少、毒力低或机体抵抗力强，仅形成短暂的病毒血症，最终病毒在体内被消灭而不发病，称为隐性感染；但在免疫力低下，血-脑脊液屏障功能不健全者，病毒则可侵入中枢神经系统而致病。

二、病理变化和临床病理联系

（一）病理变化

本病病变广泛，可累及整个中枢神经系统，以大脑皮质、基底核、视丘病变最严重，小脑、延髓及脑桥次之，脊髓病变最轻。

肉眼观:脑膜血管充血,脑水肿明显,脑沟变窄,脑回变宽;严重者可见粟粒大小、灰白色的软化灶,界限清楚,呈弥漫或灶性分布。

镜下观:

1.神经细胞变性、坏死　轻者神经细胞肿胀,胞质内尼氏小体消失,出现空泡、核偏位等;重者神经细胞发生坏死。在变性、坏死的神经细胞周围,常有增生的少突胶质细胞围绕,称为神经细胞卫星现象(satellitosis)。小胶质细胞和中性粒细胞侵入变性、坏死的神经细胞内,称为噬神经细胞现象(neuronophagia)(图11-16)。

2.软化灶形成　局灶性神经组织坏死或液化,形成染色较浅、质地疏松、边界清楚的筛网状病灶,称为筛状软化灶,对乙型脑炎的诊断具有一定的特征性(图11-17)。

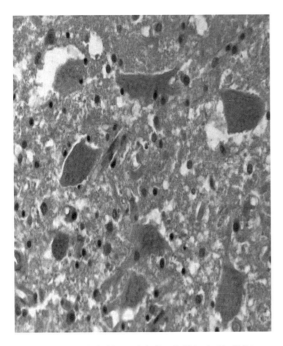
图 11-16　流行性乙型脑炎(噬神经细胞现象)

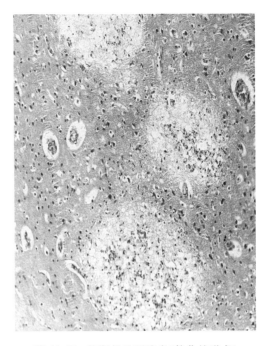
图 11-17　流行性乙型脑炎(软化灶形成)

3.淋巴细胞袖套反应　脑血管明显扩张充血,甚至出血。血管周围间隙增宽,以淋巴细胞为主的炎症细胞常围绕血管呈袖套状浸润(图11-18)。

4.胶质细胞增生　小胶质细胞弥漫性或灶性增生。如增生的胶质细胞聚集成群,则形成胶质细胞结节(图11-19)。

(二)临床病理联系

1.颅内压增高　由于脑内血管的扩张、充血、血液停滞,血管内皮细胞受损,使血管壁的通透性升高,导致脑水肿引起颅内压增高,患者常出现头痛、呕吐,严重者可引起脑疝,继而压迫延髓呼吸和循环中枢,导致呼吸、循环衰竭而死亡。

2.嗜睡、昏迷　由于神经细胞变性、坏死,引起中枢神经系统功能障碍,可导致患者嗜睡、抽搐甚至昏迷等症状。

3.因病毒血症可引起高热、全身不适等症状。脑膜可有轻度炎症反应,可出现轻度脑膜刺激征。

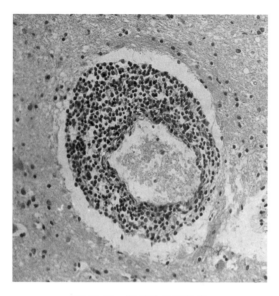

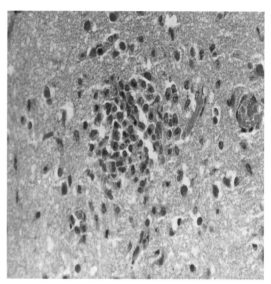

图 11-18　流行性乙型脑炎　　　　　　　　图 11-19　流行性乙型脑炎
淋巴细胞围绕血管呈袖套状浸润　　　　　　胶质细胞增生形成胶质结节

三、结局和并发症

多数患者经过适当治疗后可痊愈。部分患者由于脑组织病变较重而留下痴呆、语言障碍、肢体瘫痪及颅神经损伤所致的吞咽困难、中枢性面瘫等后遗症。病变严重者可因呼吸、循环衰竭而死亡。

第七节　寄生虫病

一、阿米巴病

阿米巴病(amoebiasis)是由溶组织阿米巴原虫感染人体引起的一种寄生虫性传染病。阿米巴原虫寄生于结肠,引起肠道原发性病变,又称为肠阿米巴病,临床上出现痢疾症状,故称肠阿米巴痢疾(amebic dysentery)。少数患者阿米巴原虫可从肠壁移行至肠外组织和器官(肝、肺、脑、皮肤、泌尿生殖器官等),形成肠外阿米巴病。

(一)肠阿米巴病(intestinal amoebiasis)

1.病因和发病机制　本病病因是阿米巴原虫感染。患者和阿米巴包囊携带者是本病的传染源。食入被成熟包囊污染的水、食物后,包囊通过胃到达结肠的回盲部,在碱性肠液消化作用下,脱囊而出,发育成小滋养体,小滋养体不断分裂繁殖逐渐发育为成熟包囊,随粪便排出,成为传染源。当机体抵抗力降低时,小滋养体借其伪足运动及其酶的水解作用侵入肠壁,大量增殖,吞噬红细胞演变为大滋养体,引起肠黏膜坏死,溃疡形成。

大滋养体的致病机制,目前尚不完全清楚。其致病作用可能是其多种化学性和机械性因素联合作用的结果,同时与阿米巴共生于肠道的细菌在协同致病方面也起重要作用。

2.病理变化和临床病理联系　病变部位主要在盲肠、升结肠,其次为乙状结肠和直肠。本病是一种以液化性坏死为主的变质性炎症,根据病程可分为急性期和慢性期。

(1)急性期病变:病变早期肠黏膜呈灰黄色微隆起,帽针头大小的点状坏死或浅在溃疡,以后坏死扩大变为圆形纽扣状。随着病变进展,滋养体在黏膜层内繁殖,溶解组织并穿过黏膜肌层而到达黏膜下层。在此,溶组织阿米巴引起广泛组织坏死,形成口小底大烧瓶状溃疡,边缘呈潜行样。这种特征性溃疡对阿米巴病有诊断意义。镜下可见肠壁溃疡组织呈液化性坏死,炎症反应轻微,仅见少量淋巴细胞、浆细胞及单核细胞浸润,坏死组织与健康组织交界处易找到阿米巴滋养体(图11-20)。

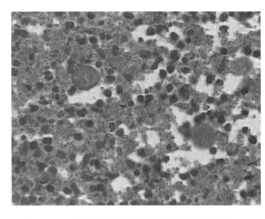

图11-20　肠阿米巴病(滋养体吞噬红细胞)

急性期患者多可治愈,临床表现为腹痛、腹泻,一般无里急后重,便次较菌痢少,以右下腹痛为主,病变引起全结肠、全腹疼痛、压痛。坏死组织随大便排出体外,大便呈黏液血便,果酱色,糊状,有腥臭味。大便镜检可找到阿米巴滋养体。少数患者因治疗不及时、不彻底而转变成慢性。

(2)慢性期病变:病变复杂,新旧共存,坏死溃疡形成与增生修复交替进行,肠壁增厚、变硬甚至狭窄。临床上腹泻与便秘交替出现,大便呈糊状,有腐臭味;久病者可伴贫血,乏力消瘦,肝大,神经衰弱,易并发阑尾炎和肝脓肿。大便检查可找到滋养体或包囊。

(二)肠外阿米巴病

肠外阿米巴病可见于多个器官,如肝、肺、脑等,其中以阿米巴肝脓肿最常见,以形成阿米巴脓肿为主要病变特征。①阿米巴肝脓肿:以单个多见,80%位于肝右叶,脓腔大小不等,脓腔内坏死物和陈旧性出血混合形成咖啡色、果酱样(图11-21)。临床上患者除有肠道症状外,还有发热、肝大、胸膈腹痛、全身衰竭等症状。②阿米巴肺脓肿:少见,多由阿米巴肝脓肿

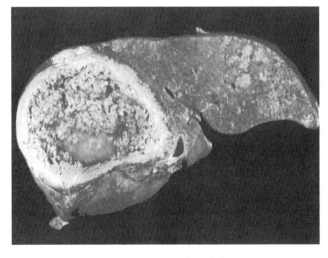

图11-21　肝阿米巴脓肿

穿膈蔓延而来,以肺右下叶多见,多为单个,脓腔内充满咖啡样坏死物质,破入气管,患者咳出含阿米巴滋养体的脓样痰,伴有发热、胸痛、咳嗽、咯血等症状。③脑阿米巴脓肿:更少见,阿米巴滋养体多由肝脓肿、肺脓肿侵入血流入脑,多见于大脑半球,引起脑脓肿。

二、血吸虫病

血吸虫病(schistosomiasis)是由于血吸虫寄生于人体而引起的一种地方性寄生虫病。我国血吸虫病流行于长江中下游 13 个省(市),尤以江苏、浙江、安徽、湖北、湖南、江西等省及上海市郊较为严重。主要病变是由虫卵引起肝和肠的肉芽肿形成。

(一)病因及感染途径

我国的血吸虫病是由日本血吸虫引起的。日本血吸虫的生活史可分虫卵、毛蚴、尾蚴、童虫及成虫等阶段。血吸虫病患者或病畜含虫卵的粪便排入水中,在适当条件下孵出毛蚴;毛蚴钻入中间宿主钉螺体内继续繁殖,发育成大量尾蚴游于水中(疫水),如遇人或畜等终宿主,尾蚴可借其头腺分泌的溶组织酶和机械性运动钻入其皮肤或黏膜,脱去尾部变为童虫;童虫穿入小静脉和淋巴管内到达右心,经肺循环进入体循环散布到全身各处,少数童虫可直接穿出肺血管、胸膜并穿破横膈侵入肝内;但一般只有抵达肠系膜静脉者才能发育为成虫并大量产卵,其余都在沿途死亡。虫卵随血流入肝,或逆流入肠壁,沉积于组织中引起病变。从感染尾蚴到患者粪便内检出虫卵需 35d 左右。

(二)发病机制和基本病理变化

1.尾蚴和童虫引起的病变　尾蚴钻入皮肤后,其头部腺体组织分泌毒素和溶组织酶,引起人畜宿主接触部位的尾蚴性皮炎(cercarial dermatitis)。肉眼观,局部常出现奇痒的红色小丘疹,数日后消退。镜下见,真皮血管周围炎性水肿伴有中性粒细胞和嗜酸性粒细胞浸润。经证实,尾蚴性皮炎可能与迟发型变态反应有关。

2.童虫所致的病变　童虫在体内穿行,可引起轻度血管炎和血管周围炎,尤以肺血管病变明显,患者可出现短暂的咳嗽、痰中带血丝等症状。其机制与童虫移行时的机械性损伤及其代谢产物或死亡虫体引起的变态反应有关。

人体感染血吸虫后可产生获得性免疫,对再次感染尾蚴有免疫力。其机制为抗体依赖、细胞介导的细胞毒反应。童虫表面的抗原被抗体包裹,并有巨噬细胞、嗜酸性粒细胞参与免疫反应,对再次感染的尾蚴起杀伤作用。当人体初次感染大量尾蚴后,尾蚴发育为成虫并大量产卵,虫卵又大量释放虫卵可溶性抗原,刺激机体产生抗体,并与过剩抗原结合,引起循环免疫复合物病,导致急性血吸虫病。在儿童期如多次严重感染,可导致血吸虫病侏儒症。

3.成虫及其代谢产物引起的病变　主要为肠系膜静脉炎和静脉周围炎以及所引起的过敏反应,患者可出现发热、嗜酸性粒细胞增多、贫血和肝脾大等症状。

4.虫卵引起的病变　是本病最严重的病变。血吸虫寿命长、日产卵量大,其中仅少部分虫卵随粪便排出,其余大部分虫卵沉积在结肠壁和肝内,少数虫卵可沉积于小肠、阑尾等处。成熟虫卵内毛蚴分泌的虫卵可溶性抗原(soluble egg antigens,SEA),病变早期可刺激机体产生抗体,在虫卵周围形成免疫复合物,后期则主要通过致敏的 T 淋巴细胞介导的迟发型变态反应,引起特征性急性和慢性虫卵肉芽肿(虫卵结节)形成。

(1)急性虫卵结节:肉眼观,直径为 0.5~4mm,呈灰黄色、颗粒状结节。镜下观,结节中央常见多个成熟虫卵,卵壳薄,有折光性,表面附有放射状嗜酸性棒状体(称Splendore-Hoeppli 现象)(图 11-22),用免疫荧光法证明为虫卵抗原抗体复合物。虫卵周围见大量嗜酸性粒细胞聚集并发生坏死,形成嗜酸性脓肿(eosinophilic abscess)。随着病变的发展,嗜酸性粒细胞逐渐被巨噬细胞、淋巴细胞代替,并出现向结节中央呈放射状排列的类上皮细胞,构成晚期急性虫卵结节。

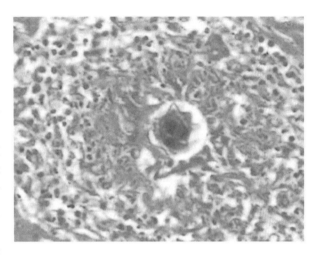

图 11-22　血吸虫病(急性虫卵结节)

(2)慢性虫卵结节:在晚期急性虫卵结节的基础上,结节内坏死物质被吸收,虫卵破裂或钙化,周围有许多类上皮细胞增生并出现多核异物巨细胞,伴有淋巴细胞浸润,其形态类似结核结节,故称为假结核结节(pseudotubercle)(图 11-23),即虫卵肉芽肿。最后,结节内出现大量纤维母细胞增生,逐渐发生纤维化,其中死亡、钙化的虫卵可长期存留,成为病理学上诊断血吸虫病的依据。

(三)主要器官的病变和转归

1.肠道　自盲肠至直肠的整个肠道均可受累,但病变以直肠和乙状结肠最为显著。早期:黏膜层或黏膜下层有许多急性虫卵结节,外观呈灰黄色细颗

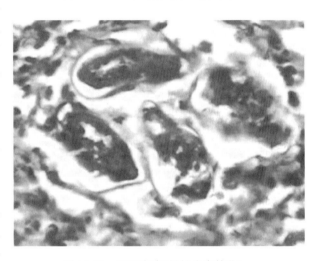

图 11-23　血吸虫病(慢性虫卵结节)

粒状或呈细小溃疡,系表浅处虫卵结节向肠腔穿破所致。虫卵可由此排入肠腔,故虫卵粪检阳性。肠黏膜有充血水肿和点状出血,临床上可出现腹痛、腹泻和便血等痢疾样症状。晚期:由于成虫不断排卵,反复沉着于肠壁,形成许多新旧不一的虫卵结节,最终因虫卵结节纤维化导致肠壁增厚变硬,使虫卵难以排入肠腔,故虫卵粪检阴性。由于虫卵和慢性炎症刺激,可使肠黏膜过度增生形成多发性息肉,甚至形成绒毛状腺瘤,其中少数可恶变为结肠腺癌,是重要的并发症之一。

2.肝脏　虫卵随血流栓塞于汇管区门静脉末梢分支内。早期:汇管区内有多数虫卵结节形成,使肝表面和切面见粟粒状灰白或灰黄色结节。晚期:尤其是重度感染的病例,以汇管区慢性虫卵结节和纤维化为特征,并使汇管区不断扩展,但肝小叶结构一般不遭破坏,不形成假小叶。肉眼观,肝体积缩小,变形、变硬,表面起伏不平,有散在地图状浅沟纹,将肝划分为若干大小不等、形态不规则的微隆起区。切面见大量增生的纤维组织沿门静脉分支呈树枝状分布,构成典型的血吸虫病肝纤维化,又称为干线型或管道型肝纤维化(pipestem hepatic fibrosis)。镜下,汇管区有许多慢性虫卵结节,并因显著纤维化而增宽,伴有慢性炎

症细胞浸润。门静脉分支管壁常有炎性增厚、管腔狭窄,或因虫卵阻塞、纤维组织增生挤压,或因静脉内血栓形成等,造成窦前性阻塞,故门静脉高压的发生较门脉性肝硬化之窦后性阻塞早,且更严重,临床上较早出现腹腔积液、巨脾及食管下段静脉曲张等体征,而肝功能损害一般较轻。

3.其他器官病变 脾脏因重度淤血和增生而肿大,重量可达 4000g 以上,并出现脾功能亢进症;肺内急性虫卵结节可类似粟粒性肺结核的表现;少数患者因虫卵入脑,可出现急性脑炎或局限性癫痫发作以及颅内压升高等症状。

三、丝虫病

丝虫病(filariasis)是指丝虫寄生于人体淋巴系统所致的疾病。早期以反复发作的淋巴管炎、淋巴结炎和发热为主,晚期以淋巴汇流障碍为主,出现淋巴管扩张和象皮肿等。丝虫病是我国五大寄生虫病之一,男女老少均可感染。本病以蚊为传播媒介,流行于世界各地,以热带和亚热带地区多见。我国山东、河南、江苏、浙江、福建、海南、湖南、湖北、广东、广西等均有流行。

(一)病因和发病机制

目前已知可寄生于人体的丝虫有 8 种,我国仅有班氏丝虫病和马来丝虫病,前者主要由库蚊传播,后者由中华按蚊传播,两者生活史基本相似,均需经过在两个宿主体内的发育,即幼虫在中间宿主蚊体内的发育和成虫在终宿主人体内的发育。班氏丝虫病和马来丝虫的成虫均寄生于人体淋巴系统中。丝虫对人体的致病作用主要由成虫引起,其次由感染期幼虫所导致。

(二)病理变化和临床特点

丝虫病的发生与发展取决于多种因素,如入侵丝虫的种类、感染程度、重复感染的次数、机体免疫应答反应、虫体的寄居部位及有无继发感染等。有些人感染后,体内虽有成虫寄生,但却无任何临床症状,称为带虫者。丝虫病感染者的病程发展,一般可分为两期。

1.急性过敏和炎症反应期 早期病理变化为淋巴管内皮细胞增生、内膜肿胀,随之淋巴管壁和周围组织发生炎症细胞浸润,最终导致淋巴管壁增厚,瓣膜功能受损,淋巴管内栓子形成(图 11-24)。淋巴管内增生、浸润的细胞中有大量的嗜酸性粒细胞成分,提示急性炎症过程与机体过敏反应之间有直接关系。

丝虫病的临床症状主要为周围性淋巴管炎、淋巴结炎及丹毒样皮炎等,上下肢均可发生,但以下肢多见。淋巴管炎发作时,可见皮下有红线自上而下蔓延,呈离心性淋巴管炎。当炎症波及皮肤的表浅毛细淋巴管时,局部皮肤出现片状弥漫性红肿,表面

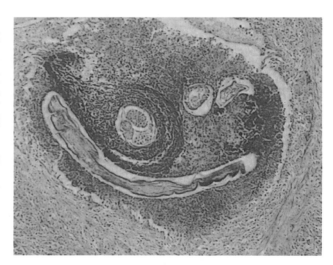

图 11-24 淋巴结丝虫病

光亮,有压痛和灼热感,形似丹毒,称丹毒样皮炎,病变好发部位为小腿内侧和内踝上方。在班氏丝虫病,若成虫寄生于精索、附睾和睾丸附近的淋巴管,可引起精索炎、附睾炎或睾丸炎。在出现淋巴管炎和淋巴结炎局部症状的同时,患者常伴有畏寒、发热、头痛、乏力、全身不适等症状,称为丝虫热。

2.慢性阻塞病变期 通常见于反复发作的再感染者。由于急性期病变不断发展,淋巴管炎、淋巴结炎反复发作,使感染局部形成增生性肉芽肿。肉芽肿中心可见变性的虫体和嗜酸性粒细胞,周围往往有纤维组织和上皮样细胞包绕,还可有大量的淋巴细胞、浆细胞和巨噬细胞聚集浸润,使淋巴管管腔进一步狭窄,最终导致淋巴管的部分或完全阻塞。上述病变结果使淋巴液回流严重受阻,阻塞部位以下的淋巴管内压显著增高,可引起淋巴管曲张或破裂。由于阻塞部位不同,患者产生的临床表现也各异,最常见的病变有以下几种:

(1)象皮肿(elephantiasis):病变多见于下肢、阴囊、妇女外阴等处,以下肢的象皮肿最为多见,是晚期丝虫病最突出的病变(图 11-25)。由于浅部淋巴管回流受阻、淋巴管曲张甚至破裂,使淋巴液长期滞留于局部组织内。淋巴液含有较多的蛋白质成分,后者可刺激局部纤维组织大量增生,导致局部皮肤和皮下组织增厚、变粗、变硬而形成象皮肿。

(2)乳糜尿(chyluria):是班氏丝虫病引起的常见症状之一。由于主动脉前淋巴结或肠淋巴干受阻,从小肠吸收的乳糜液可经腰淋巴干

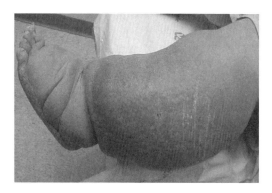

图 11-25　丝虫病(象皮肿)

反流到肾盂、输尿管、消化道、腹腔等处淋巴管,这些淋巴管的曲张、破裂可引起米汤样乳糜尿、乳糜腹泻和乳糜腹腔积液。

(3)睾丸鞘膜积液(hydrocele testis):由于精索、睾丸的淋巴管阻塞,使淋巴液流入鞘膜腔内,引起睾丸鞘膜积液。但也有少数患者系由于急性炎症反应所致,故在消炎后即可恢复。

思考与练习

一、名词解释

1.结核结节　2.肺原发综合征　3.Langhans 巨细胞　4.继发性肺结核病
5.急性粟粒性肺结核病　6.干酪样肺炎　7.伤寒小结

二、选择题

1.下列关于原发性肺结核的描述,哪项是错误的　　　　　　　　　　　　(　　)
　A.病理特征是原发复合症形成
　B.指初次感染结核菌而在肺内发生的病变
　C.原发灶及淋巴结不发生干酪样坏死

D.结核菌常经淋巴道引流到肺门淋巴结

E.可发生血行播散到各器官

2.以上哪项不是继发性肺结核的特点 （ ）

  A.易沿淋巴道和血道播散   B.病程长,随机体抵抗力的消长而起伏

  C.病变好发于肺尖   D.肺门淋巴结一般无明显改变

  E.肺内病变复杂,且新旧病变交杂

3.原发性肺结核的肺内原发病灶常位于 （ ）

  A.肺尖   B.肺门   C.肺膈面

  D.肺上叶下部或下叶上部靠近胸膜处   E.脏胸膜面

4.Langhans巨细胞是哪种细胞演化而来的 （ ）

  A.中性粒细胞   B.类上皮细胞   C.浆细胞

  D.淋巴细胞   E.成纤维细胞

5.局灶型肺结核以何种病变为主 （ ）

  A.渗出性病变和变质性病变   B.渗出性病变

  C.变质性病变   D.增生性病变

  E.增生性病变和渗出性病变

6.结核病好转的最好方式是 （ ）

  A.纤维包裹及钙化   B.硬结、钙化   C.纤维包裹

  D.纤维化   E.吸收消散

7.下列关于干酪样肺炎的描述,哪项是不正确的 （ ）

  A.坏死物中主要是干酪样物   B.可由浸润型肺结核恶化、发展而来

  C.此型较为多见   D.可状似大叶性肺炎

  E.患者有严重的中毒症状

8.伤寒并发肠穿孔多发生于起病后 （ ）

  A.第1周   B.第2周   C.第3周

  D.第4周   E.第5周

9.肠伤寒病变的主要部位在 （ ）

  A.回肠下段   B.乙状结肠   C.空肠

  D.升结肠   E.直肠

10.在临床上,肥达(Widal)试验适用于下列哪种疾病的辅助诊断 （ ）

  A.伤寒   B.梅毒   C.结核

  D.麻风   E.淋病

11.下列肠道传染病中,最易引起穿孔的是 （ ）

  A.肠真菌病   B.肠伤寒病   C.阿米巴痢疾

  D.肠结核病   E.细菌性痢疾

12.进入消化管的痢疾杆菌被下列何种物质杀灭 （ ）

  A.唾液   B.十二指肠液   C.肠黏膜表面分泌性IgA

  D.肠道正常菌群   E.胃酸

13.中毒型细菌性痢疾最多见于 （ ）

A. 2～7 岁儿童   B. 25～30 岁青年   C. 7～10 岁儿童

D. 中、老年人   E. 30 岁以上壮年人

14. 急性细菌性痢疾初期的结肠病变为   （   ）

A. 假膜性炎   B. 表面化脓性炎   C. 纤维素性炎

D. 卡他性炎   E. 出血性炎

15. 某患者的临床表现为畏寒、发热、腹痛、大便频繁、里急后重，大便早期呈水样便后转为黏液脓血便，应诊断为   （   ）

A. 细菌性食物中毒   B. 阿米巴痢疾   C. 细菌性痢疾

D. 消化不良性腹泻   E. 急性肠炎

16. 患者，32 岁，近半年来常有低热、盗汗、疲乏、咳嗽、痰中带血，X 线胸片见右肺尖有直径 2cm、边缘模糊不清的云雾状阴影，痰培养查见抗酸杆菌，据此应诊断为   （   ）

A. 右肺尖结核球   B. 右肺尖慢性纤维空洞型肺结核

C. 右肺尖局灶肺结核   D. 右肺尖浸润型肺结核

E. 右肺尖小叶性干酪样肺炎

三、问答题

1. 试述结核病的基本病变及其转化规律。

2. 简述伤寒的病理特点及其合并症。

3. 简述急性细菌性痢疾的病变特点。

4. 试述继发性肺结核病常见的病变特点及临床病理联系。

5. 试从病理学特点方面鉴别原发性肺结核病与继发性肺结核病。

参考答案

第十二章　性传播疾病

教学 PPT

性传播疾病(sexually transmitted diseases,STD)是指主要通过性行为或类似性行为传播的一类传染病。传统的性病包括梅毒、淋病、软下疳以及性病性淋巴肉芽肿和腹股沟淋巴肉芽肿,称为经典性病。近年来,STD 谱增宽,其病种目前已达 20 多种。本章主要叙述淋病、尖锐湿疣、梅毒、艾滋病等一些常见的性病。

第一节　淋　病

淋病(gonorrhea)是由淋球菌引起的急性化脓性炎,是最常见的 STD。根据不完全统计,我国每年新发病例为 40 万~60 万,多发生于 15~30 岁年龄段,以 20~24 岁最常见。人类是淋球菌的唯一宿主,加上其传染性强和耐药菌株的出现,给淋病的防治带来了新的难题。

一、病因和传播途径

淋病的病原体是淋球菌,系革兰阴性菌,主要侵犯泌尿生殖系统,对柱状上皮和移行上皮有特别的亲和力。淋球菌感染一般开始于男性的前尿道、女性尿道和子宫颈,以后上行扩散,导致泌尿、生殖系统各器官的病变。

成人的泌尿生殖系统淋病,几乎全部通过性交而传染,儿童可通过接触患者用过的衣、物等传染。幼女的阴道上皮尚未成熟,因此比成年人更容易被污染物所感染。分娩时胎儿受母亲产道分泌物污染,可引起新生儿眼结膜炎。

二、病理变化和临床病理联系

1.急性淋病　受感染 2~7d 后生殖道、尿道和尿道附属腺体出现急性卡他性化脓性炎症,尿道口、女性外阴和阴道口出现充血、水肿,并有脓性渗出物流出。镜下见,黏膜充血、水肿,伴溃疡形成,黏膜下有大量中性粒细胞浸润。患者有尿频、尿急、尿痛等急性尿道炎症状,局部有疼痛和烧灼感。如未经有效治疗,则病变上行延及后尿道及其附属腺体、前列腺、附睾和精囊,或前庭大腺、子宫颈,可引起化脓性炎症。约 15% 的女性由于经期、流产等诱因作用,可引起子宫内膜炎和急性输卵管炎,并进一步发展为输卵管积脓、输卵管卵巢积脓、弥漫性腹膜炎以及中毒性休克等严重后果。

1%～3%的患者可发生菌血症,表现为皮疹。此外,还可发生关节炎、脑膜炎、胸膜炎、肺炎、心内膜炎、心包炎、骨髓炎、肌炎等,严重者可发生淋球菌性败血症。

2.慢性淋病　感染后未经治疗或治疗不彻底,可逐渐转为慢性淋病,表现为慢性尿道炎、前列腺炎和精囊或尿道旁腺炎、前庭大腺炎、慢性宫颈炎、慢性输卵管炎以及输卵管积水等。尿道炎性瘢痕可导致尿道狭窄,造成排尿困难。输卵管病变可延及卵巢,形成输卵管卵巢积脓或脓肿,病变扩展至盆腔,导致盆腔炎而引起盆腔器官粘连,患者可因而导致不孕。在慢性淋病,淋球菌可长期潜伏在病灶处,并反复引起急性发作。

第二节　尖锐湿疣

尖锐湿疣(condyloma acuminatum)是由人乳头状瘤病毒(human papillomavirus,HPV)感染引起的 STD,多见于 20～40 岁年龄组,目前发病率居性病第二位。

一、病因和发病机制

尖锐湿疣的病因是人乳头状瘤病毒(HPV),主要与 HPV6 和 HPV11 型有关,人是它的唯一宿主。本病主要通过性接触传染,由生殖器部位自体接种传播到非生殖器部位也有报道。本病也可以由污染物如牙刷、毛巾、浴缸而间接接触传染。患有尖锐湿疣的妇女妊娠分娩时,可感染新生儿而发生喉头疣。

HPV 是一种嗜黏膜病毒,并是在核内复制的 DNA 病毒。HPV 复制时,需要分化好的鳞状上皮细胞。HPV 在上皮细胞内增殖,产生细胞病变,同时也产生具有抗原性的壳蛋白。只要查到 HPV 感染的痕迹,即可诊断 HPV 感染。

二、病理变化和临床病理联系

尖锐湿疣的潜伏期长短不一,平均约 3 个月。好发于潮湿温暖的黏膜和皮肤交界部位。男性常见于阴茎冠状沟、龟头、系带、尿道口或肛门附近。女性多见于阴蒂、阴唇、会阴部及肛周。

HPV 侵入外生殖器破损的皮肤和黏膜后,便在入侵部位引起增生性病变。肉眼观,初起形成散在小而尖的突起,逐渐增大、增多,表面凹凸不平,可互相融合形成鸡冠状或菜花状团块,质较软,湿润,呈粉红色、暗红色或污灰色,顶端可因细菌感染而溃烂,根部有蒂,触之易出血。镜下见,上皮增生呈乳头状结构,典型者为细长的尖乳头,表面覆盖鳞状上皮,呈不全角化(图 12-1)。棘细胞明显增生,伴上皮钉突增厚延长。在棘细胞

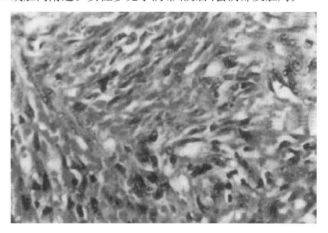

图 12-1　尖锐湿疣

层或上部可见多少不等的挖空细胞(Koilocyte)。挖空细胞较正常细胞大,胞质呈空泡状,细胞边缘常残存带状胞质,核大居中,呈圆形或椭圆形,染色深,电镜下常可见核内病毒颗粒。真皮层可见毛细血管和淋巴管扩张,大量慢性炎症细胞浸润。

本病可在几个月内自然消退,也可持续多年不消退,有报道称尖锐湿疣可恶变。极少数患者龟头、阴茎包皮和肛周可形成巨大尖锐湿疣,临床表现颇似鳞状细胞癌,具有组织破坏性,如继续发展则成为疣状癌,此类癌呈低度恶性。

第三节 梅 毒

梅毒(syphilis)是由梅毒苍白螺旋体感染而引起的慢性传染病。流行于世界各地,新中国成立后经积极防治基本消灭了梅毒,但近年来又有新的梅毒病例发生,尤其在沿海城市有流行趋势。

一、病因和发病机制

梅毒的病原体是梅毒螺旋体,体外活力低,不易生存,对理化因素的抵抗力极弱,对青霉素、四环素、汞、砷、铋剂敏感。95%以上通过性交传播,少数可因输血、医务人员不慎受染等直接接触传播。也可经胎盘感染胎儿(先天性梅毒)。梅毒患者为唯一传染源。

梅毒患者感染后可产生细胞免疫和体液免疫,免疫力的强弱决定感染后是痊愈、潜匿或发展为晚期梅毒。机体感染梅毒后第 6 周血清出现特异性抗体,具有血清诊断价值。在本病的较晚阶段,患者对该病原体的抗原发生细胞介导的迟发型变态反应,使病原体所在部位形成慢性肉芽肿,该肉芽肿质韧而有弹性,质地如树胶,故称树胶肿(gumma)。由细胞介导的迟发型变态反应所引起的树胶肿,对患者重要器官的破坏起主要作用。

二、病理变化和临床病理联系

根据传播方式不同,梅毒可分为先天性和后天性

1.后天性梅毒　后天性梅毒按病程经过及病理变化特点,可分三期,一、二期梅毒称早期梅毒,有传染性,三期梅毒,又称晚期梅毒,因常累及内脏,故又称内脏梅毒。

一期梅毒:又称下疳(chancre),为梅毒螺旋体在侵入处发生的最初病变。从感染到出现下疳潜伏期为 3 周。病变常见于阴茎冠状沟、龟头、阴唇、子宫颈和阴道后穹隆等处。病变初起时,患处出现充血、水疱,水疱破溃、上皮坏死脱落后形成底部平坦、边缘整齐的圆形溃疡,直径约 1~2cm,与周围正常组织分界明显,质硬,故又称硬性下疳(图 12-2)。因下疳无痛感,病损范围小,又多位于隐蔽处,往往被忽视,但其中有大量梅毒螺旋体,传染性极强。镜下见,真皮内血管

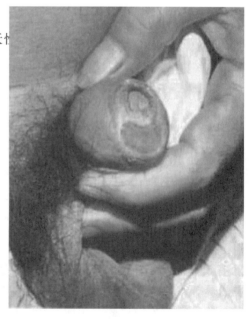

图 12-2　梅毒(硬性下疳)

增生,内皮细胞肿胀,管壁增厚、管腔狭窄,血管周围单核细胞、淋巴细胞和浆细胞浸润,形成闭塞性动脉内膜炎和血管周围炎。

下疳发生1周后,局部淋巴结肿大,硬而无痛感,呈非化脓性增生反应。下疳经1个月左右多自行愈合,肿大的局部淋巴结也消退。临床上处于静止状态,但体内螺旋体仍继续繁殖。

二期梅毒:下疳发生7～8周后,以形成梅毒疹为特征。潜伏于体内的螺旋体继续繁殖,大量进入血循环,引起全身广泛性皮肤、黏膜斑疹及丘疹,称梅毒疹。外阴、肛周、腹股沟内侧的病变常融合成片、表面湿润、暗红色突起的平坦斑块,称梅毒湿疹或扁平湿疣(condyloma lata)。镜下呈典型的血管周围炎改变(图12-3),病灶内可找到梅毒螺旋体,极富传染性。梅毒疹不经治疗可自然消退。

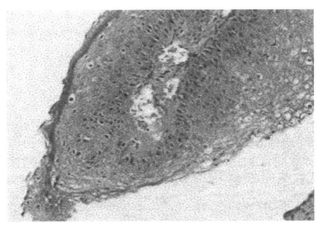

图12-3　梅毒(血管周围炎)

三期梅毒:又称晚期梅毒,常发生于感染后4～5年,病变累及内脏,特别是心血管和中枢神经系统,以形成树胶肿为特征。由于树胶肿纤维化、瘢痕收缩引起严重的器官组织破坏、变形和功能障碍。三期梅毒最常侵犯心血管系统,可引起梅毒性主动脉炎、主动脉瓣关闭不全、主动脉瘤等。梅毒性主动脉瘤破裂常造成患者猝死。神经系统病变主要累及中枢神经系统和脑脊髓膜,可导致脑膜血管梅毒、麻痹性痴呆和脊髓痨。此外,肝、骨骼、睾丸等器官也常受累。肝脏病变主要形成树胶肿,肝呈结节状肿大,继而发生纤维化、瘢痕收缩,以至肝变为分叶状,称分叶肝(hepar lobatum)。此外,病变常造成骨和关节损害,鼻骨损坏致鼻梁塌陷,鼻孔向前,形成所谓马鞍鼻(saddle-nose),股骨、胸骨及颅骨也常受累。

2.先天性梅毒　先天性梅毒(congenital syphilis)是因孕妇患有梅毒,梅毒螺旋体经血液通过胎盘进入胎儿体内所致,根据受感染胎儿发病的早晚有早发性和晚发性之分。①早发性先天性梅毒:系指胎儿或婴幼儿期发病的先天性梅毒。突出病变为皮肤、黏膜广泛的梅毒斑疹、大疱形成和大片的剥脱性皮炎,严重者全身表皮糜烂、脱落。内脏病变也较为广泛,如肝、肺、胰、肾及脾等均可被累及。此外,骨的病变也常发生。②晚发性先天性梅毒:为2岁以后发病者,患儿发育不良,智力低下。间质性角膜炎、神经性耳聋及楔形门齿构成晚发性先天性梅毒的三大特征,具有诊断意义。

第四节　艾滋病

艾滋病是获得性免疫缺陷综合征(acquired immunodeficiency syndrome,AIDS)的简称,是由人类免疫缺陷病毒(human immunodeficiency virus,HIV)感染导致以严重免疫缺陷并伴有机会性感染和(或)继发恶性肿瘤为特征的一种致命性传染病。艾滋病自 1981 年被首次报告以来,病例遍及全世界。目前,我国艾滋病病毒累计感染人数已达 100 万人。AIDS 的潜伏期为 2～10 年,总死亡率几乎为 100%,70% 发病后 2 年内死亡。WHO 于 1988 年 1 月确定每年 12 月 1 日为世界艾滋病日(World AIDS Day)。

一、病因和发病机制

AIDS 由 HIV 感染所引起。HIV 属反转录病毒科的慢病毒属。现已证实,HIV 是嗜 T 淋巴细胞和嗜神经细胞的病毒。它对辅助 T 细胞($CD4^+$)细胞免疫系统有很明显的抑制作用,是该病毒的主要攻击目标。另外,巨噬细胞和单核系统也是具有 $CD4^+$ 受体的细胞群,也为靶细胞。HIV 由皮肤破口或黏膜进入人体血液,进入后能选择性地侵犯有 $CD4^+$ 受体的淋巴细胞,以 $CD4^+$T 淋巴细胞为主。当病毒进入细胞后进行复制,形成大量的新病毒颗粒,这些病毒颗粒释放后,继续攻击其他 $CD4^+$T 淋巴细胞。HIV 病毒在宿主细胞内大量繁殖,导致细胞的溶解和破裂,并可促使细胞发生凋亡。历经一段时间,$CD4^+$T 淋巴细胞逐渐进行性下降,出现机会性感染。HIV 感染所致免疫功能的损害,不仅是 $CD4^+$T 淋巴细胞被破坏,其他免疫细胞也不同程度地受到影响。单核-巨噬细胞、B 淋巴细胞、$CD8^+$T 淋巴细胞和 NK 细胞等功能受损,最后导致整个免疫功能缺陷,最终发生一系列顽固性机会感染和肿瘤的发生。

HIV 对神经细胞有亲和力,能侵犯神经系统,引起脑组织的破坏,或者继发条件性感染而致各种中枢神经系统病变。

二、传染源和传播途径

艾滋病患者和 HIV 携带者是艾滋病的传染源。HIV 主要存在于宿主血液、精液、阴道分泌物、唾液、母乳等体液中,1986 年 12 月 WHO 公布的已证实的艾滋病传播途径有如下三种:

1. 性接触传播　AIDS 的本质是一种性病,75% 通过性接触感染,特别是男性同性恋者感染率最高,血液和精液中 HIV 的含量几乎相等,故是感染力最强的感染源。当 HIV 感染者患有其他性传播疾病时,尤其是生殖道有破溃和损伤时,感染 HIV 的概率大大增加。研究证明,避孕套对 HIV 的传播有明显的阻断作用。

2. 经血液传播　包括输入了被 HIV 污染的血或血液制品;通过注射针头或医用器械等传播,尤其是静脉注射吸毒者,注射器未经消毒轮流使用,极易相互感染;血友病患者中有 HIV 感染的占 HIV 感染总数的 1%;另外,还有器官移植等。

3. 母婴垂直传播　统计资料表明,感染 HIV 的孕妇产下的婴儿有 30%～50% 也感染 HIV。垂直传播可能是由于母体内感染有 HIV 的淋巴细胞或单核细胞等经胎盘到达胎儿,或者由于孕妇存在病毒血症。此外,母婴间传播也可发生于分娩时或产后哺乳过程中。

三、病理变化

AIDS 的主要病理改变可分三大类:①免疫学损害的形态学表现。②感染:常常是混合性机会感染。③肿瘤:最常见为 Kaposi 肉瘤和非霍奇金恶性淋巴瘤。

1. 淋巴组织的变化　淋巴结病变早期滤泡明显增生,生发中心活跃,有"满天星"现象,其病变类似于由其他原因引起的反应性淋巴结炎。随着病变的发展,滤泡网状带开始破坏,有血管增生。皮质区和副皮质区淋巴细胞减少,浆细胞浸润。以后网状带消失,滤泡界限不清。晚期淋巴细胞几乎消失殆尽,呈现一片荒芜景象。在淋巴细胞消失区常由巨噬细胞替代。最后淋巴结结构完全消失,主要的细胞为巨噬细胞和浆细胞。有些区域纤维组织增生,甚至玻璃样变。胸腺、消化道和脾脏淋巴组织萎缩。

2.继发性感染　表现为多发性条件致病性感染,此为本病特点之一。感染范围广泛,可累及各器官,其中以中枢神经系统、肺、消化道继发感染最常见。由于严重免疫缺陷,炎症反应往往较轻且不典型,如患肺结核时很少形成结核结节,但病灶中结核杆菌却甚多。部分病例有卡氏肺孢菌感染,在 AIDS 因机会性感染而死亡的病例中,约有一半死于卡氏肺孢菌感染,因而对诊断本病有一定的参考价值。约 70% 的病例有中枢神经系统继发感染,主要是播散性弓形虫或隐球菌感染所致的脑炎或脑膜炎。

3.恶性肿瘤　卡波西(Kaposi)肉瘤是 AIDS 患者最常见的恶性肿瘤,约 1/3 的 AIDS 患者患有卡波西肉瘤。卡波西肉瘤是一种非常罕见的血管增殖性疾病,其临床特点为皮肤特发性、多发性、色素性肉瘤,在四肢发生数量多、大小不同的结节(图 12-4)。该肿瘤起源于血管内皮,广泛累及内脏,以下肢易发。肉眼观,肿瘤呈暗蓝色或紫棕色结节。镜下见,成片的由梭形细胞和毛细血管样结构(血管裂隙)组成,内见数量不等的红细胞(图 12-5)。AIDS 患者中大约有 5%～10% 的人可发生非霍奇金淋巴瘤,患者表现淋巴结迅速肿大,淋巴结外肿块,或出现严重的发热、盗汗、体重减轻,有些患者常出现原发于中枢神经系统的淋巴瘤。

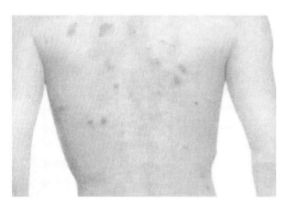

图 12-4　卡波西肉瘤(肉眼观)

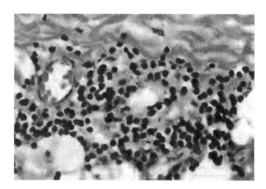

图 12-5　卡波西肉瘤(镜下观)

四、临床病理联系

临床上将 AIDS 的病程分为三个阶段。

1.早期或急性感染期　感染病毒 3～4 周出现咽痛、发热、肌肉痛。因患者有较强的免疫力,2～3 周后上述症状可自行缓解。

2.中期或慢性感染期　患者的免疫功能与病毒之间处于相互抗衡阶段,病毒复制持续处于低水平,临床可无明显症状或出现明显的全身淋巴结肿大,伴发热、乏力、皮疹。

3.后期或称危险期　机体免疫功能全面崩溃。临床表现如下,①持续发热,进行性消瘦、乏力等。②肺部感染:主要为卡氏肺孢菌感染,患者有发热、咳嗽、呼吸困难等。③脑膜炎症状:表现为头痛、呕吐、意识障碍、抽搐等。④消化系统感染:常为隐孢子虫感染致慢性肠炎,表现腹痛、腹泻、里急后重、脓血便等。

艾滋病患者的临床症状表现具有以下几个特点:①发病以青壮年较多。②在感染艾滋病后往往患有一些罕见的疾病,如肺孢菌肺炎、弓形体病、非典型性分枝杆菌与真菌感染等。③持续广泛性全身淋巴结肿大,特别是颈部、腋窝和腹股沟淋巴结肿大更明显。④并发恶性肿瘤,如卡波西肉瘤、淋巴瘤等。⑤中枢神经系统病变,脑组织是最常受累的组织之一,约60%,艾滋病患者出现神经系统症状,表现为头痛、意识障碍、痴呆、抽搐等,常导致严重后果。

对于艾滋病,目前尚无确切有效的疗法,故预后极差,死亡率高达100%。因此,大力开展艾滋病的预防工作至关重要。

思考与练习

一、名词解释

1.淋病　2.梅毒疹　3.硬性下疳　3.树胶样肿

二、选择题

1.我国目前最常见的性病是　　　　　　　　　　　　　　　　　　（　　）

  A.梅毒　　　　　　　　　B.淋病　　　　　　　　C.性病性淋巴肉芽肿

  D.软性下疳　　　　　　　E.AIDS

2.梅毒的病原体属于　　　　　　　　　　　　　　　　　　　　　（　　）

  A.螺旋体　　　　　　　　B.病毒　　　　　　　　C.真菌

  D.衣原体　　　　　　　　E.支原体

3.淋病的病变性质是　　　　　　　　　　　　　　　　　　　　　（　　）

  A.浆液纤维蛋白性炎　　　B.肉芽肿性炎　　　　　C.出血性炎

  D.急性化脓性炎　　　　　E.变质性炎

4.梅毒引起的心血管病变主要见于　　　　　　　　　　　　　　　（　　）

  A.主动脉　　　　　　　　B.冠状动脉　　　　　　C.肺动脉

  D.颈内动脉　　　　　　　E.中等动脉

5.梅毒螺旋体病的传染途径主要是　　　　　　　　　　　　　　　（　　）

  A.经胎盘传染　　　　　　B.经消化道传染　　　　C.经飞沫传染

  D.经性接触传染　　　　　E.经血液传染

三、问答题

后天性梅毒分为几期,各期有何病变特点?

参考答案

第二部分　病理生理学

第十三章　疾病概论

【知识要点】
1. 健康、疾病、亚健康、脑死亡的概念。
2. 疾病的原因与条件、疾病规律及发生机制。

教学 PPT

第一节　健康与疾病的概念

一、健康的概念

WHO 对健康(health)的定义是,不仅没有疾病和病痛,而且在身体、心理、精神和社会交往上处于完美状态。这就是说,健康不仅是身体无疾病,而且要心理健全,精神饱满,对社会的变化有较强的适应能力,与环境保持协调关系。身体健康和心理精神健康相辅相成、相互影响。

二、疾病的概念

疾病(disease)是机体在一定条件下,受病因损害作用后,因自稳调节紊乱而发生的异常生命活动过程。体内发生一系列损害与抗损害反应,机体功能、代谢和形态结构发生异常,心理、精神和社会交往上出现异常,临床表现出不同的症状和体征,对环境的适应力下降,劳动能力减弱甚至丧失。

症状是患者自我的感觉,如疼痛、恶心等;体征是对患者进行体格检查所获得的客观征象,如黄疸、肝大、心杂音等;病理过程(pathological process)是指存在于不同疾病中的有规律性的功能、代谢和(或)形态结构的异常表现。同一种病理过程可存在于不同疾病中,例如阑尾炎、肺炎以及所有其他炎性疾病都有炎症这个病理过程,包括变质、渗出和增生等基本病理变化。一种疾病也可以包含几种病理过程,如患肺炎球菌性肺炎时有炎症、发热、缺氧甚至休克等病理过程。

三、亚健康的概念

随着社会的不断进步,经济日益繁荣,人们的生活节奏日益加快,竞争日益加剧,压力日益增大,使影响人体健康的因素发生了很大变化,医学模式也随之发生了转变:由单一的生物医学模式,转变为生物-心理-社会医学模式。很多人处在一种健康(第一状态)与疾病(第二状态)中间的状态,我们称之为亚健康(第三状态)。亚健康处在上述健康定义的某些缺陷状态中,常表现为疲劳乏力、心悸气促、头疼、头晕、精神不振、情绪低沉、反应迟钝、失眠多梦、困倦、注意力不集中、记忆力减退、烦躁、焦虑、易惊等,经检查并无明显器质性病变。

据统计,人群中真正健康者和患病者不足 2/3,有 1/3 以上的人群处在亚健康状态。亚健康状态处理得当,可保持身心健康;反之,则患病。因此,对亚健康状态的研究,是 21 世纪生命科学研究的重要组成部分。

第二节　病因学概论

一、原因和条件

疾病的发生是有原因的。导致疾病发生并赋予该疾病特征性变化的因素称为致病因素,简称病因(etiology),它是引起疾病的必要因素。但机体发生疾病不单纯是病因直接作用的结果,与机体的反应性和诱发疾病的条件也有密切关系。使机体的抵抗力降低或使易感性、敏感性增高,从而使机体在相应病因的作用下易于发病;或使相应的病因能以更多的机会、更大的强度作用于机体而引起疾病的因素称为发病条件,简称条件,如年龄、性别、机体状况、免疫功能以及季节、气候、社会因素等。因此,研究疾病的发生,应从病因、条件、机体反应性三个方面来考虑,三者共同作用决定了机体是否发病、病情的轻重和病程的长短。在治疗中,也要正确分析病因和条件的作用,采用相应的措施。

应当注意的是,同一因素,对一种疾病来说是条件,而对另一种疾病却可以是病因。例如,营养不足使机体抵抗力降低,可以是结核病发生的条件,而长期严重的营养不足本身又是营养不良症的病因。还有许多疾病,尚无确切的原因,而是多种因素作用的结果。因此,对"病因"和"条件"应当作具体分析。

所谓诱因或诱发因素(precipitating factor),是指能够加强某一病因的作用,从而促进疾病或病理过程发生的因素。例如,昏迷患者容易发生上呼吸道带菌分泌物的吸入,因而昏迷可以成为肺炎的诱因。

二、病因种类

(一)生物性因素

生物性因素是最常见的致病因素,包括各种致病性微生物(细菌、病毒、支原体、衣原体、立克次体、真菌等)和寄生虫(原虫、蠕虫等)。

近些年来,由于生态环境的改变,某些原本存在于野生动物体内的病原体也可以感染人类,还会出现某些新的或变异的病原体威胁人类健康。

这类病因的致病特点如下:

(1)有一定的入侵门户、传播途径和定位,可通过呼吸道、消化道或皮肤等进入人体,到达机体的某一部位生长、繁殖、播散,具有一定的传染性。例如,流行性感冒病毒等主要通过呼吸道侵入机体;乙型肝炎病毒主要是从血道侵入机体,进入肝细胞内寄生、繁殖。

(2)致病力的强弱,除了与其侵入机体的数量有关以外,还取决于它们的侵袭力

(invasiveness)和毒力(virulence)。所谓侵袭力,是指这些因素穿过机体的屏障以及在体内散布、蔓延的能力。如某些链球菌能产生透明质酸酶(hyaluronidase),水解组织中的透明质酸,破坏结缔组织的完整性,因而都有较强的侵袭力。所谓毒力,主要是指致病微生物产生外毒素或内毒素的能力。如白喉杆菌的侵袭力虽然不强,但因产生毒性很强的外毒素,因而是致病性很强的细菌。

(3)要有一定的发病条件机体才可发生疾病,如机体的免疫力降低、营养不良等可促进疾病的发生,应当引起足够的重视。

(二)化学性因素

化学性因素指具有毒性的无机和有机化学物质,又称为毒物(poison)。一定剂量的毒物被摄入机体后即可引起中毒或死亡。毒性极强的毒物如氰化物、有机磷农药等,即使剂量很小,也可导致严重的损害,甚至死亡。不少毒物对机体的某些器官系统有选择性损害作用。例如,一氧化碳与血红蛋白有很强的亲合力,因而能选择性地作用于红细胞,形成碳氧血红蛋白而导致缺氧;氯化汞主要引起肾损害;四氯化碳主要损害肝细胞;巴比妥类药物主要作用于中枢神经系统等。熟悉毒物的选择性毒性作用,对于理解中毒性疾病的发病机制和采取正确治疗措施,都有重要的意义。

某些条件对于中毒性疾病的发生发展,也起一定作用。例如,大部分毒物是经肝转化(解毒)或经肾排泄的,当肝、肾功能发生障碍时,毒物在体内停留时间就会延长,机体受到的损害也将更为严重。另外,长期食入或吸入极少量的毒性物质,可在体内蓄积导致慢性中毒,如铅中毒等。

(三)物理性因素

物理性因素主要有机械暴力(引起创伤、震荡、骨折、脱臼等)、高温(引起烧伤或中暑)、低温(引起冻伤或全身过冷)、电流(引起电击伤)、激光(高能量激光由于热的作用可引起蛋白质变性和酶失活)、大气压的改变(引起减压病)、电离辐射(引起放射病)等。

物理因素是否引起疾病以及引起疾病的严重程度,主要取决于这些因素的强度、作用部位和范围、作用的持续时间等。例如,温度愈高,作用面积愈大,则引起的烧伤愈严重;同样强度的交流电通过肢体时,可只引起烧伤,但如通过心、胸,则可引起心室纤维颤动而致死。在有些情况下,某些条件在发病中也起一定作用,例如,在空气干燥、风速较大而利于发汗散热的条件下,人体可以经受得住 50～60℃的环境高温;而在空气湿度大、风速小、不利于蒸发、对流或散热的条件下,30～35℃的气温就可能引起中暑。

(四)营养性因素

营养过剩和营养不良都可引起疾病。长期、过多摄入热量高的食物可引起肥胖病,过多摄入某些维生素可引起中毒,如维生素 A 和 D 中毒。营养物质摄入不足或消耗过多可引起营养不良。例如,生长发育旺盛的少年儿童、孕妇和甲状腺功能亢进或长期发热的患者等,营养需要或营养物质的消耗显著增加,如不相应增补,就易发生营养不良。其他营养素如水、无机物(包括钠、钾、钙、镁、磷、氯等)和微量元素(如铁、氟、锌、铜、钼、锰、硒、碘、铬、钴等)的缺乏都可以成为疾病的病因或条件。

(五)遗传性因素

可分为以下两种情况:

(1)遗传物质的改变包括染色体畸变和基因突变,可以直接引起遗传性疾病,例如,第21

对染色体畸变可引起唐氏综合征(先天愚型)。

(2)遗传因素的改变也可使机体获得遗传易感性(genetic predisposition),使后代具有易于发生某种疾病的倾向,在一定的环境因素作用下使机体发生相应的疾病。基因突变可使红细胞葡萄糖-6-磷酸脱氢酶(glucose-6-phosphate dehydrogenase)发生缺陷,以致红细胞还原型谷胱甘肽的含量较低,而还原型谷胱甘肽又为维持红细胞膜的稳定性所必需,这样的个体,在通常情况下还不致发生溶血,但当他们吃了过多的蚕豆或服用伯氨喹、磺胺等具有氧化作用的药物时,就可发生溶血。

(六)先天性因素

与遗传因素不同,先天性因素是指非遗传物质的改变,但是能够损害正在发育的胎儿的有害因素,出生时即患有疾病。例如,孕妇如患风疹,风疹病毒可能损害胎儿而引起先天性心脏病。

(七)免疫性因素

(1)当机体的免疫功能降低时,作为条件可促使疾病的发生。

(2)变态反应:某些个体的免疫系统对一些抗原的刺激常发生异常强烈的反应,从而导致组织、细胞的损害和生理功能的障碍,称为变态反应或超敏反应。如异种血清蛋白、一些致病微生物等都可引起变态反应;某些食物(如虾、牛乳、蛋类等)、花粉、药物(如青霉素等)在某些个体也可引起诸如荨麻疹、支气管哮喘,甚至过敏性休克等变态反应性疾病。

有些个体能对自身抗原发生免疫反应并引起自身组织损害,称为自身免疫性疾病。自身免疫性疾病的发生与遗传因素有密切关系。

(3)免疫缺陷:由于免疫系统先天发育不全或后天受到损害而致免疫功能低下可引起免疫缺陷病(immunodeficiency disease),容易发生致病微生物的感染或恶性肿瘤。

(八)精神性因素

如前所述,随着社会的发展,生物医学模式向生物-心理-社会医学模式转变,亚健康以及由精神心理因素引起的疾病越来越受到重视。长期的忧虑、悲伤、恐惧等不良情绪和强烈的精神创伤在某些疾病的发生中起着重要作用。例如,原发性高血压、消化性溃疡等疾病与长期的精神过度紧张有密切关系;长期的思想冲突或精神负担可使某些人发生神经衰弱甚至精神异常等。

(九)社会因素

社会因素包括社会环境、生活条件、人际关系等,它们对人类健康和疾病的发生发展有着不可忽视的影响。恶劣的环境和生活条件、紧张不和谐的人际关系均可引发疾病或促使某些疾病的发生和发展。另外,季节、气候、地理、生态环境变化等也参与疾病的发生和发展。

第三节 疾病发生发展的一般规律

病因作用于机体使之发病后,疾病便作为一个运动发展的过程,有规律不断向前演变、推移,经过一定的时间或阶段后,最终趋于结束。

虽然不同的疾病各有其自身的特点,但多数疾病在发生发展过程中具有一些共同的基本规律。

一、患病时自稳调节的紊乱

正常机体在不断变动的内外环境中能够维持各器官系统功能和代谢的正常进行,维持内环境的相对动态稳定性,即自稳态(homeostasis)。例如,机体的血压、心率、体温、代谢强度、腺体分泌、神经系统和免疫功能状态以及内环境中各种有机物质和无机盐类的含量、体液的 pH 等保持在一定的波动范围内。机体的这种自稳态主要是在神经和体液因子的调节下,依赖互相拮抗而又互相协调的两方面因素来维持其相对稳定的。

疾病发生发展的基本环节,就是病因通过其对机体的损害性作用,而使体内自稳调节的某一个环节发生紊乱。这不仅使相应的功能或代谢活动发生障碍,而且往往会通过连锁反应,牵动其他环节也相继发生紊乱,从而引起更为广泛而严重的生命活动障碍。以糖代谢和血糖水平的调节为例,交感神经兴奋、肾上腺素、胰高血糖素、糖皮质激素、生长激素等可间接或直接地通过促进肝糖原分解和糖的异生等使血糖升高,而迷走神经兴奋和胰岛素则可间接或直接地促进肝糖原合成、抑制糖的异生以及促进组织摄取利用糖使血糖降低。正常血糖水平,有赖于上述两方面因素相辅相成的作用而得以维持。当某些病因使胰岛受损以致胰岛素分泌不足可使糖代谢发生紊乱,血糖水平显著增高,而糖代谢紊乱的进一步发展将导致脂类代谢自稳调节的紊乱,表现为脂肪酸的分解占优势而发生酮症酸中毒,酸碱平衡的自稳调节也继而发生紊乱。

在自稳态的维持中,反馈调节起着重要作用。例如,当糖皮质激素分泌过多时,可反馈性抑制下丘脑和腺垂体,从而使促肾上腺皮质激素释放激素(CRH)和促肾上腺皮质激素(ACTH)的分泌减少,这样就可使糖皮质激素的分泌降至正常水平;反之,当血浆中糖皮质激素减少时,上述反馈抑制作用就有所减弱,CRH 和 ACTH 的分泌随即增加而使血浆糖皮质激素又升至正常水平。这样,上述反馈调节就能使正常人体血浆中糖皮质激素含量维持在一个相对恒定的水平。当反馈调节发生障碍时,自稳态就会发生紊乱而引起一系列异常变化。例如,肾上腺-性腺综合征(adreno-genital syndrome)患者可能因遗传缺陷而致肾上腺皮质 17-羟化酶缺乏,造成皮质醇(cortisol)和皮质酮(corticosterone)生成不足,对 CRH 和 ACTH 的反馈抑制失效,腺垂体仍不断分泌更多的 ACTH,肾上腺皮质性激素的生成就因此而增多,故患者血中和组织中 ACTH、17-酮类固醇、雄激素明显增多,女性患者可出现男性化症状。

二、疾病过程中的因果转化

病因作用于机体后引起某些变化(结果),这些变化又作为新的原因引起另一些新的变化(结果),这种因果转化推动着疾病不断发展。

前述的糖尿病时糖代谢、脂类代谢和酸碱平衡相继发生紊乱,便是疾病时因果转化的一个例子。又如机械暴力短暂地作用于机体,可使组织受损、血管破裂,从而导致大出血,大出血使心排血量减少、动脉血压下降,而血压下降可反射性地使交感神经兴奋,皮肤、腹腔器官的小动脉、微动脉等收缩,以保证心、脑等重要器官的血液供应,但这种血管收缩可引起外周组织缺血、缺氧,外周组织的缺血缺氧将导致大量血液淤积在毛细血管和微静脉内,其结果是回心血量锐减,造成心排血量进一步减少、动脉血压进一步降低,使组织缺氧更加严重。这种因果循环可使病情不断恶化,称之为恶性循环(vicious circle)。

认识疾病发展过程中的因果转化规律以及发生某些疾病时可能出现的恶性循环,对于治疗疾病和防止疾病的恶化,具有重要意义。

三、疾病过程中的损害和抗损害反应

分析许多疾病中因果转化的连锁反应,可以看出其中两类变化:其一是原始病因的损害作用以及在连锁反应中继发的损害性变化;其二是机体对抗这些损害的各种反应。损害和抗损害反应之间相互依存又相互斗争的复杂关系是推动疾病不断发生发展的基本动力,并贯穿于疾病的全过程。

第四节 疾病发生的基本机制

疾病发生的机制特别复杂,致病原因的不同,发生的机制也不尽相同。掌握疾病发生的基本规律对疾病的防治有着重要的意义。

一、神经机制

神经系统对生命活动起着重要的调控作用。因此,神经系统的变化常常参与疾病的发生发展。神经系统功能障碍会导致疾病的发生,主要机制是:①致病因素直接损害,如脊髓灰质炎病毒直接损害神经组织,导致小儿麻痹症。②间接损害,在致病因素作用下,通过神经反射引起器官或组织细胞的代谢、功能甚至形态结构的变化。③致病因素抑制神经递质的合成、释放和分解,减弱或阻断正常神经递质的作用。④大脑功能紊乱,如长期精神紧张、焦虑、烦恼引起大脑皮层功能紊乱,皮质与皮下功能失调,导致内脏器官功能障碍。

二、体液机制

体液是维持机体内环境稳定的重要因素。某些病因引起体液质或量的变化、体液调节障碍,最后造成内环境紊乱而致病,称为体液机制。

体液性因子可分为三种:①全身性体液因子,如组胺、激肽、去甲肾上腺素、前列腺素、激活的补体、活化的凝血因子、纤溶物质等。②局部性体液因子,如内皮素、神经肽等。③细胞因子,如白介素、肿瘤坏死因子等。

体液因子通常通过内分泌、旁分泌和自分泌等方式作用于靶细胞。

当各种体液因子发生量变或活性改变时,可导致机体发生一系列变化。量变如组胺、激肽增多,可致炎症性病变;醛固酮增多可促进钠、水潴留;肾素-血管紧张素系统活性增强在水肿、休克、高血压、肾衰竭等的发生中起重要作用。

在疾病的发生发展中,神经机制和体液机制常常是同时发生,共同参与的。如精神、神经因素引起大脑皮质和下丘脑功能紊乱,使血管舒缩中枢功能失调,此时交感神经兴奋,去甲肾上腺素释放增加,小动脉收缩;由于肾小动脉收缩而导致肾素-血管紧张素系统活性增高,使血压升高,这就是原发性高血压发病中的神经-体液机制。

三、细胞机制

病因作用于机体后,直接或间接作用于组织细胞,造成某些细胞功能代谢障碍,引起细胞自稳调节紊乱,称为细胞机制。

细胞受损方式分为三种:①细胞完整性被破坏:外力、高温、强酸、强碱或毒物可直接引起细胞死亡,如氯化汞进入人体后可有选择性地破坏肾小管上皮细胞。②细胞膜功能障碍:细胞膜上的各种离子泵在维持细胞功能活动中起重要作用,如 Na^+-K^+-ATP 酶在病因的作用下发生功能障碍时,可使细胞内外离子失衡,细胞内 Na^+ 大量积聚,发生细胞水肿甚至死亡。③细胞器功能障碍:在病因的作用下,细胞器功能可发生障碍而出现相应的病变,如线粒体功能障碍主要表现为氧化还原电位下降,各种酶系统受抑制,最终影响能量代谢。

四、分子机制

生物大分子特别是核酸、蛋白质或酶受损导致疾病的发生,称为分子机制。各种病因无论通过何种途径引起疾病,在疾病过程中都会以各种形式表现出分子水平的异常变化,在不同程度上影响正常的生命活动。因此,从分子水平对疾病进行研究越来越受到人们的重视,出现了分子病理学这个概念。所谓分子病,是指由 DNA 的遗传变异所引起的以蛋白质异常为特征的疾病。分子病分为以下几类:

1.酶缺陷所致的疾病　主要是指由于 DNA 遗传变异所致的酶蛋白异常引起的疾病,如Ⅰ型糖原沉积病。

2.血浆蛋白或细胞蛋白缺陷所致的疾病　因基因突变而致蛋白质构成异常引起的疾病,如镰刀细胞性贫血。

3.受体病　由于受体基因突变而致的疾病,如家族性高胆固醇血症、重症肌无力等。

4.膜转运障碍所致的疾病　由于基因突变引起特异载体蛋白缺陷而造成膜转运障碍的疾病,如胱氨酸尿症(肾小管功能失调,不能重吸收胱氨酸)。

第五节　疾病的经过与转归

疾病都有一个发生、发展和转归的过程,尤其是急性传染病可表现出明显的阶段性。一般可将疾病发生发展过程分为四期,但也有一些疾病分期不明显(如某些肿瘤)。

一、潜伏期

潜伏期是指病因自侵入机体到最初出现症状前的一段时间。此期是机体本身的抗损伤与致病因子斗争的时期,患者没有任何症状。若抗损伤反应能抵御病因的损伤作用,则疾病终止,否则会进一步发展出现症状,进入前驱期。潜伏期的长短取决于病因的特异性、疾病的种类以及机体自身情况。传染病一般有潜伏期,而创伤、烧伤等疾病没有潜伏期。潜伏期在临床上一般不易发现,因此正确认识发病的潜伏期有着重要的意义。

二、前驱期

前驱期是指潜伏期后到开始出现某些特有的明显症状之前的一段时间。此期可出现一些非特异性症状,如全身不适、乏力、头痛、食欲缺乏、低热等。重视并尽早发现前驱症状,有益于对疾病的诊断和治疗。

三、症状明显期

症状明显期是指疾病出现特征性临床表现的时期。此期所出现的典型症状与体征常常是某种疾病的诊断依据。此期的长短,主要取决于疾病的特异性和个体的反应性。

四、转归期

疾病过程的结局称为疾病的转归。疾病的转归,主要取决于致病因素作用于机体后发生的损害与抗损害反应的力量对比。疾病过程中诊断和治疗是否及时与正确,对疾病的转归起着极为重要的作用。疾病的转归有完全恢复健康、不完全恢复健康和死亡三种情况。

(一)完全恢复健康

完全恢复健康(complete recovery)即痊愈,是指致病因素以及疾病时发生的各种损害性变化完全消除,恢复机体的自稳调节状态以及机体对外界环境的适应能力,社会行为(包括劳动能力)也完全恢复正常。完全恢复健康说明机体的防御、代谢等反应取得绝对的优势。完全恢复健康是常见的。不少传染病痊愈以后,机体还能获得特异的免疫力。

(二)不完全恢复健康

不完全恢复健康(incomplete recovery)是指损害性变化得到了控制,主要症状已经消失,但体内仍存在着某些病理变化,通过代偿来维持相对正常的生命活动。如果过分地增加机体的功能负荷,就可因代偿失调而致疾病再现。例如,心瓣膜病引起的心力衰竭经有效治疗后,患者的主要症状可以消失,但心瓣膜的病变依然存在,如果某些因素(感染、缺氧、过度劳累等)增加心负荷,导致代偿失调还可再次发生心力衰竭。

因外伤或其他疾病引起的各种伤残,如肢体截除、器官切除、肢体瘫痪等,也归入不完全恢复健康的范畴。

(三)死亡

死亡(death)是个体生命活动的永远终止。按照传统的概念,认为死亡是一个过程,分为濒死期、临床死亡期、生物学死亡期三个阶段。随着医学的发展,由于社会、法律、医学方面的需要,人们对死亡进行了大量研究,对死亡有了新的认识。

一般认为,死亡是指机体作为一个整体的功能永久性停止,并以脑死亡(brain death)作为死亡的标志。脑死亡是指大脑半球、间脑、脑干各部分的全脑功能永久性丧失。判断脑死亡的依据如下:①不可逆昏迷和大脑无反应性:不能逆转的意识丧失,对外界刺激不发生有目的的反应。②自主呼吸停止:进行人工呼吸15min后仍无自主呼吸。③瞳孔散大或固定:个别患者可无瞳孔散大,但瞳孔固定(对光反应消失)是必有的。④颅神经反射消失:包括瞳孔反射、角膜反射、视听反射、咳嗽反射、恶心反射、吞咽反射等的消失。⑤脑电波消失。⑥脑血管造影证明脑血液循环停止。

脑死亡并不意味着器官组织同时都发生死亡。在整个死亡以后一定时间内,有些器官、系统和某些组织、细胞还能继续进行功能活动。例如,当一个患者作为一个整体的功能停止后,如果继续借助呼吸、循环辅助装置,在一定时间内,还可维持器官、组织水平的血液循环,成为器官移植手术提供良好的供者。因此,脑死亡概念的提出不论在理论上还是在实践上都有重要的意义。

思考与练习

一、名词解释

1.健康 2.疾病 3.脑死亡 4.病因 5.诱因 6.完全康复

二、选择题

1.现代死亡的新概念是 （ ）
  A.脑死亡   B.临床死亡   C.心跳、呼吸停止
  D.一切反射消失   E.脑电波消失

2.下列哪个不是疾病的经过分期 （ ）
  A.潜伏期   B.前驱期   C.体征明显期
  D.症状明显期   E.转归期

3.最常见的病因是 （ ）
  A.物理性因素   B.生物性因素   C.免疫性因素
  D.化学性因素   E.营养性因素

4.从疾病出现一般症状开始到特异症状出现的这段时间称为 （ ）
  A.潜伏期   B.前驱期   C.典型期
  D.症状明显期   E.转归期

5.有关健康的正确提法是 （ ）
  A.没有疾病   B.指体格健全   C.精神状态良好
  D.社会适应能力的良好状态
  E.没有疾病或病痛,躯体上、精神上和社会上的完全良好状态

6.下述哪项属于患者的症状 （ ）
  A.心脏杂音   B.湿啰音   C.体温升高
  D.呕吐   E.肝大

7.下述哪项属于患者的体征 （ ）
  A.头晕   B.心脏杂音   C.头痛
  D.恶心   E.腹痛

8.病因学研究的内容是 （ ）
  A.疾病发生的原因与条件
  B.与疾病发生密切关系的危险因素
  C.疾病时自稳态调节紊乱的规律
  D.因果转化规律
  E.疾病转归规律

9.疾病发生必不可少的因素是 （ ）
  A.疾病的条件   B.疾病的原因   C.疾病的危险因素
  D.疾病的诱因   E.疾病的外因

10. 下列哪项不宜作为脑死亡的标准 （　　）
    A. 心跳停止   B. 自主呼吸停止
    C. 颅神经反射消失   D. 不可逆昏迷和大脑无反应性
    E. 瞳孔散大或固定

11. 决定疾病特异性的因素是 （　　）
    A. 致病的原因   B. 致病的条件   C. 疾病的诱因
    D. 机体的反应性   E. 机体的本身特征

12. 下列关于生物性因素致病的叙述,哪项是错误的 （　　）
    A. 病原体致病力的强弱与侵入宿主的数量、侵袭力和毒力有关
    B. 病原体有一定的入侵门户和定位
    C. 生物病原体都能引起疾病
    D. 致病微生物常可引起机体免疫反应
    E. 病原体主要包括病原微生物和寄生虫

13. 下列哪项不属于生物性致病因素 （　　）
    A. 细菌   B. 病毒   C. 药物中毒
    D. 寄生虫   E. 立克次体

14. 死亡的概念是指 （　　）
    A. 呼吸心跳停止,各种反射消失
    B. 各组织器官的生命活动终止
    C. 机体作为一个整体功能的永久性停止
    D. 脑干以上中枢神经系统处于深度抑制状态
    E. 重要生命器官发生不可逆性损伤

三、问答题

判断脑死亡的主要依据有哪些?

参考答案

第十四章　水与电解质代谢紊乱

教学 PPT

第一节　水、钠代谢紊乱

水和电解质广泛分布于机体细胞内外,统称体液。正常成人体液总量约占体重的 60%,细胞内液约占 40%,细胞外液约占 20%。在细胞外液中,血浆约占 5%,组织液约占 15%(分布于组织间隙和体腔中)。

水、电解质的代谢,主要通过神经-内分泌系统的调节而维持。许多疾病,外界环境的剧烈变化和某些医疗因素,都可引起水、电解质代谢紊乱,这些紊乱如果得不到及时纠正,常会引起严重后果,甚至危及生命。因此,掌握水、电解质代谢紊乱的发生机制及其演变规律,纠正水和电解质紊乱的输液疗法,对医疗工作是十分重要的。一般根据水钠在体内减少或增多分两大类:水钠在体内减少的为脱水;水钠在体内增多的有水中毒、水肿和盐中毒。

一、脱水

脱水(dehydration)是指各种原因引起的体液容量明显减少。按脱水后,根据细胞外液的渗透压不同,可分为高渗性脱水、低渗性脱水、等渗性脱水三种类型。正常血浆渗透压为 $280\sim310\text{mmol/L}$。由于 Na^+ 占血浆中正离子的 90% 以上(其含量为 $130\sim150\text{mmol/L}$),所以血浆渗透压的高低主要受 Na^+ 的影响,故临床一般以测量血清钠含量来判断血浆渗透压的高低。

(一)高渗性脱水

高渗性脱水(hypertonic dehydration)又称失水性脱水,由于失水多于失钠,血清钠含量 $>150\text{mmol/L}$,血浆渗透压 $>310\text{mmol/L}$。

1. 原因

(1)饮水不足:主要见于不能或不会饮水,如婴幼儿、极度衰弱、吞咽困难或频繁呕吐的患者等;水源断绝,如沙漠迷路;丧失渴感,如昏迷患者或下丘脑口渴中枢损害的患者等,由于呼吸道、皮肤不感蒸发仍在不断丢失水分,而致失水大于失钠。

（2）失水过多：经皮肤、肺丢失水分，如发热、过度通气（如癔症、代谢性酸中毒）的患者通过蒸发丢失水分，大汗严重者每小时可丢失 800ml 低渗液；从胃肠道丢失，如婴幼儿腹泻时，排出水样便；经肾丢失，如中枢性尿崩症患者由于下丘脑病变，使抗利尿激素（antidiuretic hormone，ADH）合成、分泌不足；肾性尿崩症患者对 ADH 敏感性降低，皆可使肾远曲小管和集合管对水重吸收减少而排出大量低渗尿。各种原因引起的渗透性利尿，如反复应用甘露醇、山梨醇、尿素、高渗糖等，昏迷患者鼻饲高蛋白饮食时，均使原尿渗透压升高而致水分大量丧失。

2. 对机体的影响　因失水大于失钠，血浆钠含量和细胞外液渗透压升高，由此机体产生以下变化：

（1）少尿：细胞外液渗透压升高，刺激下丘脑感受器，抗利尿激素分泌增加，肾小管对水的重吸收增加，使尿量减少而尿比重增高。

（2）口渴：细胞外液渗透压升高，刺激口渴中枢，产生口渴感觉。

（3）脱水热：过度脱水，造成散热减少，产生脱水热。

（4）功能紊乱：细胞外液渗透压升高，细胞内液向细胞外转移，造成细胞内脱水，使各系统器官功能发生障碍。脑细胞脱水和少尿引起的氮质血症，使患者出现淡漠、烦躁、嗜睡、昏迷，甚至死亡。早期因细胞外液容量得到了一定程度的恢复，对循环影响不大，但晚期可发生循环功能衰竭。

3. 防治原则

（1）去除病因，防治原发病。

（2）静脉给予 5％葡萄糖溶液或口服淡盐水以补充水分；但要注意，输入不含电解质的葡萄糖溶液过多反而有引起水中毒（尤其是脑水肿）的危险，输入过快又加重心脏负担。

（3）因仍有失钠，还应补充一定量的含钠溶液。

（二）低渗性脱水

低渗性脱水（hypotonic dehydration）又称失盐性脱水，因失钠多于失水，血清钠含量 <130mmol/L，血浆渗透压 <280mmol/L。

1. 原因　常见的原因是经肾或肾外丢失大量体液后处理措施不当，只补充水，未能注意电解质的补充。

（1）肾性失钠。见于以下情况：①连续使用排 Na^+ 性利尿剂（如氢氯噻嗪、呋塞米及依他尼酸等），抑制肾小管对钠、水的重吸收，如再加上限制钠盐摄入，则钠的缺乏更为明显；②急性肾功能衰竭多尿期时，由于原尿中溶质浓度升高引起的渗透性利尿，使肾小管上皮对钠、水重吸收减少；③慢性间质性肾疾患，髓质结构被破坏，影响钠的重吸收；④肾上腺皮质功能不全，如患 Addison 病时，由于醛固酮分泌减少，使肾小管对钠重吸收减少。

（2）肾外性失钠。①丧失大量消化液：是最常见的原因。多是由于呕吐、腹泻，或胃、肠吸引术丢失消化液（肠、胰液、胆汁的 Na^+ 浓度在 120～140mmol/L），而仅给予饮水或输入葡萄糖溶液。②大量出汗：可失钠达每小时 30～40mmol/L，若仅补水则可致低渗脱水。③大面积烧伤：大量血浆由烧伤创面丢失而只补水。

2. 对机体的影响　因失钠多于失水，细胞外液低渗是基本环节，由此机体产生以下变化：

（1）易发生休克：低渗性脱水时减少的主要是细胞外液，同时低渗液体向渗透压较高的细胞内转移,导致细胞外液量进一步减少,有明显的脱水征,如皮肤弹性减退,眼窝和婴幼儿囟门凹陷等。外周循环衰竭症状出现较早,患者有直立性眩晕、血压下降、四肢厥冷、脉搏细速等症状。

(2)口渴不明显:由于血浆渗透压降低,故机体虽缺水,但却不思水。

(3)尿的变化:①尿量:早期可排出较多的低渗尿,尿比重降低;晚期,因血容量不足,刺激容量感受器而使 ADH 分泌增多,肾重吸收水分增多,此时尿量反而减少,比重升高。②尿钠:经肾失钠的患者,尿钠含量增多($>20mmol/L$);肾外性失钠的患者则因低血容量所致的肾血流量减少而激活肾素-血管紧张素-醛固酮系统,使肾小管对钠的重吸收增加,结果导致尿钠含量减少($<10mmol/L$)。

(4)细胞水肿:细胞外液向细胞内渗透,造成了细胞内水肿,脑细胞水肿可引起颅内高压,肺水肿可引起呼吸困难。

3.防治原则

(1)去除病因,防治原发病。

(2)适当补充等渗或高渗盐水,以恢复细胞外液的量和渗透压。如出现休克,积极抢救。

(3)病情稳定后可适当增加葡萄糖溶液,并防止机体继续丢失水分。

(三)等渗性脱水

等渗性脱水(isotonic dehydration)的特点是水、钠按其在血浆中的浓度比例丢失,血清钠浓度为 $130\sim150mmol/L$,血浆渗透压为 $280\sim310mmol/L$。

1.原因 此类脱水临床最为常见,多见于以下情况:

(1)胃肠液大量丢失,见于呕吐、腹泻、胃肠道引流、肠梗阻等。

(2)大量血浆丢失,见于大面积烧伤等。

(3)大量放胸腔积液、腹腔积液。

2.对机体的影响 主要是细胞外液容量减少,细胞内液变化不大。由于血容量减少,机体可通过调节系统使 ADH 和醛固酮分泌增多,促使肾重吸收钠、水增多,从而使细胞外液得到补充。患者尿量减少,尿中钠离子、氯离子减少。如果细胞外液明显减少,则可发生血压下降,甚至出现休克和急性肾衰竭。

等渗性脱水患者,如未得到及时正确地处理,则可因不感蒸发,继续丢失水分而转变为高渗性脱水,或因只补水、不补钠而转变为低渗性脱水。

3.防治原则

(1)去除病因,防治原发病。

(2)应补充偏低渗液。

(四)护理原则

1.注意患者一般情况的变化,如口渴、眼窝凹陷、皮肤弹性、精神状态等,及时给缺水患者补充水分。

2.密切观察患者的脉搏、血压、体温和神志的变化,以便及早发现脱水引起的脑水肿、休克等危重病情,及时治疗和护理。

二、水中毒

水中毒(water intoxication)是指在某些病理情况下,当摄入的水量超过肾排水限度时,大量的水分在体内潴留,引起细胞内、外容量增多并呈低渗状态,故又称高容量性低钠血症。患者体内钠总量正常或增多。

1.原因

(1)ADH分泌过多:ADH分泌过多,使远曲小管和集合管对水的重吸收增加,是水中毒的常见原因。ADH分泌过多见于各种应激反应(如疼痛、创伤、手术、失血、休克、恐惧等)、肺燕麦细胞癌、淋巴瘤等恶性肿瘤和中枢神经系统疾病。

(2)肾泌尿功能障碍:见于急性肾功能衰竭的少尿期,肾排水减少,如饮水或输水过多,即可引起水中毒。另外,慢性充血性心力衰竭和肝硬化时,由于有效循环血量减少,使肾血流减少,肾排水明显下降,若不限制水分摄入量,亦可引起水中毒。

在肾功能良好的情况下,一般不容易发生水中毒,故水中毒最常发生于急性肾功能不全的患者输液不当时。

2.机体变化　由于水潴留,使细胞外液量过多,细胞液渗透压降低,此时过多的水又不能及时排出,则水向渗透压较高的细胞内转移,结果使细胞内、外液容量均增多,而渗透压均降低。由于细胞外液水分过多,血液被稀释而发生稀释性低钠血症。水中毒影响最大、危害最重的是脑组织,当血清钠降至125mmol/L以下时,水分开始进入脑组织内,导致脑水肿、颅内压增高,引起神经精神症状。由于细胞内液容量明显大于细胞外液容量,所以皮下水肿不明显,但体重可迅速增加。

3.防治和护理原则

(1)防治原发病,预防水中毒的发生。

(2)积极治疗水中毒:轻者,只要停止或限制水分摄入即可自行恢复;重症或急症患者,应禁水、静脉滴注高渗盐水和利尿(静脉给予甘露醇等渗透性利尿剂或呋塞米等强利尿剂)。

(3)护理上,应准确记录患者的体重以及液体出入量,使入量小于出量。注意患者一般情况的变化,密切观察患者的脉搏、血压、尿量、有无水肿和神志的变化,以便及早发现脑细胞水肿等危重病情,及时治疗和护理。

第二节　钾代谢紊乱

正常人体含钾量约为50~55mmol/kg体重,其中98%存在于细胞内,仅约2%存在于细胞外液中。体内的钾主要是从食物中获得,随尿排出。正常血清钾含量为3.5~5.5mmol/L。钾代谢紊乱主要是指细胞外液钾离子含量异常,分为低钾血症和高钾血症。

一、低钾血症

低钾血症(hypokalemia)是指血清钾含量小于3.5mmol/L。

(一)原因

1.钾摄入不足　见于不能进食或禁食者和神经性厌食患者,如消化道梗阻、昏迷等患者。

2.钾丢失过多

(1)经消化道丢失:是小儿失钾最重要的原因,如呕吐、腹泻、胃肠减压引起大量含钾消化液的丢失。

(2)经肾丢失过多:是成人失钾最重要的原因,如长期使用利尿剂或肾上腺皮质激素分泌过多,可使钾丢失过多;急性肾功能衰竭的多尿期,亦可使钾丢失过多。

(3)经皮肤失钾:大量出汗只补充不含钾溶液亦可引起低钾血症。

3.钾在体内分布异常

(1)使用胰岛素:糖尿病患者用胰岛素进行治疗时,使糖原合成加强,促进细胞外 K^+ 进入细胞内,导致血钾降低。

(2)急性碱中毒:一方面,细胞内的 H^+ 移出,细胞外的钾进入细胞内,使血钾含量降低;另一方面,肾小管上皮细胞内 K^+-Na^+ 交换增加,尿钾排出增多。

(3)其他:如家族性周期性麻痹症、钡中毒、粗制棉籽油(含有棉酚)中毒等。

(二)机体变化

对低钾血症的反应个体差异较大,取决于血钾降低的速度、程度和持续时间。最主要的影响是引起骨骼肌弛缓性麻痹、心律失常和酸碱平衡紊乱。

1.对神经-肌肉兴奋性的影响

(1)急性低钾血症:由于细胞外液钾含量急剧降低,细胞内 K^+ 外流增加,静息电位与阈电位差值增大,肌细胞处于超级化阻滞状态,兴奋性降低。骨骼肌出现肌无力乃至弛缓性麻痹,以四肢表现最为明显,严重者可发生呼吸肌麻痹;平滑肌兴奋性降低,出现胃肠运动减弱、恶心、呕吐、厌食,严重者出现腹胀,甚至麻痹性肠梗阻。

(2)慢性低钾血症:膜电位变化不明显,肌细胞的兴奋性变化不大,症状也不明显。

2.对心脏的影响 低钾血症时,心脏的主要表现是心律失常,其主要机制是低血钾影响心肌电生理特征,使心肌兴奋性和自律性增高,而传导性降低,收缩性先高后低。

3.对酸碱平衡的影响 碱中毒时,尿液一般呈碱性。但在低钾血症所引起的代谢性碱中毒时,因缺钾肾小管上皮细胞 K^+-Na^+ 交换减少,促进 H^+-Na^+ 交换增强,导致肾泌 H^+ 增多,使尿液呈酸性,故称反常性酸性尿。

(三)防治和护理原则

1.消除病因,积极治疗原发病。

2.补钾 应遵循下述原则:见尿补钾;最好为口服;控制剂量和速度;禁止静脉注射;杜绝医源性高钾引起心搏骤停。

(1)见尿补钾:每日尿量不少于 500ml,每小时 30ml 以上较安全。肾功能不全患者应严密监测。补钾途径,最好为口服氯化钾。

(2)控制剂量和速度:静脉补钾不宜过多、过快、过浓。可将 1.0～1.5g 氯化钠加入 500ml 生理盐水或 5% 葡萄糖溶液中,浓度控制在 30～40mmol/L,以防刺激血管壁而引起疼痛。

(3)补钾量需视缺钾严重程度而定,滴定速度控制在每小时 10～20mmol。严防医源性高钾血症发生。细胞内缺钾恢复较为缓慢,一般需补钾 4～6d,严重者需 10～20d 后细胞内外钾才能达到平衡。

3.护理时应注意核对静脉补钾的量、浓度、速度,密切观察患者的尿量、生命体征、神经-肌肉的表现、心电图。

二、高钾血症

高钾血症(hyperkalemia)是指血清钾含量高于 5.5mmol/L。

(一)原因

1. **肾排钾减少** 是引起高钾血症的主要原因。正常肾具有很强的排钾能力,所以一般只有在肾排钾障碍时才容易发生高钾血症。

(1)肾小球滤过率减少:任何原因引起的少尿、无尿几乎都可发生高钾血症,临床上最常见于急性肾衰竭患者。当急性肾衰竭伴有大量组织细胞损伤和酸中毒时,高钾血症就更为严重。

(2)醛固酮减少或肾小管排钾障碍:当醛固酮缺乏(常见于艾迪生病)时,肾小管的排钾保钠作用受损,或因间质性肾炎损害肾小管后使其排钾功能障碍。

(3)大量长期应用保钾性利尿剂:如螺内酯是醛固酮的拮抗剂;氨苯蝶啶能抑制远曲小管和集合管分泌钾,引起钾在体内潴留。

2. **细胞内钾释出**

(1)酸中毒:细胞外液的 H^+ 进入细胞内缓冲,K^+ 从细胞内转移出来,此时肾小管排 H^+ 增多,排 K^+ 减少。

(2)溶血或严重创伤:大量溶血,红细胞内的 K^+ 释放入血。严重创伤,特别是挤压伤,细胞破坏释放出大量的 K^+。如果肾功能良好,增多的 K^+ 可很快从肾排出,一般不引起高钾血症;但大量溶血和严重创伤时,往往伴有肾泌尿功能的障碍,此时更易发生高钾血症。

(3)缺氧:由于能量代谢障碍,ATP 生成不足,细胞膜 Na^+-K^+ 泵功能障碍,非但细胞外液的钾不能泵入细胞,而且细胞内液的钾还可大量外流,引起高钾血症。

(4)其他:家族性高钾性周期性麻痹,于剧烈运动和应激后发作;胰岛素缺乏,糖尿病酮症或非酮症患者均可发生高钾血症。

3. **钾摄入过多** 见于静脉输钾过多过快或大量输入库存血,特别是在肾功能低下时可引起高钾血症。

(二)对机体的影响

高钾血症对机体的影响主要表现为肌无力和心律失常,但严重的高钾血症性瘫痪较少见,因为血钾水平尚未高至瘫痪程度时,患者往往因致命性的心律失常或心搏骤停而死亡。

1. **对神经-肌肉的影响**

(1)急性高钾血症时,神经-肌肉兴奋性升高,表现为烦躁不安、膝反射亢进、肢体刺痛、感觉异常、轻度肌肉震颤和疼痛以及腹泻、肠绞痛等。随血钾浓度逐步升高,神经-肌肉的兴奋性降低,表现为四肢软弱无力,腱反射消失,甚或弛缓性麻痹。

(2)慢性高钾血症时,症状不如急性明显。

2. **对心脏的影响**

高钾血症对机体最严重的影响是对心脏的毒性作用,发生各种各样的心律失常,特别是一些致死性的心律失常,如心搏骤停。

轻度高钾血症时,心肌的兴奋性增高,而传导性、自律性和收缩性均降低;当血清钾浓度超过 7mmol/L 时,心肌的兴奋性、传导性、自律性和收缩性均降低。

高钾血症时心电图的表现:早期 T 波高尖、Q-T 间期缩短,随后出现 QRS 波群增宽、P-R 间期延长。

3.对酸碱平衡的影响 高钾血症时可出现代谢性酸中毒。因为细胞外 K^+ 浓度增高,细胞外 K^+ 移入细胞内,而细胞内 H^+ 移至细胞外,从而使细胞外 H^+ 浓度增高,此时,肾小管上皮细胞内 K^+ 升高,促进了 K^+-Na^+ 交换,减少了 H^+-Na^+ 交换,即肾小管上皮细胞泌 K^+ 增多而泌 H^+ 减少,使尿液呈碱性,故称反常性碱性尿。

(三)防治和护理原则

1.积极防治原发病 消除和控制引起高钾血症的原因。

2.降低体内钾总量 减少钾的摄入;排出体内过多的钾,可使用离子交换树脂、山梨醇导泻,必要时进行腹膜透析和血液透析。

3.促进 K^+ 转入细胞内 静脉给予葡萄糖加胰岛素或给碳酸氢钠碱性液。

4.对抗高钾对心肌的毒性作用 给予钙剂和钠盐。钙剂可使心肌收缩性增强,钠盐可对抗高钾引起的心肌传导性降低。

5.注意观察患者血压、呼吸和肌力的变化,持续心电图监测,密切注意血钾浓度的变化。

思考与练习

一、名词解释

1.脱水 2.低渗性脱水 3.高渗性脱水 4.等渗性脱水 5.水中毒 6.脱水热
7.低钾血症 8.高钾血症

二、选择题

1.机体的内环境是指 （ ）
  A.细胞外液   B.细胞内液   C.血浆
  D.跨细胞液   E.淋巴液

2.抗利尿激素(ADH)的作用部位是在肾脏 （ ）
  A.近曲小管和远曲小管   B.近曲小管和髓袢降支   C.近曲小管和集合管
  D.远曲小管和集合管   E.髓袢升支和远曲小管

3.何种类型的水与电解质失衡最易发生外周循环衰竭 （ ）
  A.高渗性脱水   B.低渗性脱水   C.等渗性脱水
  D.水中毒   E.水肿

4.大量出汗未加处理易引起 （ ）
  A.高渗性脱水   B.低渗性脱水   C.等渗性脱水
  D.水中毒   E.水肿

5.严重呕吐、腹泻的患儿有皮肤弹性降低,眼窝凹陷,前囟下陷,这主要是 （ ）
  A.血容量减少   B.细胞外液减少   C.低钾血症
  D.低钠血症   E.细胞内液减少

6.水源断绝引起脱水时,体液分布变化特点是 （ ）
  A.细胞内液无丢失,仅丢失血浆
  B.细胞内外液均减少,但以细胞外液减少更明显

C. 细胞内外液均减少,但以细胞内液减少为主

D. 细胞内液无丢失,仅丢失组织间液

E. 细胞内外液均明显减少

7. 高渗性脱水患者最早出现的表现是 （   ）

    A. 外周循环衰竭   B. 尿钠减少   C. 血清钾浓度降低

    D. 口渴   E. 细胞内液量增多

8. 某患者反复呕吐、腹泻伴高热 2d,最易发生哪种类型脱水 （   ）

    A. 高渗性脱水   B. 低渗性脱水   C. 等渗性脱水

    D. 水中毒   E. 水肿

9. 下述哪项不是水中毒时的基本特征 （   ）

    A. 细胞外液低渗,细胞外液量增多   B. 细胞内液低渗,细胞内液量增多

    C. 肾排水功能降低   D. 抗利尿激素分泌减少

    E. 脑细胞水肿

10. 反常性碱性尿常见于 （   ）

    A. 乳酸酸中毒   B. 酮症酸中毒   C. 肾小管性酸中毒

    D. 高钾血症性酸中毒   E. 呼吸性酸中毒

11. 急性低钾血症引起神经-肌肉兴奋性降低的主要机制是 （   ）

    A. 阈电位负值减少   B. 阈电位负值增大   C. 阈电位正值减少

    D. 静息电位负值增大   E. 静息电位负值减小

12. 急性重度高钾血症对心肌的影响是 （   ）

    A. 兴奋性增高,传导性增高,自律性增高   B. 兴奋性增高,传导性降低,自律性增高

    C. 兴奋性降低,传导性降低,自律性降低   D. 兴奋性降低,传导性增高,自律性降低

    E. 兴奋性增高,传导性降低,自律性降低

13. 成人失钾最重要的途径是 （   ）

    A. 经皮肤失钾   B. 经胃失钾   C. 经小肠失钾

    D. 经结肠失钾   E. 经肾失钾

14. 某患者行肠道手术后禁食 3d,每天静脉输入大量 5% 葡萄糖液以维持营养和补充水分,此患者最易发生的电解质紊乱是 （   ）

    A. 低血钠   B. 低血钙   C. 低血镁

    D. 低血磷   E. 低血钾

三、问答题

1. 试述低渗性脱水易导致休克的机制。

2. 试述反常性酸中毒的发生机制。

参考答案

第十五章　水　肿

教学 PPT

　　水肿(edema)是指过多的液体在组织间隙或体腔中积聚。如果水肿发生在体腔内,临床上一般称之为积水或积液(hydrops),如心包积水、胸腔积水、腹腔积水等。水肿不是一种独立的疾病,而是许多疾病的一种常见的病理过程。

第一节　水肿的分类

　　1. 按水肿波及范围　可分为全身性水肿和局部性水肿。
　　2. 按发生的原因　可分为心性水肿、肾性水肿、肝性水肿、营养不良性水肿、淋巴性水肿、炎性水肿等,这是较常用的分类法。
　　3. 按水肿发生的部位　分为皮下水肿、脑水肿、肺水肿等。
　　4. 按皮下水肿液存在状态　分为显性水肿(凹陷性水肿)和隐性水肿(非凹陷性水肿)。

第二节　水肿的原因与发生机制

　　正常人体的血管内液(血浆)与血管外液(组织液)通过微血管壁不断地进行交换,维持着动态平衡,同时体内外的液体也在进行交换并维持动态平衡。如果这两个平衡失调,使组织间液生成增多和(或)水钠潴留,即可导致水肿的发生。

一、血管内外液体交换失衡导致组织液的生成大于回流

　　机体组织液的生成和回流保持着动态平衡,这种平衡与下列因素有关:①有效流体静压:毛细血管平均流体静压为 2.33kPa,组织间隙平均流体静压为 -0.87kPa,两者之差是 3.20kPa,即有效流体静压,是促使血管内液体向外滤出的力量。②有效胶体渗透压:正常人血浆胶体渗透压为 3.72kPa,组织间液胶体渗透压为 0.67kPa,两者之差为 3.05kPa,即有效胶体渗透压,是促使组织间液回流到血管内的力量。有效流体静压与有效胶体渗透压之差

值为实际压强,为 0.15kPa,因此在正常情况下组织液的生成大于回流。③淋巴回流:平均实际滤过压所生成的液体可通过淋巴系统回流到血液循环,保持组织液的生成与回流的平衡。由此可见,只要上述一个因素失调或两个及以上因素同时或相继失调,均可导致水肿。

1.毛细血管流体静压升高 主要原因是静脉压升高。右心衰竭可引起全身水肿;左心衰竭可引起肺水肿;肝硬化时,门静脉压升高引起腹腔积液;局部静脉受压或阻塞可引起局部水肿;动脉性充血时毛细血管流体静压升高是炎性水肿的重要原因之一。

2.血浆胶体渗透压降低 主要原因是血浆蛋白减少(以清蛋白为主,临床上,当血浆清蛋白<20g/L时),导致组织间液回流到血管内的力量减弱。①蛋白质摄入不足:见于禁食、胃肠消化吸收功能严重障碍患者。②清蛋白合成减少:见于长期慢性肝硬化患者。③蛋白质丧失过多:见于肾病综合征时大量蛋白质从尿中排出。④蛋白质消耗过多:见于恶性肿瘤、慢性消耗性疾病等。⑤血浆稀释:见于有明显钠、水潴留或输入大量非胶体溶液(如生理盐水)时,血浆被稀释,血浆清蛋白浓度相对降低。

3.微血管壁通透性增加 正常毛细血管壁只允许微量血浆蛋白滤出,因此在毛细血管内外形成了很大的胶体渗透压梯度。当微血管壁通透性增高时,大量血浆蛋白滤出至组织间液,血浆胶体渗透压的降低和组织间液的胶体渗透压的升高,导致组织液过多积聚而引起水肿。这类水肿液的特点是所含蛋白量较高。常见原因有感染、烧伤、冻伤、化学伤、缺氧、酸中毒、某些变态反应性疾病以及昆虫咬伤等。这些因素可直接损伤微血管或通过组胺、激肽类等炎性介质的作用而使微血管的通透性增高。

4.淋巴回流受阻 淋巴回流是组织液回收的重要辅助途径,不仅能回收组织液及渗出的少量蛋白质,而且在组织液形成增多时还可代偿性地增大回流量,因而淋巴回流是一个重要的抗水肿因素。如果回流受阻,则含有蛋白质的组织液就会积聚在组织间隙中,这种水肿称为淋巴水肿(lymphedema)。如果水肿液长期不能吸收,积聚的蛋白质可刺激周围纤维组织增生,导致组织肥厚。常见的病因有:丝虫病时阻塞淋巴管,引起阴囊、肢体等部位的水肿,称为象皮肿;恶性肿瘤细胞转移到淋巴结并阻塞淋巴管引起局部组织水肿;手术摘除淋巴结可致局部组织水肿等。

二、体内外液体交换失衡导致水钠潴留

体内外液体交换平衡保持着体液容量的相对恒定,这主要依赖肾对钠、水排泄的调节。

肾对钠、水的排泄取决于肾小球滤过率(glomerular filtration rate,GFR)和肾小管的重吸收功能。在正常情况下,从肾小球通过的钠、水总量,仅有 0.5%~1.0% 排出体外,99.0%~99.5% 被肾小管重吸收。如果肾小球滤过率减少和(或)肾小管重吸收增多,导致球-管平衡失调,就会引起钠、水潴留和全身性水肿。

1.肾小球滤过率降低

(1)肾小球滤过总面积减少:如急性或慢性肾小球肾炎时,大量肾小球发生病变,使滤过面积明显减少,肾小球滤过率因此降低,导致体内钠、水潴留。

(2)有效循环血量减少:充血性心力衰竭、肝硬腔积液伴腹水和肾病综合征时,有效循环血量减少,使肾血流量减少及继发交感-肾上腺髓质系统、肾素-血管紧张素系统兴奋,使肾小动脉收缩,肾血流进一步减少,肾小球滤过率下降,导致钠、水潴留。

2.肾小管重吸收钠、水增多

(1)肾血流重分布:在正常情况下,90%的肾血流流经皮质肾单位,而皮质肾单位(约占总数的85%)髓袢较短,不进入髓质高渗区,对钠、水的重吸收较强。当肾血流量减少时,因皮质血管对儿茶酚胺、肾素-血管紧张素敏感性较高而明显收缩,导致肾血流重分布,使皮质血流量降低、髓质血流量增加,就为近髓肾单位的髓袢在高渗区增加对钠、水的重吸收创造了条件。

(2)肾小球滤过分数(filtration fraction,FF)升高:在心衰或肾病综合征时,肾血流量随着循环血量的减少而下降,儿茶酚胺和肾素-血管紧张素系统活性增强,可使肾出球小动脉比入球小动脉收缩更明显,滤过压升高,故肾小球滤过率相对较高,即FF升高,使肾小管周围毛细血管中的胶体渗透压升高,流体静压下降,两者都可促使钠、水的重吸收,近曲小管对钠、水重吸收增加。

(3)肾素-血管紧张素-醛固酮系统活性增高的常见原因:各种原因所致的有效循环血流减少时,肾血流量亦随之减少,滤过压下降,流经远曲小管的尿液中 Na^+ 减少,分别激活肾小球入球小动脉的压力感受器和化学感受器致密斑使肾素释放而激活肾素-血管紧张素-醛固酮系统;肝硬化患者肝功能严重障碍,对醛固酮等激素的灭活减少,使血中醛固酮相应地增多。醛固酮可使远曲小管和集合管上皮细胞对钠的通透性增高,排出 K^+ 而重吸收钠、水增多。

(4)抗利尿激素(antidiuretic hormone,ADH)释放增多:ADH 增多的因素有:有效循环血量减少时,肾素-血管紧张素系统激活,血管紧张素Ⅱ刺激下丘脑-神经垂体分泌、释放ADH 增多;醛固酮增多时,促进了肾小管对钠的重吸收,使血浆晶体渗透压增高,刺激下丘脑渗透压感受器,反射性地引起 ADH 分泌增多;血容量下降时,对左心房和胸腔大血管容量感受器的刺激减弱,反射性地使 ADH 分泌增多。ADH 主要作用于远曲小管和集合管,使其对水的重吸收增加。

(5)利钠激素(natriuretic hormone,NH)分泌减少:NH 又称心房利钠多肽,是由人的心房肌细胞合成并储存,在血容量增加时大量释放,有很强的利钠、利尿、扩血管作用。其作用机制是:抑制近曲小管重吸收钠,并抑制醛固酮的分泌。在血容量减少时,NH 分泌减少,使近曲小管对钠、水的重吸收增加是水肿的重要原因之一。

总之,水肿的发生是通过以上因素共同作用或相继作用的结果。

第三节 常见的水肿类型

一、心性水肿

通常将右心衰竭引起的全身性水肿称为心性水肿(cardiac edema)。

1.发生机制

(1)毛细血管流体静压升高:右心衰竭的主要表现是体循环静脉回流障碍、血管内淤血,使毛细血管静压明显升高,组织液生成大于回流,引起水肿。

(2)血浆胶体渗透压下降:由于体循环回流不畅,使消化道与肝长期处于淤血状态,蛋白质消化、吸收和合成功能降低,致血浆清蛋白减少;或钠、水潴留,血浆蛋白被稀释,血浆胶体渗透压下降,促使水肿发生。

(3)淋巴回流受阻:在正常情况下,毛细淋巴管回收组织液后,逐渐汇入胸导管,最后返回右心。右心衰竭时,可直接影响淋巴回流,促使水肿的发生。

(4)水钠潴留:是右心衰竭后期发生全身性水肿的重要机制。一方面,肾小球滤过率下降,主要原因是心力衰竭患者心泵能力下降,心排血量和有效循环血量减少,引起肾血流量降低,因而滤过率下降。临床检查证明,右心衰竭患者肾小球滤过率<70ml/min(正常值为120～140ml/min)。循环血量减少激活交感-肾上腺髓质系统和肾素-血管紧张素系统,肾血管收缩使肾血流量进一步减少,GFR 下降更明显。另一方面,肾小管对钠、水重吸收增多。由于有效循环血流减少,肾血流量减少,肾素-血管紧张素系统被激活,醛固酮、ADH 分泌释放增加,NH 分泌减少,肾内血流重分布,肾小球滤过分数增高等,使肾小球对钠、水的重吸收增多。

2.临床特点　皮下组织水肿是心性水肿的重要体征。在右心衰竭时,水肿主要出现在下垂部位,距心水平面垂直距离越远的部位,越早出现水肿,水肿也越明显。如站立或坐位时下肢尤其是足踝部最早出现较明显的水肿,仰卧时背部水肿较明显。随着病变加重,可出现腹腔积液、胸腔积液以及肝、脾、胃、肠的淤血。

二、肝性水肿

由肝脏疾病(如门脉性肝硬化、重症肝炎、肝癌等)引起的水肿称为肝性水肿(hepatic edema)。

1.发生机制　与肝静脉回流受阻、门静脉高压、血浆胶体渗透压降低、水钠潴留等因素有关。

2.临床特点　肝性水肿以腹腔积液为主要表现,严重时也可见下肢和皮下水肿。

三、肾性水肿

由肾脏的原发疾病引起的全身性水肿,称为肾性水肿(renal edema),可分为肾病性水肿、肾炎性水肿。

1.发生机制　肾病性水肿发病的主要环节:由于肾小球毛细血管通透性增高,大量蛋白质随尿排出,从而使血浆胶体渗透压下降,有效滤过压增大,组织液生成增加,导致全身性水肿。肾炎性水肿发病的主要环节:由于肾小球增生性病变,使肾小球滤过率降低而肾小管重吸收功能正常,甚至还会加强,从而使钠、水潴留,引起水肿。

2.临床特点　肾性水肿的临床特征早期表现为晨起时发现眼睑和面部浮肿。这个特征常常在患者还没有其他自觉症状时就可能已经出现,重者逐渐扩展到全身。肾病性水肿通常重于肾炎性水肿,并还可出现大量蛋白尿、低蛋白血症、高胆固醇血症等。

四、脑水肿

过多液体在脑组织间隙中积聚,引起脑体积增大和重量增加,称为脑水肿(brain edema)。

1.原因和发生机制　脑水肿按其发生机制不同可分为三种类型。

(1)血管源性脑水肿:如脑外伤、脑出血、脑脓肿、化脓性脑膜炎、脑肿瘤等。其发生机制是:在炎性介质和自由基的作用下,脑毛细血管受损,其通透性升高,外渗的血浆进入细胞间隙中。这是最常见的一类水肿,脑水肿主要发生于白质。

（2）细胞毒性脑水肿:见于心脏停搏、窒息等引起的急性脑缺血、缺氧;尿毒症糖尿病引起的内源性中毒;急性低钠血症、输液不当所致的水中毒等。其发生机制是:急性缺血、缺氧,使 ATP 合成减少,钠泵功能障碍,致使钠、水在细胞内潴留,引起细胞水肿;低钠血症引起细胞外液渗透压明显降低,使水分进入脑细胞内引起脑水肿。水肿液分布于脑细胞内,如神经细胞、神经胶质细胞、血管内皮细胞等。

（3）间质性脑水肿:常见于肿瘤或炎症阻塞大脑导水管或脑室管,引起脑积液循环障碍,过多的脑积液在脑室积聚,室内压升高,导致室管膜通透性增高甚至破裂,脑积液进入周围白质引起间质性水肿。

2.临床特点　脑水肿的临床表现取决于发生速度和严重程度。轻者脑水肿可无明显临床症状与体征。较严重的脑水肿,由于脑体积膨大,故而出现颅内压升高的临床表现,可出现头痛、头晕、呕吐、视乳头水肿、血压升高、心动过缓等;进一步发展可出现半身瘫痪、锥体束征、抽搐、昏迷;严重时可出现脑疝,以致患者死亡。

五、肺水肿

过多的体液积聚于肺组织内称为肺水肿(lung edema),分间质性肺水肿和肺泡性水肿。

1.原因和发生机制

（1）肺静脉回流受阻:多见于二尖瓣狭窄或左心衰竭,收缩末期左心残余血量增加,舒张时阻碍了肺静脉血的回流,导致肺静脉高压,使毛细血管流体静压升高;肺静脉有阻塞、狭窄,导致肺毛细血管内压升高。

（2）肺血容量增多:当体循环血量增多或在短时间内输入液体过多时,可使肺微血管流体静压增高、血浆胶体渗透压降低,导致液体渗出增多。

（3）微血管通透性增高:当肺部炎症、吸入毒气及氧中毒时,可直接损害毛细血管使其通透性增高;休克、成人呼吸窘迫综合征、肺内产生血管活性物质可使肺毛细血管通透性增高。

（4）肺淋巴回流受阻:硅沉着病、肺癌等病变,可引起肺淋巴管阻塞,淋巴回流受到限制。

2.临床特点　肺水肿发生后,降低了肺的顺应性,减少了肺泡气血交换面积,增加了气体弥散距离,从而使动脉血氧分压下降,引起肺动脉高压,可以继发引起右心衰竭。急性肺水肿发生后,患者出现进行性呼吸困难、发绀、咳嗽、痰多(粉红色泡沫痰),听诊有明显的水泡音。

六、水肿的治疗和护理原则

1.治疗原发病　水肿不是一种独立的疾病,是继发于各种疾病的病理过程,只有控制原发病才能有效地治疗。

2.针对发生机制进行治疗　某些全身性水肿或器官水肿,病因治疗见效慢,必须针对发生机制采取相应措施。如水钠潴留是全身性水肿的一个共同发病机制,应用利尿剂治疗,促进肾脏排出体内潴留的钠水,减少组织间液的积聚,同时限制钠水的摄入。血管源性脑水肿的主要发生机制是微血管壁通透性增高,应用大剂量糖皮质激素可降低血管壁的通透性,减少液体和蛋白质向组织间隙渗出。采用这种对症治疗措施,多能取得快速而明显的效果。

3.动态测量体重的变化　体重的变化能敏感地反映细胞内外液容量的变化,因而动态测量体重的增减是观察水肿消长的最有价值的指标。如充血性心力衰竭患者在皮肤出现凹陷体征前,已有较大量的组织间液积聚,体重可增加10%。

4.其他　对于多数因器官功能障碍引起的水肿患者,应给予卧床休息。如急性肾炎、肾病综合征、充血性心力衰竭、肝硬化等引起的水肿,适当地卧床休息可改善这些器官的血液供应,减轻其负荷,防止症状加重,有利于病情恢复。对于静脉回流受阻引起的局限性水肿,卧床休息、抬高患肢可减轻局部肢体淤血,改善局部血液循环。对于严重水肿、高血压、心力衰竭,或有脑水肿、肺水肿危险的患者和少尿患者,应严格限制钠盐摄入。对肾性水肿而多尿者,或水肿伴有额外体液丢失,如有腹泻、呕吐、放腹腔积液或利尿等患者,则不应严格限钠。

5.密切观察　对重要器官水肿,如喉头水肿、肺水肿、脑水肿,应严密观察患者一般情况的变化和神智的变化,以便及早发现窒息、急性心功能衰竭、脑疝等危重病情,及时治疗和护理。

思考与练习

一、名词解释

1.水肿　2.显性水肿　3.隐性水肿　4.脑水肿　5.心性水肿　6.肺水肿

二、选择题

1.水肿是指　　　　　　　　　　　　　　　　　　　　　（　　）

   A.细胞内液过多　　　　　　　　B.淋巴管内液过多

   C.组织间隙或体腔中液体过多　　D.水在体内潴留

   E.体内液体过多

2.体循环静脉压增高的常见原因是　　　　　　　　　　　（　　）

   A.血栓栓塞静脉腔　　　B.左心衰　　　　　　C.肿瘤转移到静脉

   D.右心衰　　　　　　　E.静脉壁受压

3.全身性水肿时,观察水肿消长的较敏感的方法是　　　　（　　）

   A.动态监测体重　　　　B.观察尿量　　　　　C.检查水肿的凹陷程度

   D.检查皮肤弹性　　　　E.监测血钠浓度

4.水肿液在组织间隙中呈凝胶状态时,称为　　　　　　　（　　）

   A.显性水肿　　　　　　B.凹陷性水肿　　　　C.隐性水肿

   D.黏液性水肿　　　　　E.特发性水肿

5.水肿时水钠潴留的基本机制是　　　　　　　　　　　　（　　）

   A.有效毛细血管流体静压增高　　B.有效胶体渗透压下降

   C.淋巴回流受阻　　　　　　　　D.毛细血管壁通透性增高

   E.肾-球管失衡

6.调节水钠平衡的最重要器官是　　　　　　　　　　　　（　　）

   A.皮肤　　　　　　　　B.肾　　　　　　　　C.消化道

D. 肺   E. 汗腺

7. 微血管壁受损导致水肿的主要机制是   ( )

   A. 血管口径增大   B. 血浆胶体渗透压降低而组织液胶体渗透压增高

   C. 水钠潴留   D. 淋巴回流受阻

   E. 毛细血管流体静压增高

8. 下述哪种情况会出现近曲小管上皮细胞对钠、水的重吸收增加   ( )

   A. 肾小球滤过分数升高   B. 肾小球滤过分数降低   C. 醛固酮分泌增多

   D. 抗利尿激素分泌增多   E. 利尿激素分泌增多

9. 二尖瓣狭窄引起肺水肿的主要发病因素是   ( )

   A. 肺微血管通透性增高   B. 肺循环血量增多   C. 肺静脉回流受阻

   D. 肺淋巴回流障碍   E. 血浆胶体渗透压降低

10. 下列关于心性水肿的说法,哪种是错误的   ( )

   A. 心性水肿是由右心衰竭引起的全身性水肿

   B. 皮下组织水肿是其重要体征

   C. 水肿一般先出现于面部和眼睑

   D. 其发生主要与静脉回流障碍有关

   E. 治疗时应增强心肌收缩力以提高心排血量

三、问答题

1. 简述水肿的发生机制。
2. 简述肺水肿的发生机制。

参考答案

第十六章　酸碱平衡紊乱

教学 PPT

体液适宜的酸碱度是机体组织、细胞进行正常生命活动的重要保证。在物质代谢过程中,机体不断摄入、产生酸性或碱性物质,依赖体内的缓冲系统、肺和肾脏的调节,使体液的 pH 维持在 7.35~7.45。疾病状态下,酸、碱负荷过量或代偿调节机制发生障碍,导致内环境酸碱度超出正常范围,称为酸碱平衡紊乱。原发性单纯型酸碱平衡紊乱可分为代谢性酸中毒、代谢性碱中毒、呼吸性酸中毒和呼吸性碱中毒四种;同时存在两种或两种以上的酸碱平衡紊乱称为混合型酸碱平衡紊乱。

第一节　酸碱来源及其调节机制

一、体液酸碱物质的来源

体液中的酸性物质和碱性物质主要是组织细胞在物质分解代谢过程中产生的,其中产生最多的是酸性物质,仅小部分为碱性物质。

(一)酸的来源

1. 挥发酸　碳酸是机体代谢活动过程中产生最多的酸性物质。分解的最终产物是 CO_2 和 H_2O,CO_2 气体经肺排出体外,故被称为挥发酸。在安静状态下,正常成人每天可生成的 CO_2 约为 300~400L。

2. 固定酸　固定酸是体内除碳酸外所有酸性物质的总称,因不能变成气体由肺呼出而只能通过肾由尿液排出的酸性物质。固定酸又称非挥发酸,主要有蛋白质分解代谢产生的硫酸、磷酸和尿酸,糖酵解生成的甘油酸、丙酮酸和乳酸,糖氧化过程生成的三羧酸,脂肪代谢产生的 β-羟丁酸和乙酰乙酸等。机体有时摄入一些酸性食物或服用酸性药物,如氯化铵、水杨酸等。正常成人每天从固定酸释放的 H^+ 约为 50~100mmol,比挥发酸释 H^+ 量少得多。

(二)碱的来源

主要来源于所摄入食物(如蔬菜、瓜果)中含有的枸橼酸钠、苹果酸钠和草酸钠等有机酸盐,在体内经过生物氧化可生成碱性物质。

二、酸碱平衡调节机制

机体对酸碱平衡的调节主要是由四大调节机制共同作用完成。

(一)血液缓冲系统的缓冲作用

血液缓冲系统由弱酸及其相对应的弱碱盐组成,其中弱酸对进入血液的碱起缓冲作用;弱酸盐对进入血液的酸起缓冲作用。血液的缓冲系统主要有碳酸氢盐缓冲系统(HCO_3^-/H_2CO_3)、磷酸盐缓冲系统($HPO_4^{2-}/H_2PO_4^-$)、血浆蛋白缓冲系统(Pr^-/HPr)、血红蛋白(Hb^-/HHb)和氧合血红蛋白缓冲系统($HbO_2^-/HHbO_2$)五种。当 H^+ 减少时,反应则向右移动,使 H^+ 的浓度得到部分的恢复,同时缓冲碱的浓度增加;当 H^+ 过多时,反应向左移动,使 H^+ 的浓度不至于发生大幅度的增高,同时缓冲碱的浓度降低。

血液缓冲系统缓冲以碳酸氢盐缓冲系统最重要,这是因为:①其含量最多,占血液缓冲总量的 1/2 以上;②该系统可进行开放性调节,碳酸能和体液中溶解的 CO_2 取得平衡而受呼吸的调节;③碳酸氢盐能通过肾调节。

但碳酸氢盐缓冲系统不能缓冲挥发酸,挥发酸的缓冲主要靠非碳酸氢盐缓冲系统,特别是 Hb^- 及 HbO_2^- 缓冲。

血液缓冲系统调节作用特点是反应迅速,维持时间短暂。

(二)肺的调节

肺通过改变肺泡通气量控制 CO_2 排出量的方式来调节血浆 H_2CO_3 浓度,使血液 pH 处于相对稳定状态。呼吸中枢化学感受器对 $PaCO_2$ 的变动非常敏感,$PaCO_2$ 升高或 pH 降低时,兴奋呼吸中枢,呼吸加深加快。当 $PaCO_2$ 增加到 60mmHg(8kPa)时,肺通气量可增加 10 倍,CO_2 排出量显著增加,从而降低血中 H_2CO_3 浓度或 $PaCO_2$。但如果 $PaCO_2$ 进一步增加到 80mmHg(10.7kPa)以上时,呼吸中枢反而受到抑制,产生 CO_2 麻醉现象。

外周化学感受器也能刺激呼吸中枢兴奋,主动脉体、颈动脉体感受器能感受缺氧、pH 和 CO_2 的刺激,PaO_2 在低于 60mmHg(8kPa)时才能刺激外周化学感受器,反射性引起呼吸加深加快,增加肺泡通气量。但 PaO_2 过低对呼吸中枢的直接效应是抑制效应。外周化学感受器对 pH 的变化也较不敏感,所以 PaO_2 升高或 pH 降低时,主要是通过延髓中枢化学感受器感受。

肺调节作用的特点是作用快(数分钟即可启动),效能最大,约 30min 达到高峰。

(三)肾的调节

肾主要通过排酸或保碱作用来排泄固定酸,维持血浆[$NaHCO_3$]和正常 pH。$NaHCO_3$ 可自由通过肾小球,肾小球滤液中 $NaHCO_3$ 含量与血浆相等,其中 $85\%\sim90\%$ 在近曲小管被重吸收,其余部分在远曲小管和集合管被重吸收。在正常情况下,随尿液排出体外的 $NaHCO_3$ 仅为滤出量的 0.1%,所以几乎无 $NaHCO_3$ 丢失。

1.近曲小管重吸收 $NaHCO_3$　在碳酸酐酶的催化下,近曲小管细胞内的 CO_2 和 H_2O 可结合生成 H_2CO_3,H_2CO_3 可部分解离出 H^+ 和 HCO_3^-,其中 H^+ 可通过管腔膜上的 Na^+-H^+ 反向转运体与管腔滤液中的 Na^+ 相互交换。此时,进入细胞的 Na^+ 与 H_2CO_3 解离出的 HCO_3^- 结合为 $NaHCO_3$,由基侧膜 Na^+-HCO_3^- 载体同向重吸收入血,其结果是小管细胞向管腔每分泌 1mol H^+,则在血浆内同时增加 1mol HCO_3^-。在碳酸酐酶的催化作用下,被泌

入小管腔的 H^+ 和滤液中的 HCO_3^- 结合成 H_2CO_3,生成 CO_2 和 H_2O,CO_2 再弥散入小管细胞,H_2O 随尿排出体外。一般,Na^+-H^+ 反向转运体的泌 H^+ 量最大,约占近端肾小管总泌 H^+ 量的 2/3。近端肾小管还通过管腔膜 H^+-ATP 酶主动耗能将 H^+ 泌至肾小管腔,其泌 H^+ 量约占总泌 H^+ 量的 1/3。酸中毒时,这种泌 H^+ 功能可随病情的加重而不断增强。

2.远曲小管重吸收 NaHCO₃ H^+ 则由管腔膜 H^+-ATP 酶主动分泌入小管腔,远曲小管对 HCO_3^- 的重吸收,需通过位于基侧膜上的 Cl^--HCO_3^- 载体转运入血。

3.NH_4^+ 的排泄 NH_4^+ 的生成与排出具有 pH 依赖性,它的排出量是随着酸中毒的加重而增多的。近曲小管上皮细胞是产 NH_4^+ 的主要场所,主要由谷氨酰胺酶水解谷氨酰胺产生,谷氨酰胺→NH_3+谷氨酸、谷氨酸→NH_3+α-酮戊二酸。酸中毒越严重,谷氨酰胺酶的活性也越高,产生氨和 α-酮戊二酸也越多。α-酮戊二酸可进一步生成 $2HCO_3^-$,$2H^+$。NH_3 与细胞内碳酸离解的 H^+ 结合成 NH_4^+,通过 NH_4^+-Na^+ 交换进入管腔,由尿排出。Na^+ 又与 HCO_3^- 同向转运进血循环。重度酸中毒时,磷酸盐缓冲系统不能发挥缓冲作用,故可明显增强近、远端肾单位泌 NH_3、泌 NH_4^+ 保碱功能,使之成为肾小管排 H^+ 的又一重要形式。

肾调节作用的特点是反应较慢,数小时后发挥作用,3～5d 达到高峰,有很强的排酸保碱效能。在急性酸碱平衡紊乱时,肾缓冲作用较弱。

(四)组织细胞的调节

组织细胞调节酸碱平衡主要以离子交换方式进行,如 H^+-K^+、H^+-Na^+、Na^+-K^+ 等,当细胞外液 H^+ 减少时,K^+ 弥散入细胞内,而细胞内 H^+ 则移出细胞外,所以碱中毒时往往有低血钾。Cl^--HCO_3^- 的交换也很重要,因为 Cl^- 是可以自由交换的阴离子,当 HCO_3^- 升高时,它的排泄只能由 Cl^--HCO_3^- 交换来完成。

组织细胞的调节特点为细胞缓冲能力较强,3～4h 完成,常导致血钾异常。

第二节　判断酸碱平衡紊乱的常用指标

病 例 分 析

患者,男,63 岁,糖尿病史 12 年,蛋白尿 5 年。主诉:恶心、呕吐、嗜睡、尿量减少。查体:口气有烂苹果味,眼睑浮肿,血压 169/110mmHg。实验室检查:pH 7.29,$PaCO_2$ 20mmHg,标准碳酸氢盐 9mmol/L,血 Na^+ 132mmol/L,K^+ 6.7mmol/L,Cl^- 91mmol/L,肌酐 253mmol/L,尿蛋白(+++)。

问题与思考:

1.患者有无酸碱平衡紊乱? 属于哪一型?

2.为什么 $PaCO_2$ 也会下降?

3.有无阴离子间隙的改变? 说明了什么问题?

4.除了代谢性酸中毒以外,还有没有其他酸碱失衡? 怎么判断?

判断酸碱平衡紊乱的常用指标及意义如下。

一、动脉血 pH

动脉血 pH 是指 H^+ 浓度的负对数值,反映血液酸碱度。正常 pH 为 $7.35\sim7.45$。pH<7.35 为失代偿性酸中毒,pH>7.45 为失代偿性碱中毒。pH 在正常范围内可见于:①机体未发生任何酸碱平衡紊乱;②代偿性酸碱平衡紊乱;③机体发生混合型酸碱平衡紊乱。pH 变化不能区分引起酸碱平衡紊乱的原因是呼吸性还是代谢性的。

二、动脉血 $PaCO_2$

$PaCO_2$ 是指物理溶解于动脉血浆中的 CO_2 分子所产生的张力。$PaCO_2$ 正常范围为 $35\sim45mmHg$,平均值为 $40mmHg$。由于测定 $PaCO_2$ 可了解肺泡通气量的情况,故 $PaCO_2$ 是反映呼吸性酸碱平衡紊乱的重要指标。通常,肺泡通气量决定血浆 $PaCO_2$ 水平,两者呈反比关系。通气过度,$PaCO_2$ 降低,$[H_2CO_3]$ 相应下降;反之,通气不足,$PaCO_2$ 升高,$[H_2CO_3]$ 相应增高。

临床上,$PaCO_2>46mmHg$,表示 CO_2 潴留,见于呼吸性酸中毒或代偿后的代谢性碱中毒;而 $PaCO_2<33mmHg$,表示 CO_2 排出过多,见于呼吸性碱中毒或代偿后的代谢性酸中毒。

三、标准碳酸氢盐和实际碳酸氢盐

标准碳酸氢盐(standard bicarbonate,SB)是指全血在标准条件下[$PaCO_2$ 为 $40mmHg$($5.32kPa$),温度为 $38℃$,血红蛋白氧饱和度为 100%]测得的血浆中 HCO_3^- 的含量。由于标准化后 HCO_3^- 不受呼吸因素的影响,所以是判断代谢因素的指标。正常 SB 范围是 $22\sim27mmol/L$,平均为 $24mmol/L$。由于 $PaCO_2$ 的变化可直接影响血浆 HCO_3^- 的含量,全血标本经上述标准化条件处理后,实际上已消除了呼吸因素的影响。因此,SB 是判断代谢性因素的指标。SB 降低,见于代谢性酸中毒或代偿后呼吸性碱中毒;SB 增高,见于代谢性碱中毒或代偿后呼吸性酸中毒。

实际碳酸氢盐(actual bicarbonate,AB)是指在隔绝空气的条件下,在实际 $PaCO_2$、体温和血氧饱和度条件下测得的血浆 HCO_3^- 浓度。AB 受呼吸和代谢两方面的影响,正常人 AB 与 SB 相等。两者数值均低,表明有代谢性酸中毒;两者数值均高,表明有代谢性碱中毒;AB 与 SB 的差值,反映了呼吸因素对酸碱平衡的影响。若 SB 正常,当 AB$>$SB 时,表明有 CO_2 滞留,可见于呼吸性酸中毒;反之,若 AB$<$SB,则表明 CO_2 排出过多,见于呼吸性碱中毒。

四、缓冲碱

缓冲碱(buffer base,BB)是血液中一切具有缓冲作用的负离子碱的总和,包括血浆和红细胞中的 HCO_3^-、Hb^-、HbO_2^-、Pr^- 和 HPO_4^{2-}。BB 正常值为 $45\sim52mmol/L$,平均值为 $48mmol/L$。BB 是反映代谢因素的指标。当代谢性酸中毒时,BB 减少;当代谢性碱中毒时,BB 升高。但慢性呼吸性酸中毒或慢性呼吸性碱中毒,经肾代偿调节,BB 可出现继发性升高或降低。

五、碱剩余

碱剩余(base excess,BE)是指标准条件下($PaCO_2$ 为 40mmHg,温度 38℃,血红蛋白氧饱和度为 100%)用酸或碱滴定全血标本至 pH=7.4 时所需的酸或碱的量(mmol/L)。若用酸滴定,使血液 pH 为 7.4,则表示被测血液的碱过多,BE 用正值表示;如需用碱滴定,说明被测血液的碱缺失,BE 用负值来表示。全血 BE 正常值范围为 -3.0~+3.0mmoL/L。BE 不受呼吸因素的影响,是反映代谢因素的指标,代谢性酸中毒时 BE 负值增加,代谢性碱中毒时 BE 正值增加。

六、阴离子间隙

阴离子间隙(anion gap,AG)指血浆中未测定的阴离子(UA)与未测定的阳离子(UC)的差值,即 AG=UA-UC。正常机体血浆中的阳离子与阴离子总量相等,均为 151mmol/L,从而维持电荷平衡。Na^+ 占血浆阳离子总量的 90%,称为可测定阳离子。HCO_3^- 和 Cl^- 占血浆阴离子总量的 85%,称为可测定阴离子。在临床实际测定时,限于条件及需要,一般仅测定阳离子中的 Na^+ 浓度,阴离子中的 Cl^- 和 HCO_3^- 浓度。因血浆中的阴、阳离子总数完全相等,故 AG 可用血浆中常规可测定的阳离子与常规测定的阴离子的差算出,AG 波动范围是 12±2mmol/L,平均 12mmol/L。AG 实质上反映血浆中固定酸含量的指标,其增高的临床意义较大。当 AG>16mmol/L 时,可形成 AG 增高型代谢性酸中毒,它常发生于乳酸堆积、磷酸盐潴留、酮体过多、水杨酸中毒等情况。AG 的测定对区分不同类型的代谢性酸中毒和诊断某些混合型酸碱平衡紊乱有重要价值;但 AG 降低在酸碱失衡诊断方面价值不大。

第三节　单纯型酸碱平衡紊乱

单纯型酸碱平衡紊乱包括代谢性酸中毒、呼吸性酸中毒、代谢性碱中毒和呼吸性碱中毒四种类型。

一、代谢性酸中毒

代谢性酸中毒(metabolic acidosis)是指血浆 HCO_3^- 浓度原发性减少,以致血浆 pH 下降的一种酸碱平衡紊乱。根据 AG 的变化又可将其分为 AG 增高型(血氯正常型)与 AG 正常型(高血氯型)。

(一)原因和机制

1.AG 增大型代谢性酸中毒　其特点是血中固定酸增加,AG 增大,血浆[HCO_3^-]减少,血氯正常。常见原因如下:

(1)固定酸摄入过多:过量摄入阿司匹林等水杨酸类药物,使血浆中的有机酸阴离子增加。

(2)固定酸产生过多:①乳酸酸中毒,如休克、心力衰竭、低氧血症、严重贫血、肺水肿等,均可导致组织细胞缺血缺氧,产生大量乳酸,造成乳酸酸中毒。②酮症酸中毒,常见于糖尿病、严重饥饿、酒精中毒等。如严重饥饿时,机体动用大量脂肪供能,可引发酮症酸中毒。糖尿病时,因胰岛素不足使葡萄糖利用减少,脂肪加速分解,可生成大量酮体(β-羟丁酸、乙酰乙酸等),当超过外周组织氧化利用和肾脏排出能力时,可造成酮症酸中毒。

(3)固定酸排出减少:严重肾功能障碍时,GFR 明显减少,细胞物质代谢过多生成的固定酸(特别是硫酸、磷酸)经肾排泄障碍而在体内蓄积,加上肾小管泌 H^+ 产 NH_4^+ 和重吸收 HCO_3^- 能力减弱,使血浆中的[H^+]增高,HCO_3^- 明显降低,[SO_4^{2-}]、[HPO_4^{2-}]等相应增多。

2.AG 正常型代谢性酸中毒 其特点是 AG 正常,血浆[HCO_3^-]减少,血[Cl^-]增高。常见原因如下:

(1)消化道丢失 HCO_3^-:多见于严重腹泻,小肠、胆囊或胰引流等情况。大量 $NaHCO_3$ 随肠液丢失,使血浆和原尿[HCO_3^-]下降,从而抑制近曲小管泌 H^+ 和重吸收 HCO_3^-,增强对 Na^+ 和 Cl^- 的重吸收,以致血浆[Cl^-]增高。

(2)肾丢失 HCO_3^-:肾小管酸中毒时由于遗传性缺陷或重金属(汞、铅等)及药物(磺胺类等)的影响,使肾小管排酸障碍,而肾小球功能一般正常;应用碳酸酐酶抑制剂(如乙酰唑胺)可抑制肾小管上皮细胞内碳酸酐酶活性,使 H_2CO_3 生成减少,泌 H^+ 和重吸收 HCO_3^- 减少。

(3)高血钾、稀释性酸中毒等。

(二)机体的代偿调节

1.血浆的缓冲作用 代谢性酸中毒时,血液中增加的 H^+ 可立即受到血浆缓冲碱缓冲,血浆 HCO_3^- 及缓冲碱消耗性减少,所生成的弱酸 H_2CO_3 可解离成 CO_2 经肺排出。$2\sim4h$ 后,细胞内缓冲系统发挥作用,对大约 50% 的以离子交换方式进入细胞的 H^+ 进行缓冲。此时,K^+ 从细胞内逸出,造成继发性高钾血症。

2.肺的调节 血液 H^+ 浓度增加,pH 降低,可通过刺激颈动脉体和主动脉体化学感受器,反射性引起呼吸中枢兴奋,增加呼吸的深度和频率。肺的代偿反应迅速启动,在数分钟内可使肺通气量明显增加,CO_2 排出增多,$PaCO_2$ 代偿性降低,H_2CO_3 浓度继发性降低,从而使[HCO_3^-]/[H_2CO_3]比值接近 20:1,血液 pH 变化不明显。

3.细胞调节 细胞内缓冲多在酸中毒 $2\sim4h$ 后发生,通过细胞内外离子交换降低血液的[H^+],细胞外液中增多的 H^+ 向细胞内转移,为细胞内缓冲碱所缓冲,而细胞内 K^+ 向细胞外转移,以维持细胞内外平衡,故酸中毒易引起高血钾。

4.肾的调节 除肾性原因外,其他任何原因所致的代谢性酸中毒,肾脏均可发挥其排酸保碱的重要调节作用,当血液[H^+]升高时,肾小管上皮细胞中碳酸酐酶和谷氨酰胺酶活性增高,肾小管泌 H^+、泌 NH_4^+ 和重吸收 HCO_3^- 增多,从尿中加速固定酸的排出和 HCO_3^- 的重吸收,使[HCO_3^-]/[H_2CO_3]比值有所恢复。肾脏的这种调节作用较为缓慢,常需在酸中毒发生数小时后启动,$3\sim5d$ 才能达到最高峰。

(三)常用指标的变化趋势

血浆 pH 正常:代偿性代谢性酸中毒;pH 下降:失代偿性代谢性酸中毒。常用指标的原发性变化:AB、SB、BB 值均降低,BE 负值加大;继发性变化:通过呼吸代偿,$PaCO_2$ 继发性下降,AB<SB,血[K^+]升高。

(四)对机体的影响

1.心血管系统 严重酸中毒可引起:①心肌收缩力减弱,血液[H^+]增高,不仅使心肌代谢障碍,而且妨碍心肌细胞 Ca^{2+} 内流和肌浆网的 Ca^{2+} 释放,竞争性抑制 Ca^{2+} 与肌钙蛋白结合,引起心肌收缩力减弱,心排血量减少。②心律失常。与血清钾升高密切相关。由于血液[H^+]升高,H^+移入细胞,K^+移出细胞。此外,酸中毒致使肾小管上皮细胞增加泌H^+、减少排K^+,于是形成继发性高钾血症,引起各种心律失常,如重度传导阻滞、心室纤颤,甚至心脏停搏等。③血管对儿茶酚胺的敏感性降低。[H^+]增高可使毛细血管前括约肌和微动脉平滑肌对儿茶酚胺的反应性降低,导致外周血管扩张,血压可轻度下降,甚至休克。

2.中枢神经系统　有酸中毒时,既可妨碍氧化磷酸化,使脑组织所需的能量因 ATP 生成减少而供应不足,又可提高谷氨酸脱羧酶活性,使抑制性介质 γ-氨基丁酸生成增多,从而引起中枢神经系统功能处于抑制状态。患者表现为乏力、倦怠等,严重者可出现意识障碍、嗜睡、昏迷,甚至因呼吸中枢和血管运动中枢麻痹而致死。

(五)防治和护理原则

1.预防和治疗原发病　纠正水和电解质紊乱,恢复有效循环血量,改善肾功能。

2.碱性药物的应用　轻度代谢性酸中毒患者可口服碳酸氢钠片,对严重的代谢性酸中毒患者需给予碱性药物的治疗。碳酸氢钠可直接补充血浆缓冲碱,作用迅速,为临床治疗所常用。

二、呼吸性酸中毒

呼吸性酸中毒(respiratory acidosis)是指 $PaCO_2$ 或血浆 H_2CO_3 原发性升高,以致血浆 pH 下降的一种酸碱平衡紊乱。根据其发病时间可分为急性呼吸性酸中毒和慢性呼吸性酸中毒两种类型。

(一)原因和机制

1.CO_2 排出减少　各种原因导致肺泡通气量减少,使 CO_2 排出受阻是引起呼吸性酸中毒的常见原因。可见于以下情况:①呼吸中枢抑制:见于颅脑损伤、脑炎、脑血管意外、呼吸中枢抑制剂(吗啡、巴比妥类)应用过量、酒精中毒等,主要通过抑制呼吸中枢,造成体内急性CO_2 潴留。②呼吸肌麻痹:如急性脊髓灰质炎、脊神经根炎、重症肌无力、有机磷中毒及重度低钾血症等,可使呼吸运动动力不足,肺泡扩张受限,以致 CO_2 排出障碍。③呼吸道阻塞:喉头痉挛和水肿、异物堵塞气管等,因呼吸道严重阻塞常引起急性 CO_2 潴留。④胸部疾病:如胸部创伤、严重气胸或大量胸腔积水、胸廓畸形等,可使胸廓活动受限,肺泡通气障碍,CO_2 排出减少。⑤肺部疾病:见于肺炎、肺气肿、支气管哮喘和急性呼吸窘迫综合征等广泛肺组织病变,由于肺泡通气量减少,使 CO_2 排出障碍。

2.CO_2 吸入过多　指吸入气中 CO_2 浓度过高,如坑道、枯井等空间狭小的环境。

(二)机体的代偿调节

当体内产生大量 H_2CO_3 时,由于碳酸氢盐缓冲系统不能缓冲挥发酸,血浆其他缓冲碱含量较低,缓冲 H_2CO_3 的能力极为有限。而且发生呼吸性酸中毒的最主要环节是肺通气功能障碍,所以呼吸系统往往不能发挥代偿作用。发生呼吸性酸中毒时,机体的主要代偿调节方式有以下两种。

1.细胞内外离子交换和细胞内缓冲　是急性呼吸性酸中毒的主要代偿方式,其代偿调节能力十分有限,往往表现为失代偿状态。血红蛋白系统是呼吸性酸中毒时较重要的缓冲体系。①潴留的 CO_2 可迅速弥散入红细胞,在碳酸酐酶作用下 CO_2 和 H_2O 生成 H_2CO_3,再进一步解离成 H^+ 和 HCO_3^-,H^+ 被 Hb 所缓冲,HCO_3^- 与血浆中的 Cl^- 交换释放入血,使血浆[HCO_3^-]升高,血[Cl^-]降低。②血浆中 CO_2 和 H_2O 生成 H_2CO_3,解离出 H^+ 和 HCO_3^-,

HCO_3^- 留在血浆中,血浆$[HCO_3^-]$升高,产生一定的代偿作用,而 H^+ 与细胞内 K^+ 交换,进入细胞内的 H^+ 可被蛋白质阴离子缓冲,K^+ 外移使血 K^+ 浓度升高。

2.**肾脏的代偿** 是慢性呼吸酸中毒的主要代偿方式。由于 $PaCO_2$ 和$[H^+]$升高,肾小管上皮细胞中的碳酸酐酶和谷氨酰胺酶活性增强,肾小管泌 H^+、泌 NH_4^+ 和重吸收 HCO_3^- 明显增多。结果,酸性物质随尿排出体外,血浆 HCO_3^- 继发性增高,有时可使$[HCO_3^-]/[H_2CO_3]$比值接近 20:1,形成代偿性呼吸性酸中毒。

(三)常用指标的变化趋势

1.**急性呼吸性酸中毒** 因肾脏来不及发挥代偿作用,故$[NaHCO_3]/[H_2CO_3]$比值减小,血 pH 降低,为失代偿性呼吸性酸中毒。常用指标的原发性改变是 $PaCO_2$ 升高,AB>SB;继发性变化是 SB 和 AB 略升高($PaCO_2$ 每升高 10mmHg,$[HCO_3^-]$可代偿性升高 1mmol/L),BB 和 BE 变化不大。

2.**慢性呼吸性酸中毒** 因肾脏发挥了强大的代偿作用,使血浆$[HCO_3^-]$与$[H_2CO_3]$均增高,两者比值可维持接近 20:1,血 pH 正常或略低,为代偿性或失代偿性呼吸性酸中毒。常用指标的原发性改变是 $PaCO_2$ 升高,AB>SB;继发性变化是 $PaCO_2$ 每升高 10mmHg,$[HCO_3^-]$可代偿性升高 3.5mmol/L,SB、AB 升高,BB 升高,BE 正值加大,血$[K^+]$升高。

(四)对机体的影响

呼吸性酸中毒对心血管系统的影响与代谢性酸中毒相似,对中枢神经系统的影响取决于 CO_2 潴留的程度、速度,酸血症的严重性以及伴发的低氧血症的严重程度。呼吸性酸中毒尤其是急性 CO_2 潴留引起的中枢神经系统功能紊乱往往比代谢性酸中毒更为明显,早期表现为头痛、视觉模糊、疲乏无力,进一步发展可出现精神错乱、震颤、谵妄或嗜睡等,易发生 "CO_2" 麻醉。这是因为:①由于 CO_2 为脂溶性,故急性呼吸性酸中毒时,血液中积聚大量的 CO_2 可迅速通过血-脑脊液屏障,而 H_2CO_3 为水溶性,通过血-脑脊液屏障极为缓慢,结果脑脊液 pH 降低更为明显。②CO_2 潴留可使脑血管明显扩张,脑血流量增加,引起颅内压和脑脊液压增高。③CO_2 潴留往往伴有明显的缺氧。

(五)防治和护理原则

1.**治疗引起呼吸性酸中毒的原发病** 包括清除呼吸道异物,控制感染,解除支气管平滑肌痉挛,使用呼吸中枢兴奋药以及正确使用人工呼吸机等。

2.**使用碱性药物** 对 pH 降低较为明显的呼吸性酸中毒患者可适当给予碱性药物。但呼吸性酸中毒患者使用碱性药物应比代谢性酸中毒患者更为慎重。因为 HCO_3^- 与 H^+ 结合后生成 H_2CO_3,必须经肺排出体外,在通气功能障碍时,CO_2 不能及时排出,有可能引起 $PaCO_2$ 进一步升高。

三、代谢性碱中毒

代谢性碱中毒(metabolic alkalosis)是指血浆$[HCO_3^-]$原发性增高,以致血浆 pH 升高的一种酸碱平衡紊乱。

(一)原因和机制

1.**消化道失 H^+ 过多** 剧烈呕吐时,大量 HCl 随胃液丢失,难以足量中和血浆中的 HCO_3^-,使血浆$[HCO_3^-]$原发性升高,产生代谢性碱中毒

2.**低氯性碱中毒** 噻嗪类、呋塞米等利尿剂抑制了肾髓袢升支对 Cl^- 的主动重吸收,使

Na^+ 的被动重吸收减少,到达远曲小管的尿液流量增加,NaCl 含量增高,促进远曲小管和集合管细胞泌 H^+、泌 K^+ 增加,以加强对 Na^+ 的重吸收,Cl^- 以氯化铵形式随尿排出。H^+-Na^+ 交换增强使 HCO_3^- 重吸收增加,引起低氯性碱中毒。

3.肾上腺皮质激素增多 原发性或继发性醛固酮增多症时,体内增多的醛固酮除可促使集合管保 Na^+ 排 K^+、泌 H^+ 外,还可刺激其泌氢细胞排泌 H^+,结果是血浆 $[H^+]$ 降低,造成低钾性碱中毒。

4.低钾性碱中毒 低钾血症使肾小管泌 H^+ 和重吸收 HCO_3^-,也是引起代谢性碱中毒的重要原因和维持因素。低血钾时,细胞内 K^+ 外移以代偿血 K^+ 降低,细胞外液 H^+ 移入细胞,造成细胞外液碱中毒而细胞内酸中毒。同时,因肾小管上皮细胞缺钾,使 K^+-Na^+ 交换减少,代之以 H^+-Na^+ 交换增强,H^+ 排出增多,HCO_3^- 重吸收增多,造成低钾性碱中毒。此时,由于肾小管上皮细胞内 H^+ 增多,肾小管泌 H^+ 相应增加,尿液因呈酸性而称反常性酸性尿。

5.碱性物质摄入过多 常为医源性。口服或输入过量 $NaHCO_3$ 可引起代谢性碱中毒。摄入乳酸钠、乙酸钠、枸橼酸钠等有机酸盐,其在体内氧化可产生碳酸氢钠,1L 库存血中所含的枸橼酸钠约产生 30mmol/L HCO_3^-,故大量输入库存血,尤其在肾的排泄能力减退时,可引起代谢性碱中毒。

(二)机体的代偿调节

1.血浆缓冲系统 细胞外液 $[H^+]$ 降低时,$[OH^-]$ 升高,OH^- 可被血浆缓冲系统的弱酸中和。但大多数缓冲对的组成成分中,碱性成分多于酸性成分,故缓冲酸性物质能力远强于缓冲碱性物质,所以血液对碱中毒的缓冲能力较弱。

2.肺的代偿 为代谢性碱中毒的主要调节方式,具有代偿反应快的特点,发病后数分钟启动,12~24h 可达到代偿高峰。其调节过程为,当血浆 $[H^+]$ 降低时,可抑制呼吸中枢,使呼吸运动减弱,肺泡通气量减少,$PaCO_2$(或 $[H_2CO_3]$)继发性升高,以维持 $[HCO_3^-]/[H_2CO_3]$ 比值接近 20:1。但由于受呼吸抑制所致的 PaO_2 降低和 $PaCO_2$ 升高反向调节的影响,又可反射性地兴奋呼吸中枢使呼吸运动增强,肺泡通气量增大,结果肺的上述调节作用往往有限,难以达到完全代偿。

3.细胞内外离子交换 细胞外液 $[H^+]$ 降低,细胞内 H^+ 外移,而细胞外 K^+ 内移,$[K^+]$ 降低,故碱中毒会伴有低血钾。

4.肾脏的代偿 作用缓慢,3~5d 方可达到代偿高峰。血浆 $[H^+]$ 下降和 pH 升高,使肾小管上细胞中的碳酸酐酶和谷氨酰胺酶活性降低,肾小管泌 H^+、泌 NH_4^+ 和重吸收 HCO_3^- 减少,血浆 $[HCO_3^-]$ 继发性下降。由于排出 H^+ 减少,而 HCO_3^- 增加,尿液呈碱性。

(三)常用指标的变化趋势

血浆 pH 相应正常或增大,可出现代偿性或失代偿性代谢性碱中毒。常用指标的原发性改变是 AB、SB、BB 均增高,AB>SB,BE 正值加大;继发性改变是 $PaCO_2$ 上升,血 $[K^+]$ 降低。

(四)对机体的影响

代谢性碱中毒时的临床表现往往被原发疾病所掩盖,缺乏特有的症状和体征。在急性或严重代谢性碱中毒时,主要功能与代谢障碍有以下几个方面。

1.中枢神经系统兴奋 重度代谢性碱中毒时,常见烦躁不安、精神错乱、谵妄、意识障碍等临床表现,其发生机制与血浆 $[H^+]$ 下降时脑组织内 γ-氨基丁酸转氨酶活性增高,谷氨酸脱羧酶活性降低,以致 γ-氨基丁酸生成减少,对中枢神经系统抑制减弱和血红蛋白氧离曲线左移所致的脑组织缺氧等有关。

2.神经-肌肉应激性增高 在正常情况下,血清钙是以游离钙与结合钙两种形式存在的,pH 可影响两者之间的相互改变。Ca^{2+} 能稳定细胞膜电位,对神经-肌肉细胞的应激性有抑制作用。急性代谢性碱中毒时,血清总钙量可无变化,但游离钙减少,神经-肌肉应激性增高,表现为面部和肌肉抽动、腱反射亢进及手足抽搐。

3.血红蛋白氧离曲线左移 受血浆 pH 升高的影响所致。此时,血红蛋白与 O_2 的亲和力增强,引起血红蛋白氧离曲线左移,使流经组织血液中的血红蛋白不易释放 O_2 而引发组织缺氧。

4.低钾血症 为代谢性碱中毒所致。其发生机制为:血浆 $[H^+]$ 降低时,细胞内外 H^+-K^+ 交换,H^+ 移出细胞,K^+ 移入细胞,可直接降低血钾浓度。同时,肾小管上皮细胞泌 H^+ 减少,出现 H^+-Na^+ 交换减弱和 K^+-Na^+ 交换增强,尿 K^+ 排出增多,导致低钾血症。

(五)防治和护理原则

1.治疗原发病 积极去除代谢性碱中毒的病因与维持因素。

2.输生理盐水 生理盐水含 Cl^- 量高于血浆,通过扩充血容量和补充 Cl^- 使过多的 HCO_3^- 从肾排泄,达到治疗代谢性碱中毒的目的。

3.给予含氯药物 对严重代谢性碱中毒患者,可给予少量含氯酸性药物,如 NH_4Cl 或 HCl 溶液,以消除碱中毒对人体的危害。

四、呼吸性碱中毒

呼吸性碱中毒(respiratory alkalosis)是指血浆 H_2CO_3 原发性减少,以致血浆 pH 升高的一种酸碱平衡紊乱。根据其发病时间可分为急性呼吸性碱中毒和慢性呼吸性碱中毒两种类型。

(一)原因和机制

1.低氧血症 如肺炎、间质性肺疾患、肺水肿等外呼吸障碍,或吸入气 PaO_2 过低,均可造成 PaO_2 降低,肺通气过度,以致 CO_2 排出过多。

2.刺激中枢神经系统 见于中枢神经系统疾病或精神障碍,如脑血管意外、脑炎、颅脑损伤和脑肿瘤等可通过直接刺激呼吸中枢引起通气过度;癔症发作时,患者常出现通气过度。

3.机体代谢旺盛 见于高热、甲亢及革兰阴性菌败血症患者,由于血液温度增高和机体代谢亢进而引起呼吸中枢兴奋,导致通气过度。革兰阴性菌败血症患者常出现通气过度,还与炎性产物刺激有关。

4.药物和化学物质刺激呼吸中枢 水杨酸可通过血-脑脊液屏障,直接兴奋呼吸中枢导致通气过多。

5.呼吸机使用不当 使用呼吸机治疗通气障碍性疾病时,由于通气量过大而使 CO_2 排出过多。

(二)机体的代偿调节

呼吸性碱中毒时,虽然 $PaCO_2$ 降低对呼吸中枢具有抑制作用,但只要刺激肺通气过度的原因持续存在,肺的代偿调节作用就不明显。

1. 细胞内外离子交换和细胞内缓冲　是急性呼吸性碱中毒的主要代偿方式。由于血浆 H_2CO_3 浓度迅速降低,故血浆 HCO_3^- 相对增高,机体的代偿调节表现为:①H^+ 从细胞内移出至细胞外并与 HCO_3^- 结合,因而血浆 HCO_3^- 浓度下降,H_2CO_3 浓度有所回升。同时,细胞内的 H^+ 与细胞外的 Na^+ 和 K^+ 交换,故血钾降低;②血浆 HCO_3^- 进入红细胞,Cl^- 和 CO_2 逸出红细胞,促使血浆 H_2CO_3 回升,血[Cl^-]可增高。

2. 肾脏代偿　急性呼吸性碱中毒时,因时间短促而发生肾脏代偿调节作用。慢性呼吸性碱中毒时,肾可充分发挥调节能力,表现为肾小管上皮细胞代偿性泌 H^+、泌 NH_3 减少,HCO_3^- 的重吸收降低,尿液呈碱性。

(三)常用指标的变化趋势

1. 急性呼吸性碱中毒　常为失代偿性,血 pH 升高,$PaCO_2$ 原发性降低,AB<SB;继发性改变是 SB、AB 略降低($PaCO_2$ 每降低 10mmHg,血浆[HCO_3^-]只代偿降低 2mmol/L),BB 与 BE 基本不变。

2. 慢性呼吸性碱中毒　根据肾脏的代偿程度,血 pH 可正常或升高,代偿性或失代偿性呼吸性碱中毒。$PaCO_2$ 原发性降低,AB<SB,SB、AB、BB 继发性减少,BE 负值增大。

(四)对机体的影响

呼吸性碱中毒对机体的损伤作用与代谢碱中毒相似,亦可引起感觉异常、意识障碍、抽搐、低钾血症及组织缺氧。但急性呼吸性碱中毒引起的中枢神经功能障碍往往比代谢性碱中毒更明显,这除与碱中毒对脑细胞的损伤有关外,还与 $PaCO_2$ 降低使脑血管收缩、脑血流量减少有关。

(五)防治和护理原则

首先,应积极治疗原发病,去除引起通气过度的原因,大多数呼吸性碱中毒可自行缓解。对发病原因不易很快去除或者呼吸性碱中毒比较严重者,可用纸袋罩住患者口鼻,令其再吸入呼出的气体(含 CO_2 较多),或让患者吸入含 5% CO_2 的混合气体,以提高血浆[H_2CO_3]。对精神性通气过度患者可使用镇静剂。

各种单纯型酸碱平衡紊乱检验指标的变化见表 16-1。

表 16-1　各种单纯型酸碱平衡紊乱检验指标的变化

项目		正常值	代谢性		呼吸性		临床意义
			酸中毒	碱中毒	酸中毒	碱中毒	
血 pH		7.35～7.45	↓	↑	↓	↑	直接反映血液酸碱度
二氧化碳结合力(CO_2CP)		23～31mmol/L	代偿性略↓	代偿性略↑	↑	↓	反映血浆 HCO_3^- 中 CO_2 量,测定 CO_2CP 可间接了解血中的 HCO_3^- 增减情况
呼吸因素	二氧化碳分压(PCO_2)	4.67～6.00kPa (35～45mmHg) 平均 40mmHg	代偿性略↓	代偿性略↑	↑	↓	PCO_2 代表在标准状态下溶解于血浆中的 CO_2,是反映呼吸性酸碱中毒的重要指标

项目		正常值	代谢性		呼吸性		临床意义
			酸中毒	碱中毒	酸中毒	碱中毒	
代谢因素	碱剩余(BE)	$-3\sim+3$mmol/L	↓	↑	代偿性↑	代偿性↓	血液滴定至 pH＝7.4 时所需的酸或碱量,表示体内碱储备增加。碱剩余是反映代谢性碱中毒的重要指标
	〔HCO_3^-〕,标准碳酸氢盐(SB)	22～27mmol/L 平均 24mmol/L	↓	↑	↑	↓	在标准状态下测的 HCO_3^- 量,为代谢性酸碱中毒指标
	缓冲碱(BB)	45～55mmol/L 平均 50mmol/L	↓	↑	↑	↓	血中 HCO_3^-、HPO_4^{2-}、蛋白质和血红蛋白等缓冲物质的总和,为代谢性指标

第四节　混合型酸碱平衡紊乱

同一患者有两种或两种以上单纯型酸碱平衡紊乱同时存在,称为混合型酸碱平衡紊乱,可分为双重型酸碱平衡紊乱和三重型酸碱平衡紊乱。

一、双重型酸碱平衡紊乱

有不同的组合形式,通常将两种酸中毒或两种碱中毒合并存在,使 pH 向同一方向移动的情况称为酸碱一致性或相加性酸碱平衡紊乱。如呼吸性酸中毒合并代谢性酸中毒、呼吸性碱中毒合并代谢性碱中毒。如果是一种酸中毒与一种碱中毒合并存在,使 pH 向相反方向移动,称为酸碱混合型或相消性酸碱平衡紊乱。如呼吸性酸中毒合并代谢性碱中毒、代谢性酸中毒合并呼吸性碱中毒、代谢性酸中毒合并代谢性碱中毒。

二、三重型酸碱平衡紊乱

由于同一患者不可能同时存在呼吸性酸中毒和呼吸性碱中毒,因此三重酸碱平衡紊乱只存在两种类型:①呼吸性酸中毒合并 AG 增高性代谢性酸中毒和代谢性碱中毒;②呼吸性碱中毒合并 AG 增高性代谢性酸中毒和代谢性碱中毒。

无论是单纯型酸碱平衡紊乱还是混合型酸碱平衡紊乱,都不是一成不变的,随着疾病的发展,治疗措施的影响,原有的酸碱失衡可能被纠正,也可能转变或合并其他类型的酸碱平衡紊乱。

思考与练习

一、名词解释

1. 标准碳酸氢盐　　2. 实际碳酸氢盐

二、选择题

1. 机体的正常代谢必须处于　　　　　　　　　　　　　　　　　　　（　　）
   A. 弱酸性的体液环境中　　　　　　B. 弱碱性的体液环境中
   C. 较强的酸性体液环境中　　　　　D. 较强的碱性体液环境中
   E. 中性的体液环境中

2. 机体在代谢过程中产生最多的酸性物质是　　　　　　　　　　　　（　　）
   A. 碳酸　　　　　　　　B. 硫酸　　　　　　　　C. 乳酸
   D. 三羧酸　　　　　　　E. 乙酰乙酸

3. 血液中缓冲固定酸最强的缓冲对是　　　　　　　　　　　　　　　（　　）
   A. Pr^-/HPr　　　　　　　B. Hb^-/HHb　　　　　　C. HCO_3^-/H_2CO_3
   D. $HbO_2^-/HHbO_2$　　　E. $HPO_4^{2-}/H_2PO_4^-$

4. 血液中挥发酸的缓冲主要靠　　　　　　　　　　　　　　　　　　（　　）
   A. 血浆 HCO_3^-　　　　　B. 红细胞 HCO_3^-　　　　C. HbO_2 及 Hb
   D. 磷酸盐　　　　　　　　E. 血浆蛋白

5. 血液 pH 值主要取决于血浆中　　　　　　　　　　　　　　　　　（　　）
   A. $[Pr^-]/[HPr^-]$　　　　B. $[HCO_3^-]/[H_2CO_3]$　　C. $[Hb^-]/[HHb]$
   D. $[HbO_2^-]/[HHbCO_2]$　E. $[HPO_4^{2-}]/[H_2PO_4^-]$

6. 能直接反映血液中一切具有缓冲作用的负离子碱的总和的指标是　　（　　）
   A. $PaCO_2$　　　　　　　B. 实际碳酸氢盐(AB)　　　C. 标准碳酸氢盐(SB)
   D. 缓冲碱(BB)　　　　　　E. 碱剩余(BE)

7. 标准碳酸氢盐小于实际碳酸氢盐(SB＜AB)可能有　　　　　　　　（　　）
   A. 代谢性酸中毒　　　　　B. 呼吸性酸中毒　　　　　C. 呼吸性碱中毒
   D. 混合性碱中毒　　　　　E. 高阴离子间隙代谢性酸中毒

8. 阴离子间隙增高时反映体内发生了　　　　　　　　　　　　　　　（　　）
   A. 正常血氯性代谢性酸中毒　　　B. 高血氯性代谢性酸中毒
   C. 低血氯性呼吸性酸中毒　　　　D. 正常血氯性呼吸性酸中毒
   E. 高血氯性呼吸性酸中毒

9. 下列哪一项不是代谢性酸中毒的原因　　　　　　　　　　　　　　（　　）
   A. 高热　　　　　　　　B. 休克　　　　　　　　C. 呕吐
   D. 腹泻　　　　　　　　E. 高钾血症

10. 急性代谢性酸中毒机体最主要的代偿方式是　　　　　　　　　　（　　）
    A. 细胞外液缓冲　　　　B. 细胞内液缓冲　　　　C. 呼吸代偿

D. 肾脏代偿　　　　　E. 骨骼代偿

11. 一肾功能衰竭患者血气分析显示:pH 7.28,PaCO₂ 3.7kPa(28mmHg),HCO₃⁻ 17mmol/L。该患者最可能的酸碱平衡紊乱类型是　　　　　　　　　（　　）

A. 代谢性酸中毒　　　　B. 呼吸性酸中毒　　　　C. 代谢性碱中毒

D. 呼吸性碱中毒　　　　E. 以上都不是

12. 下列哪一项不是呼吸性酸中毒的原因　　　　　　　　　　　　　　（　　）

A. 呼吸中枢抑制　　　　B. 肺泡弥散障碍　　　　C. 通风不良

D. 呼吸道阻塞　　　　　E. 胸廓病变

13. 急性呼吸性酸中毒的代偿调节主要靠　　　　　　　　　　　　　　（　　）

A. 血浆蛋白缓冲系统　　B. 碳酸氢盐缓冲系统　　C. 细胞内外离子交换

D. 磷酸盐缓冲系统　　　E. 其他缓冲系统

14. 慢性呼吸性酸中毒的代偿调节主要靠　　　　　　　　　　　　　　（　　）

A. 呼吸代偿　　　　　　B. 心脏代偿　　　　　　C. 血液系统代偿

D. 肾脏代偿　　　　　　E. 骨骼代偿

15. 某溺水窒息患者,经抢救后血气分析结果为:pH 7.18,PaCO₂ 9.9kPa(75mmHg), HCO₃⁻ 28mmol/L,最可能的酸碱平衡紊乱类型是　　　　　　　　　（　　）

A. 代谢性酸中毒　　　　B. 急性呼吸性酸中毒　　C. 慢性呼吸性酸中毒

D. 代谢性酸中毒合并代谢性碱中毒　　　　　　　　E. 代谢性碱中毒

三、问答题

剧烈呕吐患者易发生何种酸碱平衡紊乱? 试分析其发生机制。

参考答案

第十七章　休　克

教学 PPT

第一节　概　述

休克(shock)的现代概念是指由各种强烈致病因素作用于机体,引起有效循环血量急剧减少,使组织器官微循环灌流严重不足,以致重要生命器官功能、代谢严重障碍和细胞损伤的全身性病理过程。休克在临床上属危重急症,若抢救不及时,可因器官、组织、细胞的不可逆损伤而死亡。

第二节　休克的病因和分类

一、休克的病因

(一)失血与失液

1. 失血　大量失血可导致失血性休克。15min 内失血量少于全身总血量的 10%,机体可代偿;若快速失血量超过总血量的 20% 即可引起休克;若失血量超过总血量的 50%,则往往导致迅速死亡。外伤、产后、肝硬化、食管静脉曲张破裂等都是导致大失血的常见原因。

2. 失液　肠梗阻、剧烈呕吐、腹泻、大汗淋漓等都是导致大量体液丢失、有效循环血量锐减的常见原因。

(二)烧伤

大面积烧伤时大量血浆渗出,致体液和有效循环血量减少。烧伤性休克早期与低血容量及疼痛有关,晚期与感染有关。

(三)创伤

战争、自然灾害、意外事故可致创伤性休克,其发生与失血和强烈的疼痛刺激有关。

（四）感染

严重感染可导致休克。感染性休克常伴败血症，如革兰阴性菌的内毒素、革兰阳性菌、痫毒、真菌等均可导致严重感染。

（五）过敏

除青霉素类、头孢类、维生素 K 等某些药物会引起过敏性休克外，一些血清制剂、疫苗也可导致过敏，对过敏体质者尤应注意。过敏性休克属 I 型超敏反应，系组胺、缓激肽短期大量入血致血管舒张、血管床容积增大、毛细血管通透性增加等因素所致。

（六）心脏和大血管病变

大面积心肌梗死、急性心肌炎、心包填塞等心脏和大血管病变致心排血量锐减，灌流显著降低等改变常引起心源性休克。

（七）强烈的神经刺激

剧烈疼痛、高位脊髓麻醉等可致神经源性休克，此时患者血管舒张，外周阻力降低，回心血量减少，血压下降。

二、休克的分类

引起休克的原因很多，分类方法也不一。休克的分类和相互之间的关系如图 17-1 所示。

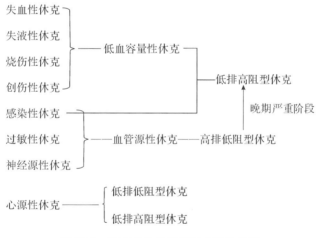

图 17-1 休克的分类和相互之间的关系

（一）根据休克的原因分类

1.**失血性休克** 快速、大量丢失血液（超过总血量的 20%～25%）且未得到及时补充时导致的休克。

2.**失液性休克** 体液大量丢失所导致，如剧烈呕吐、腹泻、大量出汗等。

3.**过敏性休克** 由某些药物（如青霉素）、血清制剂或疫苗引起的严重过敏所导致。

4.**感染性休克** 任何严重感染均可引起，以革兰阴性菌及其内毒素所致的感染常见，故此类休克也可称为内毒素性休克。因常伴有败血症，故也有人称之为败血症性休克。

5.**心源性休克** 心脏病疾患，如大面积心肌梗死、严重的心律失常等致心泵血功能严重障碍时可发生心源性休克。

6.烧伤性休克　因大面积烧伤致血浆大量丧失而导致的休克。

7.神经源性休克　剧烈疼痛、高位脊髓麻醉或损伤等致血管运动中枢抑制,致外周血管扩张,血管容量增加,从而导致有效循环血量相对不足而引起。

8.创伤性休克　严重创伤所导致的休克,常与疼痛和失血有关。

(二)按休克发生的始动环节分类

保证微循环有效灌注需要三个环节:足够的循环血量、正常的血管容量和正常的心泵功能。虽然各类型的休克病因各有不同,但按始动环节分,无外乎以下三种情况:

1.低血容量性休克　其始动发病环节是各种原因所导致的全身总血容量减少。临床上的失血性休克、失液性休克、烧伤性休克和创伤性休克常都属于此型,具有"三低一高"的典型表现,即中心静脉压(CVP)、动脉血压(BP)降低,心排血量(CO)减少,而总外周阻力(TPR)升高。

2.心源性休克　其始动发病环节是各种原因致心排血量的急剧减少。常见于大范围心肌梗死、严重的心肌弥漫性病变,如急性心肌炎、严重的心律失常、心包填塞等疾患。

3.血管源性休克　其始动发病环节是外周血管的急剧扩张所致的血管容量扩大,在血容量并未增加的情况下,血管充盈度不足,血压降低,大量血液淤积在外周血管中,致有效循环血量急剧减少。临床上的过敏性休克、神经源性休克和大多感染性休克属于此型。

(三)按休克时血流动力学的特点分类

1.低排高阻型休克　又称为冷休克或者低动力型休克。特点是总外周血管阻力高而心脏排血量低。另外,由于皮肤血管收缩,血流量减少,故皮肤温度降低。本型休克在临床上最为常见。

2.高排低阻型休克　又称为暖休克或者高动力型休克。特点是总外周血管阻力低而心脏排血量高,血压稍降低,脉压可增大。另外,由于皮肤血管扩张,血流量增多,使皮肤温度升高。

3.低排低阻型休克　总外周阻力与心排血量降低,血压降低明显,实际上是失代偿的表现。

第三节　休克的发展过程和发生机制

休克的发病机制包括神经机制、体液机制(或者合称为神经-体液机制)和细胞分子机制,但至今尚未完全阐明。

现一般认为,以有效循环血量急剧减少、急性微循环障碍为主的休克表现与交感-肾上腺髓质系统强烈兴奋、儿茶酚胺大量释放、重要器官灌流不足、组织细胞功能紊乱等后续反应有关。故常将休克的发展过程与发生机制联系起来一并阐述。以失血性休克为例,按微循环改变,可将休克病程分为以下三期。

一、休克代偿期(休克早期、微循环缺血期)

1.微循环的主要特点　在休克早期全身小血管,包括小动脉、微动脉、后微动脉、毛细血管前括约肌、微静脉、小静脉都持续收缩,总外周阻力升高。其中毛细血管前阻力(由微动脉、后微动脉、毛细血管前括约肌组成)增加显著,使大量毛细血管网关闭,以致微循环灌流量明显减少。此期微循环组织的灌流特点是少灌少流、灌少于流。因此,组织呈缺血缺氧状态,故此期又称为微循环缺血缺氧期。

2.微循环变化的代偿意义 本期尚属病程早期,其微循环特点虽一方面引起皮肤、腹腔内脏和肾脏等器官局部缺血缺氧,另一方面对机体整体也具有以下方面的代偿意义。

(1)自身输血:微静脉和小静脉收缩,肝脏的储血库紧缩,可以迅速而短暂地增加回心血量,减少血管床容量,有利于维持动脉血压,从而保证人体生命活动正常维系的"第一道防线"。

(2)自身输液:由于微动脉、后微动脉和毛细血管前括约肌对儿茶酚胺更敏感,导致毛细血管前阻力比后阻力更大,毛细血管中流体静压下降,组织液反流进入血管,有利于回心血量增多,从而保证人体生命活动正常维系的"第二道防线"。

(3)血液重新分布:不同器官血管对儿茶酚胺反应不同:皮肤、腹腔内脏和肾脏的血管 α 受体密度高,对儿茶酚胺比较敏感,收缩明显;而冠状动脉由于局部代谢产物的扩血管作用,脑血管因交感缩血管纤维少,α 受体密度低,两者血流量均无明显改变。机体的血液重新分布保证了主要生命器官心、脑的血液供应。

总之,通过以上代偿活动,机体实现了其代偿的整体意义,有利于维持动脉血压,有利于回心血量的增加,有利于心、脑的血液供应,从而尽量维系人体最基本的生命活动(图17-2)。

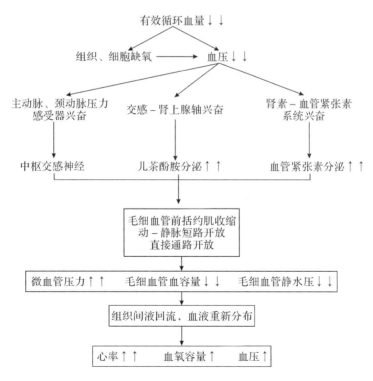

图 17-2 休克早期的主要代偿改变

3.主要发生机制 目前认为,交感-肾上腺髓质系统兴奋、儿茶酚胺释放量增加是休克早期器官血流动力学和微循环变化的基本机制。不同的病因可通过不同的机制兴奋交感-肾上腺髓质系统。由于血压降低,减压反射抑制,引起心血管运动中枢及交感-肾上腺髓质兴奋。儿茶酚胺大量释放,既刺激 α 受体,造成皮肤、内脏血管明显收缩,又刺激 β 受体,引起动-静脉短路开放,使微循环血液灌流量锐减。除儿茶酚胺外,还有其他一些缩血管物质参与休克早期微循环的变化,如血管紧张素 Ⅱ、血栓素 A_2 等。

4.临床表现 休克早期患者临床表现主要为皮肤苍白,四肢冰凉,出冷汗,尿量减少,脉搏细速,神志清楚,可有烦躁,血压变化不明显,脉压减小等(图 17-3)。

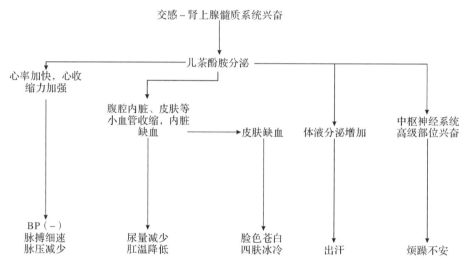

图 17-3 休克代偿期的主要临床表现

休克代偿期为休克的可逆期,应尽早消除导致休克的始发因素,及时补充血容量,可防止休克进一步发展而促使患者脱离危险;反之,病情有可能恶化发展为休克进展期,即微循环淤血性缺氧期。

二、休克进展期(休克中期、微循环淤血性缺氧期)

1.微循环的主要特点 微动脉、后微动脉、毛细血管前括约肌扩张,微静脉持续收缩,致使毛细血管前阻力小于后阻力,毛细血管开放数目增多,微循环血液淤滞。同时,毛细血管内压显著升高,微血管壁通透性升高,血浆外渗,血液浓缩,黏滞性升高,血流速度缓慢,组织缺氧加剧。此期微循环组织的灌流特点是:灌而少流,灌大于流,血液淤滞,故又称为淤血性缺氧期。

2.微循环失代偿的后果 休克期属于失代偿期,酸中毒可导致微循环淤血,而微循环淤血又可加重酸中毒,两者互为因果,形成恶性循环,大量血液淤滞在内脏器官,回心血量减少,自身输血停止。由于毛细血管后阻力大于前阻力,血管内流体静压升高,血管壁通透性增加,自身输液也停止,血浆外渗到组织间隙,有效循环血量锐减,心排血量和血压进行性下降,组织缺氧加剧,休克恶化,从而加大了本期休克逆转的难度。

3.主要发生机制 该过程比较复杂,与微血管长时间收缩、缺血缺氧、酸中毒及多种体液因子作用有关。

(1)微循环障碍致组织持续缺血缺氧,糖酵解加强,乳酸等酸性物质增多,致微动脉和毛细血管平滑肌对儿茶酚胺反应性降低,使收缩向舒张方向转变,而小静脉对酸性物质比较耐受,仍处于收缩状态,致毛细血管后阻力大于前阻力。

（2）组织缺血缺氧使组胺、激肽、内啡肽、腺苷类物质大量形成,致小血管扩张、毛细血管通透性增加。组胺等扩血管物质增多,循环外周压力减小,血流变缓慢,毛细血管通透性增加,致组织液生成增多,有效循环血量继续减少,血液浓缩,致白细胞贴壁与嵌塞、红细胞聚集、血小板黏附聚集,使血黏度增大,血流阻力增大,血流进行性缓慢。

（3）缺氧、酸中毒、内毒素等使血管内皮细胞受损,暴露内皮下胶原纤维,启动机体凝血过程。

4.临床表现　血压进行性降低,脉搏更加细速,心搏无力,神情淡漠,尿量减少或无尿,皮肤出现发绀、花斑(图 17-4)。

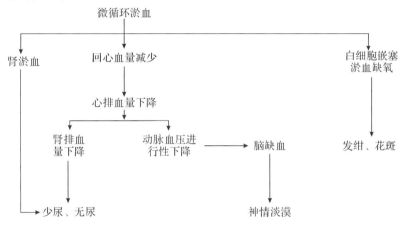

图 17-4　休克淤血期的主要临床表现

在该期的最初阶段若积极救治,病情仍可逆转,故又称为可逆性失代偿期。若本期持续时间过长,在后续阶段则进入休克晚期——难治期。

三、休克难治期(休克晚期、微循环衰竭期)

1.微循环的主要特点　此期随着缺氧和酸中毒的进一步加重,微血管麻痹、扩张,对血管活性物质失去反应,微循环处于不灌不流的状态,故此期又称为微循环衰竭期。因血流缓慢,血液浓缩,黏滞度高,容易发生弥散性血管内凝血(disseminated intravascular coagulation,DIC)。

休克缺血期、淤血期、难治期微循环及组织灌流不同导致不同表现和后果(表 17-1)。

表 17-1　休克各期的微循环和组织灌流比较

项目	休克缺血期	休克淤血期	休克难治期
微循环变化	缺血	淤血	微血栓
微血管阻力变化	ra↑↑＞rv	ra↓	微血管麻痹
微循环变化表现	灌少于流	灌大于流	不灌不流
组织灌流量	↓	↓↓	↓↓↓
血氧供应变化	缺血缺氧	淤血缺氧	血氧中断

注:r—阻力;a—微循环动脉端;v—微循环静脉端。

2.难治期后果及主要临床表现

(1)循环衰竭:由于微血管反应性降低,出现进行性顽固性低血压,给予升压药难以恢复;脉搏细弱而频速,中心静脉压(CVP)降低,静脉塌陷。

(2)毛细血管无复流现象:由于白细胞黏着和嵌塞、毛细血管内皮肿胀、DIC并发血栓堵塞管腔等原因,休克晚期患者即使经输血补液后血压上升,毛细血管灌流仍难恢复。

(3)重要器官功能障碍甚至衰竭:微循环淤血的进行性加重和DIC发生,微循环灌流严重不足、乳酸堆积、溶酶体破裂等使组织细胞受损甚至自溶,重要器官如心、肺、脑、肾、肠出现功能障碍,甚至出现衰竭和多系统器官功能衰竭(MSOF)(图17-5)。

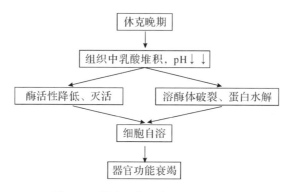

图 17-5　休克晚期器官功能衰竭原理

3.难治期机制　微循环血管麻痹的机制尚未完全清楚,可能与严重的酸中毒、血管内皮细胞、平滑肌细胞损伤及水肿有关。

DIC形成的主要机制有以下几点:

(1)组织长时间缺血缺氧、酸中毒、内毒素等因素,使血管内皮受损,激活内源性凝血系统。

(2)组织细胞损伤,大量组织因子入血,激活外源性凝血系统。

(3)血流缓慢,血液浓缩,红细胞和血小板易于聚集,微血栓易于形成。

(4)缺血缺氧、酸中毒、内毒素等因素可促使中性粒细胞产生大量促凝血物质。

(5) TXA_2-PGI_2 平衡失调:休克时内皮细胞的损伤,一方面使 PGI_2 生成释放减少,另一方面由于胶原纤维暴露,可使血小板激活、黏附、聚集,生成和释放 TXA_2 增多。PGI_2 有抑制血小板聚集和扩张小血管的作用,而 TXA_2 则有促进血小板聚集和收缩小血管的作用。因此,TXA_2-PGI_2 的平衡失调,可促进DIC的发生。

不过,并非所有患者都发生DIC,也并非所有休克都只在晚期发生DIC,一些休克,比如,烧伤性休克、创伤性休克和感染性休克,在休克早期即可发生DIC。

四、休克时的细胞损伤与代谢障碍

在休克过程中,严重的微循环障碍,使组织细胞缺血缺氧而致细胞发生损伤。研究发现,某些休克虽经过扩容、改善微循环等治疗,但抗休克效果却欠佳,而某些保护和促进细胞代谢的药物对休克的改善较为明显,由此促进人们对休克过程中细胞机制的认识更加深入。

(一)细胞代谢障碍

1.能量代谢障碍　休克时因微循环障碍,组织缺血缺氧,致细胞供氧不足,能量生成减少;酵解增强,局部酸中毒;脂肪和蛋白分解代谢增强,合成代谢障碍。

2.代谢性酸中毒与高钾 糖酵解,乳酸生成增多;肝损伤,乳酸利用障碍;肾功能障碍,酸性产物蓄积。同时,酸中毒易导致高钾状态。

(二)细胞损伤和细胞凋亡

1.细胞损伤

(1)细胞膜的损伤:细胞膜在休克时最早发生损伤,这在微电极实验和电子显微镜中已经证实,而缺氧、ATP减少、高钾、酸中毒、溶酶体释放、炎症介质、氧自由基所引起膜的脂质过氧化都是其损伤的原因。

(2)线粒体的损伤:休克初期因缺氧等致ATP合成减少,细胞能量严重不足导致线粒体发生功能性损伤,后期发生肿胀、致密结构和崤消失等器质性损伤,最后崩解破坏。

(3)溶酶体损伤:缺血缺氧、酸中毒均可致溶酶体酶释放,溶酶体肿胀和空泡形成。溶酶体酶包括酸性蛋白酶(组织蛋白酶)、中性蛋白酶(胶原酶和弹性蛋白酶)等,可引起细胞自溶,消化基底膜,激活激肽系统,形成心肌抑制因子(MDF)等毒性多肽。血浆中的溶酶体酶主要来自缺血的肝、肠、胰腺等器官,溶酶体酶的非酶性成分可导致肥大细胞脱颗粒和组胺释放。

细胞的这些病理性损伤若未能及时纠正,最终会使细胞发生坏死。

2.细胞死亡 肿瘤坏死因子、氧自由基、白细胞介素-1等均可触发细胞死亡。休克时全身各细胞均可发生死亡。

第四节 休克时各器官系统功能的变化

休克过程中,因机体有效循环血量的急剧减少致器官的血液灌流量显著降低,经过一系列病理变化,导致组织器官,尤其是肾、肺、心、脑等主要器官的功能障碍。

一、肾功能障碍

各型休克常伴发的肾功能障碍主要表现为急性肾功能衰竭。临床以少尿、无尿,同时伴高钾血症、氮质血症、酸中毒等为主,情况严重时,肾功能障碍是休克死亡的主要原因。

在休克早期,由于肾灌流的不足,肾小球滤过率降低,发生功能性肾功能衰竭。主要与各种缩血管物质增多使肾血管收缩有关,若此时及时改善肾脏的血液供应,肾功能容易恢复。若肾脏灌流长时间得不到改善,在长时间缺血和毒素的作用下,则可发生肾小管坏死,导致器质性肾功能衰竭。此时即使肾血流恢复,肾功能也难以恢复,肾脏的这种不可逆损害,危及患者生命。

尿量是观察肾脏灌流情况的重要指标,若尿量少于20ml/h,则说明肾灌流不足,需引起重视,尽可能及早改善。

二、呼吸功能障碍

休克早期,因呼吸中枢兴奋,呼吸表现为加深加快,甚至可致低碳酸血症和呼吸性碱中毒。随后,交感-儿茶酚胺系统兴奋及其他血管活性物质的作用,致肺处于低灌流状态。在休克晚期,常发生急性呼吸功能衰竭,也称成人呼吸窘迫综合征(ARDS)。其病理为休克肺的改变,主要特征是肺淤血、水肿、出血、肺不张、肺泡透明膜形成等,即以肺泡-毛细血管上皮通透性增高,肺泡表面活性物质减少和肺内DIC等特征为主要改变。临床表现为严重呼吸困难、缺氧,可伴高碳酸血症。

三、心功能障碍

除因原发性心功能障碍而发生的心源性休克外,其他各型休克,在初期心功能表现为代偿作用,即心肌收缩力增强和心率加快;以后代偿作用减弱甚至消失,心功能逐渐降低,甚至发生心力衰竭。其机制可能与以下因素有关:交感神经兴奋使心肌耗氧量增加,心肌缺氧加重;血压下降、心率加快使心脏冠状动脉灌流量减少,心肌缺血缺氧;酸中毒、高钾血症、内毒素、氧自由基、心肌抑制因子等因素使心肌收缩力减弱;晚期心肌内的微血栓可致心肌局灶性坏死等。

四、脑功能障碍

休克早期,脑无明显缺血。但代偿性交感神经兴奋可致大脑皮质兴奋而表现为烦躁不安。随着病情的进展,当动脉血压低于50mmHg(6.65kPa)或者脑内发生DIC时,因缺血缺氧与酸中毒而出现脑功能障碍。患者神情淡漠、意识模糊、嗜睡甚至昏迷,严重者危及生命。

五、消化道和肝功能障碍

休克时,因肝血液灌流减少或因肝内形成DIC,致肝功能障碍;反过来,又会使休克恶化。主要原因有:肝细胞对乳酸利用减弱而致机体乳酸酸中毒更明显;肝某些凝血因子和抗凝血因子的合成与灭活障碍致机体凝血功能障碍;肝解毒功能减弱而发生肠源性内毒素血症等。

胃肠因缺血、缺氧致黏膜受损可致应激性溃疡发生,也可因肠道屏障功能受损和细菌的大量繁殖,各种有害物质吸收入血可致全身性炎症反应,加重休克。

六、多系统器官功能障碍

多系统器官功能衰竭(MSOF)是指患者在严重创伤、失血或感染所致休克或复苏后,短时间内出现两个或两个以上系统、器官功能衰竭的危急状态。休克时,MSOF的发生机制非常复杂,包括微循环灌流障碍、内毒素、炎症介质、大量氧自由基释放等因素。

思考与练习

一、名词解释

休克

二、选择题

1. 休克的概念是指　　　　　　　　　　　　　　　　　　　　　　　（　　）
   A. 剧烈的震荡或打击
   B. 有效循环血量急剧减少使全身微循环血液灌注严重不足,以致细胞损伤、重要器官
      功能代谢障碍的全身性病理过程
   C. 机体对外界刺激发生的应激反应
   D. 以血压降低、尿量减少为主要表现的综合征
   E. 以上都不对

2. 自身输血的作用主要是指　　　　　　　　　　　　　　　　　　　（　　）
   A. 容量血管收缩,回心血量增加　　　　　B. 抗利尿激素增多,水重吸收增加
   C. 醛固酮增多,钠水重吸收增加　　　　　D. 组织液回流增多
   E. 动-静脉吻合支开放,回心血量增加

3. 休克早期微循环灌流的特点是　　　　　　　　　　　　　　　　　（　　）
   A. 多灌少流,灌多于流　　　　　　　　　B. 少灌少流,灌少于流
   C. 少灌多流,灌少于流　　　　　　　　　D. 多灌多流,灌多于流
   E. 以上都不是

4. 创伤患者死亡的常见原因是　　　　　　　　　　　　　　　　　　（　　）
   A. 化脓性感染　　　　　　B. ARDS　　　　　　　　C. 急性肾衰竭
   D. 休克　　　　　　　　　E. DIC

5. 休克早期心脑血管灌流的情况是　　　　　　　　　　　　　　　　（　　）
   A. 脑灌流量增加,心灌流量无明显改变
   B. 脑灌流量无明显改变,心灌流量可明显减少
   C. 明显增加
   D. 明显减少
   E. 无明显改变

三、问答题

1. 简述休克三期微循环变化特点。
2. 简述休克的临床表现。

参考答案

第十八章 弥散性血管内凝血

教学 PPT

　　凝血与抗凝血平衡是机体的重要防御功能之一,概括起来主要有以下几点:

　　1.机体的凝血功能　　凝血系统主要由凝血因子组成。血浆与组织中直接参与血液凝固的物质,统称为凝血因子。其中组织因子来自组织,其他因子除 Ca^{2+} 外,多数凝血因子是在肝脏合成的,并以酶原的方式存在于血浆中。目前认为,以组织因子为始动的外源性凝血系统的激活,在启动凝血过程中起主要作用。内、外源性凝血系统的互相密切联系,对启动并维持凝血过程具有重要作用。血小板直接参与凝血过程。

　　2.机体的抗凝功能　　抗凝系统包括细胞抗凝系统和体液抗凝系统。细胞抗凝系统指单核-吞噬细胞系统对凝血因子、组织因子、凝血酶原复合物以及可溶性纤维蛋白单体的吞噬。体液抗凝系统包括丝氨酸蛋白酶抑制物、以蛋白质 C 为主体的蛋白酶类抑制物质及组织因子途径抑制物。

　　3.纤溶系统及其功能　　纤维蛋白溶解系统主要包括纤溶酶原、纤溶酶、纤溶酶原激活物与纤溶抑制物。纤溶系统使纤维蛋白凝块溶解,保证血流通畅,并参与组织修复和血管再生。

　　4.血管内皮细胞在凝血、抗凝及纤溶过程中的作用　　血管内皮细胞的功能是:①产生各种生物活性物质;②调节凝血与抗凝功能;③调节纤溶系统功能;④调节血管紧张度;⑤参加炎症反应的调节;⑥维持微循环的功能等。

　　正常机体的凝血、抗凝血及纤溶系统之间处于动态平衡,血管内皮和血小板也参与其中,从而保证机体的止血和血流通畅。如果致病因素导致上述平衡破坏,特别是血小板的质和量的异常,会导致凝血和抗凝血功能紊乱。临床上会出现血栓形成和出血倾向。广泛的微血栓形成就会导致弥散性血管内凝血。

第一节　弥散性血管内凝血的病因和发病机制

　　弥散性血管内凝血(disseminated intravascular coagulation,DIC)是指在某些致病因子

的作用下，大量促凝物质入血，凝血因子和血小板被激活，使凝血酶增加，微循环中形成广泛的微血栓，继而因凝血因子和血小板大量消耗，引起继发性纤维蛋白溶解系统功能增强，机体出现以止血、凝血功能障碍为特征的病理生理过程。主要临床表现为出血、休克、器官功能障碍和微血管病性溶血性贫血，是一种危重的综合征。

DIC 患者病情的严重程度不一，有的临床症状十分轻微，甚至是"隐蔽"，患者体征也不明显，只有用比较敏感的实验室检查方法才能发现；但也可以比较严重，如急性 DIC 患者发病急、预后差，死亡率高达 50%～60%。

一、弥散性血管内凝血的病因

一些基础性疾病容易引起 DIC（表 18-1）。其中感染因素引起的 DIC 约占总数的 30%，如细菌性败血症是引起急性 DIC 的常见原因；恶性肿瘤、急性早幼粒白血病导致的 DIC 约占 20%～28.3%；外科手术及广泛组织损伤导致的 DIC 约占 12.7%～15.0%；另外，产科意外并发急性 DIC 约占 8%～20%。因此，在临床上遇到存在易发 DIC 基础性疾病的患者，并无法以现有临床证据解释其出血症状时，应想到发生 DIC 的可能。

表 18-1　DIC 的病因分类

类　型	主要疾病
感染性疾病	革兰阴性或阳性菌感染、病毒性肝炎、流行性出血热、病毒性心肌炎等
肿瘤性疾病	转移性癌、肉瘤、恶性淋巴瘤等
血液性疾病	急慢性白血病、溶血性疾病、异常蛋白血症等
妇产科疾病	感染流产、死胎滞留、妊娠毒血症、羊水栓塞、胎盘早剥等
创伤及手术	严重软组织损伤、挤压伤综合征、大面积烧伤、大手术等

此外，在疾病过程中某些因素也能触发凝血系统和促进 DIC 发生发展，如缺氧、酸中毒、抗原-抗体复合物、自由脂肪酸与脂类物质以及相继激活、触发的纤维蛋白溶解系统、激肽系统、补体系统等，这些称为 DIC 的触发因素。

二、弥散性血管内凝血的发病机制

（一）凝血系统的激活

关于凝血系统活化机制，过去一直认为血液中存在着以 XII 因子激活作为始动环节启动内源性凝血系统在凝血过程中起关键作用。但近十多年来研究表明，组织因子（TF）的表达、释放，在凝血启动过程中起到十分重要的作用。因此，关于组织因子（TF）在 DIC 发病机制中作用，越来越受到重视。

DIC 时，引起凝血系统激活的主要机制可归纳为以下四个方面：

1.组织严重损伤　临床上严重创伤和烧伤、外科手术、产科意外、病变组织器官的大量坏死、癌组织坏死或广泛血性转移等病因，都可促使 TF 大量释放入血，导致 DIC 发生。（TF 是由 263 个氨基酸残基构成的跨膜糖蛋白，主要存在于细胞的内质网中。在血管外层的平滑肌细胞、成纤维细胞以及周细胞、星形细胞、足状突细胞可恒定地表达 TF）。当组织、血管受到损伤时，TF 从损伤的细胞中释放入血，TF 含有带负电荷的 γ-羧基谷氨酸（GLA）

能与 Ca^{2+} 结合。因子Ⅶ通过 Ca^{2+} 与 TF 结合形成复合物（Ⅶa-TF），Ⅶa-TF 使大量因子Ⅹ激活（传统通路），从而形成因子Ⅹa-Ⅴa-Ca^{2+}-PL 复合物；也可通过因子Ⅸ激活（选择通路）形成因子Ⅸa-Ⅷa-Ca^{2+}-PL 复合物。两者继而产生凝血酶原激活物，导致凝血酶生成。凝血酶又可以正反馈加速因子Ⅴ、因子Ⅷ、因子Ⅸ激活，从而也加速了凝血酶的生成，并加速凝血反应以及血小板活化、聚集过程，在微血管内形成大量微血栓。

2.血管内皮细胞损伤　细菌、病毒、内毒素、抗原-抗体复合物、持续性缺氧、酸中毒、颗粒或胶体物质进入体内，都可以损伤血管内皮细胞（VEC），尤其是微血管的 VEC。①损伤的 VEC 表达、释放大量 TF 并激活凝血系统，导致 DIC 的发生；②损伤暴露的内皮下胶原等组织可以直接激活因子Ⅻ或因子Ⅺ启动内源性凝血系统；③触发血小板活化，产生黏附、聚集和释放反应，加剧微血栓形成。

3.其他　各种炎症性细胞释放 TNF、IL-1、IFN、血小板活化因子（PAF）、补体成分 C3a、C5a 和氧自由基等体液因子又加剧 VEC 损伤和刺激 TF 表达，进一步促进和加速凝血反应过程。

4.血细胞被大量破坏，血小板被激活

（1）血小板和红细胞损伤使存在于细胞膜内侧的酸性磷脂暴露，从而触发 DIC。对血小板在 DIC 发生机制中的作用有两种不同的认识：一种观点认为，血小板损伤可能是 DIC 的结果，不是 DIC 的产生机制，因为有研究证明，乏血小板血症的动物仍能发生由内毒素引起的 DIC；另一种观点认为，血小板在 DIC 的发生发展过程中起到重要的作用。

当外伤等原因导致 VEC 损伤，暴露出胶原后，血小板膜糖蛋白 GPⅠb 通过血管假血友病因子 von Willebrand 因子（vWF）与胶原结合，产生黏附作用。同时，胶原、凝血酶、ADP、TXA2、PAF 等作为激活剂分别与黏附的血小板表面的相应受体结合，通过 G 蛋白介导作用，使血小板内产生第二信使（cAMP、IP3、dG 等）发挥一系列生理效应和变化。血小板的这些变化，通过生物信号传导系统的由内向外传导，使血小板膜糖蛋白 GPⅡb/Ⅲa 复合物（αⅡbβ）激活。活化的 GPⅡb/Ⅲa 是血小板膜上的纤维蛋白受体，纤维蛋白原作为二聚体可与两个相邻的血小板膜上的 GPⅡb/Ⅲa 结合，产生"搭桥"作用，使血小板聚集。聚集的血小板进一步引起结构变化，并表达"配体"诱导的结合部位（LIBS）产生某种由外向内的信号传导，引起血小板细胞骨架蛋白的再构筑，导致血小板扁平和伸展等变形改变。

活化血小板表面出现的磷脂酰丝氨酸或肌醇磷脂等带负电荷磷脂（PL）使各种凝血因子在血小板磷脂表面被浓缩、局限，从而产生大量凝血酶原激活物，使凝血酶原被激活，进而形成纤维蛋白网，网罗其他血细胞形成血凝块。血小板有伪足伸入纤维蛋白网中，由于血小板中肌动蛋白收缩，使血凝块发生回缩，逐渐形成较坚固血栓。

（2）白细胞大量破坏时，可释出大量活性较高的促凝物质（表达 TF 和释放溶酶体酶）。例如，激活中性粒细胞释放的各种细胞因子导致 VEC 和血管壁损伤；释放的胰蛋白酶能降解和灭活因子Ⅴ、因子Ⅷ、AT-Ⅲ、TFPI 和 PAI 等，引起凝血-抗凝血平衡紊乱，造成 DIC 发生。

（3）异型输血、恶性疟疾、输入过量库存血等因素造成红细胞大量被破坏时，可以释放出大量 ADP 和红细胞素。ADP 具有激活血小板的作用，导致凝血；红细胞素具有 TF 样作用，激活凝血系统。

5.其他激活凝血系统的途径

(1)急性出血性胰腺炎时,胰蛋白酶大量入血,由于胰蛋白酶具有直接激活凝血酶原作用,导致大量微血栓形成。

(2)蜂毒、蛇毒是一种外源性促凝血物质,能直接激活因子Ⅹ、凝血酶原,或直接使纤维蛋白原(Fbg)转变为纤维蛋白单体(FM)。

(3)某些肿瘤细胞能分泌特有的促凝血蛋白(CP),直接激活因子Ⅹ,而激活凝血系统。

(二)纤溶功能失调

1.纤维蛋白溶解功能(纤溶功能)　是人体的重要抗凝血功能,它在清除血管和腺体排泌管道内形成和沉积的纤维蛋白、防止血栓形成过程中起重要作用。

(1)外激活途径:由组织型纤溶酶原活化素(t-PA)和尿激酶型纤溶酶原活化素(u-PA)激活。t-PA是由VEC分泌释放;u-PA是由泌尿系和生殖系上皮细胞合成分泌。u-PA主要存在于尿液中,血中浓度很低。

(2)内激活途径:内源性凝血系统的激活物Ⅻa、Ⅺa、Ⅱa、激肽释放酶(KK)。

(3)外源激活物途径:药物(SK、UK、重组t-PA等)对纤溶酶原(Plg)的激活。

纤溶酶原(Plg)在激活物激活下产生纤溶酶(Pln),Pln可水解Fbg或纤维蛋白(Fbn)产生纤维蛋白降解产物(FgDP/FDP)。同样,在纤溶系统中存在负反馈调节,纤溶酶原活化素抑制物(PAI)能抑制t-PA和u-PA的活性;α_2-抗纤溶酶(α_2-AP)可以与Pln结合形成纤溶酶-α_2抗纤溶酶复合物(PAP),使Pln失去活性。

2.纤溶功能降低　VEC受损是DIC发生、发展的关键。损伤的VEC失去了正常的抗凝功能,有利于Fbn在局部沉积和微血栓形成。如VEC表面负电荷降低,生成TFPI和吸附AT-Ⅲ等抗凝物质减少,使微血管局部抗凝功能降低;同样,受损的VEC膜上的血栓调节蛋白(TM)表达减少,使其促进蛋白C(PC)活化的能力降低,也导致局部抗凝纤维蛋白溶解功能(纤溶功能)降低。受影响的VEC产生纤溶酶原活化素抑制物(PAI)增加和分泌组织型纤溶酶原活化素(t-PA)减少时纤溶功能降低,这均有利于Fbn在局部沉积和微血栓形成。另外,微血管部位的纤溶活性抗凝无明显降低,但由于微血管内凝血亢进和大量Fbn形成,超过了纤溶酶的及时清除能力,使得Fbn沉淀并形成微血栓。因此,微血管局部的抗凝活性降低和纤溶活性绝对或相对降低,是透明微血栓形成和保留的又一重要条件。

3.继发性纤溶功能增强　继发性纤维蛋白溶解(继发性纤溶)是指在凝血系统活化之后相继引起的纤维蛋白溶解系统激活,并发挥溶解Fbn和Fbg作用的过程。继发性纤溶是DIC的一个非常重要的病理过程,也是急性DIC的重要病理特征之一。

继发性纤溶功能增强可在凝血功能亢进的同时发生,也可在出现凝血功能亢进之后相继发生。

(1)凝血系统被激活时,产生大量的凝血酶、因子Ⅺa、激肽释放酶(KK)和由凝血酶激活的Ⅻa,这些活化的因子都能促使Plg转变为Pln。Pln具有降解Fbg、Fbn和其他的凝血因子(补体、Ⅱ、Ⅴ、Ⅷ、Ⅹ、Ⅺ)的作用,使血液处于继发性低凝状态。

(2)微血管内相对正常的VEC在Fbn、BK等刺激下释放t-PA;PK与VEC膜上的HMK-K结合,在HMK-K作用下PK被转化为KK。KK能使单链u-PA转化为高活性的双链u-PA(tcu-PA)。t-PA和u-PA都能作用于Plg生成Pln。

(3)TM是VEC膜上凝血酶受体之一,与凝血酶结合后,降低其凝血活性,但明显增强其激活 PC 作用。APC 通过阻止由因子Ⅷa 和因子Ⅸa 组成的因子Ⅹ激活物的形成、阻断由因子Ⅴa 和因子Ⅹa 组成的凝血酶原激活物的形成、阻止因子Ⅹa 与血小板的结合,以及刺激 PA 的释放促纤溶的作用。

因此,继发性纤溶功能亢进在促使微血管中微血栓溶解的同时,也加剧了机体止血、凝血功能的障碍而引起出血。

第二节　影响弥散性血管内凝血发生发展的因素

临床上影响 DIC 发生、发展的因素很多,在相同促凝因子入血时,有的发生 DIC,有的却未发生 DIC,这表明机体的状态对 DIC 的发生起着很大的作用。

一、单核-巨噬细胞系统功能受损

单核-巨噬细胞系统具有吞噬和清除功能,可以吞噬清除血液中一定量的促凝物质使凝血与抗凝血之间保持动态平衡。单核-巨噬细胞系统可以吞噬清除细菌内毒素、组织细胞碎片、免疫复合物、细胞因子和 ADP 等促凝物质。另外,在凝血系统被激活过程中,单核-巨噬细胞也能对凝血酶、Fbg、Fbn、FM、FDP、Pln、补体等形成的复合物进行吞噬和清除。因此,当单核-巨噬细胞系统功能严重障碍(如长期大量应用糖皮质激素、严重肝脏疾病),或由于过量吞噬细菌、内毒素、脂质、坏死组织等导致细胞功能受封闭时,单核-巨噬细胞对血液中促凝物质清除减少,大量促凝物质堆积,极易诱发 DIC。

全身性 Shwartzman 反应(GSR)是指给动物间隔 24h 静脉注射一次小剂量非致死性内毒素,则在接受第二次注射后动物发生休克或出血倾向,即引起 DIC 样的病理变化。目前认为,GSR 的发生机制是由于第一次注射内毒素后单核-巨噬细胞系统吞噬了内毒素和 Fbn 而被封闭,因此第二次注射时,单核-巨噬细胞系统吞噬激活的凝血因子的能力降低并无法使内毒素灭活。内毒素具有激活凝血因子和损伤 VEC 的作用,促使血小板聚集和收缩血管,故能引起 DIC 样的病理变化。

二、严重肝功能障碍

抗凝血物质 PC、AT-Ⅲ和 Flg 是由肝脏合成的,所以慢性迁延性肝炎和肝硬化时,肝脏合成抗凝物质减少,血液处于高凝状态,易诱发 DIC。在凝血系统激活过程中,活化的凝血因子Ⅸa、因子Ⅺa、因子Ⅹa、TAT、PAP 均在肝脏内被清除或灭活。在急性重症肝炎、肝硬化时灭活活化凝血因子减少,血液处于高凝状态,易诱发 DIC。急性重型肝炎时,可释放 TF。引起肝功能障碍的某些病因(病毒、某些药物)激活凝血因子。这些因素在 DIC 的发生、发展中均有一定作用。

三、血液的高凝状态

血液的高凝状态是指在某些生理或病理条件下,血液凝固性增加,有利于血栓形成的一种状态。

(一)原发性高凝状态

原发性高凝状态见于遗传性 AT-Ⅲ、PC、PS 缺乏症和因子Ⅴ结构异常引起的 PC 抵抗症。

(二)继发性高凝状态

继发性高凝状态见于各种血液和非血液疾病,如肾病综合征、恶性肿瘤、白血病、妊娠中毒等。妊娠期可有生理性高凝状态,从妊娠 3 周开始孕妇血液中血小板和凝血因子(Ⅰ、Ⅱ、Ⅴ、Ⅶ、Ⅸ、Ⅹ、Ⅻ等)逐渐增加,而 AT-Ⅲ、t-PA、u-PA 降低;胎盘产生的纤溶酶原活素抑制物(PAI)增多,使血液渐趋高凝状态,到妊娠末期最明显。产科意外引起 DIC 的机制是:①羊水栓塞、胎盘早剥时,羊水具有类凝血酶、TF 和类血小板因子作用,具有较强促凝作用,可以激活Ⅹ因子引起凝血。②人工流产后的感染使子宫内膜内具有凝血活性的 TF 进入血液导致 DIC。③宫内死胎也能释放组织因子入血启动外源性凝血系统。

血液中凝血因子有随年龄增加而逐渐增多的趋势,高龄者可出现生理性高凝状态。另外,酸中毒可诱发 DIC,其发生机制为:①导致 VEC 的损伤,启动凝血系统而诱发 DIC;②血液 pH 降低使凝血因子的酶活性升高,肝素的抗凝活性减弱;③促使血小板聚集性增强,聚集后血小板释放一系列促凝因子,使血液处于高凝状态。

四、微循环障碍

休克导致的严重微循环障碍,微循环内血流缓慢,出现血液涡流或淤滞,血细胞聚集,促使 DIC 形成。

五、纤溶系统功能受抑制

临床上不恰当地应用纤溶系统功能的抑制剂,如 6-氨基己酸(EACA)或对羧基苄胺(PAMBA)等,在过度抑制机体纤溶功能的情况下,若一旦发生感染、创伤等事件,容易引起 DIC。

此外,DIC 的发生发展还与促凝物质进入血液的数量、速度和途径有关。促凝物质进入血液较慢时,如机体代偿功能(吞噬功能)健全,不发生或仅表现为症状不明显的慢性型 DIC;促凝物质入血过多、过快,超过机体代偿能力时,则可引起急性 DIC。另外,促凝物质入血的途径与微血栓形成的部位有重要关系,从静脉系统入血,DIC 分布以肺为主,从动脉系统入血,则以肾为主。

第三节　弥散性血管内凝血的主要临床表现

DIC 主要临床症状可归纳为出血、微循环障碍(休克)、多系统器官功能障碍和贫血。发生急性 DIC 时,以前三种症状较为多见。

一、出血

DIC 出血症状主要是由于凝血酶消耗和纤溶酶产生过多造成的。

(一)凝血物质大量消耗(消耗性凝血病)

在 DIC 发生、发展过程中,由于大量血小板和凝血因子被消耗,并且消耗超过代偿性增加,使血液中 Fbg、因子Ⅴ、因子Ⅷ、因子Ⅸ、因子Ⅹ和血小板急剧减少,故 DIC 又称为消耗性凝血病。

(二)继发性纤溶系统激活

纤溶系统增强产生大量 Pln,Pln 是一种活性较强的蛋白酶,除能降解 Fbg 或 Fbn 外,还能水解各种凝血因子,使血液中凝血物质急剧减少,加剧凝血功能障碍并引起出血。

(三)纤维蛋白(原)降解产物的形成

Pln 水解 Fbg 或 Fbn 裂解出各种 FgDP、FDP 成分,如 X、Y、D、E 等片段。FDP 的形成是造成血液止、凝血功能障碍和引起 DIC 出血的重要机制之一。①X、Y 片段可与 FM 形成可溶性 FM 复合物(SFMC),阻止 FM 相互交联形成可溶性纤维蛋白;②片段 Y、E 有抗凝血酶作用;③片段 D 对 FM 交联聚集有抑制作用;④FDP 抑制血小板的黏附和聚集。DIC 时通过 FgDP/FDP 各种成分产生强大的抗凝血和抗血小板聚集作用,使机体凝血功能明显降低,产生了严重的出血倾向。

(四)血管损伤

在 DIC 发生发展过程中,多种因素可致微血管壁损伤,也是 DIC 出血机制之一。

二、休克

急性 DIC 常伴有休克发生;慢性、亚急性 DIC 可有休克,也可无休克。DIC 与休克互为因果,可形成恶性循环。DIC 引起的休克有以下几个特点:①突然出现或与病情不符;②伴有严重广泛的出血和四肢末梢的发绀;③有多器官功能不全综合征出现;④对休克的综合治疗缺乏反应,病死率高。

急性 DIC 引起休克的机制有:①微血栓形成,使回心血量减少;②出血可影响血容量;③凝血系统、激肽系统和补体系统激活产生大量激肽、组胺等,具有增强微血管通透性和强烈的扩血管作用;④FDP 小片段成分 A、B、C,以及各种补体成分均有扩血管或增强微血管通透性的作用;⑤心肌毛细血管内微血栓形成,影响了心肌收缩力,引起心功能降低。由于上述因素使有效循环血量减少、血管扩张、回心血量减少和心排血量降低等,最终导致动脉血压明显降低和严重的微循环功能障碍。

三、多系统器官功能障碍

DIC 时的多系统器官功能障碍主要原因是微血管内广泛的微血栓形成,阻塞微血管,引起不同脏器、不同部位组织细胞缺血缺氧,从而发生代谢、功能障碍或缺血坏死,严重者可导致脏器功能不全甚至衰竭。临床患者脏器功能障碍的范围与程度是多样的,轻者仅表现出个别脏器部分功能异常,但重者常会同时或相继出现两种或两种以上脏器功能障碍,形成多系统器官功能衰竭(MODS),MODS 是 DIC 引起患者死亡的重要原因。

(1)肺内广泛微血栓形成,可引起肺泡-毛细血管膜损伤,出现成人呼吸窘迫综合征(ARDS)一类急性呼吸衰竭的临床症状。

(2)如肾内广泛微血栓形成,可引起两侧肾皮质坏死和急性肾功能衰竭,临床表现为少尿、血尿和蛋白尿等。

(3)消化系统出现 DIC 可引起恶心、呕吐、腹泻、消化道出血。

(4)肝内微血栓形成可引起门静脉高压和肝功能障碍,出现消化道淤血、水肿、黄疸和其他相关症状。

（5）累及心脏导致心肌收缩力减弱，心排血量降低，心脏指数降低，肌酸磷酸激酶和乳酸脱氢酶明显增高。

（6）累及肾上腺时，引起皮质出血性坏死和急性肾上腺皮质功能衰竭，具有明显休克症状和皮肤大片瘀斑等体征，称为华-佛综合征；垂体发生坏死，可引起席汉综合征；神经系统病变则出现神志不清、嗜睡、昏迷、惊厥等非特异性症状。

四、微血管病性溶血性贫血

DIC 患者可伴有一种特殊类型的贫血，即微血管病性溶血性贫血。其特征是：外周血涂片中可见一些带刺的收缩红细胞，可见新月体、盔甲形等形态各异的红细胞碎片，称为裂体细胞。由于裂体细胞脆性高，很容易发生溶血。

DIC 时产生裂体细胞的机制是，在凝血反应的早期，纤维蛋白丝在微血管内形成细网，当循环的红细胞流过细网孔时，可以黏着、滞留或挂在纤维蛋白丝上，在血流不断冲击下，红细胞破裂，形成裂体细胞；缺氧、酸中毒使红细胞变形能力降低，此种红细胞强行通过纤维蛋白网更易受到损伤；裂体细胞和继发性球型红细胞增多症因细胞面积/体积比变小及不易变形，脆性明显提高，很易破裂发生溶血。DIC 早期溶血较轻，不易察觉，后期在外周血中易发现有特殊的裂体细胞。外周血破碎红细胞数大于 2%，对 DIC 有辅助诊断意义。慢性 DIC 和有些亚急性 DIC 往往可以出现溶血性贫血症状。这种红细胞碎片并非仅见于 DIC，也可见于恶性高血压、血栓性血小板减少性紫癜等。

第四节　弥散性血管内凝血的分期和分型

一、DIC 的分期

根据 DIC 的分布机制和临床特点，典型的 DIC 病程可分为以下三期：高凝期、消耗性低凝期和继发性纤溶亢进期（表 18-2）。

表 18-2　DIC 的分期及各期特点

分　期	基本特点	临床表现
高凝期	凝血系统被激活，血中凝血酶量增加，导致微血栓形成	血液处于高凝状态
消耗性低凝期	凝血因子和血小板因消耗而减少，继发纤维蛋白原减少，纤溶过程逐渐增强	出血
继发性纤溶亢进期	纤溶系统异常活跃，纤维蛋白降解产物形成且具有很强的抗凝作用	出血十分明显

二、DIC 的分型

1. 按 DIC 发生快慢分型

（1）急性型：常见于严重感染和休克、严重创伤、羊水栓塞、血型不合的输血、急性移植排异反应等。其特点是 DIC 可在 1～2d 内发病。临床表现以休克和出血为主,病情迅速恶化,分期不明显。急性 DIC 患者可出现实验室检查明显异常,血小板计数减少、FDPs 升高、PT 延长、TT 延长、PTT 延长和 Fbg 浓度下降。在没有严重的肝炎情况下,急性 DIC 患者常出现因子Ⅴ和 Fbg 的后天性缺乏,所以当 Fbg<100mg/dl 时应与出现症状相联系,考虑急性 DIC 存在。

(2)慢性型:常见于恶性肿瘤、结缔组织病、慢性溶血性贫血等,其特点是发病缓慢、病程较长,机体可以通过肝脏合成凝血因子进行代偿。所以,慢性 DIC 时,凝血因子消耗程度往往被掩盖,在筛选性实验检测中,只有少数指标出现异常,如血小板计数降低,但 Fbg 可以正常。因此,如果患者出现凝血酶明显升高,应在结合临床症状的基础上,可以诊断为慢性 DIC;如果患者单核-巨噬细胞系统功能较为健全,临床表现较轻或不明显时,诊断较为困难,患者常以某器官功能不全为主要表现。慢性 DIC 在一定条件下,可以转化为急性型。

(3)亚急性型:常见于恶性肿瘤转移、宫内死胎等患者。其特点是数天内逐渐形成 DIC。患者的临床表现介于急性和慢性之间。

2. 按 DIC 的代偿情况分型

在 DIC 发生、发展过程中,根据凝血物质消耗和代偿情况,可将 DIC 分为三型。

(1)失代偿型(显性 DIC):主要见于急性 DIC。其特点是凝血因子和血小板的消耗超过生成,机体来不及代偿。实验室检查:可见血小板和纤维蛋白原等凝血因子明显减少。患者常有明显的出血和休克等。

(2)代偿型(非显性 DIC):主要见于轻症 DIC。其特点是凝血因子和血小板的消耗与其代偿基本上保持平衡。患者临床表现不明显或只有轻度出血和血栓形成症状,易被忽视,也可转为失代偿型 DIC。实验室检查无明显异常,也可仅有轻度出血或血栓形成的症状。诊断较困难。

(3)过度代偿型:主要见于慢性 DIC 或恢复期 DIC。其特点是机体的代偿功能较好,代偿凝血因子(Fbg、FⅤ、FⅦ、FⅧ、FⅩ)和血小板生成增加,甚至超过消耗。实验室检查示 Fbg 等凝血因子有暂时性升高,血小板计数减少但有时不明显。患者临床血栓症状不明显。

局部型 DIC 见于器官移植后的排异反应、血管瘤和心脏室壁瘤等。

三、实验室诊断

1. 3P 试验　将鱼精蛋白加入被检患者的血浆后,鱼精蛋白可与血浆中 X-FM 片段内 X 结合,使 FM 与 X 片段分离,分离的 FM 能在血浆中自行聚集而凝固。这种不需要酶的作用,而形成纤维蛋白的现象称为副凝试验。但是当纤溶活性过强时,X 片段被完全分解为小分子物质时,X-FM 就明显减少,3P 试验反可转阴性。

2. DD 试验　纤溶酶分解 Fbg 时,产生的降解产物不含 D-二聚体,因为不存在纤维蛋白 D 区相互连接。同样,纤溶酶分解可溶性 FM 时,也不存在 D-二聚体。只有在分解稳定的纤维蛋白纤维(微血栓)时,可产生 D-二聚体,因为可溶性 FM 的两端 D 区与其相邻的 FM 的 D 区在 E 部位参与下相互连接形成稳定的纤维蛋白。DD 试验是通过检测血浆中 D-二聚体的含量,判断体内血栓的存在。D-二聚体是微血栓 DIC 形成的重要标志物,也是反映继发性纤溶亢进的重要指标。

第四节 弥散性血管内凝血的防治和护理原则

DIC 临床上死亡率高,关键在于预防。

一、防治原发病

预防和去除引起 DIC 的病因是防治 DIC 的根本措施,例如去除死胎或滞留胎盘。对严重创伤、全身细菌感染、大手术前后应加强护理,积极治疗这些严重疾病,使患者能顺利恢复,减少 DIC 的发生。某些轻度 DIC,只要及时去除原因,病情即可迅速恢复。一旦出现 DIC,应早期迅速纠正高凝状态。及时观察病情变化,辅以实验室检查,做到早发现、早治疗,防止恶化,以提高治愈率,降低病死率。

二、改善微循环障碍

采用扩充血容量、解除血管痉挛等措施及早疏通阻塞的微循环。

三、建立新的凝血与纤溶间的动态平衡

在高凝期可应用抗凝物质,如肝素、低分子右旋糖酐、阿司匹林等阻止凝血过程的发生,预防新血栓的形成。但应注意:①抗凝治疗时,应在前、后测凝血时间,少于 12min 提示肝素用量不足,超过 30min 表示肝素过量,一般维持凝血时间在 20min 左右。②注意过敏反应,轻者如荨麻疹,重者如哮喘,甚至过敏性休克。③注意出血,出血是由肝素过量引起。当肝素使用过量导致大出血时,可用等量鱼精蛋白拮抗。使用时注射不能太快,以免抑制心肌,引起血压下降、心动过缓。在 DIC 后期,因继发性纤溶亢进而引起大出血,可输血或补充血小板等凝血物质以及使用纤溶抑制剂,如抗纤溶蛋白溶解剂(6-氨基己酸等)。

思考与练习

一、名词解释

DIC

二、选择题

1. 在启动凝血过程中起主要作用的是 （　　）
   A. 血小板　　　　　　　B. 因子Ⅶ　　　　　　　C. 因子Ⅻ
   D. TF　　　　　　　　　E. 凝血酶
2. 正常时表达 TF 的细胞是 （　　）
   A. 血管外层的平滑肌细胞　　B. 血管内皮细胞　　　　C. 血液单核细胞
   D. 嗜中性粒细胞　　　　　　E. 巨噬细胞

3. DIC 患者最初常表现为 　　　　　　　　　　　　　　(　)

　　A. 少尿　　　　　　　　　B. 出血　　　　　　　　　C. 呼吸困难

　　D. 贫血　　　　　　　　　E. 嗜睡

4. 导致 DIC 发生的关键环节是 　　　　　　　　　　　　(　)

　　A. 因子Ⅻ的激活　　　　　B. 因子Ⅲ的大量入血　　　C. 凝血酶大量生成

　　D. 纤溶酶原激活物的生成　E. 因子Ⅴ的激活

5. DIC 引起的贫血属于 　　　　　　　　　　　　　　　(　)

　　A. 再生障碍性贫血　　　　B. 失血性贫血　　　　　　C. 中毒性贫血

　　D. 溶血性贫血　　　　　　E. 缺铁性贫血

6. DIC 最主要的病理生理学特征是 　　　　　　　　　　(　)

　　A. 大量微血栓形成　　　　B. 凝血功能失常　　　　　C. 纤溶过程亢进

　　D. 凝血物质大量被消耗　　E. 溶血性贫血

7. 引起微血管病性溶血性贫血发生的主要因素是 　　　　(　)

　　A. 微血管内皮细胞大量受损　　B. 纤维蛋白丝在微血管内形成细网

　　C. 小血管内血流停滞　　　　　D. 微血管内大量微血栓形成

　　E. 小血管强烈收缩

8. 下列关于 D-二聚体的表述,哪一项是错误的 　　　　　(　)

　　A. 在继发性纤溶亢进时,血中 D-二聚体增高

　　B. 在原发性纤溶亢进时,血中 FDP 增高,D-二聚体并不增高

　　C. D-二聚体是纤溶酶分解纤维蛋白的产物

　　D. D-二聚体是纤溶酶分解纤维蛋白原的产物

　　E. D-二聚体是 DIC 诊断的重要指标

9. DIC 时,血液凝固性表现为 　　　　　　　　　　　　(　)

　　A. 凝固性增高　　　　　　B. 凝固性降低　　　　　　C. 凝固性先增高后降低

　　D. 凝固性先降低后增高　　E. 凝固性无明显变化

10. 大量使用肾上腺皮质激素容易诱发 DIC 是因为 　　　(　)

　　A. 凝血酶大量入血　　　　　B. 血管内皮细胞广泛受损

　　C. 增加溶酶体膜稳定性　　　D. 单核-吞噬细胞系统功能抑制

　　E. 肝素的抗凝活性减弱

参考答案

第十九章 发 热

【知识要点】

1. 发热、过热概念。
2. 发热的时相变化及各期的热代谢特点。
3. 主要的发热激活物。发热的临床表现、防治原则。

教学PPT

第一节 概 念

体温的相对稳定是人体进行新陈代谢和正常生命活动的必要条件。正常成人体温在下丘脑体温调节中枢的调控下维持在 37℃ 左右,一昼夜上下波动范围不超过 1℃。在致热原作用下,体温调节中枢的调定点(set point,SP)上移而引起调节性体温升高,当体温上升超过正常值 0.5℃ 时,称为发热。

体温升高并不都是发热,体温调节障碍(如体温调节中枢损伤)、散热障碍(如皮肤鱼鳞病和环境高温所致的中暑等)及产热器官功能异常(如甲状腺功能亢进)等均可导致体温升高,而调定点并未上移,是被动性体温升高,称为过热。人体体温升高可以分为生理性和病理性两类(图 19-1)。

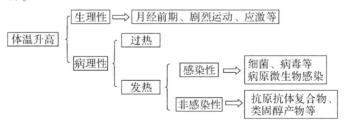

图 19-1 体温升高分类

第二节 发热的原因和发生机制

一、发热激活物与内生致热原

(一)发热激活物

发热激活物是指通过激活产生内生致热原细胞,产生和释放内生致热原(EP)而引起发热的物质。发热激活物又称 EP 诱导物,包括外致热原和某些体内产物。

1.外致热原　来自体外的致热物质称为外致热原,包括细菌、病毒、真菌、螺旋体、支原体等。葡萄球菌、链球菌等革兰阳性菌除了全菌体致热外,其代谢产物也是重要的致热物质;大肠杆菌、伤寒杆菌等革兰阴性菌的致热性是其细胞壁中所含的内毒素(ET)。ET 是最常见的外致热原,耐热性高。病毒是以其全病毒体及其所含的血细胞凝集素致热。

2.某些体内产物　许多自身免疫性疾病都有发热性,如系统性红斑狼疮、类风湿、皮肌炎等,血液循环中持续存在的抗原-抗体复合物可能是其主要的发热激活物。实验证明,抗原-抗体复合物对产 EP 细胞有激活作用;体内某些类固醇产物也有致热作用,睾酮的中间代谢产物——苯胆烷醇酮,是典型代表。试验证明,苯胆烷醇酮给人体肌内注射时,可引起明显的发热反应。人体白细胞与苯胆烷醇酮一起培育,经几小时激活也能产生和释放 EP。此外,尿酸盐结晶等对产 EP 细胞也有一定的激活作用。

(二)内生致热原

产 EP 细胞在发热激活物的作用下,产生并释放能作用于体温中枢、引起体温升高的物质,称之为内生致热原(EP)。主要产 EP 的细胞有单核-巨噬细胞、肿瘤细胞、神经胶质细胞等。

1.内生致热原的种类

(1)白细胞介素-1(IL-1):是由单核细胞、巨噬细胞、内皮细胞、星状细胞、胶质细胞及肿瘤细胞等多种细胞在发热激活物的作用下所产生的多肽类物质,目前已发现 IL-1α 和 IL-1β 两种亚型。

(2)肿瘤坏死因子(TNF):也是重要的 EP 之一,多种外致热原,如葡萄球菌、链球菌、内毒素等都可诱导巨噬细胞、淋巴细胞等产生和释放 TNF。TNF 有 TNFα 和 TNFβ 两种亚型,两者有相似的致热活性。

(3)干扰素(IFN):是一种具有抗病毒、抗肿瘤作用的蛋白质,主要由白细胞所产生,与发热有关的是 IFNα 和 IFNγ。IFN 可能是病毒感染发热的重要 EP。此外,IFN 还具有抗病毒、增强 TNF 的作用。

(4)其他:白细胞介素-6(IL-6)、白细胞介素-2(IL-2)、白细胞介素-8(IL-8)以及内皮素等也被认为与发热有一定的关系。

2.内生致热原的产生和释放　此为一个复杂的细胞信息传递和基因表达调控的过程,这一过程包括产 EP 细胞的激活、EP 的产生和释放。所有能够产生和释放 EP 的细胞都被称为产 EP 细胞,包括单核细胞、巨噬细胞、内皮细胞、淋巴细胞、星状细胞以及肿瘤细胞等。当这些细胞与发热激活物(如脂多糖)结合后即被激活,从而始动 EP 的合成。EP 在细胞内合成后即可释放入血。

二、发热时的体温调节机制

血液循环中产生的 EP 进入脑内到达体温调节中枢引起发热,目前认为可能存在 3 种途径:经血-脑脊液屏障直接进入下丘脑视前区(POAH);通过下丘脑作用于体温调节中枢;通过迷走神经向体温调节中枢传递发热信号。

但 EP 无论以何种方式入脑,它们仍然不是引起调定点上移的最终物质。EP 可能首先作用于体温调节中枢,引起发热中枢介质的释放,继而引起调定点的上移。因此时的体温低于调定点的设定值,体温调节中枢对产热和散热进行调节,如经交感神经使皮肤血管收缩而减少散热,经运动神经引起骨骼肌紧张度增高使产热增加,促使体温上升到与新的调定点相适应的水平(图 19-2)。

根据体温变化的趋势可将发热分为三个时期:体温上升期、高温持续期和体温下降期。

(一)体温上升期

1.临床表现 体温调定点上移后发放神经信号使产热增加、散热减少,体温升高至新调定点水平的一段时间为体温上升期。临床表现主要有畏寒、皮肤苍白,重者可出现寒战和"鸡皮疙瘩"。

2.热代谢特点 产热增加主要来自寒战,寒战使骨骼肌不随意地节律性收缩。由于骨骼肌屈肌和伸肌同时收缩,所以不表现外功,肢体不发生伸屈运动,此种方式使产热量迅速增加 4～

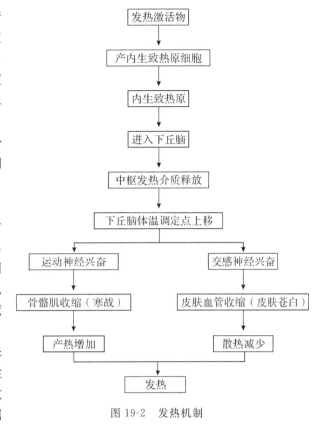

图 19-2 发热机制

5 倍,是此期热量增加的主要来源。散热减少主要由于交感神经兴奋,使皮肤血管收缩,从而减少经皮肤的热散发。皮肤血流量减少使皮肤颜色苍白,交感神经兴奋还使竖毛肌收缩,出现"鸡皮疙瘩"现象;皮肤表层温度下降刺激体表的冷感受器,患者自感发冷,也会主动加衣、添被以减少热量散发。

总之,此期散热减少,产热增加,产热大于散热,体温因而升高,持续时间短者数小时,长者数天。

(二)高温持续期

1.临床表现 当体温升高到新调定点水平时,便不再继续上升,而是在这个与新调定点相适应的高水平上波动,所以称高温持续期,也称高峰期或稽留期。主要临床表现为患者自觉酷热,皮肤发红、干燥。

2.热代谢特点 该期的产热和散热维持在一个较高的平衡水平。由于体温已与新的调定点水平相适应,下丘脑不再发出"冷反应"冲动,患者遂不再有寒战和皮肤血管收缩。此期产热的增加主要来源于升高的代谢率;血温升高使皮肤温度升高,且皮肤血管也扩张,散热亦因此增加。因皮肤温度升高刺激温觉感受器,患者自觉"发热",皮肤的"鸡皮疙瘩"也消失。此外,皮肤温度的升高加强了皮肤水分的蒸发,因而皮肤和口唇比较干燥。

总之,此期产热和散热在较高水平上保持相对平衡,体温维持在较高水平。持续时间因病因不同而异,从几小时(如疟疾)、几天(如大叶性肺炎)到 1 周以上(如伤寒)。

(三)体温下降期

1.临床表现 高温持续期后,由于激活物、EP及发热介质的消除,体温调节中枢的调定点回到正常水平,体温下降,称为体温下降期。此期临床表现主要为出汗,皮肤比较潮湿。

2.热代谢特点 体温调定点下移后,由于血温高于调定点,POAH的温敏神经元发放冲动频率增加,通过调节作用使交感神经的紧张性活动降低,皮肤血管进一步扩张,散热增强,产热减少,体温开始下降,逐渐恢复到与正常调定点相适应的水平。由于高血温和皮肤温度感受器传来的热信息对发汗中枢的刺激,汗腺分泌增加,引起大量出汗,严重者可致脱水。

总之,此期散热增多,产热减少,散热大于产热,体温开始下降,逐步恢复到与正常调定点相适应的水平。该期持续几小时或一昼夜(骤退),甚至几天(渐退)。

第三节　发热时机体的代谢和功能变化

一、物质代谢的变化

体温升高时物质代谢加快,一般认为,体温每升高1℃,基础代谢率提高13%,这主要是致热性细胞因子的直接作用,特别是TNFα和IL-1可直接刺激外周组织使蛋白质、糖原和脂肪分解,引起分解代谢过强,导致组织明显消耗、肌肉消瘦与负氮平衡。糖原大量分解,血糖升高;代谢率的明显增加使部分组织相对缺氧,血乳酸升高;脂肪被大量分解,血中游离脂肪酸浓度升高;维生素特别是水溶性维生素的消耗明显增大。发热时水的蒸发量明显加大,尤其是体温下降期,应注意水分的适当补充,以免引起脱水。持续发热使消耗明显增加,若营养物质补充不足,会引起自身物质的消耗。此外,持续发热还可引起机体内环境紊乱。

二、中枢神经系统功能的变化

发热使神经系统兴奋性增高,特别是高热(40~41℃)时,患者可能出现烦躁、谵妄、幻觉,有些患者出现头痛(机制不明)。在小儿,高热容易引起抽搐(热惊厥),这可能与小儿中枢神经系统尚未发育成熟有关。有些高热患者神经系统可处于抑制状态而出现淡漠、嗜睡等,可能与IL-1的作用有关。

三、心血管系统功能的变化

发热可刺激窦房结,使心率加快,体温每上升1℃,心率约增加18次/min,儿童增加得更快。同时,致热性细胞因子导致的交感-肾上腺髓质系统兴奋也与心率加快有关。心率加快可使心排血量增多,这有利于向代谢旺盛的发热机体提供更多的氧和代谢底物。但同时心脏的负荷也加重,在原有心功能低下的患者,发热就可能成为心力衰竭的诱因,特别是有些发热激活物(如内毒素)、EP(如TNF)可直接造成心肌和血管功能的损害,导致心功能不全,应及时预防。

四、呼吸系统功能的变化

发热时血温升高,可刺激呼吸中枢并提高呼吸中枢对 CO_2 的敏感性,再加上代谢增加、CO_2 生成增多,共同促使呼吸加快、加强,从而使更多的热量从呼吸道散发。

五、消化系统功能的变化

发热时交感神经兴奋,使消化液分泌减少,各种消化酶活性降低,胃肠运动减慢,导致食物在胃肠道停滞、消化不良,因此可出现食欲减退、口腔黏膜干燥、腹胀、便秘等临床表现。

六、免疫系统功能的变化

一定程度的发热可使免疫系统功能增强,如发热可使白细胞吞噬活性和巨噬细胞的代谢活性增高,还可促进白细胞向感染灶游走和包裹病灶。但持续高热也可造成免疫系统功能紊乱。

第四节 发热的生物学意义及其防治与护理

一、发热的生物学意义

一般认为,中等程度的发热可能有利于提高机体的防御功能,但高热可能产生不利的影响。

(一)抗感染能力的改变

一些研究表明,有些致病微生物对热比较敏感,一定的高温可将其灭活。如淋球菌和梅毒螺旋体,就可被人体发热所杀灭;许多微生物生长繁殖需要铁,EP 可使血液循环内铁的水平降低,因而使微生物的生长繁殖受到抑制。

发热可加强某些免疫细胞功能,如人淋巴细胞在 39℃ 孵育比在 37 ℃ 中有更强的代谢能力,能摄取更多的胸腺核苷。发热还可促进白细胞向感染局部游走和包裹病灶。然而,也有资料表明,发热可降低免疫细胞功能,如抑制自然杀伤细胞(NK 细胞)的活性和降低机体抗感染能力等。

(二)对肿瘤细胞的影响

发热时产 EP 细胞所产生的大量 EP(IL-1、TNF、IFN 等)除了引起发热以外,大多具有一定程度的抑制或杀灭肿瘤细胞的作用。另外,肿瘤细胞长期处于相对缺氧状态,对热比正常细胞敏感,当体温升高到 41℃ 左右时,正常细胞尚可耐受,肿瘤细胞则难以耐受,其生长受到抑制并可被部分灭活。因此,发热疗法目前已被用于肿瘤的综合治疗,尤其是那些对放疗或化疗产生抵抗的肿瘤,发热疗法仍能发挥一定的作用。

(三)急性期反应

急性期反应是机体在细菌感染和组织损伤时所出现的一系列急性时相反应。已经证明,EP 在诱导发热的同时,也引起急性期反应,可表现为血浆中急性期蛋白升高,外周血白细胞特别是嗜中性粒细胞升高,促肾上腺皮质激素释放激素(CRH)、促肾上腺皮质激素

(ACTH)及肾上腺皮质激素的升高等。这是机体的非特异防御反应,发热反应常常是机体总防御反应的一部分。

二、发热的护理

1.防治原发病,清除致热原。

2.一般护理　给予充足易消化的营养食物,补充维生素,注意水钠平衡,补充水分,预防脱水。

3.选用适宜的解热措施

(1)一般发热不急于解热:热型和热程的变化可反映病情变化,并可作为诊断、评价疗效和估计预后的重要参考。因此对于一般发热病例,特别是某些有潜在病灶的病例,除了发热以外,其他临床征象不明的(如结核病早期),若过早予以解热,便会掩盖病情,延误原发病的诊断和治疗。因此,应针对物质代谢的加快和大汗脱水等情况,予以补充足够的营养物质、维生素和水。

(2)下列情况应及时解热:对于发热能够加重病情或促进疾病的发生发展,或威胁生命的那些病例,应不失时机地及时解热。如体温过高(超过 40℃)、心脏病患者、妊娠妇女等都应尽早解热。

三、常用的解热措施

1.药物降温　运用某些解热药干扰或阻止 EP 的合成和释放,阻断发热介质的合成,妨碍 EP 对体温调节中枢的作用。这些措施均可使上升的调定点下降而退热。

2.物理降温　在高热或病情危急时,可采用物理方法降温,如用冰帽或冰袋冷敷头部,四肢大血管处用酒精擦浴以促进散热等。也可将患者置于较低温度的环境中,加强空气流通,以增加对流散热。

病例分析

朱某,男,47 岁,3d 前开始发热,伴咽喉痛、鼻塞及咳嗽,无呕吐与腹泻。体检:体温38.2℃,咽部充血。心律齐,心率 90 次/min,无杂音闻及。两肺呼吸音清晰。腹平软无压痛。肝脾未扪及。

问题与思考:该患者发热的原因是什么? 患者是否需要采取解热措施? 如需要,可采取哪些方法?

思考与练习

一、名词解释

发热

二、选择题

1. 发热机制的中心环节是 （　　）

   A. 产热大于散热　　　　　　　　　B. 体温调节中枢的调定点上移

   C. 内源性致热原的作用　　　　　　D. 外源性致热原的作用

   E. 某些淋巴因子的作用

2. 内生致热原是指 （　　）

   A. 吞噬细胞生成和释放的致热原　　B. 革兰阴性细菌的内毒素

   C. 苯胆烷醇酮　　　　　　　　　　D. 抗原抗体复合物

   E. 组织分解产物

3. 外致热原的作用部位是 （　　）

   A. 下丘脑体温调节中枢　　　B. 骨骼肌　　　　　　C. 产 EP 细胞

   D. 皮肤血管　　　　　　　　E. 汗腺

4. 临床上输液反应出现发热，其产生的原因多数是由于 （　　）

   A. 变态反应　　　　　　　B. 内生致热原污染　　　C. 外毒素污染

   D. 过敏反应　　　　　　　E. 内毒素污染

5. 发热时 （　　）

   A. 交感神经兴奋，消化液分泌增多，胃肠蠕动增强

   B. 交感神经抑制，消化液分泌减少，胃肠蠕动减弱

   C. 交感神经兴奋，消化液分泌减少，胃肠蠕动减弱

   D. 迷走神经兴奋，消化液分泌增多，胃肠蠕动增强

   E. 迷走神经兴奋，消化液分泌减少，胃肠蠕动减弱

参考答案

第二十章 缺 氧

【知识要点】

  1. 缺氧的概念、各型缺氧的原因、血氧变化特点及机体的代谢和功能变化。

  2. 常用的血氧指标及意义。

  3. 影响机体缺氧耐受性的因素；氧疗和氧中毒。

教学 PPT

缺氧(hypoxia)是指组织供氧不足或利用氧障碍引起机体代谢、功能和形态结构异常变化的一种病理过程。

缺氧是临床各种疾病中常见的基本病理过程,也是造成细胞损伤最常见的原因。脑、心等生命重要器官缺氧常常是导致机体死亡的重要原因。在静息状态下,正常成人每分钟的需氧量约为 250ml/min,而体内所贮存的总氧量仅约 1.5L。

第一节 临床常用的血氧指标

氧的获得和利用是复杂的过程,包括外呼吸、气体运输和内呼吸。常用的血氧指标有血氧分压、血氧容量、血氧含量、血氧饱和度等。血氧指标是反映组织的供氧与耗氧的重要指标。

组织的供氧量＝动脉血氧含量×组织血流量

组织的耗氧量＝(动脉血氧含量－静脉血氧含量)×组织血流量

一、血氧分压

血氧分压(partial pressure of oxygen, PO_2)是指物理状态溶解于血浆中的氧所产生的张力。在正常情况下,动脉血氧分压(PaO_2)约为 100mmHg(13.3kPa),静脉血氧分压(PvO_2)约为 40mmHg(5.22kPa)。PaO_2 主要取决于吸入气氧分压和外呼吸功能,PvO_2 反映组织用氧程度。

二、血氧容量

血氧容量(oxygen binding capacity, CO_{2max})是指 100ml 血液中的 Hb 被氧充分饱和时的最大带氧量。CO_{2max} 主要取决于血红蛋白的质(与氧结合的能力)和量(每 100ml 血液所含血红蛋白的数量)。正常血液 CO_{2max} 约为 20ml/dl。血氧容量的高低反映了血红蛋白携氧能力的强弱。

三、血氧含量

血氧含量(oxygen content,CO_2)是指 100ml 血液实际带氧量。血氧含量具体包括血红蛋白实际结合的氧和血液中呈物理状态溶解的氧。故血氧含量主要是指 100ml 血液中血红蛋白所结合的氧量,主要取决于血氧分压和血氧容量。正常时,动脉血氧含量(CaO_2)约为 19ml/dl,静脉血氧含量(CvO_2)约为 14ml/dl,动-静脉血氧含量差反映组织的摄氧能力,正常值约为 5ml/dl。

四、血红蛋白氧饱和度

血红蛋白氧饱和度(oxygen saturation,SO_2)是指血液中结合氧的血红蛋白占总血红蛋白的百分比,简称氧饱和度,主要取决于血氧分压。

$$SO_2 = (血氧含量 - 物理溶解的氧量)/血氧容量 \times 100\%$$

两者的关系以氧合血红蛋白解离曲线表示。氧合血红蛋白解离曲线呈"S"形,正常时,动脉血氧饱和度(SaO_2)为 95%~97%,静脉血氧饱和度(SvO_2)约为 75%。

衡量血红蛋白与氧亲和力的指标为 P_{50},它是血红蛋白氧饱和度为 50% 时的氧分压,反映血红蛋白与氧的亲和能力,正常值为 26~27mmHg。当血浆 pH 降低、PCO_2 增高、2,3-二磷酸甘油酸(2,3-DPG)增多、血温升高时,血与氧的亲和力下降,相同血氧分压下血氧饱和度降低,氧解离曲线右移;反之,氧解离曲线出现左移,P_{50} 减小,血红蛋白与氧的亲和力增大,血红蛋白结合的氧则不宜释出(图 20-1)。

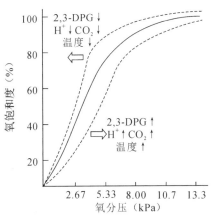

图 20-1　氧合血红蛋白解离曲线及其主要影响因素

五、动-静脉血氧含量差

动-静脉血氧含量差(A-VdO_2)是指 CaO_2 与 CvO_2 之间的差值,正常值约为 5ml/dl,表示 100ml 血液流经组织细胞时约有 5ml 的氧被利用。该值主要取决于组织细胞摄氧能力。

第二节　缺氧的类型、原因和发病机制

病 例 分 析

患者,李某,入院后进行实验室检查,各血氧指标 PaO_2 97mmHg,PvO_2 60mmHg,血氧容量 10.8ml/dl,动脉血氧饱和度 97%,动-静脉血氧含量差 2.8ml/dl。

问题与思考:此患者有何种类型的缺氧,为什么?

空气中的氧经过外呼吸进入血液,随血流运送到组织细胞,经内呼吸为细胞所利用。整个呼吸过程主要涉及"肺部摄氧、血液携氧、循环运氧、组织用氧"四个环节,其中任何一个环节发生障碍,均可引起缺氧。综合缺氧的原因和血氧变化特点,将缺氧分为乏氧性缺氧、血液性缺氧、循环性缺氧和组织性缺氧四种类型。

一、乏氧性缺氧

乏氧性缺氧(hypotonic hypoxia)指以动脉血氧分压降低为基本特征的缺氧,又称为低张性缺氧。

(一)原因与机制

1.吸入气氧分压过低 多发生于通气不良的矿井、坑道、高原(海拔>3000m)或高空、吸入被惰性气体过度稀释的空气等情况。在高海拔地区,随着海拔的升高,大气压降低,吸入气中氧分压降低。吸入气氧分压过低可导致肺泡气氧分压降低,使参与气体交换的氧不足,导致 PaO_2 降低。PaO_2 降低使血液向组织弥散氧的动力不足、速度减慢,以致供应组织的氧不足,造成组织细胞缺氧。此类型又称为大气性缺氧。

2.外呼吸功能障碍 如肺通气或肺换气功能障碍所致的缺氧,亦称呼吸性缺氧,常见于肺炎、气胸、慢性支气管炎、肺气肿等。

3.静脉血分流入动脉血 见于右向左分流的先天性心脏病患者。如法洛四联症,因室间隔缺损伴肺动脉狭窄或肺动脉高压,右心室压力高于左心室,使静脉血直接流入左心,导致静脉血掺杂,PaO_2 下降。

(二)血氧变化的特点

血氧变化的特点主要是:PaO_2、CaO_2 均降低,血氧饱和度主要取决于 PaO_2,乏氧性缺氧时血氧饱和度降低;因血红蛋白无明显变化,故血氧容量一般在正常范围,但慢性缺氧患者可因红细胞和血红蛋白代偿性增多而使血氧容量增加;由于乏氧性缺氧 PaO_2 降低,血氧含量减少,使等量血液中向组织弥散的氧量减少,故动-静脉氧含量差一般降低。慢性缺氧使组织利用氧的能力代偿性增强,则动-静脉氧含量差的变化可不明显。

(三)皮肤、黏膜颜色的变化

因乏氧性缺氧 PaO_2 降低,可使毛细血管血液中脱氧血红蛋白浓度(正常值为 2.6g/dl)增高,当其达到 50g/L 以上时,导致皮肤、黏膜呈青紫色,称为发绀(cyanosis)。慢性低张性缺氧很容易出现发绀,也是低张性缺氧的特点之一。

二、血液性缺氧

血液性缺氧(hemic hypoxia)指由于血红蛋白数量减少或性质改变,以致血液携带氧的能力降低或血红蛋白结合的氧不易释出所引起的缺氧。血红蛋白数量减少引起的血液性缺氧,外呼吸功能、PaO_2 和血氧饱和度正常。血液性缺氧又称等张性缺氧。

(一)原因与机制

1.贫血 因血红蛋白数量减少所引起的血液携带氧量降低,供给血液的氧不足,亦称贫血性缺氧。

2.一氧化碳(CO)中毒 当 CO 中毒时,血红蛋白与 CO 结合生成碳氧血红蛋白(HbCO)而产生性质改变,丧失运氧能力。虽然 CO 与血红蛋白的结合速率小(仅为 O_2 和血红蛋白结合速率的1/10),但解离速度更慢(仅为氧合血红蛋白解离速度的1/2100),故CO与血红蛋白的亲和力比O_2与血红蛋白的亲和力大210倍。所以,吸入气只要含有0.1%的CO,就可使血液约50%的血红蛋白转变为碳氧血红蛋白。此外,CO还可抑制红细胞内糖酵解,以致2,3-DPG生成减少,氧合血红蛋白解离曲线左移,氧合血红蛋白难以释O_2,造成组织严重缺氧。

3.高铁血红蛋白血症 在氧化剂的作用下,血红蛋白中的二价铁可被氧化成三价铁,称高铁血红蛋白。在正常情况下,血液高铁血红蛋白含量仅为血红蛋白总量的1%～2%。当亚硝酸盐、过氯酸盐、磺胺中毒时,血中高铁血红蛋白增至20%～50%。高铁血红蛋白中的Fe^{3+}与羟基牢固结合而不能携氧;另外,当血红蛋白分子中有部分二价铁氧化为三价铁时,导致剩余的二价铁与氧的亲和力增高,氧解离曲线左移,高铁血红蛋白不宜释放出所结合的氧,加重组织缺氧。

(二)血氧变化特点

CO中毒、高铁血红蛋白血症或严重贫血时,其血氧变化的特点主要是:血液溶解氧的能力无异常,故PaO_2正常;因血氧饱和度主要取决于PaO_2,血液性缺氧PaO_2正常,故血氧饱和度正常;血红蛋白数量减少或性质改变,使血氧容量减少,以致动脉血氧容量减少;CO中毒患者血液中的碳氧血红蛋白增加,血氧含量降低,但血红蛋白总量并没有减少,将其血液在体外用氧充分饱和后,血红蛋白结合的CO可被氧取代,测得的血氧容量正常。贫血患者尽管PaO_2正常,但由于动脉血红蛋白含量降低,随着氧向组织释出,毛细血管内PaO_2降低较快,难以维持毛细血管血液与组织PO_2的弥散梯度,此时动-静脉血氧含量差低于正常。

(三)皮肤、黏膜颜色变化

血液性缺氧时,患者皮肤、黏膜颜色可随病因不同而异。严重贫血者面色苍白;碳氧血红蛋白本身具有鲜红的颜色,CO中毒者皮肤、黏膜呈樱桃红色,严重缺氧时由于皮肤血管收缩,皮肤、黏膜呈苍白色。高铁血红蛋白呈棕褐色,高铁血红蛋白血症时,患者皮肤、黏膜呈深咖啡色。因进食大量含硝酸盐的腌菜或变质剩菜后,硝酸盐被肠道细菌还原为亚硝酸盐,使大量血红蛋白氧化成高铁血红蛋白,引起的高铁血红蛋白血症称为肠源性发绀。

三、循环性缺氧

循环性缺氧(circulatory hypoxia)是指由组织血流量减少所致的组织供氧不足,又称低动力性缺氧。

(一)原因与机制

1.缺血性缺氧 是由动脉供血不足所致。常见于休克,心力衰竭者心排血量锐减,全身组织严重缺氧,严重者可因这种缺氧所致的重要器官(心、脑、肾)功能衰竭而死亡;动脉血栓形成、动脉炎或动脉粥样硬化造成动脉狭窄或阻塞,引起所供血的局部组织或器官缺血性缺氧。

2.淤血性缺氧 是由静脉回流受阻所致。右心衰竭可造成右心房压升高,大静脉特别是下腔静脉回流受阻,全身广泛的毛细血管床淤血,导致全身性淤血性缺氧;静脉栓塞或静脉炎可引起某支静脉回流障碍,形成局部淤血性缺氧。

(二)血氧变化特点

未累及肺血流的循环性缺氧,因氧可进入肺毛细血管并与血红蛋白结合,其血氧变化特点是:动脉血氧分压、血氧容量、动脉血氧含量和血氧饱和度均正常。由于血流速率缓慢,血液流经毛细血管的时间延长,使单位容积血液弥散到组织的氧量增加,静脉血氧含量降低,所以动-静脉血氧含量差增大;但是由于供应组织的血流总氧量仍不能满足细胞的需要,而引起组织缺氧。局部性循环性缺氧时,血氧变化可以基本正常。

(三)皮肤、黏膜颜色变化

由于静脉血的 CvO_2 和 PvO_2 较低,当毛细血管中脱氧血红蛋白超过 50g/L 时,可引发皮肤、黏膜发绀。失血性休克时,因大量血液丧失、组织血量不足,皮肤可呈苍白色。

四、组织性缺氧

组织性缺氧(histogenous hypoxia)是指因组织细胞利用氧障碍所致的一种缺氧,又称氧利用障碍性缺氧。

(一)原因与机制

1.细胞中毒　引起细胞中毒的物质有氰化物、硫化物和鱼藤酮等,其中以氰化物中毒造成的组织性缺氧最为典型。当氰化物(如 HCN、KCN 和 NaCN 等)进入机体时,CN^- 可迅速与氧化型细胞色素氧化酶的 Fe^{3+} 结合,生成氰化高铁细胞色素氧化酶,失去接受电子能力,阻碍其还原为二价铁离子的还原型细胞色素氧化酶,中断呼吸链,组织用氧严重障碍。砷化物如三氧化二砷(砒霜)等,主要通过抑制细胞色素氧化酶、呼吸链复合物Ⅳ、丙酮酸氧化酶等蛋白巯基使细胞利用氧障碍。甲醇通过过氧化产物甲醛与细胞色素氧化酶结合,导致呼吸链中断。许多药物和硫化物也能抑制呼吸链的酶类而影响氧化磷酸化过程。

2.线粒体损伤　如大量放射线照射、细菌毒素、吸入高压氧或组织严重供氧不足等,均可从不同环节损害线粒体结构或抑制其功能,致使组织用氧障碍。

3.维生素缺乏　维生素 B_1 是丙酮酸脱氢酶的辅酶成分。当维生素 B_1 缺乏时,由于细胞内丙酮酸氧化脱羧和有氧氧化而引起脚气病。维生素 B_2 是黄素酶的辅酶成分,维生素 PP 是辅酶Ⅰ和辅酶Ⅱ的组成成分,均参与氧化还原反应。维生素严重缺乏,可抑制细胞氧化,引起氧利用障碍和 ATP 生成障碍。

(二)血氧变化特点

组织性缺氧时,动脉血氧分压、血氧容量、动脉血氧含量和血氧饱和度均正常。由于组织细胞利用氧障碍(内呼吸障碍),所以静脉血氧分压、血氧含量均高于正常,故动-静脉血氧含量差小于正常。

(三)皮肤、黏膜颜色变化

由于细胞利用氧障碍,毛细血管内氧合血红蛋白含量增高,故患者的皮肤、黏膜呈现鲜红色或玫瑰色。

临床常见的缺氧多为混合性缺氧。失血性休克时,由于大量失血,血红蛋白含量减少,可导致血液性缺氧;休克过程中的微循环缺血或淤血,引起缺血性缺氧或淤血性缺氧;休克过程中肺循环障碍和呼吸功能障碍,可导致呼吸性缺氧;休克导致的肠毒血症可损伤组织细胞线粒体,使组织细胞利用氧障碍而导致组织性缺氧。因此,对具体患者,要作全面具体分析(表 20-1)。

表 20-1 各型缺氧的血氧变化特点

缺氧类型	PaO_2	SaO_2	CO_{2max}	CaO_2	CvO_2	$A-VdO_2$
低张性缺氧	↓	↓	N	↓	↓	↓或 N
血液性缺氧	N	N	↓或 N	↓或 N	↑	↓
循环性缺氧	N	N	N	N	↓	↑
组织性缺氧	N	N	N	N	↑	↓

注：↓表示降低；↑表示升高；N表示正常。

第三节 缺氧对机体的影响

缺氧对机体的影响因缺氧发生的程度、速度、持续时间和机体的反应性不同而不同，包括机体对缺氧的代偿性反应和由缺氧引起的功能代谢障碍。如轻度缺氧以机体代偿反应为主；重度缺氧以损伤反应为主，造成细胞功能和代谢障碍，甚至组织结构严重破坏。急性缺氧以损伤反应为主，机体常出现代偿不全和功能障碍，甚至引起重要器官不可逆损伤，导致机体死亡；慢性缺氧则代偿反应和损伤作用并存。代谢率高或活动增强者对缺氧的耐受性差；低温或适度锻炼可增强机体对缺氧的耐受性。下面以乏氧性缺氧为例，介绍缺氧对机体的影响。

一、呼吸系统变化

(一)代偿性反应

缺氧时的主要代偿表现为呼吸加深、加快，肺泡通气量增加。PaO_2 于 60～100mmHg 时，肺通气量无变化。当 PaO_2 降低至 60mmHg 以下时，可直接刺激颈动脉体和主动脉体化学感受器，反射性地兴奋呼吸中枢，不仅使呼吸加深加快，肺泡通气量增多，PaO_2 随之增高，而且造成胸廓运动增强，胸内负压加大，静脉回流增快，心排血量增多，促进氧的摄取和运输，以缓解缺氧对机体的损害作用。

肺通气量增加是急性乏氧性缺氧最重要的代偿反应。肺通气量的变化与乏氧性缺氧持续时间和程度有关。人体刚到达高原(海拔 4000m 以上)时，缺氧使肺通气量大约较居住海平面者即刻增加 65%；数日后，肺通气量可增加至海平面居住者的 5～7 倍；长期居住在高原者肺通气量仅比世居海平面者高 15%左右，缺氧早期肺通气量增加使 CO_2 排出增加，PaO_2 降低，引起低碳酸血症和呼吸性碱中毒，降低对延髓的中枢化学感受器的刺激，对呼吸中枢具有抑制作用，限制肺的通气量的明显增加。2～3d 后，通过肾代偿性排除 HCO_3^-，使脑组织中 pH 逐渐恢复正常，消除了 pH 增高对延髓的中枢化学感受器的抑制，此时，缺氧对呼吸的兴奋作用充分显现出来。长期低张性缺氧，可使外周化学感受器的敏感性降低，通气量逐渐回落，至仅比海平面居住者高 15%，这也是一种慢性适应过程。因为肺通气每增加 1L，呼吸肌耗氧量增加 0.5ml，所以长期呼吸运动增加显然对机体不利。

(二)损伤性反应

1.高原型肺水肿 是指机体迅速登上高原(海拔＞4000m)，可在数日内(1～4d)引发高原性肺水肿,表现为头痛、胸闷、咳嗽、呼吸困难、发绀、血性泡沫痰,甚至神志不清以及肺部有湿啰音的临床综合征。其发病机制可能与以下因素有关:①缺氧引起外周血管收缩,回心血量增加和肺血量增多,加上缺氧性肺血管收缩反应使肺血流阻力增加,导致肺动脉高压。②肺血管收缩强度不均一使血流分布不均、肺血管收缩较轻,或不发生收缩的部位肺泡毛细血管血流增加、流体静压增高,引起压力性肺水肿。③肺内血压高和流速快对微血管的切应力增高。④肺的微血管壁通透性增高,如补体 C3a、LTB_4 和 TXB_2 等血管活性物质可能导致微血管内皮细胞损伤和通透性增高。

2.中枢性呼吸衰竭　当 $PaO_2 < 30mmHg$ 时,缺氧对呼吸中枢的直接抑制作用超过 PaO_2 降低对外周化学感受器的兴奋作用,导致中枢性呼吸衰竭,表现为呼吸抑制,呼吸节律和频率不规则,肺通气量减少。

二、循环系统变化

(一)代偿性反应

1.心排血量增加

(1)心率增快:肺泡通气量增大时,可促使肺泡膨胀,刺激肺牵张感受器,反射性地兴奋交感神经,引起心率加快,心排血量增加。

(2)心肌收缩性增强:通过机体对缺氧的应激反应,兴奋交感神经,释放大量儿茶酚胺,作用于心脏 β 肾上腺能受体,使心肌收缩性增强。

(3)回心血量增加:胸廓运动和心脏活动增强,心率加快,胸腔内负压增大,静脉回流增加和心排血量增加。

2.血流重新分布　急性缺氧时,不仅因应激反应使交感神经兴奋,皮肤、腹腔器官等处血管(α 受体较多)收缩,血流量锐减,而且可刺激组织细胞产生多种舒血管物质(如乳酸、腺苷、PGI_2 等),引起心、脑血管(β 受体较多)扩张,血流量相应增多。这种血流的重分布,对确保心、脑等生命重要器官的血液供应,具有相当重要的代偿调节作用。

3.肺血管收缩　肺血管对缺氧的反应与体循环血管相反。肺泡气及混合静脉血 PO_2 降低时,均可造成细小动脉收缩,相应的肺泡血流量减少,使血流转向通气充分的肺泡,这样有利于局部肺组织维持适当的通气/血流比例,使流经该区域肺泡的血液充分动脉化,以保持较高的 PaO_2。此外,缺氧时广泛的肺血管收缩,还可升高肺动脉压,增大肺尖部血流量,使该部肺泡内的 O_2 得以充分摄取,以增强在重力影响下肺尖部周围血液的运氧能力。有关缺氧导致肺血管收缩的机制,目前的观点是:①交感神经作用使肺血管收缩。受缺氧刺激而兴奋的交感神经,直接作用肺血管的 α 受体,引起血管收缩。慢性低氧时肺内血管平滑肌出现受体分布的改变:$α_1$ 受体增加、β 受体密度降低,导致血管收缩增强。②体液因素作用使肺血管收缩。肺组织内肥大细胞、肺泡巨噬细胞、血管内皮细胞以及血管平滑肌细胞等释放各种血管活性物质,包括血管紧张素Ⅱ、内皮素、血栓素 A_2 等缩血管物质,以及一氧化氮和前列环素等扩血管物质。缺氧时,缩血管物质占优势,使肺小动脉收缩。③缺氧对血管平滑肌的直接作用。缺氧可以直接通过关闭肺血管平滑肌细胞膜上对氧敏感的 K^+ 通道,使 K^+ 外流减少,膜电位下降、细胞兴奋性增高、极化加速和细胞外 Ca^{2+} 通道开放,Ca^{2+} 内流增多,最终造成肺血管收缩。

4.毛细血管增生　组织细胞的长期轻度缺氧,促进缺氧组织内毛细血管增生、密度增加,尤其是脑、心和骨骼肌中毛细血管增生更加显著,这种现象与血管内皮生长因子等基因表达增多有关。由于氧从血管内向组织细胞弥散的距离缩短,增加了组织的供氧量。

(二)损伤性变化

1.肺动脉高压　长期慢性缺氧使肺小动脉持续收缩,导致肺循环阻力增加。除上述缩血管物质增多和交感神经兴奋外,血管平滑肌细胞和成纤维细胞的肥大和增生,血管壁胶原纤维和弹力纤维增多,使血管壁增厚变硬,导致肺动脉重塑,形成持续性肺动脉高压。肺动脉高压可增加右心室后负荷,导致右心肥大、扩张,甚至右心衰竭。

2.心肌的收缩与舒张功能障碍　严重的心肌缺氧导致心肌细胞能量代谢障碍,ATP生成减少,能量供应不足,引起心肌细胞膜和肌浆网钙离子转运障碍,心肌兴奋-收缩偶联障碍,心肌收缩性降低;同时严重的心肌缺氧可造成心肌收缩蛋白的破坏,心肌挛缩或断裂,使心肌的收缩与舒张功能降低。

3.心律失常　严重缺氧可引起窦性心动过速、期前收缩,甚至发生心肌纤颤。严重的PaO_2降低可致颈动脉体反射性地兴奋迷走神经,导致窦性心动过缓。缺氧使细胞内外离子分布异常,心肌内钾离子减少,钠离子增加,静息膜电位降低,心肌兴奋性和自律性升高,传导性降低,易发生异位心律和传导阻滞。

4.静脉回流减少　严重缺氧时细胞生成大量乳酸和腺苷等扩血管物质,使血液淤滞于外周血管;抑制呼吸中枢,胸廓运动减弱,回心血量减少。而回心血量减少又进一步降低心排血量,使组织的供血供氧量减少。

三、血液系统的变化

(一)代偿性反应

1.红细胞和血红蛋白增多　急性缺氧时,交感神经兴奋,肝、脾等储血器官收缩,将储存的血液释放入体循环,可使循环血中的红细胞数目增多。慢性缺氧时红细胞增多主要是由骨髓造血增强所致。流经肾的低氧血流可刺激肾小管旁间质细胞,可大量生成和释放促红细胞生成素,不仅促使干细胞逐步分化、增殖、发展为成熟的原红细胞,以加快血红蛋白的合成,而且可动员骨髓内的网织红细胞大量释放入血,结果使红细胞明显增多,血液CO_{2max}和CO_2相应增加,组织供氧状况得以改善。

代偿意义在于,红细胞和血红蛋白增多可增加血液的血氧容量和血氧含量,提高血液的携氧能力,增加组织的供氧量,使缺氧在一定程度内得到改善。

2.氧合血红蛋白解离曲线右移　缺氧时,红细胞内2,3-DPG增加,导致氧合血红蛋白解离曲线右移,血红蛋白容易将其结合的氧释放供组织利用。

缺氧时,红细胞生成2,3-DPG增多的机制是:①乏氧性缺氧时,氧合血红蛋白减少,脱氧血红蛋白增多,前者中央孔穴小,不能结合2,3-DPG,后者中央孔穴大,可结合2,3-DPG。当脱氧血红蛋白增多时,红细胞内游离的2,3-DPG减少,2,3-DPG对磷酸果糖激酶和二磷酸甘油变位酶(DPGM)的抑制作用减弱,从而使糖酵解增强,2,3-DPG生成增多。②乏氧性缺氧时,代偿性肺过度通气引起呼吸性碱中毒,以及缺氧时红细胞内存在的大量脱氧血红蛋白稍偏碱性,使红细胞内pH增大,从而激活磷酸果糖激酶和抑制2,3-DPGP活性。前者使糖酵解增强,2,3-DPG合成增加,后者使2,3-DPG的分解减少(图20-2)。

当PaO_2在80mmHg以上时,因处于氧合血红蛋白解离曲线的平坦部分,血红蛋白与氧的亲和力降低,有利于向组织供氧,具有代偿意义;但当 PaO_2 降至 60mmHg 以下时,因处于氧合血红蛋白解离曲线陡直部分,血红蛋白与氧的亲和力降低,可使血液在肺部结合的氧明显减少,使其失去代偿作用。

(二)损伤性反应

血液中红细胞过度增多,引起血液黏滞度和血流阻力明显增加,以致血流缓慢,心脏负荷增加,甚至诱发心力衰竭。在严重缺氧的情况下,在红细胞内 2,3-DPG 过度增多将妨碍肺泡毛细血管中血红蛋白与氧的结合,使动脉血氧饱和度下降,血氧含量过度减少,从而增加组织的缺氧。

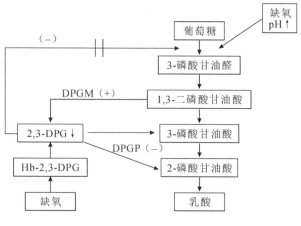

DPGM:二磷酸甘油酸变位酶
DPGP:二磷酸甘油酸磷酸酶

图 20-2　2,3-DPG 生成增多机制

四、中枢神经系统的变化

脑是氧耗最高,对缺氧最为敏感的一个重要器官。在正常状态下,仅占体重2%的脑,其血流量约占心排血量的15%,耗氧量占机体总耗氧量的23%,其中脑灰质比脑白质的耗氧量多5倍;脑组织的能量主要来源于葡萄糖的有氧氧化,而脑内葡萄糖和氧的储备量很少,因此脑组织对缺氧极为敏感。临床上,脑组织完全缺氧5~8min后可发生不可逆性损伤。正常人脑静脉血氧分压约为 34mmHg,当降至 28mmHg 以下时可出现精神错乱,降至 19mmHg 以下可出现意识丧失,降至 12mmHg 以下时将危及生命。急性缺氧可引起头痛、乏力、动作不协调、思维能力减退、多语好动、烦躁或欣快、判断能力和自主能力减弱、情绪激动和精神错乱等;严重缺氧时中枢神经系统功能抑制,表现为表情淡漠、反应迟钝、嗜睡、惊厥、意识丧失,甚至死亡。慢性缺氧时精神症状较为缓和,可表现出注意力不集中,容易疲劳、嗜睡及轻度精神抑郁等症状。

缺氧引起的脑组织发生脑细胞水肿、变性、坏死及脑间质水肿是中枢神经系统功能障碍的主要原因。

五、组织细胞变化

(一)代偿性反应

在供氧不足的情况下,组织细胞可通过提高利用氧的能力和增加无氧酵解过程以获取维持生命活动所必需的能量。

1.组织细胞用氧能力增强　当慢性缺氧时,细胞内线粒体数量增多,膜表面积增大,呼吸链中的琥珀酸脱氢酶等减少,使细胞内呼吸功能相应增强。

2.无氧酵解增强　当严重缺氧时,ATP 生成减少,ATP/ADP 比值下降,可激活磷酸果糖激酶,该酶是控制糖酵解过程最主要的限速酶,其活性增强可促使糖酵解过程加强,在一定程度上补偿能量的不足。

3.肌红蛋白增加　慢性缺氧状态下,肌肉中的肌红蛋白明显增多。肌红蛋白与氧亲和力明显高于血红蛋白,当氧分压为 10mmHg 时,肌红蛋白的氧饱和度可高达 70%,血红蛋白的氧饱和度仅为 10%。因此,肌红蛋白可从血液中摄取更多的氧,增加氧在体内的储存。当氧分压进一步降低时,肌红蛋白可释出一定量的氧供细胞利用。

4.低代谢状态　发生于细胞内酸中毒情况下。此时,细胞内液$[H^+]$增高,直接抑制细胞的各种合成代谢和离子泵功能,使之耗能减弱,呈低代谢状态,从而有利于机体在缺氧环境中生存。

(二)损伤性反应

缺氧性细胞损伤主要为细胞膜、线粒体和溶酶体的三方面改变。

1.细胞膜的变化　细胞膜是细胞缺氧后最早发生损伤的部位。由于细胞膜离子泵功能障碍、膜通透性增加、膜流动性下降和膜受体功能障碍,在细胞内 ATP 含量降低以前,细胞膜电位已开始下降。

(1)Na^+内流:使细胞内$[Na^+]$增加,可激活 Na^+-K^+泵,增加 Na^+ 排出,从而消耗 ATP。严重缺氧时,线粒体呼吸功能降低使 ATP 生成减少,以致 Na^+-K^+泵失活,使细胞内 Na^+ 进一步增多。细胞内 Na^+ 的增多促使水进入细胞,导致细胞水肿。

(2)K^+外流:使细胞内缺 K^+,而 K^+ 为蛋白质、酶等合成代谢所必需。细胞内缺 K^+ 将导致合成代谢障碍,酶的生成减少,进一步影响 ATP 生成和离子泵功能。

(3)Ca^{2+}内流:细胞外$[Ca^{2+}]$比胞质中游离$[Ca^{2+}]$高 1000 倍以上。细胞内 Ca^{2+} 逆浓度外流和肌浆网、线粒体逆浓度差摄取 Ca^{2+} 均为耗能过程。严重缺氧时,可增高细胞膜对 Ca^{2+} 的通透性,使 Ca^{2+} 内流增多;ATP 减少将影响 Ca^{2+} 的外流和摄取,使胞质$[Ca^{2+}]$增高。细胞内$[Ca^{2+}]$迅速升高,抑制线粒体的呼吸功能,可激活磷脂酶分解,引起溶酶体损伤及其水解酶释出,还可激活钙离子依赖性蛋白酶,使黄嘌呤脱氢酶转变为黄嘌呤氧化酶,促进自由基(如氧自由基、活性氧)生成增多,加重细胞的损伤。

2.线粒体变化　细胞内约有 80%~90%的氧在线粒体内用于氧化磷酸化生成 ATP,仅 10%~20%在线粒体外用于生物合成、降解及生物转化等。轻度缺氧或缺氧早期线粒体呼吸功能是增强的。严重缺氧时,首先影响线粒体外氧的利用,使神经介质的生成和生物转化过程抑制;当线粒体氧分压降到临界点(<1mmHg)时,可降低线粒体的呼吸功能,使 ATP 生成进一步减少。线粒体呼吸功能降低主要因脱氢酶活性下降;严重缺氧时,除线粒体功能障碍外,还可出现线粒体结构损伤,表现为线粒体肿胀、线粒体嵴断裂崩解、钙盐沉积、外膜破裂和基质外溢等改变。

3.溶酶体变化　缺氧时,糖酵解增强,乳酸生成增多、脂肪氧化不全导致酮体产生增多,导致酸中毒。pH 降低可引起磷脂酶活性增高,使溶酶体膜磷脂被分解,膜通透性增高,使溶酶体肿胀、破裂,大量溶酶体释出。其中,蛋白水解酶溢出引起细胞自溶;溶酶体酶进入血液循环可破坏多种组织,造成广泛细胞损伤。

第四节　氧疗与氧中毒

一、氧疗

吸入氧分压较高的空气或高浓度氧对各种类型的缺氧均有一定的疗效,这种方法称为氧疗。但其疗效随缺氧类型的不同而不同。

对于大气性缺氧、呼吸性缺氧,吸氧能提高肺泡气氧分压,促进氧在肺中的弥散与交换,提高动脉血氧分压和氧饱和度,增加动脉血氧含量,疗效甚好。高原肺水肿患者吸入纯氧具有特殊的疗效,吸氧后数小时至数日,肺水肿症状可显著缓解,肺部体征随之消失。对伴有由右向左分流的患者,因吸入的氧无法与流入左心的静脉血液起氧合作用,故一般吸氧对改善缺氧的作用不明显。

血液性缺氧、循环性缺氧和组织性缺氧的共同特点是 PaO_2 和动脉血氧饱和度正常,吸入高浓度氧,主要增加的是物理溶解在血浆内的氧量,缺氧可得到一定程度的缓解。吸入纯氧特别是高压氧可使血液氧分压增高,氧和一氧化碳竞争性地与血红蛋白结合,可促使碳氧血红蛋白解离,因而氧疗对一氧化碳中毒性缺氧的治疗效果较好。

二、氧中毒

氧中毒是指因吸入气 PO_2 过高($>380mmHg$)或吸高浓度氧过久所致的一种临床综合征,它的发生主要取决于 PO_2。氧中毒的发生取决于吸入气氧分压。其发生机制可能与活性氧的毒性作用有关。

1.急性氧中毒　吸入 2～3 个大气压以上的氧,可在短时间(6 个大气压的氧仅需数分钟,4 个大气压的氧需数十分钟)内引起氧中毒,主要表现为面色苍白、出汗、恶心、眩晕、幻视、幻听、抽搐、晕厥等神经症状,严重者可昏迷、死亡。此型氧中毒以脑功能障碍为主,故又称脑型氧中毒。

2.慢性氧中毒　发生于吸入 1 个大气压左右的氧 8h 以后,可出现胸骨后不适、烧灼或刺激感,胸痛,不能控制的咳嗽,呼吸困难,肺活量减小。肺部有炎症细胞浸润,充血、出血和肺不张,两肺有干湿啰音。此型氧中毒以肺的损害为主,故又称肺型氧中毒。

思考与练习

一、名词解释

1.缺氧　2.血氧分压　3.血氧容量　4.血氧含量

二、选择题

1.影响动脉血氧分压高低的主要因素是　　　　　　　　　　　　　　　（　　）

　　A.血红蛋白的含量　　　　B.组织供血　　　　　　C.血红蛋白与氧的亲和力

D.肺呼吸功能 　　　　　　E.线粒体氧化磷酸化酶活性

2.P_{50}升高见于下列哪种情况 （ 　）

A.氧解离曲线左移 　　　　B.血温降低 　　　　　C.血液[H^+]升高

D.血[K^+]升高 　　　　　E.红细胞内2,3-DPG含量减少

3.检查动-静脉血氧含量差主要反映的是 （ 　）

A.吸入气氧分压 　　　　　B.肺通气功能 　　　　　C.肺的换气功能

D.血红蛋白与氧的亲和力 　E.组织摄取和利用氧的能力

4.某患者血氧检查结果是:PaO_2 53mmHg,血氧容量20ml/dl,动脉血氧含量14ml/dl,
动-静脉血氧含量差4ml/dl,其缺氧的类型为 （ 　）

A.低张性缺氧 　　　　　　B.血液性缺氧 　　　　　C.缺血性缺氧

D.组织性缺氧 　　　　　　E.淤血性缺氧

5.某患者血氧检查结果为 PaO_2 98mmHg,血氧容量12ml/dl,动脉血氧含量11.5
ml/dl,动-静脉血氧含量差4ml/dl,患下列哪种疾病的可能性最大 （ 　）

A.哮喘 　　　　　　　　　B.肺气肿 　　　　　　　C.慢性贫血

D.慢性充血性心力衰竭 　　E.严重维生素缺乏

6.氰化物中毒时血氧变化的特征是 （ 　）

A.血氧容量降低 　　　　　B.动脉血氧含量降低 　　C.动脉血氧分压降低

D.动脉血氧饱和度降低 　　E.动-静脉血氧含量差降低

7.高原肺水肿的发病机制主要是 （ 　）

A.吸入气氧分压减小 　　　B.肺血管扩张 　　　　　C.肺小动脉不均一性收缩

D.肺循环血量增加 　　　　E.外周化学感受器受抑制

8.下列哪项不是缺氧引起的循环系统代偿反应 （ 　）

A.心率加快 　　　　　　　B.心肌收缩力加强 　　　C.心、脑、肺血管扩张

D.静脉回流增加 　　　　　E.毛细血管增生

三、问答题

急性左心衰竭可引起哪种类型的缺氧？其血氧变化的特点和发生机制是什么？

参考答案

第二十一章　心力衰竭

【知识要点】
1. 心力衰竭的概念及发病机制。
2. 心力衰竭的病因、诱因、代偿反应及心力衰竭时机体功能代谢的变化。
3. 心力衰竭的分类、护理防治原则。

教学 PPT

心肌协调地收缩和舒张，推动着血液在血管内周而复始地循环流动，不断给组织、细胞提供代谢所需的氧气和营养物质，并及时带走各种代谢产物，保证机体正常地进行新陈代谢活动。所以心脏的基本功能是心肌的收缩和舒张功能，即泵功能。正常的心脏有强大的储备能力，当剧烈运动时，心排血量可增加到静休时的 5～6 倍。但是在各种致病因素作用下，心脏的舒缩功能发生障碍，使心排血量绝对或相对减少，即心泵功能减弱，此时则不能满足机体代谢需要，这种病理生理过程或综合征称为心功能不全。它包括心脏泵血功能下降但尚未出现临床表现的完全代偿阶段直至出现明显临床表现而失代偿的整个过程。而心力衰竭属于心功能不全的失代偿阶段，心功能不全和心力衰竭本质上相同。

第一节　心力衰竭的病因、诱因和分类

一、心力衰竭的病因

(一)原发性心肌舒缩功能障碍

1. 心肌病变　心肌炎、心肌病、心肌梗死导致心肌细胞变性、坏死和纤维化，使心舒缩功能原发性降低。

2. 心肌缺血缺氧　冠心病、肺心病、休克及严重贫血等，使心肌供氧不足，以及严重的维生素 B_1 缺乏等，使心肌产能障碍、代谢产物蓄积和酸中毒，导致心肌舒缩功能障碍。

(二)心脏负荷过重

1. 压力负荷过重(后负荷过重)　是指心脏射血时所遇到的阻力增加。左心室压力负荷过重常见于高血压、主动脉瓣狭窄等；右心室压力负荷过重常见于肺动脉高压、肺动脉瓣狭窄等。

2. 容量负荷过重(前负荷过重)　是指心室舒张末期容量过度增加。左心室容量负荷过重常见于主动脉瓣狭窄或二尖瓣关闭不全；右心室容量负荷过重常见于肺动脉瓣或三尖瓣

关闭不全、室间隔缺损等；高动力循环状态如严重贫血、甲状腺功能亢进、维生素 B_1 缺乏等，由于回心血量增多，左、右心室容量负荷都增加。

二、心力衰竭的诱因

临床上，约有 90% 的心力衰竭病例可找到明显的诱因。

(一)感染

呼吸道感染是心力衰竭最常见的诱因，其次如心内膜感染、全身疾病感染等。感染可引起发热、心率加快，使心肌耗氧量增加、心负荷加重以及毒素直接损伤心肌而诱发心力衰竭。呼吸道感染还可因肺通气和换气障碍而加重心肌缺氧，同时使肺血管阻力升高，右心室负荷加重诱发心力衰竭。

(二)心律失常

心律失常也是心力衰竭的常见诱因之一，尤其是快速型心律失常。心律过快，舒张期缩短，使心室充盈不足，心排血量减少，冠状动脉供血不足，同时心率过快增加心肌耗氧量，使心泵功能下降，诱发心力衰竭。心率过缓(<40 次/min)可减少每分心排血量；快速型心律失常引起房室活动协调性紊乱，影响心脏射血能力，可诱发心力衰竭。

(三)妊娠与分娩

妊娠期血容量增多，加上心率增快和心排血量增大，使机体处于高动力循环状态，心脏负荷加重。分娩时，宫缩疼痛、精神紧张，使交感-肾上腺髓质系统兴奋，一方面，回心血量增多，增加了心脏的前负荷，另一方面，外周小血管收缩，使心脏后负荷加重，加上心率加快使心肌耗氧量增加、冠脉血流不足，从而诱发心力衰竭。

(四)水、电解质酸碱平衡紊乱

最常见的是酸中毒和高钾血症。酸中毒干扰心肌钙离子转运而抑制心肌的收缩性；高钾血症干扰心肌兴奋性、传导性和自律性引起心律失常，促使心力衰竭发生。

(五)其他

如输血输液过快、紧张、劳累、情绪激动、洋地黄中毒、甲亢、创伤和手术气候急剧变化等也都可加重心脏负荷，或进一步使心肌缺血、缺氧而诱发心力衰竭。

临床上，针对心力衰竭的病因进行治疗固然重要，但心衰发病常有诱因存在，若能及时发现并去除诱因，对心衰的控制也具有重要意义。

三、心力衰竭的分类

1. 根据心力衰竭发生的部位分类　左心衰竭、右心衰竭和全心衰竭。
2. 根据心力衰竭发生的速度分类　急性心力衰竭和慢性心力衰竭。
3. 根据心力衰竭的严重程度分类　轻度(心功能Ⅰ级或Ⅱ级)、中度(心功能Ⅲ级)和重度(心功能Ⅳ级)心力衰竭。
4. 按心肌收缩与舒张功能的障碍分类
(1)收缩性心力衰竭：因心肌收缩功能障碍而引起的心力衰竭，常见于高血压性心脏病、冠心病等，因心肌变性、心肌细胞死亡所致。临床上以左心室射血分数降低为特点。
(2)舒张性心力衰竭：因心室舒张功能异常导致心室充盈量减少而引起的心力衰竭，常见于二尖瓣狭窄、缩窄性心肌炎、肥厚性心肌病、心肌缺血等。

5.根据心排血量分类

(1)低输出量性心力衰竭:心力衰竭患者心排血量低于正常值。常见于冠心病、心肌炎、心肌病、高血压病和心瓣膜病等引起的心力衰竭。

(2)高输出量性心力衰竭:在甲状腺功能亢进、严重贫血、维生素 B_1 缺乏等疾病时,血流速度加快,静脉回流增加,心脏过度充盈,心排血量相应增加,超过正常状态称为高动力循环状态。此时,心脏负荷显著增加,供氧相对不足,能量消耗过多,一旦失代偿,其心排血量从心力衰竭前的高水平下降,但其绝对值仍接近或高于正常水平。

第二节 心力衰竭的发生机制

心力衰竭的发生机制十分复杂,目前尚未完全阐明,但一般认为心力衰竭的发生发展常是多种机制共同作用的结果,而心肌收缩舒张功能异常是心力衰竭发生的主要机制。

一、心肌舒缩的分子基础

心肌舒缩活动需要一些物质参与收缩蛋白(肌球蛋白和肌动蛋白),调节蛋白(向肌球蛋白和肌钙蛋白)、钙离子、ATP。

心肌舒缩的基本单位是肌节,主要由粗肌丝和细肌丝组成。粗肌丝的主要成分是肌球蛋白,该蛋白由杆状的尾部、能弯曲的颈部和粗大的头部组成。头部朝向粗肌丝的两端并露出于表面,具有 ATP 酶的活性,可分解 ATP,为肌丝滑动提供能量,并含有与肌动蛋白之间形成横桥的结合位点。细肌丝的主要成分是肌动蛋白,呈球形,互相串联成双螺旋的细长纤维。肌动蛋白上有结合位点,可与肌球蛋白头部可逆性结合。肌球蛋白和肌动蛋白是心肌舒缩活动的物质基础。此外,细肌丝还含有具有调节功能的肌球蛋白和肌钙蛋白。向肌球蛋白串联成螺旋状嵌在肌动蛋白双螺旋之间的沟槽内,每间隔 40nm 处附有一个肌钙蛋白复合体。肌钙蛋白与 Ca^{2+} 可逆性结合改变肌球蛋白的位置,从而调节收缩蛋白的活动。

心肌细胞兴奋时,细胞外的 Ca^{2+} 顺浓度梯度进入细胞内,同时激活肌浆网释放 Ca^{2+},使胞质内的 Ca^{2+} 浓度迅速升高。当胞质内 Ca^{2+} 浓度从 10^{-7} mmol/L 升至 10^{-5} mmol/L 时,向肌球蛋白旋转到肌动蛋白的两条螺旋的深沟中,从而暴露肌动蛋白上肌球蛋白的结合位点,使肌球蛋白头部与肌动蛋白结合形成横桥,同时 Ca^{2+} 激活肌球蛋白头部的 ATP 酶,水解 ATP 释放能量,使肌球蛋白头部定向偏转,使肌动蛋白向肌节中央滑行,肌节缩短,引发心肌收缩。

心肌复极化时,大部分 Ca^{2+} 由肌浆网钙泵摄取回到肌浆网内储存,同时小部分 Ca^{2+} 转运到细胞外,即 Ca^{2+} 复位。当胞质内 Ca^{2+} 浓度降至 10^{-7} mmol/L 时,Ca^{2+} 与肌钙蛋白解离,向肌球蛋白从肌动蛋白螺旋深沟中转移出来,恢复到原来的位置,肌动蛋白上的作用位点重新被掩盖,同时,ATP 释放能量,肌球蛋白与肌动蛋白解离,横桥解除,肌动蛋白向外滑行,肌节恢复原长,心肌舒张。

二、心肌收缩性减弱

心肌收缩能力是决定心排血量最重要的因素。绝大多数心力衰竭发生的基础是心肌收缩性减弱,其直接后果是心排血量减少。

(一)心肌收缩相关蛋白质破坏

1.心肌细胞受损和死亡　心肌的原发性损害(如心肌炎、心肌梗死及心肌病等)可导致心肌细胞萎缩、变性、坏死、肌原纤维丧失以及纤维化等结构改变,可导致心肌收缩蛋白大量破坏,造成原发性心肌收缩能力降低。在心力衰竭的发生发展中,许多病理因素如氧化应激、心脏负荷过重、某些细胞因子、缺血缺氧、神经内分泌失调等都可诱导心肌细胞凋亡。细胞凋亡引起心肌细胞数量减少,也是心力衰竭发生的重要机制之一。

2.心肌结构改变　因长期负荷过重而改建的心肌,如心肌肥大,这种适应性改变可以适当增强心肌收缩力,在很长时间内具有积极的代偿意义,但随着心肌细胞进一步肥大,可因心肌重量的增加与心功能增强不成比例即不平衡生长而发生心力衰竭。

(二)心肌能量代谢障碍

心肌舒缩是一个主动耗能的过程,Ca^{2+}的转运和肌丝的滑行都需要能量。凡是干扰能量生成、储存、利用的因素,都可影响心肌收缩。

缺血、缺氧、维生素 B_1 缺乏、贫血、低血压及心律失常等因素常常作为病因或诱因,损害心肌的能量代谢而引起或诱发心力衰竭。肥大而改建的心肌在能量产生和储存两个环节都有内在缺陷。

1.心肌能量生成障碍　冠状动脉供血不足、休克、严重贫血等引起心肌缺血缺氧,有氧代谢障碍,心肌能量生成不足使心肌收缩性减弱。心肌严重缺血时,不但有心肌缺氧造成的能量不足,而且因血流的灌溉量减少,大量酸性代谢产物在体内蓄积,造成严重的酸中毒,也加重心肌的损伤。此外,维生素 B_1 缺乏时,丙酮酸氧化脱羧障碍,也可使 ATP 生成不足。

2.心肌能量储备减少　心肌以 ATP 和磷酸肌酸的形式储存能量。磷酸肌酸是心肌细胞储存能量的主要形式。在磷酸肌酸激酶的催化下,心肌内肌酸与 ATP 之间发生高能磷酸键转移生成磷酸肌酸而储备能量。肥大心肌内毛细血管数量和线粒体含量相对减少,产能减少;另外,磷酸肌酸激酶同工型转换,使磷酸肌酸激酶活性下降,产生磷酸肌酸含量减少,储能减少。

3.心肌能量利用障碍　在心肌收缩过程中,肌球蛋白横桥顶部 ATP 酶水解 ATP,将化学能转变为机械能,供肌丝滑行。临床上,由于能量利用障碍引发心力衰竭最常见的原因是长期心脏负荷过重而引起的心肌过度肥大,过度肥大心肌的肌球蛋白 ATP 酶活性降低,对ATP 水解作用减弱,不能为心肌提供足够的能量,导致心力衰竭。

(三)心肌兴奋-收缩耦联障碍

Ca^{2+} 的正常运转是心肌"兴奋-收缩耦联"的关键。各种原因造成 Ca^{2+} 的运转和分布失常均可导致心肌兴奋-收缩耦联障碍,使心肌收缩力下降。

1.肌浆网 Ca^{2+} 转运障碍

(1)肌浆网摄取 Ca^{2+} 能力减弱:肌浆网摄取是一个耗能的过程,各种原因造成 ATP 不足时,肌浆网通过钙泵摄取 Ca^{2+} 减少,心肌再次兴奋时释放 Ca^{2+} 也随之减少。

(2)肌浆网 Ca^{2+} 储存量减少:在过度肥大的心肌中,肌浆网 ATP 酶活性降低,因而在心肌负极化时,肌浆网摄取、储存的 Ca^{2+} 减少,去极化时肌浆网向胞质释放 Ca^{2+} 量因而减少。在肌浆网摄取 Ca^{2+} 减少的同时,线粒体摄取 Ca^{2+} 增加,但去极化时向胞质释放 Ca^{2+} 的速度非常缓慢,导致胞质内 Ca^{2+} 浓度下降。

（3）肌浆网 Ca^{2+} 释放量减少：酸中毒时，Ca^{2+} 与肌浆网中的钙结合蛋白结合牢固，不易解离，从而影响 Ca^{2+} 的释放。

2. 胞外 Ca^{2+} 的内流受阻　心肌收缩时胞质中的 Ca^{2+} 大部分来自肌浆网，还有一部分 Ca^{2+} 是从细胞外流入细胞内。细胞外 Ca^{2+} 内流主要通过膜上的两种钙通道途径：一种是"膜电压依赖性"钙通道，受膜电位调节而开、闭。去极化时，膜内电位变正，通道开放，胞外 Ca^{2+} 顺浓度差流入胞内；复极化时，膜内电位变负，通道关闭，Ca^{2+} 内流停止。另一种是"膜受体操控性"钙通道，受细胞膜上 β 受体和去甲肾上腺素（NE）的调控。交感神经兴奋时，释放的 NE 与 β 受体结合，激活腺苷酸环化酶使 ATP 变为 cAMP，cAMP 激活胞膜上的受体操控性钙通道，通道开放，Ca^{2+} 内流；当 β 受体和腺苷酸环化酶活性降低时，该通道关闭，Ca^{2+} 内流停止。

Ca^{2+} 内流不仅可直接升高细胞内 Ca^{2+} 浓度，还可诱发肌浆网释放 Ca^{2+}。在多种病理情况下，Ca^{2+} 内流受阻可导致心肌兴奋-收缩耦联障碍。例如，各种病因引起心脏负荷过重或心肌缺血缺氧时，心肌内 NE 合成减少而消耗增多，导致 NE 含量降低，且严重肥大的心肌细胞膜上 β 受体密度相对减少和对 NE 敏感性降低，使得心肌细胞膜上的受体操控性钙通道开放减少，Ca^{2+} 内流受阻。酸中毒或高钾血症时，细胞外液 K^+ 增多，细胞外液 K^+ 竞争性抑制 Ca^{2+} 内流，导致胞内 Ca^{2+} 浓度降低。

3. 肌钙蛋白与 Ca^{2+} 的结合障碍　由于 H^+ 与 Ca^{2+} 有竞争结合肌钙蛋白的作用，H^+ 与肌钙蛋白的亲和力比 Ca^{2+} 与肌钙蛋白的亲和力大，所以在各种原因造成心肌细胞酸中毒时，大量 H^+ 与肌钙蛋白结合，从而 Ca^{2+} 与肌钙蛋白结合减少，阻碍了心肌兴奋-收缩耦联，使心肌收缩力下降。

三、心室舒张功能障碍

心室舒张是保证血液回流入心脏的基本因素，如果没有正常舒张，心室充盈量不足，进而心排血量减少。约 30% 的心力衰竭是由于心肌舒张功能障碍所致。心肌舒张功能障碍的机制目前尚不完全清楚，可能与下列因素有关：

（一）Ca^{2+} 复位延缓

心肌收缩后，产生正常舒张的首要因素是胞质中的 Ca^{2+} 浓度要迅速降至舒张阈值，即从 10^{-5} mmol/L 降至 10^{-7} mmol/L，Ca^{2+} 才能与肌钙蛋白解离，促使心室舒张。若心肌缺血缺氧或严重贫血等致 ATP 供应不足，肌浆网或心肌细胞膜上的 Ca^{2+}-ATP 酶活性降低，不能迅速将胞质内的 Ca^{2+} 摄入肌浆网或向胞外排出，使胞质内 Ca^{2+} 浓度不能迅速降低，Ca^{2+} 与肌钙蛋白仍处于结合状态，导致心室舒张迟缓或不完全。

（二）肌球-肌动蛋白复合体解离障碍

正常心肌舒张时，Ca^{2+} 与肌钙蛋白解离后，肌球-肌动蛋白复合体也迅速解离，这是一个需要消耗 ATP 的主动过程。心肌缺血缺氧时，ATP 生成不足，一方面，Ca^{2+} 与肌钙蛋白亲和力增高，另一方面，能量不足使肌球-肌动蛋白复合体解离障碍，影响心室舒张充盈。

（三）心室舒张势能减少

心室舒张势能来自心室收缩。心室收缩末期由于心室几何结构的改变可产生一种促使心室复位的舒张势能，心室收缩越好，舒张势能就越大。凡是削弱心肌收缩的病因也可通过减少舒张势能影响心室舒张。此外，若心室内压过高（如高血压、心肌病等）可造成冠脉灌流不足,影响心室舒张。

(四)心室顺应性降低

心肌的顺应性即它的可伸展性。心室的顺应性主要取决于心肌的固有僵硬度(即单位质量心肌的被动伸展性能)、心肌的总量和厚度。心肌肥大时,由于心肌重量增加,尤其是室壁厚度增加,需要较大的充盈压才能使心肌被动伸展性能降低,僵硬度增加,顺应性下降。

四、心脏各部分舒缩活动不协调

在正常情况下,心脏各部分,左-右心之间、房-室之间、心室本身各区域的舒缩活动是高度协调一致的,一旦心脏舒缩活动协调性被破坏,将会引起心脏泵血功能紊乱,使心排血量减少,这也是心力衰竭的发病机制之一。各种类型的心律失常是破坏心脏舒缩活动协调性最常见的原因。

总之,心脏泵功能的维持,与心肌的收缩性、舒张性以及各部分心肌舒缩活动的协调性是密切相关的,又是相互影响的。心力衰竭的机制往往是多种机制共同作用的结果。

第三节 机体的代偿反应

由于心肌受损或心脏负荷过重,机体心脏泵血更易受损,此时,体内出现一系列代偿活动,通过多种信息传递途径,激活神经-体液调节机制,改变心脏和机体组织的功能代谢,防止心排血量减少,满足机体的需要。心力衰竭是否发生、发生的速度和病情的轻重,在很大程度上取决于机体的代偿反应。各种病因导致心功能不全后,通过机体的代偿反应,可能出现以下3种情况:①心排血量能满足机体正常活动的需要,不出现心功能不全的临床表现,称为完全代偿。②心排血量只能满足机体安静状态下的需要,轻度体力活动即出现心功能不全的临床表现,称为不完全代偿。③心排血量明显减少,甚至不能满足机体安静状态下的需要,出现明显而严重的心力衰竭的临床表现,称为失代偿或代偿失调(图21-1)。

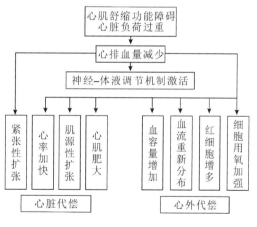

图 21-1 心功能不全时机体的代偿

一、心脏的代偿反应

(一)心率加快

心率加快是一种快速的代偿反应,在一定范围内可增加心排血量,对维持动脉血压,保持心、脑的供血有积极意义。其机制是:①心排血量减少引起动脉血压下降,颈动脉窦和主动脉弓的压力感受器传入冲动减少,压力感受性反射活动减弱,心迷走神经兴奋性减弱,交感神经兴奋性增强,心率增快。②心脏泵血减少使心腔内剩余血量增多,心室舒张末期容积和压力增大,刺激心房壁和腔静脉入口处的容量感受器,交感神经兴奋,引起心率加快。

③缺血缺氧刺激了颈动脉体和主动脉体化学感受器,引起呼吸中枢兴奋,呼吸加深加快,通过肺牵张反射使心率加快。在一定范围内可提高心排血量,对维持动脉压,保证心、脑等重要器官的供血有重要意义。但当心率过快(成人心率>180 次/min)时,由于舒张期缩短,冠状动脉灌流量减少、心室充盈不足、心肌耗氧量增加等因素,反而导致心排血量减少,诱发或加重心力衰竭的发生。

(二)心脏扩张

心功能不全时心脏的扩张有两种,一种是有代偿作用的紧张性扩张,另一种是失代偿后的肌源性扩张。

1.紧张性扩张 紧张性扩张指心排血量减少时,舒张末期心室容量负荷增加,在一定范围内,心肌收缩力与心肌纤维被拉长,心肌收缩力增加使心排血量增加。其代偿机制是:根据 Frank-Starling 定律,在一定范围内,心肌收缩力与心肌纤维增粗、细肌丝相互重叠的状况有关。心肌的肌节正常初长度约 $1.7\sim2.1\mu m$,随着肌节长度的增加,收缩力逐渐增强,至肌节长度达 $2.2\mu m$ 时,粗、细肌丝处于最佳重叠状态,心肌的收缩力最大。这是急性心功能不全的一种重要代偿机制。

2.肌源性扩张 如果心室继续扩张,当肌节长度超过 $2.2\mu m$ 时,心肌收缩力将逐渐降低,而同时由于室壁张力增加,心肌耗氧量增加,其代偿作用丧失,即不伴有心肌收缩力增加的心脏扩张。

(三)心肌肥大

心肌肥大是指心肌细胞体积增大,心脏的重量增加(成人心脏重量>500g 或左室重量>200g),可伴有心肌细胞数量上的增多。心肌肥大可增强心肌收缩力,提高心排血量,是心脏的一种慢性代偿机制。但心肌过度肥大反而可致缺氧,能量代谢障碍,心肌收缩性减弱等,从而使代偿失调。根据是否伴有心脏扩张,心肌肥大可分为两种:一种是向心性肥大,是指心脏在长期压力负荷作用下(如高血压病等),心肌细胞呈并联性增生,肌纤维变粗,心室壁增厚而心腔无明显扩大;另一种是离心性肥大,是指心脏在长期容量负荷作用下(如主动脉瓣关闭不全等)使心肌细胞呈串联性增生,肌纤维变长,心腔明显扩张。这两种肥大都是持久而有效的代偿方式。

心肌肥大具有积极代偿作用,一方面可以增加心肌收缩力,有助于维持心排血量,另一方面可以降低室壁张力,降低心肌耗氧量,有助于减轻心脏负担。但心肌肥大也存在一定的负面影响,超过一定限度时,由代偿转变为失代偿,主要原因是心肌肥大的不平衡生长,即心肌重量的增加超过心功能的增强,引起心肌相对缺血缺氧、能量代谢障碍和心肌舒缩功能减弱。

二、心外代偿反应

(一)血容量增加

心力衰竭时,机体通过心脏本身和肾的代偿(降低肾小球滤过率,增加肾小球对水钠的重吸收)而增加血容量。

1.肾小球滤过率降低 ①心排血量减少,肾血液灌流量减少,直接使肾小球滤过率下降。②心排血量减少,交感-肾上腺髓质系统及肾素-血管紧张素系统兴奋,使肾动脉收缩,从而使肾小球滤过率下降。③前列腺素 E_2 可以扩张血管,而肾缺血使前列腺素 E_2 合成减少,也使肾血流量减少,肾小球滤过率下降。

2.肾小管重吸收水钠增多　①肾小球滤过分数增加,血流非胶体成分滤过量也相对增多。②肾血流重新分配,大量血流从肾皮质单位转向近髓肾单位。近髓肾单位的肾小管深入髓质高渗区,对水钠的重吸收多于皮质肾单位。③醛固酮和抗利尿激素分泌增多,致使肾小管对水钠的重吸收增多。④由于心排血量减少,抑制水钠重吸收的激素心房肽释放减少。

血容量增加可以增加心排血量,维持动脉血压等。但水钠潴留也可引起心源性水肿的发生,并增加心脏负荷和心肌耗氧量。

(二)血流重新分布

心力衰竭时,由于交感-肾上腺髓质系统兴奋,出现血流重分布,周围器官血管收缩,血流减少,以保证重要器官心、脑的血供。但是外周血管长期收缩,则可因外周阻力增加而使心脏后负荷加大,同时长期供血不足也可导致周围器官的功能不足甚至衰竭。

(三)红细胞增多

心力衰竭时,由于血流缓慢,发生缺氧,刺激肾生成红细胞生成素,促进骨髓造血而使红细胞增多,这有助于改善供氧。但红细胞过多可使血液黏稠性增大而增加心脏负荷。

(四)组织细胞利用氧的能力增强

心力衰竭时,由于对组织细胞的供氧减少,细胞通过自身结构、功能和代谢的调整而进行代偿。如慢性心力衰竭时,细胞内线粒体数量增多,与呼吸链有关的酶活性增强等,这有助于一定程度上改善细胞的内呼吸功能。

第四节　心力衰竭时机体的功能和代谢变化

从血流动力学角度来看,心力衰竭的临床表现大致可归纳为肺循环淤血、体循环淤血和心排血量减少三大类,临床上,往往是这三大主症的不同组合,全心衰竭时这三大主症均可出现。

一、肺循环淤血

左心衰竭时,肺循环回流受阻,肺循环毛细血管血压升高,造成肺淤血和肺水肿,此时患者主要表现为呼吸困难,即主观上感到呼吸费力、喘不过气,又有呼吸频率、深度及节律改变的体征,甚至辅助呼吸肌也参与呼吸运动。

(一)呼吸困难

1.呼吸困难发生机制　左心衰竭时,发生呼吸困难的基础是肺淤血、肺水肿。肺淤血和肺水肿使肺的顺应性降低,呼吸肌必须做更大的功、消耗更多的能量,才能保证正常通气量,所以患者感到呼吸费力。肺淤血和肺水肿常伴有支气管黏膜淤血水肿,使呼吸道阻力增大,患者感到呼吸费力。由于肺的顺应性降低,患者需要用力吸气,过度牵拉牵张感受器,引起肺扩张反射,使呼吸变浅、变快。

2.呼吸困难的形式

(1)劳力性呼吸困难:是左心衰竭最早出现的症状,患者常在体力活动时引起或加重呼吸困难,而在休息后缓解或减轻。机制是:①活动时机体耗氧量增加,而衰竭的心脏不能相应增加心排血量,使 PaO_2 进一步降低,反射性兴奋呼吸中枢,使呼吸运动增强。②体力活动时,心率加快,舒张期变短,使心排血量减少,左心室充盈减少,可加重肺淤血。③体力活动时,回心血量增加,可加重肺淤血和肺水肿。

(2)端坐呼吸:左心衰竭严重时,患者在平卧时呼吸困难加重,常被迫采取半卧位或坐位以减轻呼吸困难的现象称端坐呼吸。机制是:①患者取端坐位时,由于重力作用,下半身静脉血回流减少,从而减轻肺淤血和肺水肿。②患者取端坐位时,膈肌位置下降,肺活量增加,从而改善通气功能。若患者突然发生严重的呼吸困难、端坐呼吸、咳嗽、咯粉红色(或无色)泡沫样痰和发绀,双肺听诊闻及湿啰音和哮喘音,是急性肺水肿的典型表现,护理人员在观察患者病情的时候,一定要注意,一旦发现有急性肺水肿表现,应立即报告医生并采取积极的抢救措施。

(3)夜间阵发性呼吸困难:是左心衰竭患者的典型临床表现。表现为患者夜间熟睡后因突感气闷而惊醒,被迫坐起,呼吸深快,因患者可有哮鸣音故又称心源性哮喘。机制为:①熟睡的患者,因平卧位使膈肌上抬,肺活量降低,减少心肌供氧。同时,静脉回心血量增多,加重肺淤血和肺水肿。②入睡后迷走神经兴奋性升高,支气管平滑肌收缩,支气管口径变小,通气阻力增大。③熟睡后呼吸中枢敏感性降低,只有肺淤血发展到比较严重时,动脉血 PO_2 降到一定水平时,才能刺激呼吸中枢,引起患者突感气闷而被惊醒,被迫采取坐位。

(二)肺水肿

肺水肿是急性左心衰常见且严重的表现,患者突发严重的呼吸困难、端坐呼吸、咳嗽、咯粉红色或无色泡沫痰、发绀,双肺可闻及湿啰音和哮鸣音。其机制是:①左心衰竭时,肺毛细血管内压力突然升高,是血浆液体成分漏出至肺泡腔内所致。②严重的缺氧,可使肺毛细血管壁通透性增加,血浆渗入肺泡和肺间质。③肺泡内的水肿液可破坏肺泡表面活性物质,使肺泡表面张力增加,肺毛细血管内水分更容易进入肺泡和肺间质。

肺循环淤血是左心衰临床表现的病理生理学基础,当左心衰发展到全心衰时,由于体循环淤血,流到肺动脉的血液减少,此时肺淤血反而减轻,呼吸困难有所缓解。

二、体循环淤血

右心衰竭或全心衰竭时,可引起体循环静脉淤血,静脉压升高,内脏器官充血和水肿等。

1.心性水肿　心力衰竭时,由于心泵功能障碍,心排血量减少,心室收缩末期余血量增多,使心室舒张末期容积和压力增高,以致静脉回流发生障碍,静脉压升高,产生静脉淤血,导致心性水肿。由于重力关系,水肿首先出现于下垂部位。患者直立时,水肿首先出现在足和胫前部;卧位时水肿首先出现于骶尾部;严重时,水肿可波及全身。

2.肝大、肝功能异常　右心衰竭时,体循环淤血,导致肝脏淤血肿大。患者可出现肝区疼痛,右肋缘下可触及肝脏下缘并有压痛,颈静脉怒张,肝颈静脉反流征阳性和肝功能减退。慢性右心衰竭患者,因长期肝淤血、缺氧及纤维组织增生可导致淤血性肝硬化,进而引起腹腔积液。

3.胃肠道功能障碍　胃肠道长期淤血,可引起食欲缺乏、恶心、呕吐、腹胀等症状,胃肠道蛋白质消化吸收障碍,又可引起水肿。

三、心排血量减少

心排血量减少,可使动脉系统充盈不足,同时又通过窦弓反射引起外周小血管收缩,故可使器官组织的血液量减少，并引起一系列症状和体征。

(一)心泵血功能降低

1.心排血量降低　心排血量是每分钟一侧心室泵出的血量。成人心排血量正常值为3.5～5.5L/min。在低排出量性心力衰竭的失代偿期，心排血量低于正常值。高排出量性心力衰竭时，其心排血量从心衰前的高水平下降，但其绝对值仍接近或高于正常水平。

2.心脏指数降低　心脏指数是指单位体表面积的每分心排血量。成人心脏指数正常值为 2.5～3.5L/(min·m^2)。心力衰竭时，心脏指数可降至 2.5 L/(min·m^2) 以下。

3.射血分数降低　射血分数是每搏排出量与舒张末期容积的比值，是反映心动能尤其收缩功能的常用指标，正常值为 0.56～0.78。急性心力衰竭时，由于心肌收缩性减弱，使每搏排出量降低，心室舒张末期容积增大，因而射血分数降低，可降至 0.3 以下。

4.心房压和心室舒张末期压增高　左心室收缩功能减弱，负荷过重或舒张顺应性降低时，左心房压和左心室舒张末期压升高。因肺动脉楔压、左心房压和左心室舒张末期压正常时比较接近，临床上常用肺动脉楔压反映左心室功能状态。

右心室在回心血量泵出功能降低或回心血量超过心脏所能负荷的最大限度时，右心房压和右心室舒张末期压增高。因中心静脉压、右心房压和右心室舒张末期压正常时比较接近，临床上常用中心静脉压反映右心房压并评估右心室舒张末期压。

(二)动脉血压的变化

在急性心力衰竭时，心排血量急剧减少，动脉血压可降低，严重时可发生心源性休克。在慢性心力衰竭时，机体通过外周血管收缩、心率加快、水钠潴留等代偿活动，可使动脉血压维持正常。

(三)器官血液重新分布

心力衰竭时，交感-肾上腺髓质系统兴奋，使具有丰富 α 受体的皮肤、骨骼和腹腔脏器血管收缩，血流量减少，而心、脑血管无明显收缩，以保证心、脑血液供应。这种血流的分布，具有重要的代偿意义。肾血流量减少，会造成肾小球滤过率下降、肾小管重吸收功能增强以及排酸保碱能力下降，导致少尿、氮质血症、代谢性酸中毒。皮肤血流量减少可使患者皮肤苍白、温度降低，严重时可出现皮肤发绀。肌肉血流量减少，能量代谢水平降低，不能为肌肉的活动提供充足的能量，因此，患者可有疲乏无力的表现。轻度心力衰竭时，由于交感神经兴奋，血流重新分布，脑血流可保持在正常水平。失代偿后，心排血量严重不足，导致脑血流量下降，患者容易疲劳、虚弱，可出现头痛、眩晕、失眠、记忆力减退、烦躁不安等症状，甚至意识模糊、昏迷。

第五节　心力衰竭的防治和护理原则

一、心力衰竭防治的病理生理学基础

(一)防治原发病,消除诱因

积极防治引起心力衰竭的各种原发病，包括先天性心脏病、心肌炎、贫血、甲状腺功能亢进症，同时应及时消除各种诱因，补充维生素 B$_1$，控制感染，纠正心律失常，维持水电解质平衡等。

(二)改善心肌的舒缩功能

应用正性肌力药物,通过增加心肌收缩力而增加心排血量,适用于充血性心力衰竭患者,如洋地黄类药物、多巴胺等。选用钙通道阻滞剂或 β 受体阻断剂,使心舒期延长,扩张冠脉血管,改善心肌舒张性能,适用于室壁顺应性降低和舒张功能不全所致的心力衰竭。

(三)减轻心脏负荷

1.降低后负荷　应用动脉血管扩张药可降低左心室射血阻力,提高心排血量,同时可改善外周血管灌流;由于心脏后负荷降低,室壁张力降低,从而又降低了心肌的耗氧量。

2.调整前负荷　对于前负荷过高的心力衰竭患者,可使用静脉扩张药以减少回心血量。通过休息、控制钠盐的摄入、适当使用利尿剂也有利于减轻心脏前负荷。

二、心力衰竭护理的病理生理学基础

(一)病情观察

密切观察患者,准确了解患者主诉,如有胸闷、胸痛、心悸、气急等,应观察其部位、性质、持续时间,并及时通知临床医师采取相应措施。定时观察患者的生命体征。

(二)生活护理

改善患者的缺氧状态,提高活动耐力。对心功能不全患者,应协助其生活起居和个人卫生。重症患者应绝对卧床休息,病情稳定者可逐渐从床上活动至下床活动,长期卧床者应每 2h 更换体位,心功能不全者采取半卧位或端坐位。易消化饮食;少食多餐,切忌过饱;心血管患者宜低盐饮食,每天摄盐量应少于 5g。鼓励患者养成每日排便的习惯,卧床患者应多食蔬菜、水果及富含纤维素的食物。连续数日未排便者可按摩辅助排便、给予缓泻剂或低压水温灌肠,对危重患者应记录 24h 尿量,定时测体温。

(三)药物护理

掌握心血管疾病常用药的剂量、方法、作用及副作用,正确指导患者服药。治疗心衰的许多药物都有较明显的毒副作用,如洋地黄、血管紧张素转换酶抑制剂、β 受体阻断剂和利尿剂等。护理人员在使用过程中应密切观察服药反应。

(四)心理护理和健康指导

护理人员应保持良好的工作情绪,关心、体贴、鼓励患者,做好充分的解释、安慰工作,协助患者克服各种不利于疾病治疗的生活习惯和嗜好。向患者及其家属宣传有关的防治与急救知识。鼓励患者积极治疗各种原发病,避免各种诱因。

思考与练习

一、名词解释

1.心力衰竭　2.端坐呼吸　3.劳力性呼吸困难　4.夜间阵发性呼吸困难

二、选择题

1.心衰发生的本质是　　　　　　　　　　　　　　　　　　　　　　　　　(　)

　　A.心排血量减少　　　　　　B.心室壁活动张力增加　　　C.心肌氧耗量增加

D.心肌舒缩功能障碍　　　　E.心室壁收缩不协调

2.下列哪一种疾病伴有左心室后负荷加重　　　　　　　　　　　　（　　）

  A.甲状腺功能亢进　　　　B.高血压病　　　　　　C.肺动脉高压

  D.心室间隔缺损　　　　　E.心肌炎

3.下列疾病中哪一种伴有右心室后负荷明显加重　　　　　　　　　（　　）

  A.高血压病　　　　　　　B.心肌梗死　　　　　　C.严重贫血

  D.肺栓塞　　　　　　　　E.心瓣膜病

4.下列哪种情况可导致低排出量性心力衰竭　　　　　　　　　　　（　　）

  A.甲状腺功能亢进　　　　B.心肌炎　　　　　　　C.动-静脉瘘

  D.严重贫血　　　　　　　E.维生素 B_1 缺乏

5.左心衰时患者呼吸困难,其主要机制是　　　　　　　　　　　　（　　）

  A.肺不张　　　　　　　　B.肺淤血和肺水肿　　　C.肺纤维化

  D.肺通气障碍　　　　　　E.肺内血栓形成

6.右心衰时不可能出现下列哪种变化　　　　　　　　　　　　　　（　　）

  A.水肿　　　　　　　　　　　　B.肝颈静脉反流征(＋)

  C.少尿　　　　　　　　　　　　D.两肺湿啰音,咳粉红色泡沫痰

  E.食欲缺乏、消化不良

7.左心衰患者出现右心衰时表现　　　　　　　　　　　　　　　　（　　）

  A.肺淤血加重　　　　B.肺淤血转变为体循环淤血　C.肺淤血减轻

  D.肺淤血合并体循环淤血　E.肺循环和体循环都恢复正常

三、问答题

1.试述心力衰竭的基本病因和常见诱因。

2.试述心衰患者心肌收缩性减弱的基本机制。

3.心功能不全时机体有哪些心脏代偿反应和心外代偿反应?

4.心衰患者为什么会发生肺水肿和肝大? 各有什么后果?

5.病例分析

患者,男,28 岁,因活动后心悸、气促 10 余年,下肢浮肿反复发作 2 年,咳嗽 1 个月而入院。

患者自幼起常感全身大关节酸痛。中学阶段,每逢剧烈活动时即感心慌、气喘,休息可缓解,且逐年加重。曾去医院治疗,诊断为“风心病”。近 2 年来,经常感到前胸部发闷,似有阻塞感,夜里常不能平卧,并逐渐出现下肢浮肿,时轻时重。近 1 个月来,常有发热,伴咳嗽和咳少量粉红色泡沫痰,胸闷、气急加剧。

体检:体温 37.8℃,呼吸 26 次/min,脉搏 100 次/min,血压 14.7/10.6kPa(110/80mmHg),半卧位,面部及下肢浮肿,颈静脉怒张。两肺呼吸音粗,闻及散在干啰音,肺底闻及湿啰音。心尖搏动弥散,心界向两侧扩大,心音低钝,心尖区可闻及Ⅲ级粗糙吹风样收缩期杂音和舒张中期隆隆样杂音,肺动脉瓣区第二音亢进。腹软,肝-颈静脉反流征阳性。肝在肋下 3cm,质稍硬。

实验室检查:血沉 60mm/h,Hb 100g/L,RBC $3.8×10^{12}$/L,WBC $8×10^9$/L,中性粒细

胞 0.08,抗"O" 625U,血 Na^+ 123mmol/L,血 K^+ 3.8mmol/L,其余化验正常。心电图:窦性心动过速,P 波增宽,右室肥大。胸片示:心腰丰满,心脏呈梨形;两肺纹理增多。

入院后积极抗感染治疗,给予吸氧、强心、利尿、血管扩张剂及纠正水、电解质代谢紊乱等措施,病情逐渐得到控制。

试分析:

(1)试述本例引起心力衰竭的原因、诱因和类型及其依据。

(2)患者早期症状通过休息和一般治疗即可缓解,这是为什么?

(3)本例患者出现了哪些水电解质代谢方面的异常,发生机制如何?

(4)患者呼吸困难的表现形式属哪一种,发生机制如何?

参考答案

第二十二章　呼吸衰竭

【知识要点】
1.呼吸衰竭的概念、各种原因所致呼吸衰竭的血气变化特点。
2.呼吸衰竭的发生原因和机制,呼吸衰竭时机体功能代谢变化。
3.呼吸衰竭的防治原则。

教学 PPT

呼吸的主要功能是不断地给机体提供氧气和从机体排出多余的二氧化碳。完整的呼吸功能包括外呼吸、内呼吸和气体在血液中的运输三个环节。呼吸衰竭是指由于外呼吸功能严重障碍,导致动脉血氧分压(PaO_2)降低,伴有或不伴有动脉血二氧化碳分压($PaCO_2$)增高的病理过程。当吸入气的氧浓度(FiO_2)<21%时,可采用呼吸衰竭指数(respiratory failure index,RFI)作为呼吸衰竭的诊断指标。呼吸衰竭血气分析中必有 PaO_2 降低,根据是否伴有 $PaCO_2$ 增高,分为Ⅰ型呼吸衰竭(单纯低氧血症)和Ⅱ型呼吸衰竭(低氧血症伴高碳酸血症);根据发病部位不同可分为中枢性呼吸衰竭和外周性呼吸衰竭;根据发病的环节不同,分为通气性呼吸衰竭和换气性呼吸衰竭;还可根据发病经过不同分为急性呼吸衰竭和慢性呼吸衰竭。

第一节　呼吸衰竭的病因和发病机制

引起呼吸衰竭的原因很多,临床上常见的原因有支气管和肺疾病、胸廓和胸腔疾病、颅脑和脊髓病变等。但任何原因引起的呼吸衰竭,其发病环节不外乎是肺通气和(或)换气功能障碍。

一、肺通气功能障碍

肺泡与外界的气体交换依赖于正常的通气功能,判断肺通气效率最好的指标是肺泡通气量。正常成人静息时肺通气量约为6L/min,其中有效通气量为4L/min。除增加无效腔可使肺泡通气量减少外,由于肺通气动力减弱使肺的扩张或回缩受限(限制性通气不足),或由于呼吸道阻塞使肺通气阻力增大(阻塞性通气不足)都可引起肺通气障碍,肺泡通气量减少,最后导致呼吸衰竭。

(一)限制性通气不足

由于胸廓和肺呼吸动力减弱或弹性阻力增加,吸气时使肺泡的扩张受限,导致肺泡通气不足,称为限制性通气障碍。

其发生的原因和机制主要有以下几点：

1.呼吸肌活动障碍　脑外伤、脑血管意外、脊髓灰质炎、脑肿瘤压迫呼吸中枢、脑炎、多发性神经炎侵犯呼吸中枢，吗啡和巴比妥中毒，尿毒症及糖尿病引起的酸中毒引起呼吸中枢抑制；呼吸肌本身的收缩功能障碍，如长时间呼吸困难和呼吸运动增强所引起的呼吸肌疲劳，营养不良所致的呼吸肌萎缩，低钾血症、缺氧、酸中毒等所致呼吸肌无力等，均可累及吸气肌的收缩功能而引起限制性通气不足。

2.胸廓的顺应性降低　胸膜纤维化、过度肥胖、胸廓改形术后、多发性肋骨骨折、类风湿性脊椎炎等可限制胸廓的扩张。

3.肺的顺应性降低　肺的顺应性取决于肺总容量和肺弹性回缩力，后者由肺弹性组织和肺泡表面张力所形成。当肺总容量减少、肺弹性组织破坏和肺泡表面活性物质减少时均可降低肺的顺应性。临床多由肺叶或肺段切除，严重的肺纤维化、肺淤血、肺水肿等情况引起。

4.胸腔积液和气胸　胸腔大量积液或张力性气胸压迫肺，使肺扩张受限。

限制性通气不足的特点是：不仅有肺泡通气不足，还可因通气不足的病变分布不均，发生肺泡通气与血流比例失调而出现换气功能障碍。

（二）阻塞性通气不足

引起上呼吸道狭窄或阻塞的常见原因有白喉、喉头水肿、喉头肿瘤、气道内异物等，引起下呼吸道阻塞的常见原因为慢性阻塞性肺气肿、慢性支气管炎、支气管哮喘等。由于呼吸道狭窄或受压阻塞引起气道阻力增大导致肺泡通气不足。气道阻力是通气过程中主要的非弹性阻力，呼气时略高于吸气时，其中80％发生于直径大于2mm的中央气道，而直径小于2mm的小气道阻力仅占总阻力的20％。影响气道阻力的因素有气道的口径、长度、形状以及气流速度和形式（层流或涡流）等，其中以气道口径影响最大。当气道数目减少、口径缩小、气流由层流变为涡流时都可使气道阻力增加，出现通气不足。气道阻塞可分为中央性和外周性两类。

1.中央性气道阻塞　指由声门至气管隆凸间的气道阻塞，即气管分叉处以上的阻塞。若阻塞位于胸外（如声带麻痹或炎症、肿瘤等），吸气时气道内压明显小于大气压，故可使气道狭窄加重，呼气时气道内压大于大气压，则可使气道阻塞减轻，患者因而出现明显的吸气性呼吸困难。若阻塞位于胸内，由于吸气时气道内压大于胸内压，故可使阻塞减轻。用力呼气时则因胸内压大于气道内压而使阻塞加重，故发生呼气性呼吸困难（图22-1）。

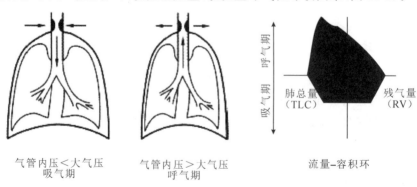

气管内压<大气压　　　　气管内压>大气压　　　　流量-容积环
吸气期　　　　　　　　　呼气期

图22-1　胸外阻塞的产生机制和流量-容积环变化

2.外周性气道阻塞　指内径小于2mm的细小支气管阻塞,这类细小支气管无软骨支撑,管壁薄,与管周的肺泡结构又紧密相连,故其内径可随呼吸运动而发生变化。在吸气而胸内压降低时,随着肺泡的扩张,细支气管受到周围弹性组织的牵拉,其口径变大、阻力减小;呼气时肺泡回缩,对小气道的牵拉作用减弱,胸内压增大,气道内径变小,阻力增大。慢性阻塞性肺疾病主要侵犯小气道,因病变小气道管壁增厚或痉挛,管腔又有分泌物堵塞,使小气道阻力增加,同时因肺泡壁损坏,对小气道的牵引力降低,小气道口径会变得更小,尤其在用力呼气时,由于胸内压增高,易致小气道闭合,患者主要表现为呼气性呼吸困难。

(三)肺泡通气不足时的血气变化

限制性通气不足和阻塞性通气不足的血气特点为PaO_2降低,$PaCO_2$升高,即低氧血症伴有高碳酸血症。这是由于肺泡通气量减少,使肺泡气的氧分压降低和CO_2分压升高导致肺泡壁毛细血管的血液不能充分氧合,最终出现Ⅱ型呼吸衰竭。

二、肺换气功能障碍

肺的换气功能是指肺泡内气体与肺毛细血管血气进行交换的过程。影响气体交换的因素有肺泡通气量、肺血流量、通气/血流比例和气体通过肺泡膜的弥散量。换气功能障碍主要包括弥散障碍和肺泡通气与血流比例失调以及解剖分流增加。

(一)弥散障碍

弥散功能是指O_2和CO_2分子通过肺泡膜的过程。气体弥散速度与肺泡膜两侧气体分压差、气体溶解度、肺泡膜换气面积和厚度以及肺毛细血管血液与肺泡接触时间长短等因素有关。弥散障碍主要是由于肺泡膜弥散面积减少或肺泡膜厚度增加而引起的气体(主要是氧)弥散容量减少。弥散障碍的原因如下:

1.肺泡膜面积减少　正常成人肺泡总面积约$80m^2$,平静呼吸时参与换气的肺泡表面积约$35\sim40m^2$,运动时可增加到$60m^2$,储备量很大。因此,当弥散面积减少一半以上时,才会引起换气功能障碍。肺泡膜面积减少可见于肺叶切除或因病变(切肺结核、肺肿瘤等)使肺泡大量破坏而引起弥散面积减少。而在体力负荷增大时,由于肺的弹性阻力增加,肺泡扩张受限制,不能相应增加弥散面积,同时由于血流加快,与肺泡接触时间缩短,因而也发生明显的弥散障碍,导致低氧血症。

2.肺泡膜厚度增加　肺泡膜由肺泡上皮、上皮表面液体层和表面活性物质、毛细血管基底膜及其与肺泡上皮间的间质和毛细血管内皮细胞所组成。正常时其厚度为$1\sim4\mu m$,O_2和CO_2都容易透过。在肺纤维化、肺透明膜形成、肺水肿时,都可因肺泡膜通透性降低或弥散距离增宽而影响气体弥散。

3.血液与肺泡接触时间过短　正常静息时,血液流经肺泡毛细血管的时间约为$0.75s$,由于肺泡膜很薄,与血液的接触面又广,故静脉血只需$0.25s$就可以完全被动脉化。当血液流经肺泡毛细血管的时间过短时,气体弥散量将下降。肺泡膜面积减少和厚度增加时,虽然肺毛细血管血液中氧分压上升较慢,但一般在静息时肺内气体交换仍可达到平衡,因而不致产生低氧血症。往往只是在体力负荷增大时,才会因为血流加快,血液和肺泡接触时间缩短而发生明显的弥散障碍,从而引起低氧血症。

(二)肺泡通气量与肺血流量比例失调

通气和换气是两个密切联系的过程,有效的换气不仅要有足够的通气量和血流量,而且只有在两者之间保持一定的比例时,流经肺泡的血液才能得到充分的换气。正常成人在静息状态下,肺泡通气量(VA)约为 4L/min,肺血流量(Q)约为 5L/min,VA/Q 比值约为 0.8。某些肺疾患,由于肺内病变轻重不一,病变分布不均,使肺内各部分的通气与血流比例严重失调,导致换气障碍(图 22-2)。

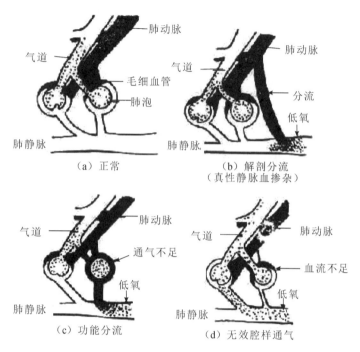

(a) 正常

(b) 解剖分流
(真性静脉血掺杂)

(c) 功能分流

(d) 无效腔样通气

图 22-2　肺泡通气量与血流量的关系

1. 部分肺泡通气不足　慢性支气管炎、支气管哮喘、慢性阻塞性肺气肿、肺水肿、肺纤维化和肺不张等引起肺通气障碍,病变严重部位的肺泡通气量显著减少,而血流无相应减少,甚至还可因炎性充血而有所增加,出现相对的气少血多的状况,使 VA/Q 比值明显降低,致使流经此处的静脉血未经充分氧合便掺杂到动脉血内,称为静脉血掺杂。这种情况与肺动-静脉短路相似,故又称为功能性分流。

2. 部分肺泡血流不足　休克、DIC、肺动脉栓塞、肺血管强烈收缩等均可使部分肺泡血流量减少,而肺泡通气基本正常,而 VA/Q 比值升高,使肺泡内的通气不能完全与血液交换,形成无效腔样通气。

(三)解剖分流增加

在正常情况下,肺部存在解剖分流,有一部分静脉血由支气管静脉和肺动-静脉交通支直接汇入肺静脉,不经肺泡毛细血管进行气体交换。正常时这部分血量仅占心排血量的 2%～3%,对 PaO_2 无明显影响。病理性解剖分流增加常见于严重的支气管扩张、严重创伤、休克、先天性肺动脉瘘等引起的肺内动-静脉短路开放。另外,在肺实变和肺不张时,病变肺泡完全失去通气功能但仍有血流,致使流经的血液完全未进行气体交换而掺入动脉血中,产生类似于解剖分流的结果。解剖分流的血液完全未经气体交换过程,故称为真性分流。鉴别功能性分流和真性分流的方法是吸入纯氧,若吸氧后低氧血症解除,表示 PaO_2 降低是由 VA/Q 比值失调引起的,为功能性分流;若低氧血症不能解除,提示存在真性分流。

(四)换气功能障碍时的血气变化

肺泡通气与肺血流比例失调时的血气变化特点为 PaO_2 降低,而 $PaCO_2$ 可正常或降低。当 PaO_2 降低时可反射性地引起健肺组织代偿性通气(呼吸增强)。$PaCO_2$ 变化情况主要取决于健肺组织代偿通气的程度,如代偿性通气很强,CO_2 排出过多,$PaCO_2$ 可低于正常。如果病变肺组织广泛而严重,健肺组织代偿不足,就会因气体交换严重障碍而发生严重缺氧,同时伴有 CO_2 潴留,致 $PaCO_2$ 升高。此时由Ⅰ型呼吸衰竭演变为Ⅱ型呼吸衰竭。

中枢性呼吸衰竭是因呼吸中枢抑制而出现通气障碍所致;外周性呼吸衰竭是由通气障

碍或换气障碍,也可因两者同时存在而引起。必须指出,呼吸衰竭发病过程中,单纯的通气障碍或单纯的弥散障碍较为少见,往往是几个因素同时存在或相继发生作用。如慢性阻塞性肺气肿所致的呼吸衰竭,虽然阻塞性通气障碍是最重要的因素,但由于继发肺泡壁毛细血管床大量破坏,因而亦可有弥散面积减少和通气与血流比例失调等因素的作用。

第二节　呼吸衰竭时机体的主要功能和代谢变化

呼吸衰竭对机体代谢和功能的影响,主要是由低氧血症和高碳酸血症以及由此而产生的酸碱平衡失调所引起。

一、酸碱平衡和电解质紊乱

正常人每日由肾排出固定酸的量有一定限度,而经肺排出的 H_2CO_3(挥发酸)则相当大,所以呼吸衰竭时会严重影响酸碱平衡的调节和体液电解质含量。

(一)呼吸性酸中毒

Ⅱ型呼吸衰竭时,大量 CO_2 潴留,可引起呼吸性酸中毒。此时血液电解质也发生变化。①血中 K^+ 浓度增高:急性呼吸性酸中毒时,细胞外液 H^+ 浓度升高,细胞外液 H^+ 移入胞内,K^+ 移出胞外引起血清 K^+ 浓度增高;慢性呼吸性酸中毒时,肾小管上皮细胞泌 H^+ 和重吸收 $NaHCO_3$ 增多而排钾减少,也可导致血清 K^+ 浓度增高。②血中 Cl^- 浓度降低,HCO_3^- 增多:当血液中 CO_2 潴留时,在碳酸酐酶和缓冲系统作用下,红细胞中生成的 HCO_3^- 增多,与细胞外的 Cl^- 交换,导致进入血浆的 HCO_3^- 增多,血清中 Cl^- 减少;另外,酸中毒时肾小管上皮细胞泌 H^+、泌 NH_3 和重吸收 HCO_3^- 增多,较多 Cl^- 以氯化钠和氯化铵的形式随尿排出,使血中 Cl^- 浓度降低。

(二)代谢性酸中毒

由于严重缺氧,氧化过程障碍,酸性代谢产物又增多,常可并发代谢性酸中毒。如果患者合并肾功能不全或感染、休克等,则因肾排酸保碱功能障碍或体内固定酸产生增多而加重代谢性酸中毒。

(三)呼吸性碱中毒

Ⅰ型呼吸衰竭患者由于缺氧可出现代偿性通气过度,使 CO_2 排出过多,所以在发生代谢性酸中毒的同时可并发呼吸性碱中毒。

此外,某些呼吸衰竭患者发生的代谢性碱中毒,多为医源性的,常出现在治疗后,如在慢性呼吸性酸中毒治疗中人工呼吸机使用不当,CO_2 排出过快过多,使血中 H_2CO_3 明显减少,而此时通过代偿调节所增加的 HCO_3^- 又不能迅速随尿排出,故可发生代谢性碱中毒;在纠正酸中毒时补碱过量亦可引起代谢性碱中毒,如钾摄入不足又应用大量排钾利尿剂和肾上腺皮质激素,均可导致低钾血症性碱中毒。

二、呼吸系统的变化

呼吸衰竭引起的低氧血症和高碳酸血症可进一步影响呼吸功能。PaO_2 降低对颈动脉体和主动脉体化学感受器的刺激,以及 $PaCO_2$ 升高对延髓中枢化学感受器的作用均可使呼吸加深加快,增加肺泡通气量,具有代偿意义。但 PaO_2 低于 4kPa(30mmHg)或 $PaCO_2$ 高于 10.6kPa(80mmHg)时,反而抑制呼吸中枢,使呼吸减弱。

呼吸衰竭患者的呼吸功能变化,还与许多原发病有关。如阻塞性通气障碍,由于阻塞部位不同,可表现为吸气性呼吸困难(上呼吸道不全阻塞)或呼气性呼吸困难(下呼吸道阻塞)。肺顺应性降低所致的限制性通气不足,常出现浅而快呼吸。中枢性呼吸衰竭时常表现为浅慢呼吸,严重时可发生呼吸节律紊乱,出现潮式呼吸、延髓型呼吸、叹气样呼吸和抽泣样呼吸等。潮式呼吸较为常见,其特点是呼吸由浅慢逐渐变为深快,然后再逐渐变慢,经过一短暂的呼吸停止后,又重复上述呼吸过程。此种呼吸见于颅内压升高、尿毒症、严重缺氧和呼吸中枢受损或抑制时。其机制一般认为是因呼吸中枢兴奋性降低,此时对血中正常浓度的 CO_2 刺激不能引起呼吸中枢兴奋,故而发生呼吸暂停,随后血中 CO_2 逐渐增多,达到足以兴奋呼吸中枢的浓度时,又出现自主呼吸,CO_2 被逐渐排出,血中的 CO_2 浓度随之下降,又出现呼吸暂停。如此反复交替,表现如潮,故称潮式呼吸。延髓型呼吸是中枢性呼吸衰竭的晚期表现,呼吸的节律和幅度均不规则并有呼吸暂停,呼吸频率少于 12 次/min。叹气样呼吸和抽泣样呼吸是临终呼吸表现,其特征是呼吸稀深而不规则,出现张口吸气和呼吸辅助肌活动加强,最后呼吸减弱而停止。这两种呼吸表示呼吸中枢处于深度抑制状态。

三、循环系统的变化

一定程度的 PaO_2 降低和 $PaCO_2$ 升高,可刺激外周化学感受器(颈动脉体和主动脉体),使心跳加快、心肌收缩力加强、血压升高;亦可反射性地引起交感神经兴奋,肾上腺髓质分泌增加,从而使心跳加快、心肌收缩力加强、血压升高,皮肤和腹腔内脏器血管收缩,而心和脑血管扩张。这些变化具有代偿意义。一定程度的 CO_2 潴留对外周小血管也有直接作用,使其扩张(肺、肾动脉除外),皮肤血管扩张可使肢体末梢温暖红润,伴有大汗,睑结膜和脑血管扩张充血。严重的缺氧和 CO_2 潴留可直接抑制心血管中枢和心脏活动,加重血管扩张,导致血压下降、心肌收缩力降低等不良后果。

呼吸衰竭常伴发心力衰竭,尤其是右心衰竭,其主要原因为肺动脉高压和心肌受损。发生机制与严重缺氧密切相关。高碳酸血症还可因酸中毒,加重对心脏的损害。

四、中枢神经系统的变化

呼吸衰竭对中枢神经系统的影响以肺性脑病为主要表现。中枢神经系统对缺氧最敏感,早期表现为记忆力减退、头痛、头晕、烦躁不安、幻觉、精神错乱等。当 $PaCO_2$ 达到 10.6kPa(80mmHg)以上时,大脑皮质受到抑制,患者逐渐转为表情淡漠、嗜睡、意识不清、昏迷等。肺性脑病早期多为功能性障碍,出现脑血管扩张、充血,晚期可有脑水肿、脑出血等严重病变。肺性脑病是由缺氧、高碳酸血症、酸中毒、脑内微血栓形成等综合作用的结果,其发病机制如下:

1.缺氧和酸中毒对脑血管作用 高碳酸血症和酸中毒 $PaCO_2$ 升高不但抑制中枢神经系统功能,而且还可直接作用于脑血管,当 $PaCO_2$ 超过正常水平 1.33kPa(10mmHg)时脑血管扩张,脑血流量可增加 50%。$PaCO_2$ 过高,可使脑血管明显扩张充血,同时毛细血管壁通透性增高,引起血管源性脑水肿,颅内压升高和视乳头水肿,严重时还可导致脑疝形成。缺氧、酸中毒使毛细血管内皮细胞受损,血液凝固性升高,再加上血液浓缩和血流缓慢,可在脑微循环内形成血栓,加重脑组织缺血缺氧,甚至引起局灶性出血、坏死,从而导致或加重中枢神经系统功能障碍。

2.缺氧和酸中毒对脑细胞的作用　在肺性脑病的发生中,$PaCO_2$ 升高的作用大于 PaO_2 降低的作用。严重缺氧可引起脑细胞水肿和血管源性脑水肿。脑水肿使颅内压升高,颅内高压又使脑血流量进一步减少,因而加重缺氧。缺氧使氧化不全的酸性产物增多,又加重了酸中毒。CO_2 蓄积对中枢的影响还可通过改变脑脊液和脑组织的 pH 而起作用。脑脊液的缓冲能力较血液低,正常脑脊液的 pH 偏低(为 7.33～7.40),而 PCO_2 却比动脉血高 1.0kPa (7.5mmHg)左右,所以当 $PaCO_2$ 升高时,脑脊液中的 CO_2 也增多,pH 更低于血液的,于是可加重脑细胞损害,如增强磷脂酶活性,使细胞膜结构损伤,通透性升高;溶酶体膜稳定性降低,可释出各种水解酶,分解组织成分,促使脑细胞水肿、变性和坏死。

五、肾功能的变化

呼吸衰竭由于缺氧和 CO_2 蓄积可引起肾小动脉持续性痉挛,使肾血流量减少,肾小球滤过率降低,轻者尿中出现蛋白、红细胞、白细胞及管型等,严重者可发生急性肾功能衰竭,出现少尿、氮质血症和代谢性酸中毒等变化。

六、胃肠的变化

严重缺氧使胃壁血管收缩,甚或 DIC 形成,使胃黏膜上皮细胞更新变慢,从而降低胃黏膜的屏障作用。CO_2 潴留可使胃酸分泌增多,故呼吸衰竭时可出现胃黏膜糜烂、坏死和溃疡形成,导致消化道出血。

第三节　呼吸衰竭的防治原则

呼吸衰竭不是独立的疾病,而是一种临床综合征。临床上表现的一系列症状主要是由缺氧和 CO_2 潴留引起的,对其应采取综合性防治措施。

(一)防治原发病

预防呼吸衰竭的原发疾病,或在发病后及时进行积极处理。

(二)防止与去除诱因

除积极治疗呼吸衰竭的病因外,还必须同时防止诱因的作用。

(三)改善通气和换气

尤其是对阻塞性通气障碍患者可使用祛痰剂和扩张支气管平滑肌的药物,吸出分泌物,必要时行气管切开,应用人工呼吸机。

(四)氧疗

给予呼吸衰竭患者氧气吸入是完全必要的,但应注意给氧的浓度、速度和持续时间。Ⅰ型呼吸衰竭可吸入较高浓度氧(<50%);Ⅱ型呼吸衰竭患者宜吸入低浓度(约30%)、低流速氧。后者因 CO_2 潴留过多时呼吸中枢的兴奋需依赖缺氧的刺激来维持,如果给予快速高浓度氧吸入,反而因缺氧的纠正而失去对中枢的刺激作用,呼吸中枢抑制而导致呼吸停止。

（五）其他

如纠正酸中毒和电解质紊乱,补足营养和热能,防止呼吸肌疲劳,并对因呼吸衰竭引起的脑、心、肾、消化道等病变应采取相应的综合治疗措施。

思考与练习

一、名词解释

1.呼吸衰竭　2.限制性通气不足　3.阻塞性通气不足　4.肺性脑病

二、选择题

1.呼吸衰竭通常是指　　　　　　　　　　　　　　　　　　　　　　（　　）

 A.内呼吸功能障碍　　　　B.外呼吸功能严重障碍　　C.血液携带功能障碍

 D.CO_2 排出功能障碍　　　E.呼吸系统疾病正常机体缺氧

2.限制性通气不足是由于　　　　　　　　　　　　　　　　　　　　（　　）

 A.中央气道阻塞　　　　　B.外周气道阻塞　　　　　C.肺泡扩张受限制

 D.肺泡通气血流比例失调　E.肺泡膜面积减少,厚度增加

3.造成阻塞性通气不足的原因是　　　　　　　　　　　　　　　　　（　　）

 A.呼吸肌活动障碍　　　　B.胸廓顺应性降低　　　　C.肺顺应性降低

 D.气道阻力增加　　　　　E.弥散障碍

4.Ⅱ型呼吸衰竭在导致肺性脑病的发生中起主要作用的是　　　　　（　　）

 A.缺氧使脑血管扩张

 B.缺氧使细胞内 ATP 生成减少,影响 Na^+-K^+ 泵功能

 C.缺氧导致脑细胞酸中毒

 D.缺氧使血管通透性增高,导致脑间质水肿

 E.CO_2 分压增高,导致脑血流量增高和脑细胞中毒

5.重症肌无力所致呼吸衰竭的血气变化特点是　　　　　　　　　　（　　）

 A.$PaCO_2$ 降低

 B.$PaCO_2$ 升高

 C.PaO_2 升高比 $PaCO_2$ 升高明显

 D.PaO_2 降低和 $PaCO_2$ 升高成比例

 E.PaO_2 降低比 $PaCO_2$ 升高不明显

6.下列哪一项与"功能性分流"不符　　　　　　　　　　　　　　（　　）

 A.功能性分流又称静脉血掺杂

 B.功能性分流是部分肺泡通气明显减少而血流未相应减少所致

 C.正常人的肺也有功能性分流

 D.肺不张时引起功能性分流

 E.功能性分流部分的静脉血不能充分动脉化而 PaO_2 下降,$PaCO_2$ 升高

7.吸入纯氧 15～20min 后正常人 PaO_2 可达 550mmHg,如达不到 350mmHg,肺内可能

发生了　　　　　　　　　　　　　　　　　　　　　　　　　　　　　（　　）

　　A.肺内真性分流增加　　　B.气体弥散障碍　　　　　　C.肺内功能分流增加

　　D.肺泡无效腔样通气增加　　E.气道阻塞

8.肺水肿患者仅在运动时产生低氧血症,这是由于　　　　　　　　　　（　　）

　　A.肺泡膜呼吸面积减少　　　B.肺泡膜增厚

　　C.肺泡膜两侧分压差减小　　D.血液和肺泡接触时间过于缩短

　　E.等压点向小气道侧移动

三、问答题

1.试述肺通气障碍的类型和原因。

2.患者因肺癌行肺叶切除手术,当切除 1/2 肺叶后,患者能否存活?

3.试述肺性脑病的发生机制。

4.病例分析

患者,女性,38 岁,反复咳嗽、咳痰 20 年,活动后胸闷气促 2 年,加重 3d 入院。

体检:神志清楚,慢性病容,呼吸急促,面色及口唇发绀,颈静脉怒张。胸廓呈桶状胸,肋间隙增宽,肺部叩诊呈过清音,呼吸音粗,双肺闻及痰鸣音、哮鸣音及湿啰音,以下肺为多。心界小,心率 110 次/min,心律齐,肺动脉听诊区可闻及Ⅲ级收缩期吹风样杂音。剑突下见心脏搏动。肝脏肋下 3cm,肝颈静脉反流征(＋),脾未及,移动性浊音(＋),下肢凹陷性水肿(＋＋),指端发绀,可见杵状指。

实验室检查及辅助检查结果如下:

血常规:WBC 12.2×10⁹/L,中性粒细胞 84.7％,淋巴细胞 9.4％(提示白细胞增多)。

血气分析:pH 7.36,$PaCO_2$ 60mmHg,PaO_2 50mmHg,HCO_3^- 31mmol/L,SaO_2 72％。

心电图:肺型 P 波顺钟向转位(提示右室增大)。

超声心动图:肺动脉主干增宽、右房右室扩大、三尖瓣重度反流(提示肺动脉高压)。

腹部 B 超:肝大、肝静脉增宽、肝淤血、腹腔积液(提示右心衰竭)。

临床诊断:①慢性支气管炎伴感染(急性发作);②慢性阻塞性肺气肿;③肺心病,右心衰竭;④慢性呼吸衰竭(Ⅱ型)。

试分析:

(1)本病例发生呼吸衰竭的机制如何?

(2)患者出现气促、水肿、发绀的机制如何?

(3)患者发生肺源性心脏病的机制如何?

参考答案

第二十三章　肾功能衰竭

教学 PPT

肾是人体重要的生命器官,具有诸多生理功能,对于维持机体内环境稳定、保证生命活动正常进行具有重要意义。①排泄功能:排出体内代谢产物、药物和毒物等;②调节功能:调节水、电解质和酸碱平衡,并参与血压的调控;③内分泌功能:产生肾素、促红细胞生成素、$1,25\text{-}(OH)_2\text{-}D_3$ 和前列腺素,灭活甲状旁腺激素和胃泌素等。

当各种原因引起肾功能严重障碍时,人体内环境紊乱,机体出现代谢产物、药物和毒物在体内蓄积,水、电解质和酸碱平衡紊乱,以及肾内分泌功能障碍的临床表现,这一病理过程称为肾功能不全。肾功能衰竭(renal failure)是肾功能不全的晚期阶段。肾功能不全与肾功能衰竭只是程度上不同,没有本质区别。根据发病缓急和病程长短,肾功能衰竭可分为急性和慢性两类。两者发展到严重阶段,机体皆可出现全身中毒症状,即尿毒症(uremia),是威胁生命的主要病症之一。

第一节　急性肾功能衰竭

急性肾功能衰竭(acute renal failure,ARF)是指各种原因引起肾脏泌尿功能急剧障碍,引起机体内环境出现严重紊乱的病理过程。临床上主要表现为水中毒、氮质血症、高钾血症和代谢性酸中毒。

一、病因与分类

根据发病原因,分为肾前性、肾性和肾后性三大类。

(一)肾前性急性肾功能衰竭

常见的原因有各型休克早期、失血、重度脱水、心衰、创伤、烧伤等,引起肾血液灌流量降低,导致肾前性急性肾功能衰竭。早期肾脏无器质性病变,故又称功能性急性肾功能衰竭或休克型急性肾功能衰竭;若肾缺血持续过久就会引起肾脏器质性损害,从而导致肾性急性肾功能衰竭。

(二)肾性急性肾功能衰竭

常见的原因是急性肾小管坏死和肾脏本身疾病,使肾实质器质性病变,导致急性肾功能衰竭,故又称器质性急性肾功能衰竭。

1.急性肾小管坏死

(1)肾缺血和再灌注损伤:多见于各种原因引起的休克未及时救治而发生持续肾缺血或休克好转后的再灌注损伤。此时严重的血压下降和持续性的肾小动脉强烈收缩,引起肾小管缺血性损害,甚至发生坏死。

(2)肾毒物:如重金属、抗生素、磺胺类药物、有机化合物等中毒可直接损害肾小管,引起肾小管上皮细胞坏死。

(3)体液因素:严重低钾、高钙血症和高胆红素血症等,也可导致肾实质损害。

2.肾脏本身疾病 肾小球肾炎、恶性高血压、肾盂肾炎、肾动脉血栓和栓塞等均可引起肾实质弥漫性损害。

(三)肾后性急性肾功能衰竭

由肾以下尿路(从肾盏到尿道口)梗阻引起的肾功能急剧下降称为肾后性急性肾功能衰竭,常见于尿路结石、盆腔肿瘤和前列腺肥大等引起尿路梗阻。尿路梗阻引起肾盂积水、肾间质压力升高,肾小球囊内压增高,使肾小球有效滤过压下降,肾小球滤过率降低。肾后性急性肾功能衰竭早期并无肾实质损害,若及时解除梗阻,肾泌尿功能可很快恢复。

二、发病机制

急性肾功能衰竭的发病机制十分复杂,至今尚未完全阐明。不同原因所致 ARF 的机制不尽相同,但其中心环节均为 GFR 降低。下面主要阐述肾缺血、肾中毒引起的少尿型 ARF 的发病机制。

(一)肾小球因素

肾血流减少和肾小球病变是引起急性肾功能衰竭发生的重要环节。

1.肾灌注压降低 当动脉血压低于 80mmHg 时,肾血流失去自身调节,肾血液灌流量明显减少,肾小球滤过率下降。

2.肾血管收缩 由于交感-肾上腺髓质系统兴奋导致儿茶酚胺增多,肾素-血管紧张素系统激活,激肽和前列腺素合成减少,内皮素合成增加,均可引起肾血管收缩、肾小球滤过率下降。

3.肾血管内皮细胞肿胀 肾缺血使肾血管内皮细胞"钠泵"失灵;肾缺血再灌注产生大量氧自由基,损伤血管内皮细胞,均造成肾血管内皮细胞肿胀,毛细血管腔狭窄,引起肾小球滤过率下降。

4.肾血管内凝血 ARF 时,血中纤维蛋白原增多、红细胞变形能力减弱并发生聚集、破裂、血红蛋白释出以及血小板聚集等,引起血液黏稠度增高,白细胞黏附嵌顿引起肾小球毛细血管内微血栓形成,引起肾内 DIC。这些都可造成微血管阻塞,血流阻力增加,肾血流进一步减少,肾小球滤过率下降。

(二)肾小管因素

1. **肾小管阻塞** 由于肾缺血、毒物引起肾小管坏死,或者异型输血的血红蛋白在肾小管腔形成各种管型,阻塞肾小管。

2. **原尿回漏** 在持续肾缺血和肾毒物作用下,肾小管上皮细胞坏死、脱落,原尿可经受损的肾小管壁处回漏入周围间质,出现原尿回漏,引起肾间质水肿,进一步压迫肾小管,导致肾小囊内压升高,引起肾小球滤过率下降。肾小球滤过率下降引起肾排泄功能障碍,患者出现肾功能不全(图 23-1)。

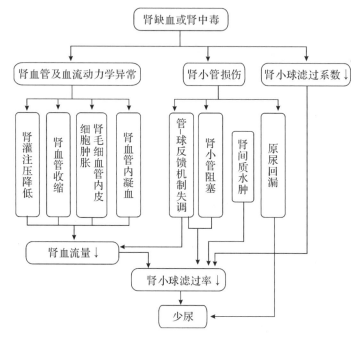

图 23-1 急性肾功能衰竭发病机制

三、机体功能代谢变化

根据临床表现急性肾功能衰竭分为少尿型和非少尿型。少尿型急性肾功能衰竭患者出现明显的尿量减少和氮质血症。非少尿型急性肾功能衰竭多继发于氨基糖苷类抗生素及造影剂造成的肾损害,临床表现较少尿型轻,并发症少,病死率低。

(一)少尿型急性肾功能衰竭

比较常见,根据发病过程分少尿期、移行期、多尿期和恢复期。

1. **少尿期** 是急性肾功能衰竭最初表现,特别是当急性肾小管坏死时,常有明显少尿,也是病程中最危险的阶段。

(1)少尿:新生儿期尿量少于 100ml/(kg·h),婴幼儿每天少于 200ml,学龄前期每天少于 300ml,学龄期以上人群每天少于 400ml,即为少尿,成人尿量少于 100ml/24h 为无尿。可持续数天至数周,持续愈久,预后愈差。

(2)水中毒:主要因肾排水减少、ADH 分泌增多、体内分解代谢增强致内生水增多和摄入水过多等引起水钠潴留和细胞水肿。严重者出现肺水肿、脑水肿和心力衰竭等。

(3)高钾血症:由尿量减少引起排钾减少、组织损伤和分解代谢增强使钾释放到细胞外液或食入过多的含钾食物、药物以及输入库存血、酸中毒时细胞内 K^+ 外逸等引起。高钾血症可表现为烦躁、恶心、呕吐、嗜睡、四肢麻木、胸闷、憋气、心率缓慢、心律不齐,心电图(ECG)示 T 波高尖、QRS 波群增宽等,严重时导致心室颤动或心搏骤停,是最危险的变化,常为少尿期致死的原因。

(4)代谢性酸中毒:由于肾小球滤过率降低,酸性代谢产物在体内蓄积;肾小管泌 H^+ 和泌 NH_4^+ 的能力降低使重吸收 $NaHCO_3$ 减少。酸中毒引起心血管系统和中枢神经系统变化,同时促进高钾血症的发生。代谢性酸中毒表现为疲乏、嗜睡、面色潮红、恶心、呕吐、呼吸深大,甚至昏迷、休克等。

(5)氮质血症:血中尿素、肌酐、尿酸等排出障碍,以及体内蛋白质分解(如感染、中毒、组织严重创伤等)增加,使血中非蛋白氮(non-protein nitrogen,NPN)物质的含量(正常值为 $17.8 \sim 21.4 mmol/L$)显著升高($>28.6 mmol/L$),称为氮质血症。严重时出现尿毒症,引起全身各系统中毒症状,如厌食、恶心、呕吐、呕血、嗜睡、烦躁、贫血等。

2.移行期　当尿量增加到每天大于 400ml 时,标志着患者已度过危险的少尿期进入移行期,提示肾小管上皮细胞已开始修复再生,是肾功能开始好转的信号。但由于此期肾功能尚处于开始修复阶段,肾脏排泄能力仍低于正常,因此高钾血症、酸中毒和氮质血症等内环境紊乱还不能立即改善。

3.多尿期　由于肾小球滤过率和肾血流量逐渐恢复,或肾间质水肿消退,肾小管内的管型阻塞解除等,患者的尿量每天可达 3000ml 及以上。由于水、电解质大量排出,易发生脱水、低钾血症和低钠血症。多尿期一般持续 $1 \sim 2$ 周,然后进入恢复期。

4.恢复期　肾小管上皮再生、修复,肾功能逐渐恢复。患者尿量、血尿素氮和血肌酐逐渐恢复正常,氮质血症消失,水、电解质及酸碱平衡紊乱得到纠正,全身情况日渐好转,临床症状迅速改善、缓解、消失;但尿浓缩功能完全恢复需要数月至一年。少数患者由于肾小管上皮细胞损伤严重、修复不全或治疗不当等原因,病变迁延不愈,转变为慢性肾衰竭。

(二)非少尿型急性肾功能衰竭

近年来,非少尿型 ARF 发病率呈逐渐增多趋势。因肾小球滤过率下降和肾小管损伤没有少尿型急性肾功能衰竭严重,表现为尿浓缩功能障碍,尿量正常或增多,尿渗透压较低,不能充分排出溶质,各种代谢产物在体内潴留,发生进行性氮质血症和水、电解质、酸碱平衡紊乱等。其主要特点是:①无明显少尿;②尿比重低(<1.020),尿钠含量低;③氮质血症;④多无高钾血症。

非少尿型与少尿型急性肾功能衰竭的病因相同,但病程相对较短,并发症也少,预后较好。非少尿型急性肾功能衰竭常因漏诊而治疗不及时,可转为少尿型急性肾功能衰竭,应引起高度重视。

四、防治与护理原则

1.慎用对肾脏有损害的药物。

2.积极治疗原发病和并发症　对功能性肾功能衰竭患者,采取有效抗休克措施;对肾小管坏死者,少尿期要控制输入液量;积极处理高钾血症;控制氮质血症。

3.一般护理和病情观察　少尿期绝对卧床休息,注意肢体功能锻炼。预防感染,做好口腔和皮肤护理,一切处置要严格执行无菌操作原则,以防感染。严密观察病情变化,监测血压、水电解质平衡、酸碱平衡,按病情做好各种护理记录。观察患者有无嗜睡、肌张力低下、心律不齐、恶心、呕吐等高钾血症表现,有异常立即通知医师。

4. 对症护理　少尿期严格限制液体入量,以防水中毒。饮食和支持疗法限制蛋白质摄入量,滴注葡萄糖和必需的氨基酸;多尿期注意补充水、钠、钾和维生素等;恢复期注意加强营养。

5. 健康指导和心理护理　注意增加营养,适当参加活动,避免过度劳累,定期复查。

第二节　慢性肾功能衰竭

慢性肾功能衰竭(chronic renal failure,CRF)是由各种慢性肾脏疾病引起肾单位进行性、不可逆性破坏,以致残存的肾单位不能充分排出体内的代谢产物和维持内环境的稳定,引起水、电解质、酸碱平衡紊乱,代谢产物、毒物潴留,以及内分泌功能障碍的病理过程。CRF 发展呈渐进性,病程迁延,病情复杂,常以尿毒症为结局而导致死亡。

一、病因和发病机制

(一)病因
凡能引起肾实质进行性破坏的疾病,均可导致 CRF。

1. 肾脏疾病　慢性肾小球肾炎、慢性肾盂肾炎、肾结核、多囊肾、全身性红斑狼疮等,其中以慢性肾小球肾炎最为常见,占 CRF 的 50%～60%。

2. 肾血管疾病　高血压性肾小动脉硬化、结节性动脉周围炎等。

3. 尿路慢性梗阻　如尿路结石、肿瘤、前列腺肥大等。

(二)发病机制

1. 健存肾单位学说　是指肾单位不断被破坏,肾功能只能由健存的肾单位来承担,随着疾病不断发展,健存的肾单位越来越少,直到不能维持机体泌尿功能时出现机体内环境紊乱。

2. 矫枉失衡学说　是指机体出现某些代偿反应的同时,又对其他系统产生损害作用。如肾排磷减少,引起血磷升高和血钙降低,机体通过分泌某些体液因子(如甲状旁腺素)来"矫正"这种变化,但甲状旁腺素增多产生溶骨作用,引起骨骼疾病,使内环境产生另外一些"失衡"。

3. 肾小球过度滤过学说　由于肾脏疾病时,肾单位不断地被破坏,健存的肾单位过度滤过,逐渐发生肥厚、纤维化、硬化,最终也丧失了功能。

4. 肾小管-间质损伤学说　近年的研究发现,CRF 时,健存肾单位肾小管(特别是近曲小管)代谢亢进,细胞内 Ca^{2+} 增多,氧自由基产生增多,可持续地损害肾小管,引起肾间质炎,并最后使整个肾单位功能丧失。

二、发展过程

1. 肾储备功能降低期(代偿期)　肾实质破坏尚不严重,部分肾单位受损,但健存肾单位能代偿其功能,内生肌酐清除率降至正常值的 30% 以上,血肌酐(Scr)133～177μmol/L。虽然肾的储备功能明显降低,健存的肾单位通过适应性代偿反应仍能维持机体内环境的相对稳定,血中尿素氮和肌酐可维持在正常范围内,患者无临床症状,肾功能化验结果也在正常范围或偶有稍高现象。

2.肾功能不全期(氮质血症期)　肾实质进一步受损,肾单位损伤超过50%,内生肌酐清除率降至正常值的25%～30%,血肌酐(Scr)177～443μmol/L。肾脏受损程度加重,肾储备功能和代偿功能进一步下降,健存肾单位通过代偿也不能维持机体内环境的相对稳定,患者出现轻或中度氮质血症、轻度贫血、多尿、夜尿、酸中毒、疲乏无力、体重减轻、精神不易集中等,但常被忽视。若合并失水、感染、出血等因素,则病情进展迅速。

3.肾功能衰竭期　内生肌酐清除率降至正常值的20%～25%,血肌酐(Scr)443～707μmol/L。机体内环境严重紊乱,患者出现夜尿增多、较重的氮质血症和代谢性酸中毒、严重贫血、水钠潴留、低钠血症、低钙血症、高磷血症等,此期如不加以系统正规治疗,将发展到终末期肾病。

4.尿毒症期　内生肌酐清除率降至正常值的20%以下,血肌酐(Scr)＞707μmol/L。患者出现严重的氮质血症和全身中毒症状,水、电解质和酸碱平衡紊乱以及多脏器功能障碍,表现为剧烈恶心、呕吐、尿少、浮肿、恶性高血压、重度贫血、皮肤瘙痒、口有尿臊味等(图23-2)。

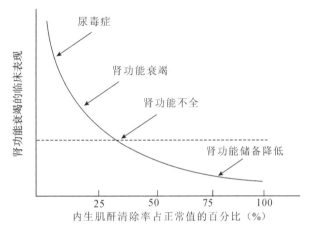

图23-2　慢性肾功能衰竭的临床表现与肾功能的关系

三、慢性肾功能衰竭时机体功能和代谢变化

(一)尿的变化

CRF早期,患者常出现多尿、夜尿、低渗尿或等渗尿;晚期,由于肾单位大量破坏,肾小球滤过率极度减少,则出现少尿。24h尿量超过2000ml,称为多尿。正常成人每天尿量约为1500ml,白天尿量约占总尿量的2/3,夜间尿量约占1/3。当夜间尿量和白天尿量近似,甚至超过白天尿量时,称为夜尿。当尿渗透压为266～300mmol/L(正常值为360～1450mmol/L)与血浆晶体渗透压(280～310mmol/L)接近时,称等渗尿。

(二)氮质血症

CRF时因GFR降低,也可引起氮质血症。CRF早期,血中尿素、肌酐、尿酸等非蛋白氮(NPN)升高可不明显,晚期可出现严重的氮质血症,其中以血尿素氮(BUN)增多为主。临床上常用BUN作为氮质血症的指标,用肌酐清除(尿中肌酐浓度×每分钟尿量/血浆肌酐浓度)作为检测GFR的指标,因为肌酐能经肾小球自由滤过,不被肾小管重吸收,也不被肾组织代谢,肌酐清除率与GFR的变化呈平衡关系,故可用于检测GFR的情况,在某种意义上,肌酐清除率代表仍具有功能的肾单位数目。

(三)水、电解质和酸碱平衡紊乱

1. 水、钠代谢障碍　肾对水、钠调节功能减退，水、钠摄入增加，可发生水、钠潴留。但过多限制水、钠的摄入，则引起脱水和低钠血症。

2. 钾代谢障碍　持续多尿、呕吐、腹泻、反复使用排钾利尿剂，则出现低钾血症。晚期，由于少尿、酸中毒、感染和溶血等引起高钾血症。

3. 钙、磷代谢障碍　表现为高血磷和低血钙，高血磷的形成原因主要是 GFR 明显下降，磷排出障碍，加上继发性甲状旁腺素分泌增多，促使骨磷大量释放，造成血磷浓度不断升高。而低血钙则与血磷增高、$1,25-(OH)_2-D_3$ 合成减少，使肠钙吸收不良、降钙素分泌增多抑制肠钙吸收等因素有关。

4. 镁代谢障碍　体内镁代谢平衡主要受肠道对镁的吸收和肾脏排镁的影响。CRF 晚期，由于尿量减少，镁排出障碍，引起高镁血症。患者常表现为恶心、呕吐、血压下降、全身乏力等；严重时抑制神经-肌肉接头，可导致反射消失、呼吸肌麻痹、神志昏迷和心跳停止等。

5. 代谢性酸中毒　肾小球滤过率减少，酸性产物不能充分排出，同时肾小管泌 H^+ 和泌 NH_4^+ 减少，使 HCO_3^- 重吸收减少，导致代谢性酸中毒。

(四)肾性贫血和出血

肾实质破坏，促红细胞生成素减少、毒物在体内蓄积，抑制血小板功能和骨髓的造血功能，引起患者出血和贫血。

(五)肾性高血压

CFR 时，肾脏排水钠功能降低，水钠潴留，引起血容量和心排血量增多，导致血压升高。其次，CFR 时常伴有 RAAS 活性增高，Ang II 直接收缩小动脉，使外周阻力升高，醛固酮增多又可导致水钠潴留，引起血压升高。

(六)肾性骨营养不良

CFR 时，由于高血磷和低血钙，继发性甲状旁腺素分泌增多，促进骨质脱钙，导致骨质疏松，严重时局部钙化可形成局部结节。血钙降低可使骨质钙化障碍。$1,25-(OH)_2-D_3$ 具有促进肠钙吸收和骨盐沉积等作用。CRF 时，$25-(OH)-D_3$ 活化成 $1,25-(OH)_2-D_3$ 能力降低，使活性维生素 D_3 生成减少，导致肠钙吸收减少，出现胶原蛋白合成减少、低钙血症和骨质钙化障碍，导致肾性佝偻病和成人骨质软化的发生。CFR 时酸中毒可使骨动员加速，促进骨盐溶解，引起骨质脱钙；同时，酸中毒可干扰 $1,25-(OH)_2-D_3$ 的合成，抑制肠对钙、磷的吸收。

四、预防和护理原则

1. 消除病因，治疗原发病。

2. 透析和肾移植　采用腹膜和血液透析(人工肾)，延长患者寿命。肾移植是目前治疗尿毒症最有效的方法。

3. 一般护理和病情观察　安静卧床休息，预防感染，做好口腔和皮肤护理，配合透析疗法，做好相应的护理。密切观察病情，并注意降压药、利尿剂的效果和副作用。避免使用抑制凝血的药物。

4. 对症护理　低盐饮食，少量多餐，给予足够的维生素，限制含磷高的食物摄入，忌进食含钾高的食物。

5.健康指导和心理护理 与患者建立良好的信赖关系,给予精神鼓励,重视各项治疗措施,给患者以安全感。

第三节 尿毒症

尿毒症(uremia)是指急、慢性肾功能衰竭的最严重阶段,除出现水、电解质、酸碱平衡紊乱和肾脏内分泌失调外,还出现内源性毒性物质在体内潴留而引起的一系列自身中毒症状。尿毒症是肾功能衰竭的终末期,是机体多系统器官功能调节障碍的结果,有人形象地将它称为"集各系统症状于一身的综合征"。尿毒症患者需要靠透析或肾移植来维持生命。近年来,我国由糖尿病和高血压引起的尿毒症死亡病例日益增多。

一、病因和发生机制

尿毒症患者的血浆中大约有200多种代谢产物或毒性物质,其中100多种的含量比正常人高,可引起尿毒症症状,称尿毒症毒素(uremia toxin)。

1.尿毒症毒素的来源 ①正常代谢产物在体内蓄积。②异常代谢,生成毒性物质,如尿素、多胺、胍类化合物等。③外源性毒物未经机体解毒、排泄,在体内潴留等。④正常生理活性物质浓度持续性升高,如甲状旁腺激素(parathyroid homone,PTH)等。⑤毒性物质经机体代谢,再产生新的毒性物质。

2.尿毒症毒素分类 根据相对分子质量大小可分为:①大分子毒素,如PTH、胃泌素、胰岛素等。其中以PTH毒性作用最强,可引起肾性骨营养不良、皮肤瘙痒、贫血等。②中分子毒素,多为细胞和细菌的裂解产物。这些物质可引起神经系统病变、运动失调、心室传导阻滞、脑水肿、肺水肿、腹腔积液等。③小分子毒素,如尿素、多胺、胍类化合物等,可引起食欲缺乏、恶心、呕吐和蛋白尿,促进红细胞溶解,抑制 Na^+-K^+-ATP 酶活性,增加微血管壁通透性,加剧肺水肿、脑水肿等。

二、主要临床表现

1.神经系统 患者表现为头痛、头晕、烦躁不安、记忆力减退,病情严重时出现精神抑郁、嗜睡,甚至昏迷,称为尿毒症性脑病。其症状发生机制:①某些毒性物质(如胍类)蓄积,使 Na^+-K^+-ATP 酶活性下降,能量代谢障碍,神经细胞膜通透性升高,造成细胞水肿。②高血压致血管痉挛,神经细胞缺血、缺氧、变性、坏死。③电解质和酸碱平衡紊乱引起神经细胞功能异常。④周围神经病变,常表现为足部发麻、刺痛或灼痛、腱反射减弱或消失,最后可发展为麻痹。

2.消化系统 消化系统症状为最早出现的临床表现。患者可出现食欲缺乏、厌食、恶心和呕吐或腹泻等。其症状发生机制与消化道排出尿素增多,肠道细菌产生的尿素酶分解、产氨增多有关,氨刺激胃肠道黏膜引起炎症和多发性浅表性小溃疡。其次,血中甲状旁腺激素增多可刺激胃泌素释放增多,从而刺激胃酸分泌,促使溃疡形成。

3.心血管系统 由于肾性高血压、酸中毒、高钾血症、水钠潴留、贫血及毒性物质等的作用,可引起充血性心力衰竭和心律失常,晚期出现尿素性心包炎。尿毒症性心包炎多为纤维素性炎,是因血中尿素、尿酸浓度过高弥散到心包所致,患者常有心前区疼痛,听诊时可闻及心包摩擦音。

4.呼吸系统 尿毒症时,酸中毒患者可出现呼吸加深加快,严重时由于呼吸中枢兴奋性降低,可出现潮式呼吸或 Kussmaul 呼吸。尿素经唾液酶分解生成氨,致患者的呼出气有氨臭味。严重时,可出现尿毒症肺炎、肺水肿、纤维素性胸膜炎等。

5.内分泌系统 尿毒症时,除了引起肾脏内分泌功能障碍外,可产生多种内分泌紊乱,如继发性甲状旁腺功能亢进引起 PTH 增多、胃泌素增多等;还可出现性激素紊乱,女性可见月经不规则或闭经,男性则常有阳痿、精子生成减少等。

6.免疫系统 尿毒症毒素可以显著抑制细胞免疫反应,引起淋巴细胞分化和成熟障碍,中性粒细胞趋化性、吞噬和杀菌能力降低,甚至导致免疫缺陷。患者常伴有严重的感染,是患者主要死因之一。

7.皮肤症状 尿毒症患者由于贫血和黑色素增加,面色苍白或呈黄褐色;由于毒性物质刺激皮肤和甲状旁腺功能亢进引起皮肤钙沉积,患者出现瘙痒、干燥、脱屑;尿素随汗液排出,在汗腺开口处有细小的白色结晶,称尿素霜(urea cream)。

8.代谢障碍

(1)糖代谢:患者出现糖耐量降低,与轻型糖尿病患者相似,可能与胰岛素分泌减少、拮抗胰岛素的物质分泌增多、肝糖原合成酶的活性降低等因素有关。

(2)蛋白质代谢:患者出现负氮平衡,表现为消瘦、恶病质和低蛋白血症,与蛋白质吸收减少、毒物使蛋白质分解增加以及从尿液丢失等因素有关。

(3)脂肪代谢:患者出现甘油三酯含量增多,是由于胰岛素拮抗使机体合成甘油三酯增多以及周围组织对甘油三酯清除减少所致。

三、防治原则

同慢性肾功能衰竭。

思考与练习

一、名词解释

1.急性肾功能衰竭 2.氮质血症 3.慢性肾功能衰竭 4.尿毒症

二、选择题

1.判断肾功能衰竭程度最可靠的指标是 （ ）

    A. NPN   B. BUN   C.电解质紊乱情况

    D.代谢性酸中毒   E.肌酐清除率

2.引起肾前性急性肾功能衰竭的病因是 （ ）

    A.汞中毒   B.急性肾炎   C.肾血栓形成

    D.休克   E.尿路梗阻

3.肾功能衰竭的发生机制中"原尿回漏"是由于 （ ）

A. 肾小管阻塞 　　　　B. 原尿流速过慢 　　　　C. 肾小管上皮细胞坏死脱落

D. 肾间质水肿 　　　　E. 肾小球滤过率下降

4. 下列哪项不是急性肾功能衰竭的临床表现 　　　　　　　　　　　　（　　）

A. 氮质血症 　　　　B. 高钾血症 　　　　C. 代谢性酸中毒

D. 高钙血症 　　　　E. 少尿

5. 关于急性肾小管坏死多尿期,下列哪项错误 　　　　　　　　　　　（　　）

A. 尿量超过 400ml/24h 　　　B. 氮质血症和高钾血症立即被纠正

C. 可产生低钾血症 　　　D. 可有脱水,甚至休克

E. 患者抵抗力低下,易继发感染

6. 慢性肾功能衰竭不易出现 　　　　　　　　　　　　　　　　　　（　　）

A. 夜尿和多尿 　　　　B. 高钾血症 　　　　C. 低渗尿或等渗尿

D. 低钙和高磷 　　　　E. 肾性骨营养不良

7. 下述哪一项不是慢性肾功能衰竭的特点 　　　　　　　　　　　　（　　）

A. 肾脏泌尿功能降低 　　　B. 机体内环境严重紊乱 　　　C. 氮质血症

D. 高钾血症 　　　　E. 代谢性碱中毒

8. 慢性肾功能衰竭进行性发展的最主要原因是 　　　　　　　　　　（　　）

A. 原始病因持续存在 　　　B. 肾小管重吸收负荷过重,致肾小管损伤

C. 健存肾单位进行性减少 　　　D. GFR 进行性降低

E. 肾血流量进行性减少

9. 慢性肾功能衰竭患者有出血倾向的主要原因是 　　　　　　　　　（　　）

A. 血小板数量下降 　　　　B. 血小板寿命缩短

C. 骨髓造血功能障碍 　　　　D. 与肾性高血压的发生有关

E. 血小板功能障碍

10. 尿毒症时最早出现 　　　　　　　　　　　　　　　　　　　　（　　）

A. 神经系统症状 　　　　B. 消化系统症状 　　　　C. 呼吸系统症状

D. 循环系统症状 　　　　E. 造血系统症状

三、问答题

1. 简述急性肾小管坏死的发生机制。

2. 急性肾小管坏死性肾衰竭少尿期机体有哪些主要代谢紊乱变化,为什么?

3. 简述肾脏损害时肾内分泌功能障碍的主要表现及后果。

4. 病例分析

患者,男性,30 岁。3 年前因着凉引起感冒、咽痛,出现眼睑、面部和下肢水肿,两侧腰部酸痛,尿量减少,尿中有蛋白、红细胞、白细胞及颗粒管型,在某院治疗两月余,基本恢复正常。约 1 年前,又发生少尿,颜面和下肢水肿,并有恶心、呕吐和血压升高,住院治疗。好转出院后,血压持续升高,需经常服降压药,偶尔出现腰痛,尿中有蛋白、红细胞和管型。近1 个月来,全身水肿加重,伴气急入院。

入院体检:全身水肿,慢性病容,体温 37.8℃,脉搏 92 次/min,呼吸 24 次/min,血压150/100mmHg。心浊音界稍向左扩大,肝在肋缘下 1cm。

实验室检查:24h 尿量 450ml,比重 1.010~1.012,蛋白(＋＋)。

血液检查:红细胞计数 $2.54×10^{12}/L$,血红蛋白 74g/L,血小板计数 $100×10^9/L$;血浆蛋白 50g/L,其中清蛋白 28g/L,球蛋白 22g/L;K^+ 3.5mmol/L,Na^+ 130mmol/L,NPN 71.4mmol/L,肌酐 $1100\mu mol/L$(12.4mg/dl),CO_2-CP 11.22mmol/L。

患者在住院 5 个月内采用抗感染、降血压、利尿、低盐和低蛋白饮食等治疗,病情未见好转。在最后几天内,血 NPN 150mmol/L,血压 170/110mmHg,出现左侧胸痛,可闻及心包摩擦音。经常呕吐,呼气有尿味,精神极差,在住院后的第 164 天出现昏迷、抽搐、呼吸心搏骤停,经抢救无效死亡。

试分析:

(1)病史中 3 年前和 1 年前的两次发病与本次患病有无关系?

(2)从肾功能不全的发生发展角度阐述整个发病过程的大致情景。

参考答案

第二十四章　肝性脑病

教学 PPT

肝脏是人体最大的腺体器官,参与体内的消化、代谢、排泄、解毒以及免疫等多种功能,尤其是来自胃肠吸收的物质,几乎全部进入肝脏,在肝脏内进行合成、分解、转化、储存。其次,肝脏具有巨大的储备能力和再生能力。比较轻度的损伤,通过肝脏的代偿功能,一般不会发生明显的功能异常。如果损害比较严重而且广泛,肝再生能力又受到抑制,那么一方面可引起肝组织变性、坏死、纤维化及肝硬化等结构改变;另一方面可导致肝脏代谢、分泌、合成、解毒及免疫等方面的功能障碍,机体出现黄疸、出血、继发感染、肾功能障碍及肝性脑病等临床综合征,称为肝功能不全。肝功能不全发展到晚期为肝功能衰竭。肝性脑病是指肝功能衰竭时,大量毒性代谢产物在血液循环中堆积,继发的一系列严重的神经精神综合征,早期可表现为人格改变、意识障碍等,晚期进入昏迷状态。

第一节　肝性脑病的病因、分类与分期

一、病因

肝性脑病常由严重肝脏疾病引起,以晚期肝硬化最常见,其次为急性重型病毒性肝炎,也可见于晚期肝癌、严重急性肝中毒及门-体静脉分流术后。

二、分类

根据原因不同分为以下两种:

1. 内源性肝性脑病　多数由重型病毒性肝炎或严重急性肝中毒等引起肝细胞广泛坏死发展而来。由于肝功能严重障碍,毒性物质在通过肝脏时未经解毒直接进入体循环而引起肝性脑病。

2. 外源性肝性脑病　由慢性肝脏疾患如门脉性肝硬化、血吸虫性肝硬化等发展而来。由于门脉高压有门-体静脉分流(即侧支循环),由肠道吸收入门脉系统的毒性物质绕过肝脏,未经解毒处理直接进入体循环而引起肝性脑病。

三、分期

肝性脑病根据神经精神症状的轻重分为以下四期：

1.一期（前驱期）　轻微的性格和行为改变，表现出欣快或抑郁、表情淡漠、注意力不集中，有轻度的扑翼样震颤。

2.二期（昏迷前期）　前驱期症状加重，以精神错乱、嗜睡、行为失常为主要表现，经常出现扑翼样震颤。

3.三期（昏睡期）　以昏睡为主要表现，但能唤醒，肌张力明显增加。

4.四期（昏迷期）　意识完全丧失，进入昏迷状态。

第二节　肝性脑病的发病机制

肝性脑病的发病机制尚不完全清楚，尚未发现其脑内特异性的病理形态改变。目前认为，肝性脑病主要是由于毒性物质引起脑组织功能和代谢障碍所致，是多种发病因素综合作用的结果。现将肝性脑病发病机制的主要学说简述如下。

一、氨中毒学说

临床上80%的肝性脑病患者有血氨升高，经限制蛋白饮食或服用降血氨药物后，其肝性脑病的症状得到明显缓解，表明血氨升高对肝性脑病的发生发展起着重要的作用。机体内氨的生成与清除保持着动态平衡，正常人血氨不超过 $59\mu mol/L$，当氨清除不足或生成过多时，引起血氨升高。增多的氨通过血-脑脊液屏障进入脑组织，干扰脑的能量代谢和功能，导致肝性脑病。

（一）血氨升高的原因

1.氨清除不足　正常机体内生成的氨一般均在肝内经鸟氨酸循环合成尿素，并经肾排出体外。这一过程需要消耗 ATP。肝功能严重障碍时，ATP 供给不足，鸟氨酸循环发生障碍，尿素合成减少使氨清除不足。此外，已建立门-体侧支循环或门-体静脉分流术后的肝硬化患者，由于来自肠道的氨部分未经肝清除而直接进入体循环，引起血氨升高。

2.氨生成过多　血氨主要来源于食入的蛋白质分解为氨基酸后在肠道细菌释放的氨基酸氧化酶作用下分解产生氨，小部分来自肾、肌肉和脑。正常人体肠道内产生的氨，经门静脉入肝，通过鸟氨酸循环合成尿素而被解毒。肝功能障碍时，由于消化、吸收和排泄功能障碍，肠道内未经消化的蛋白质等食物成分增多或消化道出血，血液蛋白增多；其次，肝功能严重障碍，门静脉高压、肠黏膜淤血水肿、肠蠕动减弱以及胆汁分泌减少等，致食物消化吸收障碍，肠道细菌繁殖旺盛，释放大量的氨基酸氧化酶和尿素酶，作用于肠道中的蛋白质和尿素，产生大量氨。另外，肝硬化晚期常并发功能性肾衰竭，尿素排出减少，大量尿素弥散至胃肠道，经肠内细菌尿素酶作用可产生大量氨。临床上肝性脑病患者，常有躁动不安等神经精神症状而致肌肉活动增强，使肌肉中腺苷酸分解代谢增强致产氨增多。

（二）血氨升高引起肝性脑病的机制

已发现氨可通过多种途径干扰脑的功能、代谢，并产生神经毒性作用。NH_3 呈弱碱性，血中仅占 1‰,主要以 NH_4^+ 形式存在。NH_4^+ 不易通过血-脑脊液屏障,而 NH_3 可自由通过血-脑脊液屏障进入脑内,因此当血中 pH 增高时,NH_3 增多,氨入脑增多。此外,脑内的氨量也与血-脑脊液屏障的通透性有关,例如,血氨虽不高,但肝功能障碍产生大量的细胞因子和氧自由基,使血-脑脊液屏障通透性增高,氨入脑增多。进入脑内的氨增高,可产生如下脑毒性作用:

1.干扰脑组织的能量代谢 血氨升高导致葡萄糖生物氧化发生障碍。当脑组织氨增多时,氨能与三羧酸循环中的 α-酮戊二酸结合生成谷氨酸,后者再与氨结合生成谷氨酰胺。由于 α-酮戊二酸被大量消耗,导致三羧酸循环速度减慢。同时,消耗了大量还原型辅酶 I (NADH),妨碍了呼吸链中的递氢过程,以致 ATP 生成不足。氨还抑制丙酮酸脱羧酶的活性,使乙酰辅酶 A 生成减少,影响三羧酸循环的正常进行,也可使 ATP 生成减少。加之谷氨酰胺的形成又消耗了 ATP,导致脑组织因 ATP 减少而发生功能紊乱。

2.脑内神经递质改变 正常机体脑内兴奋性神经递质与抑制性神经递质保持平衡。血氨升高引起脑的能量代谢障碍的同时也引起脑内乙酰胆碱、谷氨酸等兴奋性神经递质减少,而谷氨酰胺、γ-氨基丁酸等抑制性神经递质增多,从而使神经递质间的平衡失调,导致中枢神经系统功能紊乱。

3.氨对神经细胞膜的抑制作用 血氨升高可干扰神经细胞膜上的 Na^+-K^+-ATP 酶的活性,影响复极后膜的离子转运,使脑细胞的膜电位变化和兴奋性异常;氨与 K^+ 有竞争作用,以致影响 Na^+、K^+ 在神经细胞膜内外的正常分布,从而干扰神经传导活动。

二、假性神经递质学说

20 世纪 70 年代,Fischer 等提出了假性神经递质学说。该学说认为,肝性脑病是由于正常神经递质生成减少和(或)为假性神经递质所取代,使脑干网状结构中神经突触部位冲动的传递发生障碍的结果。其依据为:肝性脑病患者脑内正常神经递质(多巴胺、去甲肾上腺素)(图 24-1)减少,应用左旋多巴可以明

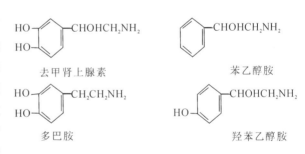

图 24-1 正常神经递质和假性神经递质

显改善肝性脑病患者的状况。左旋多巴可进入脑内,在脑内转变成多巴胺和去甲肾上腺素,正常神经递质增多,与假性神经递质竞争,使神经传导功能恢复,促进患者苏醒。

1.正常神经递质生成 在生理情况下,食物中的蛋白质在肠内分解成氨基酸,其中芳香族氨基酸(如苯丙氨酸、酪氨酸)经肠道细菌的羟化酶作用生成苯乙胺和酪胺,这些胺类主要经门脉吸入肝内,在肝脏单胺氧化酶作用下,被氧化分解而清除。当肝功能衰竭时,由于肝脏解毒功能严重降低,或经侧支循环绕过肝脏,这些来自肠道的苯乙胺和酪胺直接经体循环进入脑组织。尤其是门脉高压时,胃肠淤血致消化功能降低,肠内蛋白质腐败分解过程增强,产生大量苯乙胺和酪胺入血。

2.假性神经递质的致病作用 脑干网状结构位于中枢神经中轴,对维持大脑皮质的兴奋性和觉醒具有特殊的作用,其中以上行激动系统尤为重要。上行激动系统能激动整个大脑皮质的活动,使其保持兴奋性和觉醒状态。上行激动系统在网状结构中多次更换神经元,

通过的突触特别多,突触在传递冲动时需要正常的神经递质,如去甲肾上腺素和多巴胺等。在脑干网状结构的神经细胞内,苯乙胺和酪胺分别在 β-羟化酶作用下生成苯乙醇胺和羟苯乙醇胺(图 24-1)。两者化学结构与正常神经递质(去甲肾上腺素和多巴胺)极为相似,因此可被脑干网状结构中的肾上腺能神经元所摄取,并储存在突触小体的囊泡中,但其释放后的生理效应远较正常神经递质弱,故称为假性神经递质。脑内假性神经递质增多,可竞争性占据正常神经递质的受体,从而阻断了正常神经递质的功能,致使脑干网状结构中的上行激动系统功能失常,传至大脑皮质的兴奋冲动受阻,大脑功能发生抑制,出现意识障碍乃至昏迷。

三、血浆氨基酸失衡学说

正常人血浆和脑内各种氨基酸的含量有适当的比例。近年来许多研究者发现,肝性脑病发生前与发生过程中,患者血浆内假性神经和(或)抑制性神经递质增多,这种增多与血浆氨基酸含量异常变化有关。主要表现为:芳香族氨基酸(AAA)如酪氨酸、苯丙氨酸、色氨酸增多,支链氨基酸(BCAA)如亮氨酸、异亮氨酸、缬氨酸减少。两者比值(BCAA/AAA)可由正常的 3.0~3.5 下降至 0.6~1.2。如果采用中性氨基酸混合液治疗肝性脑病,使患者血浆 BCAA/AAA 比值矫正到 3.0~3.5 时,患者的中枢神经系统的异常情况便可得到改善。

1. 血浆氨基酸失衡的原因　主要是由于肝功能衰竭对胰岛素和胰高血糖素灭活减少,使两者血中浓度均增高。增多的胰岛素能促进肌肉和脂肪组织对支链氨基酸的利用与分解,使血中支链氨基酸含量下降。增多的胰高血糖素,使组织的蛋白质分解代谢增强,致使大量芳香族氨基酸释放入血。芳香族氨基酸只在肝内进行分解,肝功能衰竭时,血浆中芳香族氨基酸的水平就会升高。

2. 芳香族氨基酸增多的毒性作用　当脑内酪氨酸和苯丙氨酸增多时,在芳香族氨基酸脱羧酶的作用下,分别生成羟苯乙醇胺和苯乙醇胺,两者系假性神经递质。色氨酸在脑内可生成 5-羟色胺,它是中枢神经系统上行投射神经元的抑制性递质,同时 5-羟色胺可被儿茶酚胺神经元摄取而取代储存的去甲肾上腺素。苯丙氨酸、酪氨酸、色氨酸大量进入脑细胞,使假性神经递质生成增多,导致肝性脑病的发生。氨基酸失衡学说实际上是假性神经递质学说的补充和发展。

四、γ-氨基丁酸学说

γ-氨基丁酸(GABA)是哺乳动物最主要的抑制性神经递质。神经细胞内 GABA 主要是由谷氨酸在谷氨酸脱羧酶作用下脱羧产生,并在中枢神经系统内分解。血中 GABA 主要是谷氨酸由肠道细菌作用而产生,血中 GABA 不能通过血-脑脊液屏障,不参与神经系统的生理过程,而是进入肝脏进一步代谢。肝功能衰竭时,肝细胞对来自肠道 GABA 的摄取和代谢降低,使血中 GABA 浓度增高,经通透性增强的血-脑脊液屏障进入中枢神经系统,当突触前神经元兴奋时,从储存囊泡释放到突触间隙,与突触后神经元 GABA 受体结合,使细胞膜对 Cl^- 通透性增高,由于细胞外的 Cl^- 浓度比细胞内高,因而使细胞外 Cl^- 大量内流,神经元处于超极化状态,发挥突触后的抑制作用。同时,GABA 也具有突触前抑制作用,这是因为当 GABA 作用于突触前的轴突末梢时,也可使轴突膜对 Cl^- 的通透性增高,但由于轴突内的 Cl^- 浓度高于轴突外,造成 Cl^- 外流,导致神经元去极化,当神经冲动到达神经末梢时,神经递质减少,产生突触前抑制。因此,GABA 既是突触后抑制递质,又是突触前抑制递质,其脑内浓度增高,造成中枢神经系统功能抑制。

总之,肝性脑病的发病学说很多,机制比较复杂,其确切机制还需进一步研究。

第三节 肝性脑病的诱发因素

肝性脑病的发生常存在某些诱因作用,这些诱因加重了脑内毒素的潴留,使血-脑脊液屏障通透性增高,脑的敏感性增强。

一、消化道出血

消化道出血是肝硬化患者发生肝性脑病最常见的诱因,多由食管、胃底静脉丛曲张破裂所致。流入肠道的血液蛋白质在细菌作用下大量分解为氨,引起血氨升高。此外,血容量减少,血压下降,可加重肝脏损害和脑功能障碍,从而诱发肝性脑病。

二、酸碱平衡紊乱

不恰当地使用利尿剂、患者呕吐等原因使 K^+ 丢失过多,导致低钾性碱中毒。碱中毒可使 NH_4^+ 转变为 NH_3;同时,碱中毒时肾小管上皮细胞产生的氨以铵盐形式排出减少,而以 NH_3 的形式弥散入血增多,使血氨升高,诱发肝性脑病。

三、感染

严重感染使体内分解代谢增强致产氨增多,血浆氨基酸失衡,细菌和毒素加重肝实质的损害而诱发肝性脑病。

四、肾功能障碍

肝功能不全晚期常伴发肝肾综合征,一旦发生,则使经肾排出的尿素等毒性物质减少,导致血中毒性物质增多,诱发肝性脑病。

五、其他

高蛋白或铵盐饮食、镇静剂和麻醉剂使用不当、低血糖、酒精中毒、呕吐、腹泻、便秘等因素均可诱发肝性脑病。

第四节 肝性脑病的防治原则

一、预防诱因

酌情减少或停止进食蛋白质;预防消化道出血和感染;慎用麻醉、镇静剂和利尿药;保持大便通畅;放腹腔积液宜慎重;正确记录出入液量,注意水、电解质平衡等。

二、降低血氨

口服抗生素以抑制肠道细菌,减少氨的生成;口服乳果糖降低肠道 pH,减少氨的生成与吸收;应用谷氨酸、精氨酸等药物。

三、恢复神经传导功能

补充正常神经递质左旋多巴,使其与脑内假性神经递质竞争,有利于恢复神经传导功能。

四、恢复血浆氨基酸的平衡

应用含有支链氨基酸为主的氨基酸混合液,有利于恢复血浆氨基酸的平衡,能获得较好疗效。

五、其他治疗措施

包括纠正水、电解质和酸碱平衡紊乱,保护脑细胞功能,改善肝细胞的功能等措施,对于肝性脑病患者有一定作用。

思考与练习

一、名词解释

1.肝性脑病　2.假性神经递质

二、选择题

1.正常人体内血氨的主要来源是　　　　　　　　　　　　　　　　　　　　　　　（　　）

　　A.肾小管上皮产氨　　　　B.肌肉活动产氨　　　　　　C.组织蛋白质分解产氨

　　D.尿素进入肠腔产氨　　　E.蛋白质食物在肠道分解产氨

2.严重肝病时氨清除不足的主要原因是　　　　　　　　　　　　　　　　　　　　（　　）

　　A.谷氨酰胺合成障碍　　　B.尿素合成障碍　　　　　　C.乙酰胆碱合成障碍

　　D.谷氨酸合成障碍　　　　E.γ-氨基丁酸合成障碍

3.氨对脑的毒性作用主要表现为　　　　　　　　　　　　　　　　　　　　　　　（　　）

　　A.抑制脑细胞的呼吸　　　B.抑制脑细胞 Na^+-K^+-ATP 酶

　　C.干扰脑细胞的能量代谢　D.使神经递质传递活动发生障碍

　　E.以上都是

4.肝性脑病的假性神经递质学说中的假性神经递质是指　　　　　　　　　　　　　（　　）

　　A.苯乙胺和酪胺　　　　　B.苯乙胺和苯乙醇胺　　　　C.酪胺和羟苯乙醇胺

　　D.多巴胺和苯乙醇胺　　　E.苯乙醇胺和羟苯乙醇胺

5.假性神经递质的作用是　　　　　　　　　　　　　　　　　　　　　　　　　　（　　）

　　A.阻碍三羧酸循环　　　　B.使 ATP 生成减少　　　　　C.抑制糖酵解

D. 取代去甲肾上腺素和多巴胺　　　E. 降低谷氨酸和天门冬氨酸

6. 假性神经递质的作用部位在　　　　　　　　　　　　　　　　（　　　）

  A. 大脑皮质　　　　　　　B. 小脑　　　　　　　C. 丘脑

  D. 间脑　　　　　　　　　E. 脑干网状结构

7. 肝功能严重损害时血浆芳香族氨基酸含量增加的机制是　　　　（　　　）

  A. 芳香族氨基酸合成加速　B. 芳香族氨基酸异生增多　C. 芳香族氨基酸排出减少

  D. 芳香族氨基酸分解减少　E. 芳香族氨基酸利用减少

8. 肝性脑病最常见的诱发因素是　　　　　　　　　　　　　　　（　　　）

  A. 利尿剂使用不当　　　　B. 消化道出血　　　　C. 便秘

  D. 感染　　　　　　　　　E. 尿毒症

三、问答题

1. 临床上为什么应用左旋多巴治疗肝性脑病有效？

2. 肝硬化患者伴上消化道出血时为什么容易发生肝性脑病？

3. 病例分析

患者，男性，55 岁，3 个月来自觉全身乏力，恶心、呕吐，食欲缺乏，腹胀，常有鼻出血，近半个月来腹胀加剧而入院。既往有慢性肝炎史。体检：营养差，面色萎黄，巩膜轻度黄染，面部及上胸部可见蜘蛛痣，腹部胀满，有明显移动性浊音，下肢轻度凹陷性水肿。

实验室检查：红细胞计数 3×10^{12}/L，血红蛋白 100g/L，血小板计数 61×10^9/L，血清凡登白试验呈双相阳性反应，胆红素 51μmol/L，血钾 3.2mmol/L，血浆清蛋白 25g/L，球蛋白 40g/L。

入院后给予腹腔放液及大量呋塞米等治疗，次日患者陷入昏迷状态，经应用谷氨酸钾治疗，神志一度清醒。

以后突然大量呕血，输库血 100ml，经抢救无效死亡。

试分析：

(1) 该病例的原发病是什么？请说出诊断依据。

(2) 分析本例的水、电解质平衡和酸碱平衡。

(3) 分析本病例昏迷的发生机制及诱发因素。

(4) 治疗措施上有无失误之处，若有，请提出你认为正确的治疗措施。

参考答案

参考文献

[1]步宏,李一雷.病理学[M].9版.北京:人民卫生出版社,2018.

[2]步宏.病理学与病理生理学[M].4版.北京:人民卫生出版社,2017.

[3]金惠铭.病理生理学[M].7版.北京:人民卫生出版社,2007.

[4]李玉林.病理学[M].8版.北京:人民卫生出版社,2013.

[5]王斌,陈命家.病理学[M].7版.北京:人民卫生出版社,2014.

[6]王恩华,李庆昌.病理学[M].4版.北京:高等教育出版社,2021.

[7]徐云生,张忠.病理学与检验技术[M].2版.北京:人民卫生出版社,2021.

[8]徐云生.病理学与病理生理学[M].北京:中国医药科技出版社,2015.

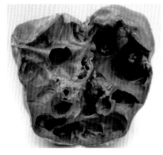

1. 肾压迫性萎缩

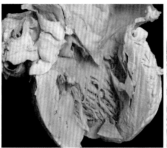

2. 左心室向心性肥大

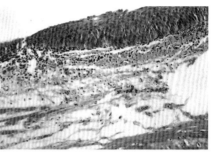

3. 柱状上皮的鳞状上皮化生

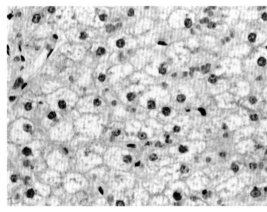

4. 肝细胞水肿

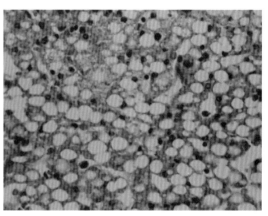

5. 肝细胞脂肪变

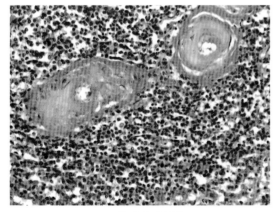

6. 血管壁玻璃样变

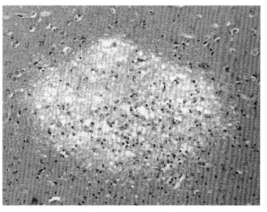

7. 脑液化性坏死（脑软化）

1

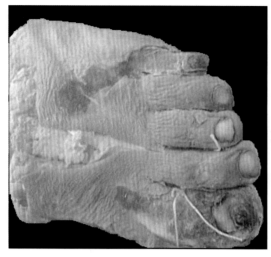

8. 足干性坏疽

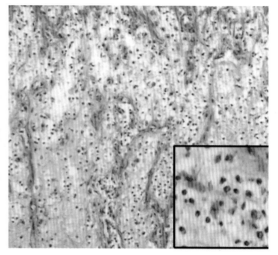

9. 肉芽组织镜下结构

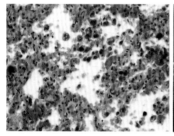

10. 慢性肺淤血（镜下观）

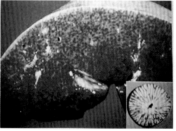

11. 槟榔肝

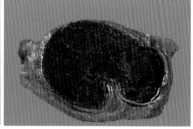

12. 静脉内混合血栓（横断）

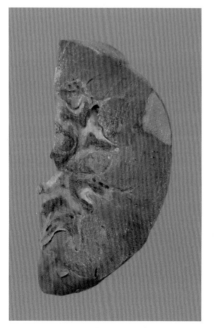

13. 肾贫血性梗死

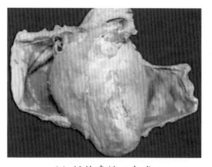

14. 纤维素性心包炎

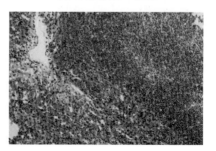

15. 蜂窝织炎

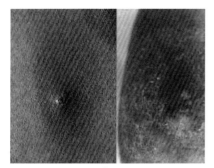

16. 疖和痈

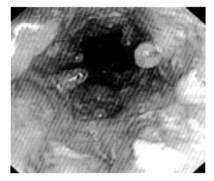

17. 炎性息肉

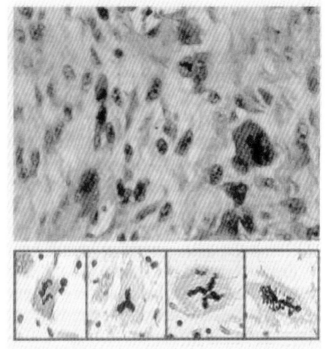

18. 恶性肿瘤的细胞异型性及病理性核分裂象

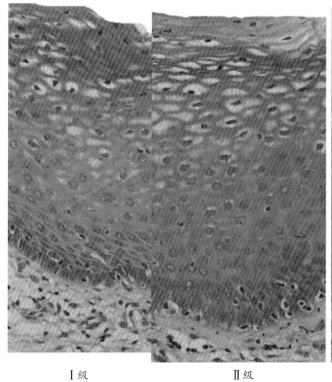

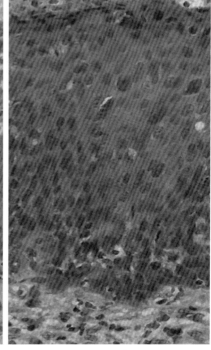

Ⅰ级   Ⅱ级   Ⅲ级

19. 上皮内瘤变

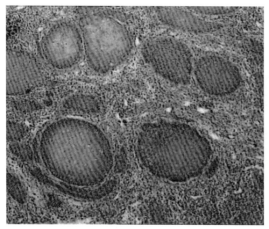

20. 高分化鳞状细胞癌

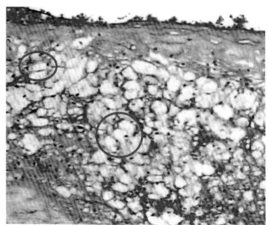

21. 脂纹脂斑

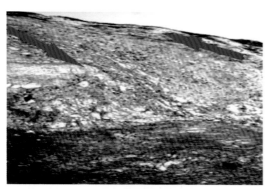

22. 纤维斑块

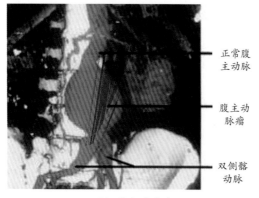

正常腹
主动脉

腹主动
脉瘤

双侧髂
动脉

23. 腹主动脉瘤

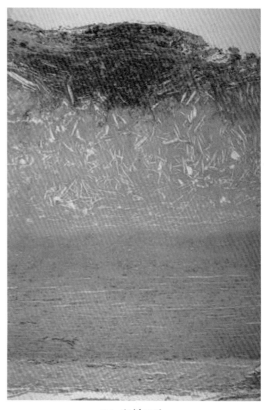

24. 粥样斑块

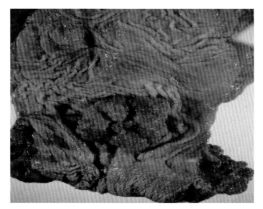

51. 隆起型直肠癌

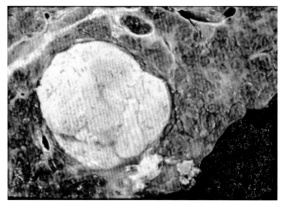

52. 多结节型肝癌

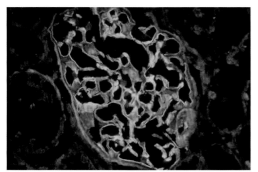

53. 免疫复合物沉积

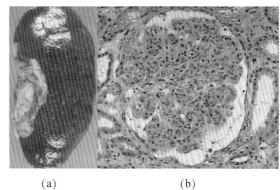

(a)   (b)

54. 急性弥漫性增生性肾小球肾炎(a 图为肉眼观, b 图为镜下观)

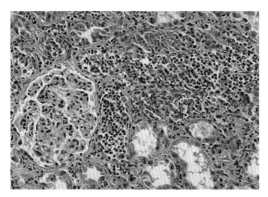

55. 急性肾盂肾炎（镜下观）

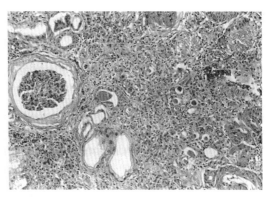

56. 慢性肾盂肾炎

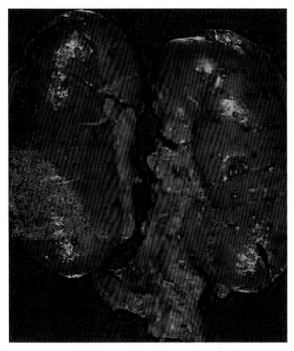

58.急性肾盂肾炎（肉眼观）

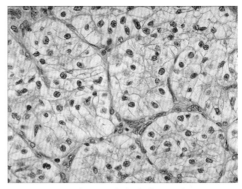

57.透明细胞癌（镜下观）

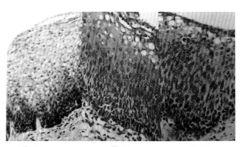

Ⅰ级　　　　Ⅱ级　　　　Ⅲ级

59.子宫颈上皮内瘤变

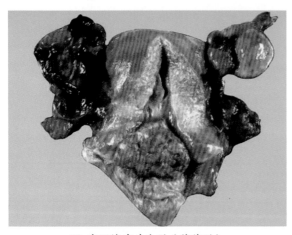

60.宫颈鳞癌外生型（菜花型）

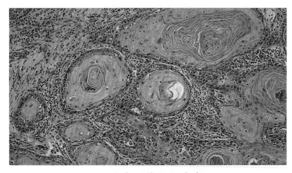

61.子宫颈鳞状细胞癌

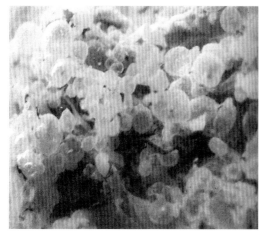

62. 葡萄胎

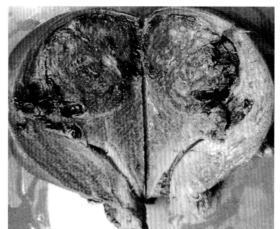

63. 子宫绒毛膜癌

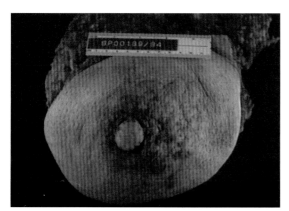

64. 乳腺癌

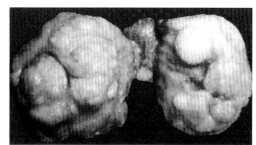

65. 前列腺增生症

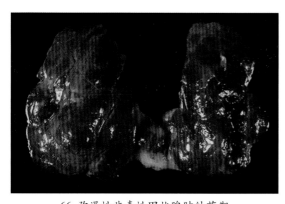

66. 弥漫性非毒性甲状腺肿结节期

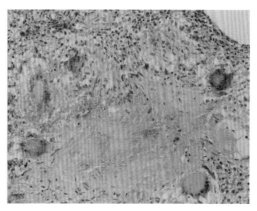

67. 结核结节

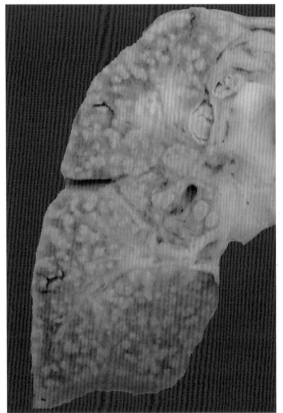

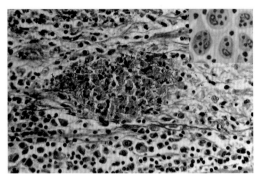

68.伤寒肉芽肿

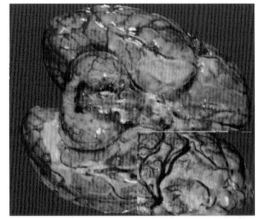

69.粟粒性肺结核

70.流行性脑脊髓膜炎（肉眼）

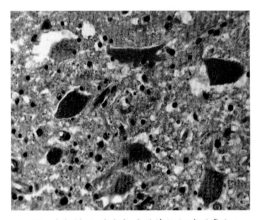

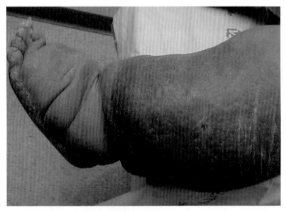

71.流行性乙型脑炎（噬神经细胞现象）

72.丝虫病（象皮肿）